心血管急诊图解

Atlas of Cardiovascular Emergencies

注 意

医学是一门不断变化的科学，随着新的研究和临床经验的出现，扩展了我们的知识，治疗策略和药物治疗需要推陈出新。本书的作者和出版商已经检查了资源的可信性，并尽其所能确保信息的完整性，符合出版标准。然而，鉴于人为误差或医学科学变化的可能性，无论是作者、出版商或参与这项工作准备或出版的任何团体，都不能保证本书所有信息都准确或完整，他们不承担因应用本书的内容引起的任何错误或遗漏的责任。我们鼓励读者将本文包含的信息与其他作品进行确认对比。我们特别建议读者检查每种药品外包装上的说明书，确保本书所包含信息的准确性，以及不会产生推荐剂量的误差和应用禁忌。本建议对新药品或很少使用的药品是极其重要的。

心血管急诊图解

Atlas of Cardiovascular Emergencies

原　著　**Cedric Lefebvre，MD**

James C. O'Neill，MD

David M. Cline，MD

主　译　李虹伟　马文英

副主译　陈　晖　赵树梅

译　者　（按姓名汉语拼音排序）

陈　晖　崔贺贺　公绪合　靳二虎　李虹伟

李卫萍　梁　拓　刘青波　刘锐锋　马文英

彭　晖　沈爱东　苏　文　王佳丽　邢云利

张晓洁　赵　灿　赵慧强　赵树梅

北京大学医学出版社

XINXUEGUAN JIZHEN TUJIE

图书在版编目（CIP）数据

心血管急诊图解/（美）斯迪克·莱夫维（Cedric Lefebvre），（美）詹姆士·尼尔（James C. O'Neill），（美）大卫·克莱（David M. Cline）原著；李虹伟，马文英主译．—北京：北京大学医学出版社，2017.9

书名原文：Atlas of Cardiovascular Emergencies

ISBN 978-7-5659-1614-4

Ⅰ．①心… Ⅱ．①斯…②詹…③大…④李…⑤马… Ⅲ．①心脏血管疾病-急诊-图解 Ⅳ．①R540.597-64

中国版本图书馆 CIP 数据核字（2017）第 112682 号

北京市版权局著作权合同登记号：图字：01-2016-9244

Cedric Lefebvre，James C. O'Neill， David M. Cline，
Atlas of Cardiovascular Emergencies
ISBN 978-0-07-179394-0

心血管急诊图解

主　　译：李虹伟　马文英
出版发行：北京大学医学出版社
地　　址：（100191）北京市海淀区学院路 38 号　北京大学医学部院内
电　　话：发行部 010-82802230；图书邮购 010-82802495
网　　址：http://www.pumpress.com.cn
E - mail：booksale@bjmu.edu.cn
印　　刷：北京强华印刷厂
经　　销：新华书店
责任编辑：高　瑾　　**责任校对**：金彤文　　**责任印制**：李　啸
开　　本：889mm×1194mm　1/16　　**印张**：18.25　　**字数**：581 千字
版　　次：2017 年 9 月第 1 版　2017 年 9 月第 1 次印刷
书　　号：ISBN 978-7-5659-1614-4
定　　价：180.00 元

原著者名单

William Alley, MD, RDMS
Assistant Professor
Department of Emergency Medicine
Wake Forest School of Medicine
Winston-Salem, North Carolina
Chapter 3

Kim Askew, MD
Assistant Professor
Department of Emergency Medicine
Wake Forest School of Medicine
Winston-Salem, North Carolina
Chapter 5

Shad Baab, MD, FAAP
Assistant Professor
Department of Emergency Medicine
Wake Forest School of Medicine
Winston-Salem, North Carolina
Chapter 8

P. Matthew Belford, MD, FACC
Assistant Professor
Department of Medicine
Section on Cardiology
Wake Forest School of Medicine
Winston-Salem, North Carolina
Chapter 9

Erin Boyd, DO
Clinical Instructor
Department of Emergency Medicine
Wake Forest School of Medicine
Winston-Salem, North Carolina
Chapter 5

Glenn M. Brammer, MD
Assistant Professor
Department of Medicine
Section on Cardiology
Wake Forest School of Medicine
Winston-Salem, North Carolina
Chapters 4 and 5

Joshua S. Broder, MD
Associate Professor
Department of Surgery,
Division of Emergency Medicine
Duke University School of Medicine
Durham, North Carolina
Chapters 1 and 6

Ron Buchheit, MD
Instructor
Department of Emergency Medicine
University of Tennessee College of Medicine Chattanooga
Chattanooga, Tennessee
Chapter 5

Joseph Hayes Calvert, DO
Clinical Instructor
Department of Emergency Medicine
Wake Forest School of Medicine
Winston-Salem, North Carolina
Chapter 5

Cheryl Cammock, MD
Assistant Professor
Department of Pediatrics
Section of Cardiology
Wake Forest School of Medicine
Winston-Salem, North Carolina
Chapter 8

Alan T. Chiem, MD, MPH
Assistant Clinical Professor
Department of Emergency Medicine
Olive View-UCLA Medical Center
Geffen School of Medicine at UCLA
Los Angeles, California
Chapters 2 and 8

Jason W. Christie, MD
Fellow in Vascular Surgery
Department of Vascular and Endovascular Surgery
Wake Forest School of Medicine
Winston-Salem, North Carolina
Chapter 3

David M. Cline, MD
Professor
Department of Emergency Medicine
Wake Forest School of Medicine
Winston-Salem, North Carolina
Chapters 5 and 6

Kristi Colbenson, MD
Fellow in Sports Medicine
Department of Orthopedics
Vanderbilt University
Nashville, Tennessee
Chapter 7

Sean Collins, MD, MSc
Associate Professor
Department of Emergency Medicine
Vanderbilt University
Nashville, Tennessee
Chapter 7

Thomas D. Conlee, MD
Fellow in Vascular Surgery
Department of Vascular and Endovascular Surgery
Wake Forest School of Medicine
Winston-Salem, North Carolina
Chapter 3

Casey Jae Davis, MD
Resident in Emergency Medicine
Department of Emergency Medicine
Wake Forest School of Medicine
Winston-Salem, North Carolina
Chapter 9

Deborah Diercks, MD, MSc
Professor
Department of Emergency Medicine
University of California, Davis
Sacramento, California
Chapter 2

Daniel Entrikin, MD
Associate Professor
Department of Radiology
Wake Forest School of Medicine
Winston-Salem, North Carolina
Chapter 3

Sanjay K. Gandhi, MD
Associate Professor
Department of Medicine
Section on Cardiology
Wake Forest School of Medicine
Winston-Salem, North Carolina
Chapter 9

Casey Glass, MD
Assistant Professor
Department of Emergency Medicine
Wake Forest School of Medicine
Winston-Salem, North Carolina
Chapter 3

Scott Goldston, MD
Clinical Instructor
Department of Emergency Medicine
Wake Forest School of Medicine
Winston-Salem, North Carolina
Chapter 5

Heather Heaton, MD
Instructor
Department of Emergency Medicine
Mayo Clinic
Rochester, Minnesota
Chapter 4

Jackson Henley, MD
Resident in Emergency Medicine
Department of Emergency Medicine
Wake Forest School of Medicine
Winston-Salem, North Carolina
Chapter 5

Jeffrey W. Hinshaw, MS, PA-C, NREMT-P
Assistant Professor
Department of Emergency Medicine/Physician Assistant Studies
Wake Forest School of Medicine
Winston-Salem, North Carolina
Chapters 4 and 9

Judd E. Hollander, MD, FACEP
Professor
Department of Emergency Medicine
University of Pennsylvania
Philadelphia, Pennsylvania
Chapter 2

Kathleen Hosmer, MD
Assistant Professor
Department of Emergency Medicine
Wake Forest School of Medicine
Winston-Salem, North Carolina
Chapter 5

Justin B. Hurie, MD
Assistant Professor
Department of Vascular and Endovascular Surgery
Wake Forest School of Medicine
Winston-Salem, North Carolina
Chapter 3

Joshua T. James, MD
Resident in Emergency Medicine
Department of Emergency Medicine
Wake Forest School of Medicine
Winston-Salem, North Carolina
Chapter 4

Justin B. Joines, DO
Clinical Instructor
Department of Emergency Medicine
Wake Forest School of Medicine
Winston-Salem, North Carolina
Chapters 3 and 9

Jason N. Katz, MD, MHS
Assistant Professor
Department of Medicine
University of North Carolina School of Medicine
Chapel Hill, North Carolina
Chapter 4

Erica Kellenbeck, MD
Resident in Emergency Medicine
Department of Emergency Medicine
University of California, Davis School of Medicine
Sacramento, California
Chapter 2

Jieun Kim, MD
Resident
Department of Internal Medicine
Singapore General Hospital
Singapore
Chapter 7

Nicholas E. Kman, MD, FACEP
Assistant Professor
Department of Emergency Medicine
The Ohio State University College of Medicine
Columbus, Ohio
Chapter 2

Cedric Lefebvre, MD, FACEP
Assistant Professor
Department of Emergency Medicine
Wake Forest School of Medicine
Winston-Salem, North Carolina
Chapters 1, 2, 3, 5, and 9

Chad McCalla, MD
Assistant Professor
Department of Emergency Medicine
Wake Forest School of Medicine
Winston-Salem, North Carolina
Chapter 8

Chadwick D. Miller, MD, MS
Associate Professor
Department of Emergency Medicine
Wake Forest School of Medicine
Winston-Salem, North Carolina
Chapter 3

Michael S. Mitchell, MD
Assistant Professor
Department of Emergency Medicine
Wake Forest School of Medicine
Winston-Salem, North Carolina
Chapter 8

Jennifer Mitzman, MD
Fellow in Pediatric Emergency Medicine
Department of Emergency Medicine
Wake Forest School of Medicine
Winston-Salem, North Carolina
Chapter 5

James C. O'Neill, MD
Assistant Professor
Department of Emergency Medicine
Wake Forest School of Medicine
Winston-Salem, North Carolina
Chapters 6, 7, and 8

Manoj Pariyadath, MD
Assistant Professor
Department of Emergency Medicine
Wake Forest School of Medicine
Winston-Salem, North Carolina
Chapter 3

W. Frank Peacock, MD, FACEP
Professor, Emergency Medicine
Research Director
Department of Emergency Medicine
Baylor College of Medicine
Houston, Texas
Chapter 7

Nicholas R. Phillips, MD
Chief Resident in Emergency Medicine
Department of Emergency Medicine
Wake Forest School of Medicine
Winston-Salem, North Carolina
Chapter 7

Min Pu, MD, PhD
Professor
Department of Internal Medicine
Section of Cardiology
Wake Forest School of Medicine
Winston-Salem, North Carolina
Chapter 3

Michael D. Quartermain, MD
Assistant Professor
Department of Pediatrics
Wake Forest School of Medicine
Winston-Salem, North Carolina
Chapter 8

Daniel Renner, MD
Resident in Emergency Medicine
Department of Emergency Medicine
University of North Carolina
Chapel Hill, North Carolina
Chapter 4

Kevin Rooney, BA
MD MS Candidate
Department of Emergency Medicine
University of California, Irvine School of Medicine
Irvine, California
Chapter 8

Bryon E. Rubery, MD
Assistant Professor
Department of Medicine
Section of Cardiology
Wake Forest School of Medicine
Winston-Salem, North Carolina
Chapters 4 and 5

Michael Schinlever, MD
Fellow in Critical Care
Department of Medicine
Wake Forest School of Medicine
Winston-Salem, North Carolina
Chapters 3 and 9

Jon W. Schrock, MD, FAHA, FACEP
Associate Professor
Department of Emergency Medicine
Case Western Reserve University School of Medicine
Metro Health Medical Center
Cleveland, Ohio
Chapter 3

Ahren Shubin, DO
Resident in Emergency Medicine
Department of Emergency Medicine
Wake Forest School of Medicine
Winston-Salem, North Carolina
Chapter 5

Benjamin C. Smith III, MD
Attending Physician
Department of Emergency Medicine
University of Tennessee
Chattanooga, Tennessee
Chapters 4 and 5

Dina M. Sparano, MD
Fellow in Cardiology
Section of Cardiology
The University of Chicago Medicine
Chicago, Illinois
Chapter 2

J. Stephan Stapczynski, MD
Executive Chair and Professor
Department of Emergency Medicine
University of Arizona College of Medicine – Phoenix
Phoenix, Arizona
Chapter 5

Sherrill Stockton, MD, PhD
Resident in Emergency Medicine
Department of Emergency Medicine
Wake Forest School of Medicine
Winston-Salem, North Carolina
Chapter 1

David James Story, MD
Assistant Professor
Department of Emergency Medicine
Wake Forest School of Medicine
Winston-Salem, North Carolina
Chapter 6

Joshua Thomas, MD
Resident in Emergency Medicine
Department of Emergency Medicine
Wake Forest School of Medicine
Winston-Salem, North Carolina
Chapter 1

Wiley D. Thuet, MD
Resident in Emergency Medicine
Department of Emergency Medicine
Wake Forest School of Medicine
Winston-Salem, North Carolina
Chapter 7

Elizabeth Turner, MD
Director of the Medical Intensive Care Unit
Department of Medicine University of California
Irvine, California
Chapter 8

Samuel Turnipseed, MD
Professor
Department of Emergency Medicine
University of California Davis Medical Center
Sacramento, California
Chapter 2

Bharathi Upadhya, MD
Assistant Professor
Department of Medicine
Section of Cardiology
Wake Forest School of Medicine
Winston-Salem, North Carolina
Chapter 3

Michael J. Walsh, MD
Assistant Professor
Department of Pediatrics
Section of Pediatric Cardiology
Wake Forest School of Medicine
Winston-Salem, North Carolina
Chapter 8

Sidney Larken Ware, MD
Resident in Emergency Medicine
Department of Emergency Medicine
Wake Forest School of Medicine
Winston-Salem, North Carolina
Chapters 4 and 8

Christopher Watkins, DO
Assistant Professor
Department of Emergency Medicine
Wake Forest School of Medicine
Winston-Salem, North Carolina
Chapter 8

Jeremy Webb, MD
Resident in Emergency Medicine
Department of Emergency Medicine
Wake Forest School of Medicine
Winston-Salem, North Carolina
Chapter 1

Derick M. Wenning, MD
Fellow in Pediatric Emergency Medicine
Department of Emergency Medicine
Wake Forest School of Medicine
Winston-Salem, North Carolina
Chapters 6 and 8

Mary A. Wittler, MD
Assistant Professor
Department of Emergency Medicine
Wake Forest School of Medicine
Winston-Salem, North Carolina
Chapter 5

John D. Wofford, MD
Resident in Emergency Medicine
Department of Emergency Medicine
Wake Forest School of Medicine
Winston-Salem, North Carolina
Chapters 2 and 5

Joseph Yeboah, MD, MS
Assistant Professor
Center for Cardiovascular Medicine
Wake Forest School of Medicine
Winston-Salem, North Carolina
Chapter 3

Laura Yoder, MD
Resident in Emergency Medicine
Department of Emergency Medicine
Wake Forest School of Medicine
Winston-Salem, North Carolina
Chapter 5

Daniel Zelinski, MD, PhD
Associate Professor
Department of Emergency Medicine
The Ohio State University
Columbus, Ohio
Chapter 2

Stacie Zelman, MD
Assistant Professor
Department of Emergency Medicine
Wake Forest School of Medicine
Winston-Salem, North Carolina
Chapter 5

译者前言

近年来，我国心血管疾病的患病率持续攀升，患病人数不断增加；心血管疾病已经成为威胁群众健康和生命安全的最主要“杀手”。准确识别、及时救治是挽救患者生命安全的关键环节；临床上，心血管疾病的重要特征之一常常是起病急，病情复杂且来势汹汹；这些状况要求临床医生能够拨开迷雾、迅速做出反应，给予正确、及时的判断和应对措施。为了实现上述目标，医生需具有丰富的临床经验。同时日新月异的辅助检查手段也为临床评估提供了有力的武器。《心血管急诊图解》（*Atlas of Cardiovascular Emergencies*）是由 Cedric Lefebvre、James C. O'Neill、David M. Cline 教授等编写的、旨在提高临床医生急诊诊治技能的书籍；我们之所以选择这部著作翻译给大家，是因为我们认为急诊医师需要这样的训练和水平的提升。本书着眼于心血管急症患者的诊断与治疗，从心血管系统解剖、心肌病、心律失常、儿童心脏病特征等方面阐述了急症的种种表现及特征，并提供了心电图、心血管影像［超声心动图、计算机化断层显像（CT）、磁共振成像（MRI）］等方面的诊断信息，及器械、操作等紧急救治的相关知识。“一张图片胜过千言万语”，本书主要以大量的图片生动、形象地阐述了心血管急症的相关知识，便于读者正确认识和解析心血管医学图像，为专业医师（包括急诊医师）提供阅读诊断复杂图像的知识；最终目的是提高心血管急、危、重症紧急救治的技能。

所有译者尽最大的努力，力求尊重原著，翻译准确，通俗易懂，但由于能力所限，定会存在错误，期盼读者指出。随着医疗理念、技术的不断更新，本书中的内容不能机械地应用于我们的临床实践，所谓“时移世易”。最后感谢本书的原作者和出版社的编辑们为本书的呈现所付出的诸多努力！

李虹伟

原著序言

1911 年，一位有影响力的报纸编辑 Arthur Brisbane 写道："一张图片胜过千言万语"。然而，对于未经过培训的观察者来说，一张医学图像可能价值有限。即使有经验的医生可能也会发现他们缺乏专业技能去阅读复杂的诊断图像。本书的初衷在于使读者能够正确解读心血管医学图像，特别是在急诊情况下的实时图像。

自从 1895 年 Willem Einthoven 发表了第一张代表心脏功能的非绘制图片，已经 119 年了[1]。这是一个很简单的单导联心电图，给我们命名了目前我们熟悉的波形：Q、R、S 和 T 波。大约在同一时间，Conrad Roentgen 发现了 X 射线[2]，但直到几十年后，这些设备才用于急诊患者。事实上，那时候急救护理是由全科私人医生提供的，并在病史和体格检查的基础上进行诊断。危重患者很少存活足够长的时间，以被机器检查。在过去的 100～120 年中，已经发生了很大的变化。现在心电图、胸部 X 线平片、超声图像、CT 图像、磁共振图像和其他复杂的心血管图像检查，在急诊科的实时诊断中必不可少。

本书旨在提供一本急性心血管疾病诊断和治疗图像判断的简明指南。正如这些患者的管理需要许多专家的意见，包括急救医生、心脏病专家、放射科专家与心血管外科医生，这本书囊括了这些专家的专业知识，他们分别编写章节，审查材料，评价改进或提供经典图像。我们的编写团队非常感谢所有参与本书工作的贡献者。

Cedric Lefebvre，MD
James C. O'Neill，MD
David M. Cline，MD

1 *Einthoven W*. "Ueber die Form des menschlichen Electrocardiogramms." *Arch f d Ges Physiol*. 1895；60：101-123.

2 Stanton A. Wilhelm Conrad Röntgen On a New Kind of Rays：translation of a paper read before the Würzburg Physical and Medical Society，1895. *Nature*. 1896；53（1369）：274-276.

原著致谢

我们医学编写人员，非常感谢本书的项目经理，Sarah M. Granlund；McGraw-Hill 的资深编辑，Anne Sydor 和 Brian Belval；我们的项目开发编辑 Peter Boyle；MPS 公司的高级项目经理，Vipra Fauzdar；文字编辑人员；维克森林健康（Wake Forest Baptist Health）心脏中心的工作人员（尤其是 Simone Holmes）；以及所有帮助我们制作这本书的技术专家。

感谢我的妻子——Jen，我的女儿——Ava 和 Alexis，感谢她们的爱和鼓励；感谢我的父母和 Isabella 所给予我的坚定支持；感谢住院医师和我的同事对此项工作的合作，感谢 Frank、Maggie 和 José 激励我去探索医学世界。

Cedric Lefebvre

感谢我的妻子—— Spence，我的孩子——Frank 和 Steven，我的父母——Frank 和 Patricia，他们给予我持久的爱和支持，感谢给我启发和激励的住院医师和同事们。

James C. O'Neill

感谢我的家人的持续支持，感谢对本书有所贡献的同事，感谢住院医师和学生通过提出我所不能回答的问题，激励我参与这项工作。

David M. Cline

目　录

第一章

解剖

Chapter 1 ANATOMY

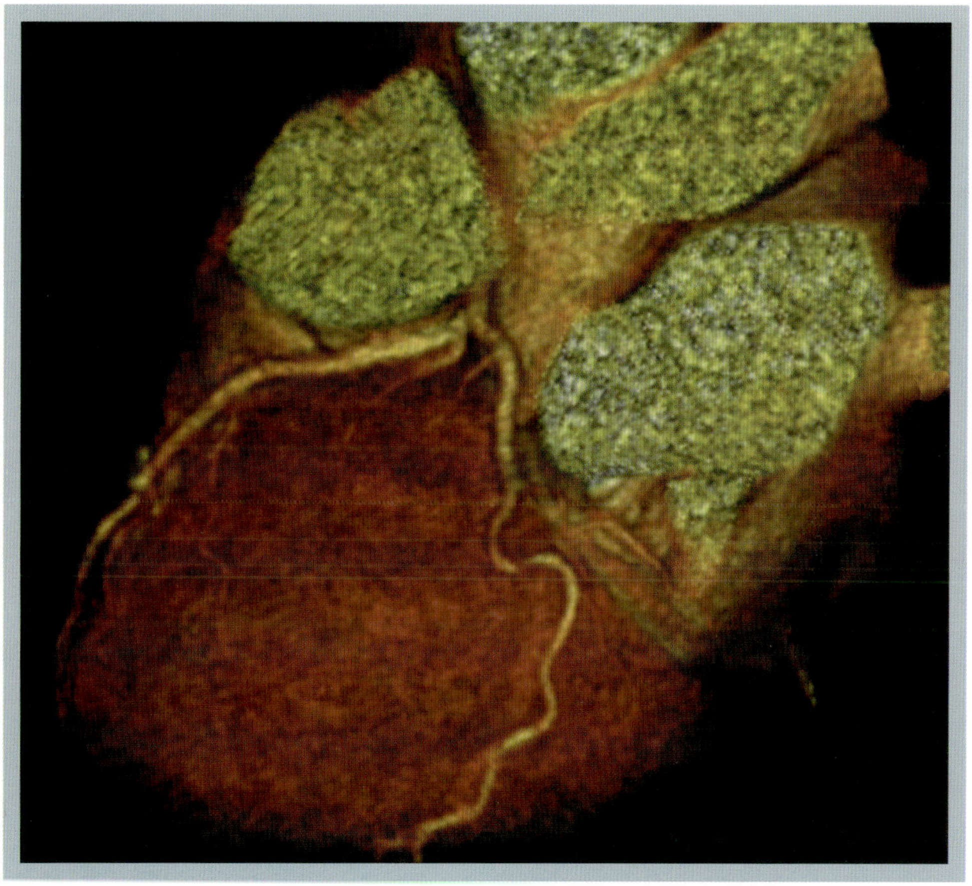

正常冠状动脉解剖
NORMAL CORONARY ARTERY ANATOMY

Joshua Thomas
Jeremy Webb
梁 拓 赵树梅 译

临床要点

冠状动脉起源于主动脉近端，为心肌代谢提供含氧丰富的动脉血。冠状动脉包括两大分支——左冠状动脉（left coronary artery，LCA）和右冠状动脉（right coronary artery，RCA）。左冠状动脉进一步分为左回旋支、钝缘支和左前降支，右冠状动脉分支包括锐缘支和后降支（posterior descending artery，PDA）。

心脏的“优势型”取决于PDA的起源及房室结血供的来源。PDA起源于RCA的称为右优势型（占85%），起源于LCA回旋支的称为左优势型（占7.5%），如果PDA由左右冠状动脉共同供血则称为均

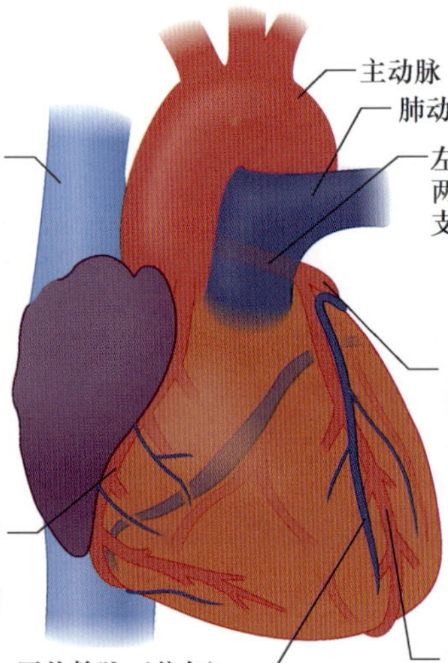

图1.1 ■ 左冠状动脉（左主干）、回旋支、左前降支和右冠状动脉示意图。摘自Tintinalli JE，Stapczynski J，Ma O，Cline DM，Cydulka RK，Meckler GD. eds. *Tintinalli's Emergency Medicine：A Comprehensive Study Guide*. 7th ed. New York，NY：McGraw-Hill；2011. 已获作者Piktel JS. 授权

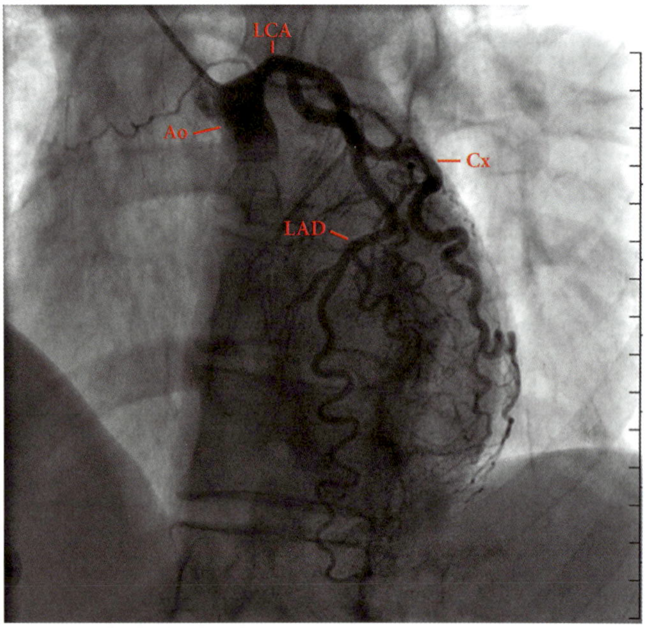

图1.2 ■ 右优势型心脏的正常左冠状动脉造影图像（Ao：主动脉，Cx：回旋支，LAD：前降支，LCA：左冠状动脉）

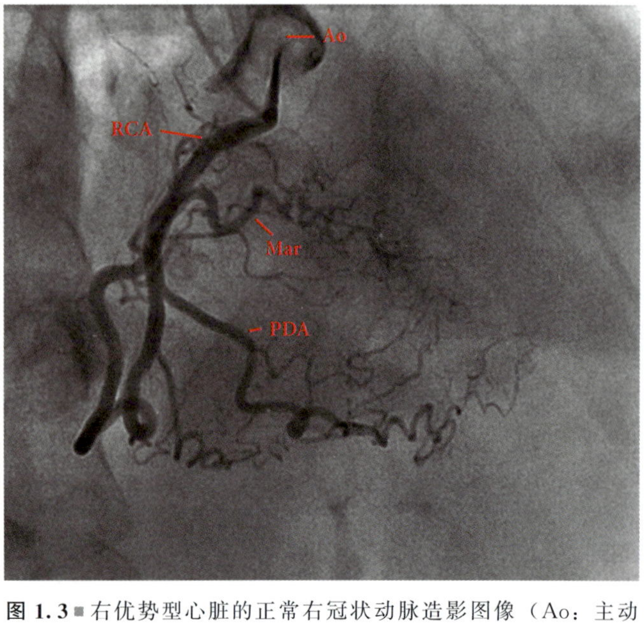

图1.3 ■ 右优势型心脏的正常右冠状动脉造影图像（Ao：主动脉，Mar：锐缘支，PDA：后降支，RCA：右冠状动脉）

衡型（占 7.5%）。左心室的心肌组织占据了心脏的绝大部分，由 LCA 和 RCA 共同供血；右优势型的心脏，右心室的血供来源于 RCA 锐缘支；左优势型心脏的右心室血供则来源于回旋支。冠状动脉是终末血管，缺乏交通支和侧支，当出现各种原因所致的血管堵塞时，由其所供血的相应心肌组织将会出现缺血损伤。

冠状静脉将代谢过后的乏氧血液运离心肌组织。冠状静脉的解剖在每个人中不尽相同，但一般都与冠状动脉呈镜像伴行。冠状静脉最终汇入冠状窦，冠状窦开口于右心房。下图所示即为心脏 CT 图像上显示的左、右冠状动脉的起源。

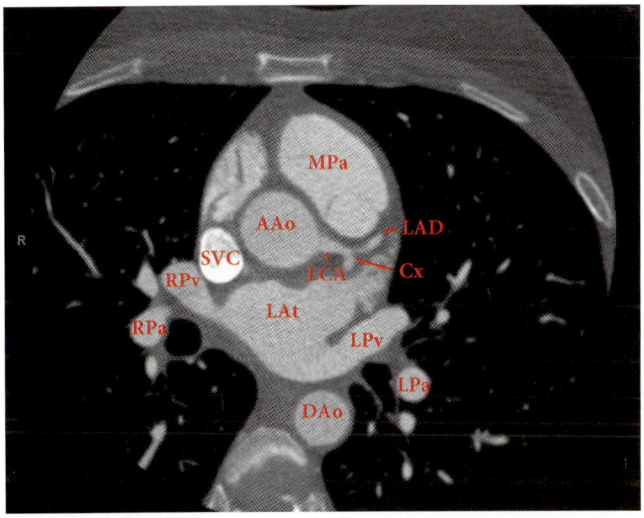

图 1.4■心脏 CT 示左冠状动脉直接起源于升主动脉（AAo：升主动脉，Cx：回旋支，DAo：降主动脉，LAD：左前降支，LAt：左心房，LCA：左冠状动脉，LPa：左肺动脉，LPv：左肺静脉，MPa：主肺动脉，RPa：右肺动脉，RPv：右肺静脉，SVC：上腔静脉）

急诊处理

虽然在急诊很少直接行冠状动脉影像学检查，但掌握基本的冠状动脉解剖知识对于每一位优秀的急诊医师都非常重要。了解心脏的解剖知识有助于对急诊就诊的心肌缺血患者进行正确的诊治。决策心肌缺血定位，尤其是分辨左心室心肌梗死和右心室心肌梗死，有助于急诊医师对患者进行有针对性的救治。

经验与教训

- 冠状动脉的正常变异非常多见。
- 心脏的优势型取决于供应房室结的 PDA 起源于哪支动脉。

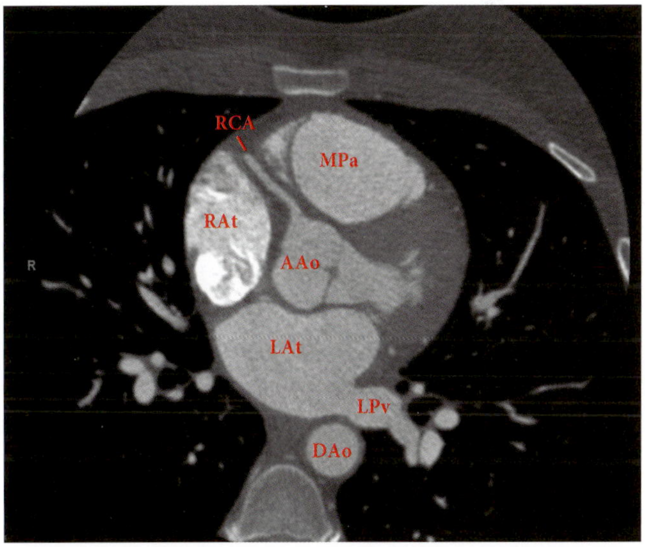

图 1.5■心脏 CT 示右冠状动脉直接起源于升主动脉（AAo：升主动脉，DAo：降主动脉，LAt：左心房，LPv：左肺静脉，MPa：主肺动脉，RAt：右心房，RCA：右冠状动脉）

正常心腔
NORMAL CHAMBERS

Jeremy Webb
Cedric Lefebvre

梁 拓 赵树梅 译

解剖区域

心脏位于胸腔左侧右前方，是由两个心房、两个心室和其间的纤维骨架结构组成的肌性四腔器官。左右心房之间和左右心室之间由房间隔或室间隔隔开，同侧的心房和心室由心脏瓣膜分隔。来自上腔静脉、下腔静脉和冠状窦的乏氧血经右心房（right artium，RA）进入心脏，它们交汇于光滑的腔静脉窦。RA 由腔静脉窦和布满梳状肌的肌性区域组成，二者的交汇处称为界嵴。RA 的血液经三尖瓣流入右心室（right-ventricle，RV）。RV 由交错隆起的肌小梁结构组成，构成心脏胸锁面的大部分。RV 特征性的结构之一是调节束，它包裹着房室传导系统中的右束支。RV 收缩时将血液经肺动脉瓣泵入肺动脉干，肺动脉干又进一步分支为左、右主肺动脉，血液最终进入肺中进行氧气交换。

氧合后的血液经肺静脉注入位于心脏后方的左心房（left atrium，LA）。与 LA 相邻的结构有冠状窦、食管和降主动脉。LA 和左心室（left ventricle，LV）之间由二尖瓣连接。LV 构成心脏膈面的大部分，LV 的室壁厚度约是 RV 的 3 倍，以保证有足够的收缩力来对抗体循环阻力。

临床要点

心腔的形态结构检查可以依靠多种影像学手段，如胸部 X 线、计算机化断层显像（CT）、磁共振成像（MRI）和床旁超声心动图。例如床旁超声心动图可用来明确大面积肺动脉栓塞患者中，右心室扩大和室间隔弧度的形态改变。了解心腔在人体中所处的方位，以及不同疾病中所受的影响，有助于指导急诊医疗决策的制定。

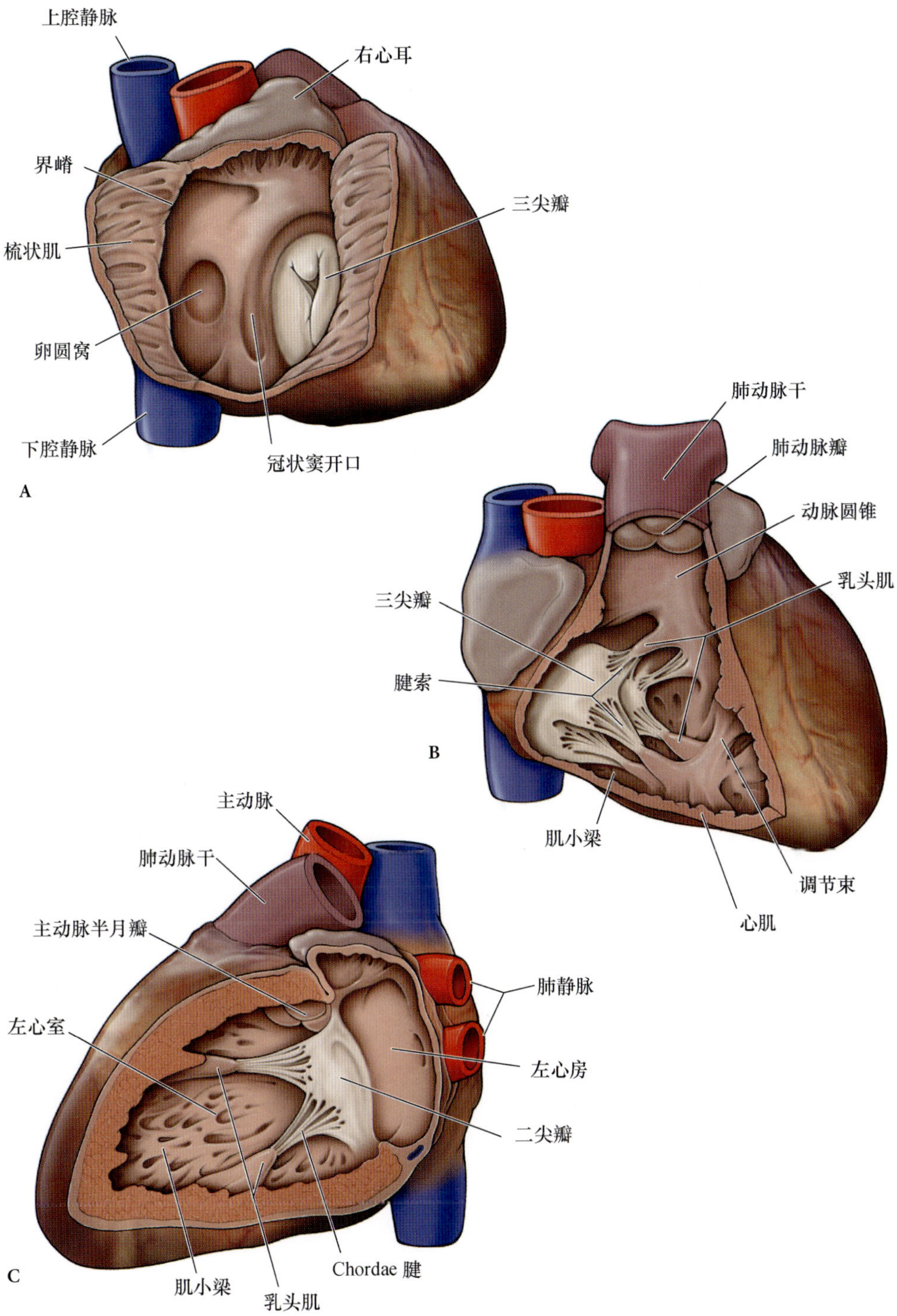

图 1.6■（**A**）右心房血液来自上腔静脉、下腔静脉和冠状窦。卵圆窝位于右心房侧房间隔壁上，是卵圆孔在心脏发育过程中所残留的印记，发育异常则表现为先天性卵圆孔未闭。（**B**）右心室包括肌小梁和乳头肌，肌小梁是起源于右心室内侧壁的圆柱形肌性组织；乳头肌通过腱索连接三尖瓣的瓣叶和心室壁。（**C**）左侧的心腔结构包括薄壁的左心房和肌性、厚壁的左心室。肺静脉将肺循环氧合后的血液注入左心房。腱索和乳头肌牵拉二尖瓣的瓣尖，防止它在心室收缩时脱垂。血液由左心室收缩经主动脉瓣泵入主动脉，进入体循环。摘自 Morton DA，Foreman K，Albertine KH. eds. *The Big Picture*：*Gross Anatomy*. New York，NY：McGraw-Hill；2011，已获作者许可

正常瓣膜

NORMAL VALVES

Jeremy Webb

梁 拓　赵树梅　译

临床要点

心脏瓣膜包括四组。瓣膜功能正常时，瓣膜开放时允许血流向前流动，关闭时防止血液倒流，从而保证了血流只朝一个方向流动。

三尖瓣和二尖瓣是房室瓣，分别位于右、左心房与心室之间。它们由五个部分组成：瓣环、瓣叶、瓣膜交界、腱索和乳头肌。三尖瓣通常有三个瓣叶，由腱索和乳头肌牵拉连接于右心室，防止瓣叶脱垂入右心房。二尖瓣有两个瓣叶结构，分别由各自的腱索与左心室的乳头肌相连。

舒张期（舒张早期，译者注），二尖瓣和三尖瓣关闭来确保心房充盈；当心房压力超过心室压力时，瓣膜开启，心室被动充盈；瓣膜开启持续至舒张末期，保证心房收缩来完成心室充盈过程。收缩期当心室压力大于心房时，瓣膜保持关闭。

肺动脉瓣和主动脉瓣是半月瓣，分别分隔右、左心室流出道与肺动脉、主动脉。它们只包括三个部分：瓣环、瓣叶和瓣膜交界。肺动脉瓣和主动脉瓣通常均包括三个瓣叶，心室收缩时瓣叶打开，使乏氧的血液进入肺，含氧血进入体循环。

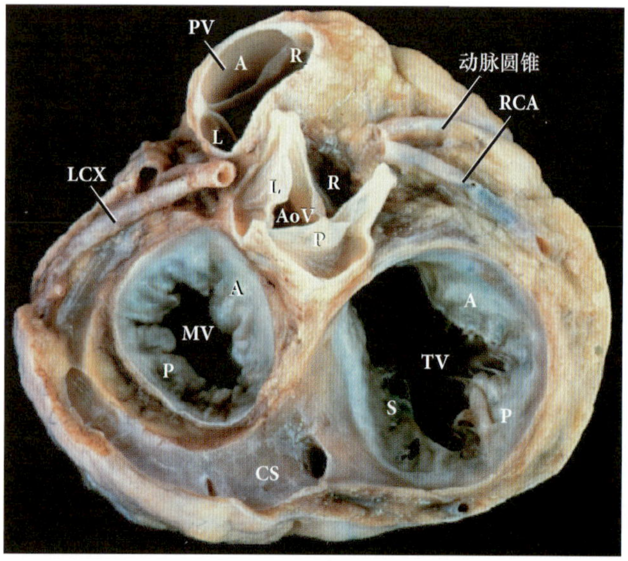

图 1.7 ■ 心脏横切面大体解剖显示心脏瓣膜（A，前；AoV，主动脉瓣；CS，冠状窦；L，左；LCX，左回旋支；MV，二尖瓣；P，后；PV，肺动脉瓣；R，右；RCA，右冠状动脉；S，间隔；TV，三尖瓣）。摘自 Fuster V，Walsh RA，Harrington RA. *Hurst's The Heart*. 13th ed. New York，NY McGraw-Hill；2011，已获作者许可

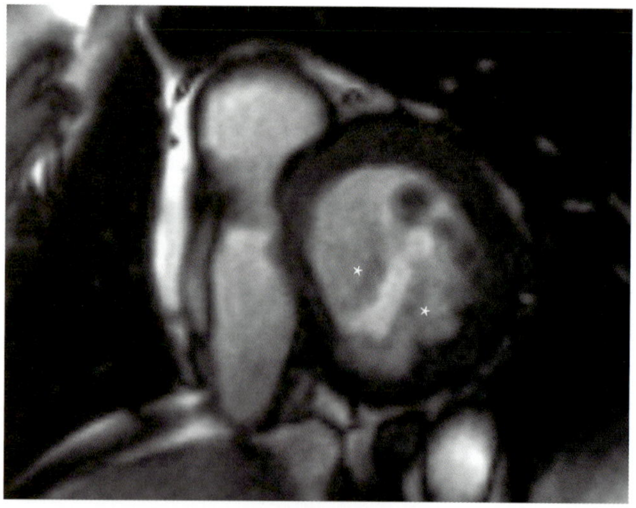

图 1.8 ■ 舒张期心脏核磁横切面二尖瓣图像。二尖瓣开始打开。注意二尖瓣僧帽样解剖结构（标星号处为瓣叶）

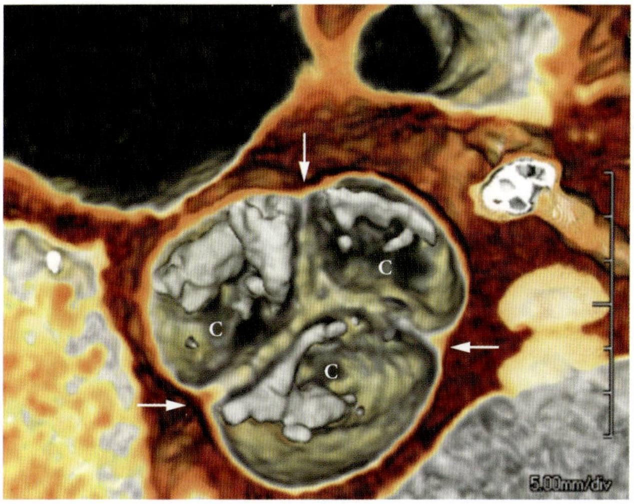

图 1.9 ■ 主动脉瓣 CT 重建图像，显示主动脉瓣的三叶半月形状（C）和瓣膜交界（箭头所指处）

急诊处理

心脏瓣膜和它们的相关结构可受各种病理因素影响，如感染、缺血、先天发育异常等。这些病理因素所导致的瓣膜疾病表现多样，可由良性的瓣膜杂音到合并体循环灌注不足和肺淤血的严重心力衰竭。

经验与教训

- 急诊医师应该熟悉心动周期和对应的正常心音，以及正常和异常瓣膜关闭产生的心音。
- 超声心动图是评价瓣膜生理和解剖功能的最佳手段，它可帮助我们对瓣膜病的严重程度进行评估和分级。

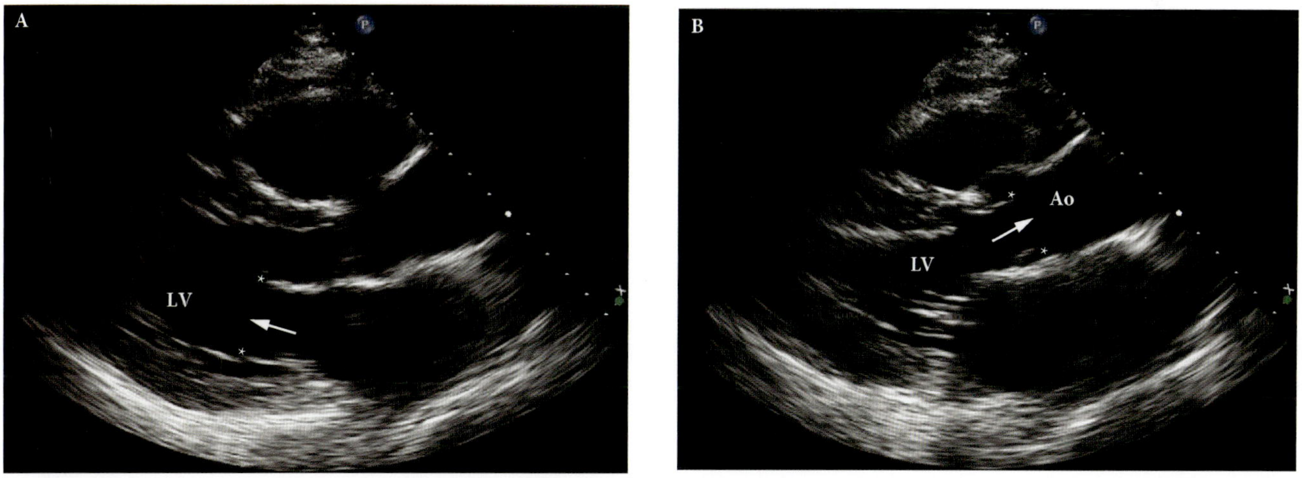

图 1. 10 ■（**A**）左心室充盈过程中，开放状态的二尖瓣超声图像。箭头示血流通过开放瓣膜进入左心室（LV）的方向，星号显示开放的瓣叶。（**B**）左心室收缩时随后打开的主动脉瓣超声图像。箭头示血流由左心室（LV）通过开放的主动脉瓣进入主动脉（Ao）的方向，星号示打开的瓣叶

人工心脏瓣膜

PROSTHETIC VALVES

Jeremy Webb

梁 拓　赵树梅　译

临床要点

在炎症、缺血或先天性发育异常等因素影响下，心脏瓣膜可能会因为严重狭窄阻碍正常血流，或因关闭不全而产生反流。人工瓣膜的应用可改善这些病理状态。

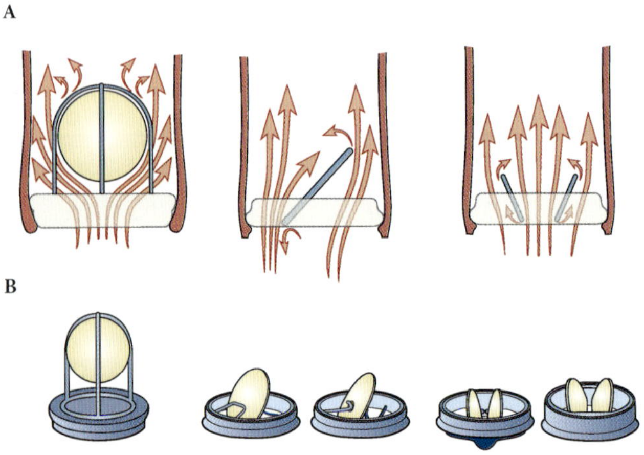

图 1.11 ■ 三种机械瓣类型。从左至右分别为：笼球瓣，倾碟瓣和双叶瓣。图 A 表示血流通过瓣膜的路径，图 B 演示各种瓣膜的工作模式。图片摘自 Fuster V，Walsh RA，Harrington RA. *Hurst's The Heart*. 13th ed. New York，NY：McGraw-Hill；2011. Figure 80-3. 已获得作者许可

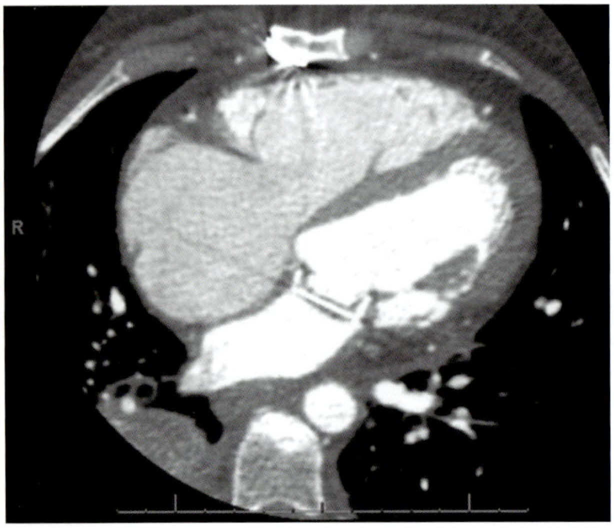

图 1.12 ■ 人工机械瓣 CT 图像。该图像显示了人工机械二尖瓣（位于侧面的较薄瓣叶）在传统胸部 CT 检查时的成像

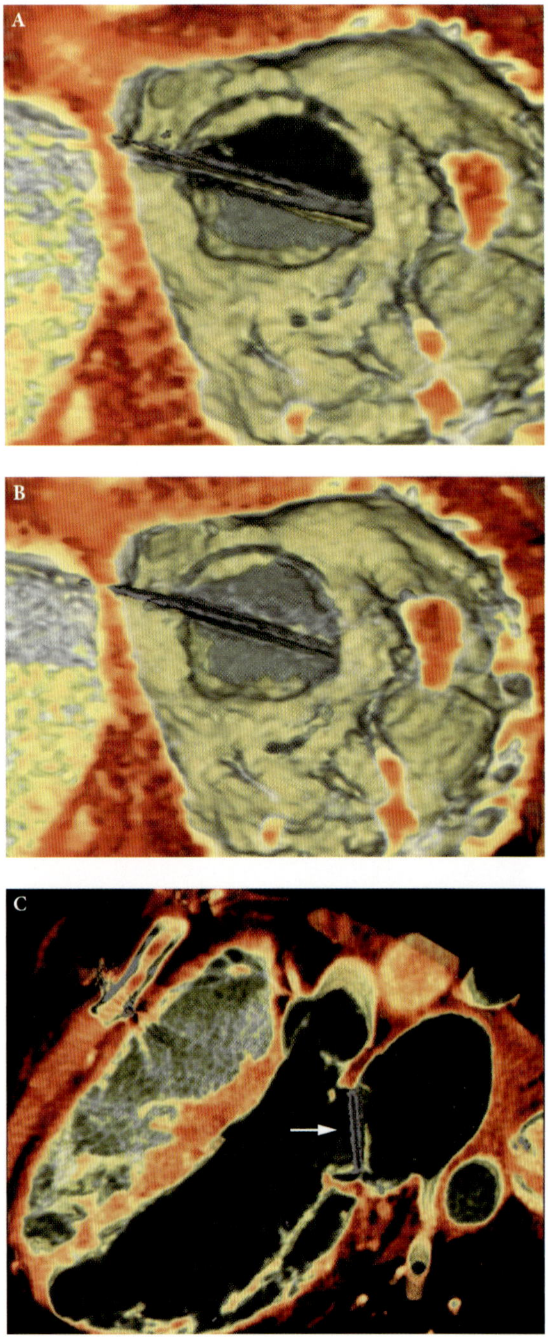

图 1.13 ■ 机械瓣膜 CT 重建图像。该组重建图像显示了从左心室方向观察机械二叶瓣在开放（A）和关闭（B）状态下的形态。心脏矢状位重建（C）示瓣膜在左侧房室间的位置（箭头处）

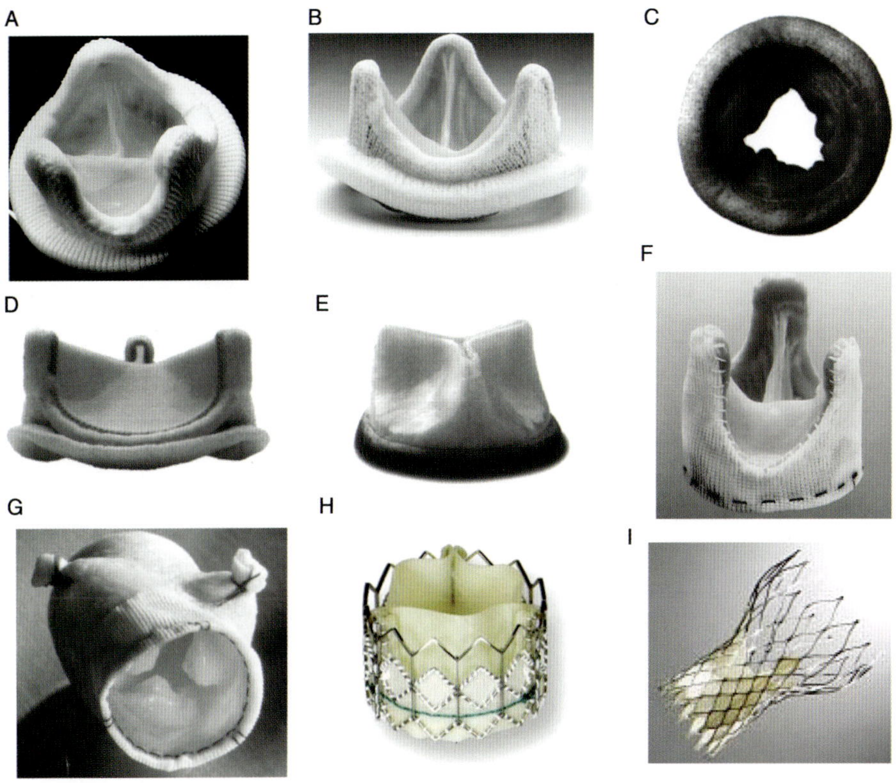

图 1.14 ■ 人工生物瓣示例。（**A**）Carpentier-Edwards 猪生物瓣，（**B**）Hancock 瓣口改良型猪生物瓣，（**C**）Mosaic 支架型猪生物瓣，（**D**）Carpentier-Edwards Magna 心包生物瓣，（**E**）Mitroflow 心包生物瓣，（**F**）Tronto 无支架型猪生物瓣，（**G**）美敦力自由式无支架型生物瓣，（**H**）Cribier-Edwards 导管交换型心包生物瓣，（**I**）CoreValve 经导管心包生物瓣。图片摘自 Fuster V，Walsh RA，Harrington RA. *Hurst's The Heart*. 13th ed. New York，NY：McGraw-Hill；2011. Figure 80-4. 已获得作者许可

人工瓣膜包括机械瓣和生物瓣两种类型。机械瓣又有不同的设计方式。第一代机械瓣为笼球瓣，现代瓣膜应用较多的主要是倾碟瓣和更新一代的双叶瓣。它们的环状框架由镍或钛合金组成，包裹有涤纶或聚四氟乙烯（特氟龙）方便缝合。机械瓣的制造工艺越来越先进，能够安全地接受核磁检查，但能透过大部分放射线。倾碟瓣的框架由两个支撑物和一叶瓣叶组成，通过瓣叶的开放和关闭完成瓣膜功能。双叶瓣由两叶半圆形瓣叶组成。这些新型机械瓣相对于之前的产品，大大减少了机械性溶血的发生。

所有的机械瓣术后均需要抗凝治疗，来预防血栓形成。另外，来自猪主动脉或猪、牛、马心包膜的生物瓣，有时不需要放置到支架上就可置入体内。

急诊处理

人工瓣膜一般比较耐用，但也会出现各种急性症状。机械瓣功能障碍的情况时有发生，症状多类似急性心力衰竭。一旦出现这类情况，应考虑紧急心内科和（或）胸心外科手术治疗。生物瓣一般是亚急性的功能减退，症状类似于慢性进展性心力衰竭。当出现人工瓣膜功能不全时，即刻处理措施类似于原发性瓣膜疾病。可采用心脏超声检查对瓣膜进行功能性评价。机械瓣有时需进一步行 MRI 或门控多层 CT（multidetector-computed tomography，MDCT）检查。

这类患者中，还应考虑到血栓事件的可能，应进行凝血相关指标检测。当出现感染征象时，应警惕是否有感染性心内膜炎。此外，由机械性溶血所致的贫血，也可引发急诊就诊。

经验与教训

- 普通胸部 X 线检查往往无法评价机械瓣情况。
- 人工瓣膜的患者应关注心力衰竭、血栓事件、感染性心内膜炎和贫血的发生。
- 人工瓣膜生理及解剖功能评价的首选手段是心脏超声，心脏超声能同时对功能障碍的严重程度进行分级，必要时也可行 CT 或 MRI 检查。

异常左冠状动脉解剖
ANOMALOUS LEFT CORONARY ARTERY

Joshua S. Broder

梁 拓 赵树梅 译

临床要点

正常的左冠状动脉起源于主动脉的左冠状窦，走行于左侧房室间沟和前室间沟内。冠状动脉一般位于心外膜（心肌的表面），直至心肌内的终末毛细血管。当冠状动脉的起源或者走行出现变异时，称为冠状动脉解剖异常。冠状动脉肌桥是指冠状动脉穿行于一段心肌组织之间，此后又回到心外膜。存在肌桥的冠状动脉除走行于心外膜的正常血管外，还包括走行于心肌内的肌桥段。

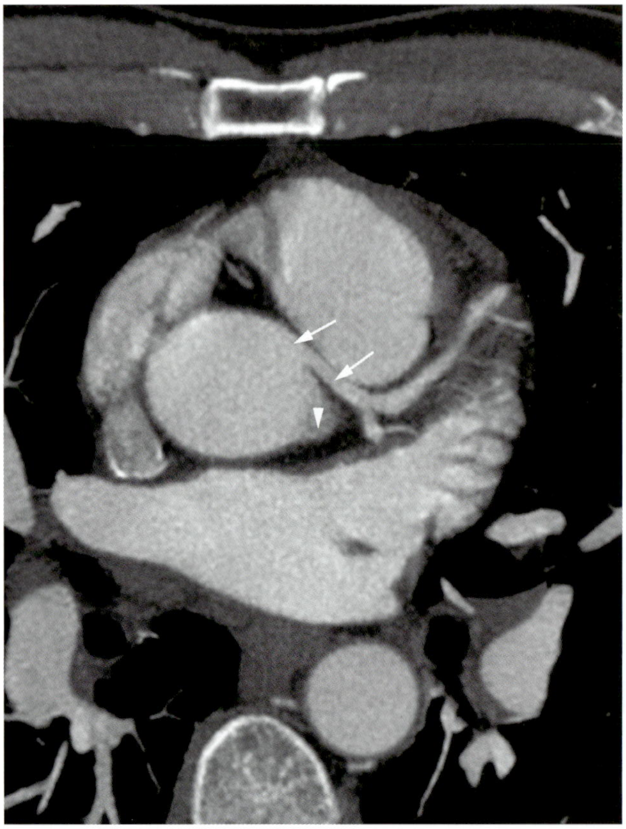

图 1.15 ■ 矢状位冠状动脉 CT 造影图像。左冠状动脉主干异常起源于主动脉的右冠状窦（箭头所示），邻近左冠状窦（正常左冠状动脉起源位置，三角箭头标志处）。该患者在之前的一次 CT 检查中，偶然发现有冠状动脉解剖异常，因此接受了更详细的检查

解剖异常可导致冠状动脉在心脏收缩时被异常挤压，例如，当冠状动脉走行于主动脉和主肺动脉之间时，心排血量（心输出量）增大会严重压迫冠状动

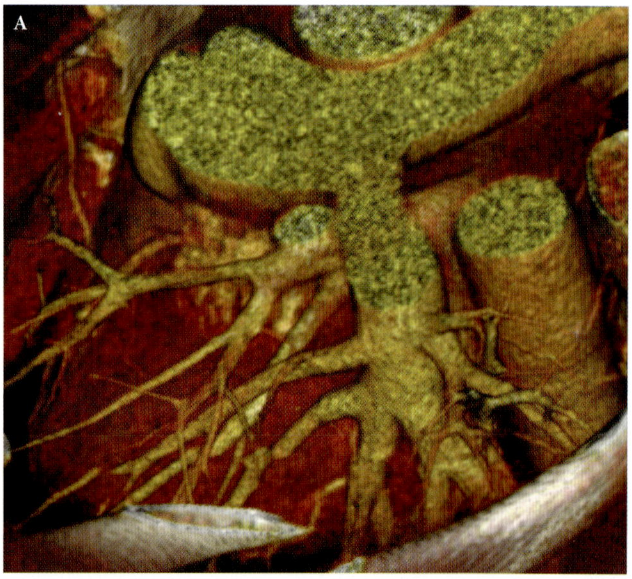

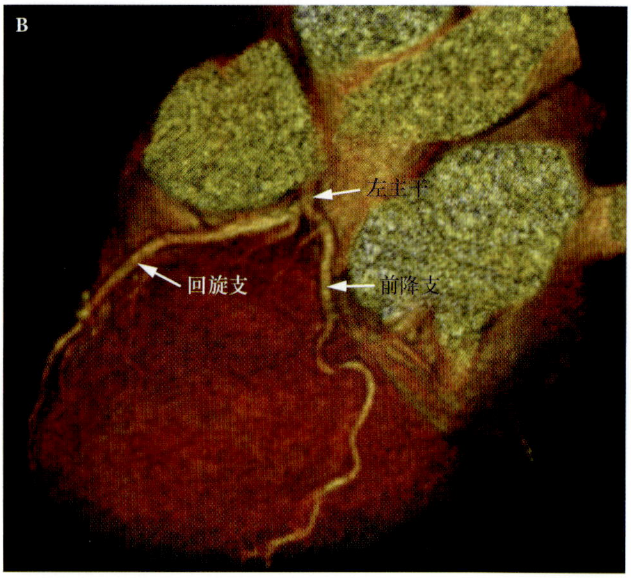

图 1.16 ■ 上图患者的心脏 3D 重建 CT 图像。(**A**) 多种心脏表面的结构影响了对左冠状动脉的观察，(**B**) 对无关结构进行处理后，仅显示左冠状动脉及其主要分支

脉，引发心肌缺血、胸痛或心律失常症状，有时甚至会出现晕厥或心脏性猝死。同样，运动时肌桥段血管因心肌收缩压迫，可导致冠状动脉血流量减少，引发心肌缺血。冠状动脉解剖异常的患者，静息状态下心电图表现可能正常，静息状态无缺血。当行负荷试验

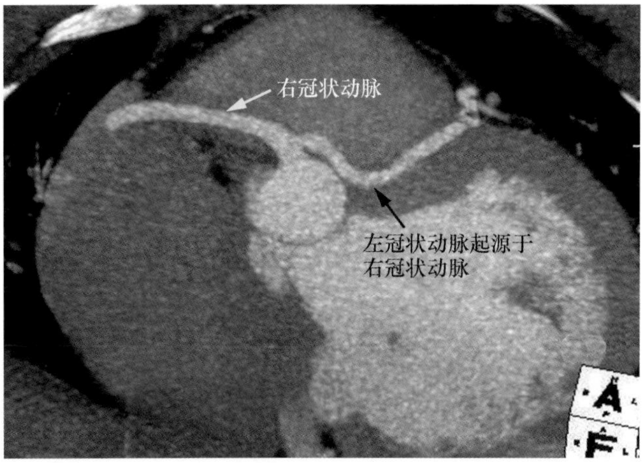

图 1.17 ■ 另一名左冠状动脉解剖异常患者。左冠状动脉（黑色箭头）起源于右冠状动脉（白色箭头）近端

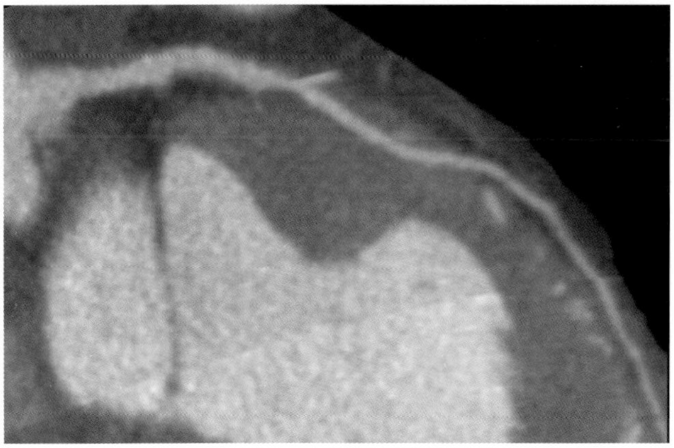

图 1.18 ■ 冠状动脉肌桥。正常情况下左冠状动脉走行于心外膜，图中部分血管走行穿过心室的心肌组织（注意被心肌收缩压缩的血管管腔），称为冠状动脉肌桥

时，引发如前所述的心肌缺血，从而使负荷试验出现阳性结果。仅行常规（静息下）左冠状动脉造影检查，可能无法发现这些解剖异常。因此，当常规造影检查没有发现冠状动脉肌桥或肌内血管，检查结果示冠状动脉“正常”而无动脉粥样硬化时，负荷试验结果可能会被认为是假阳性。另外，冠状动脉疾病的常规血管造影检查中，通常只行左心导管检查，不行右心导管检查，右心的结构往往是未知的。因此，也无法得知左冠状动脉与右心室相关结构如肺动脉之间的相互关系。

急诊处理

当怀疑存在冠状动脉解剖异常时，CT 冠状动脉造影（CTCA）检查有助于明确诊断。冠状动脉 CTCA 相对于传统的导管检查更具有优势：它能够同时显示左心和右心及相关结构，另外除冠状动脉管腔外，它还可显示心肌组织。治疗手段包括纠正血管起源或走行的修正手术，恢复血流灌注，消除血管压迫现象；也曾有报道，通过冠状动脉旁路移植术治疗症状性冠状动脉肌桥。发现存在冠状动脉解剖异常时，应限制患者剧烈运动或其他可能引发血管受压的活动，避免导致心肌缺血症状，直至专门的心内科医师对患者情况进行评估。

经验与教训

- 当无冠心病危险因素的年轻人出现劳力性胸痛或晕厥时，应考虑可能存在左冠状动脉解剖异常。
- 当患者负荷试验阳性，但冠状动脉造影未见血管狭窄或闭塞时，应考虑可能存在冠状动脉解剖异常。
- 怀疑存在冠状动脉解剖异常时，可行冠状动脉 CTCA 检查。

右位心
DEXTROCARDIA

Sherrill Stockton

梁 拓　赵树梅　译

临床要点

右位心是心脏位置的变异，处于右侧胸腔，且与正常心脏沿身体中轴线呈镜面对称。右位心分为不同类型，每种都有自己不同的胚胎发育异常机制，有些除心脏位置变异外，还合并有心脏、大血管及腹腔脏器的先天性异常。当所有的主要内脏位置均反转时，称为右位心合并内脏转位或全内脏转位。

这类人群通常能够正常健康地生活。但仅存在心脏转位（位于右侧胸腔），即内脏位置正常（不伴内脏转位）的右位心，往往合并心脏或其他脏器发育不全。同样，当内脏转位合并左位心时，也经常合并有心脏、大血管和其他脏器的发育不全。

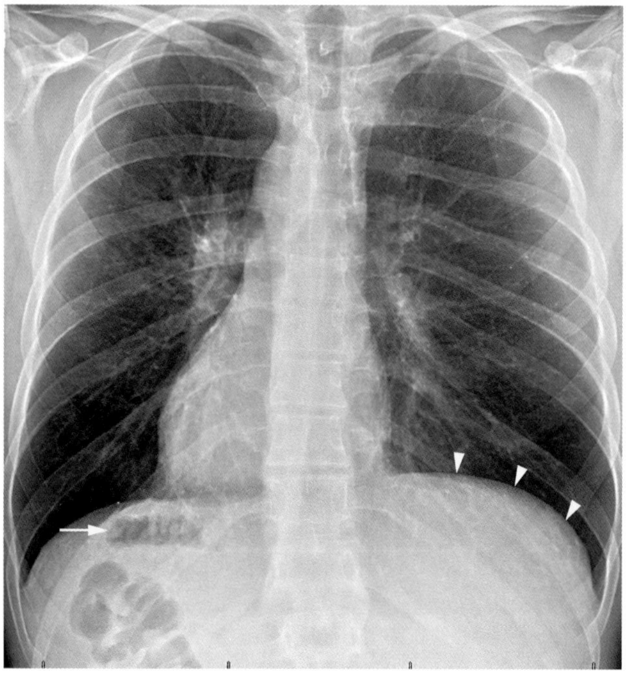

图 1.19 ■ 全内脏转位患者胸部 X 线图像。心脏位于右侧胸腔，胃和肝的位置也同样与正常人反转。图中可见右侧腹腔内的气液平（胃，箭头所示）和左侧腹腔内被肝抬高的膈肌（三角箭头）

急诊处理

心脏、大血管和主要脏器的位置变异，可以依靠胸部 X 线检查、CT、MRI 或超声心动图来诊断。明确内脏位置的变异对于急诊诊疗方案的制订和实施有指导意义。比如右位心患者需急诊抢救时，心电图导联、除颤仪电极板的位置，以及心包穿刺术的入径，都应根据心脏的解剖位置调整至相应位置。既往未接受过相关检查或未诊断过存在内脏转位的慢性病患者中也存在这些问题。合并这些解剖结构异常的患者，尤其是内脏位置正常的右位心和内脏转位合并左位心患者，应该给予更多关注，因为他们往往还合并有重要脏器的结构缺陷。这类患者的腹部症状有可能是由于重要脏器位置或功能异常所引起的。这类患者的感染症状应该引起重视，因为他们经常合并脾功能低下或脾缺如，因此他们发生严重感染的概率更高。正常内脏位置右位心和内脏转位合并左位心的儿科患者，病情不稳定时应考虑到可能存在结构性心脏病，可考虑采用前列腺素治疗。总之，对此类患者应谨慎制订治疗方案。相反，在疾病表现与重要脏器无关的稳定健康患者，尤其是怀疑存在全内脏转位的患者，应进行密切的门诊随访。

经验与教训

- 怀疑或新发现的右位心患者，可能是预期寿命正常的健康人，也可能是潜在严重疾病的患者。
- 急诊室遇到怀疑心脏和重要脏器解剖位置缺陷的患者，如内脏位置正常的右位心和内脏转位合并左位心，预示着可能存在潜在严重疾病，而需要即刻抢救。
- 右位心患者进行急诊抢救时，需要与正常患者相反的操作，包括心电图导联、除颤仪电极板和一些常用有创操作（如心包穿刺和外侧胸廓切开）的入径。

第二章

心电图：正常心脏，急性缺血和慢性疾病

Chapter 2 ELECTROCARDIOGRAPHY：NORMAL HEART，ACUTE ISCHEMIA，AND CHRONIC DISEASE

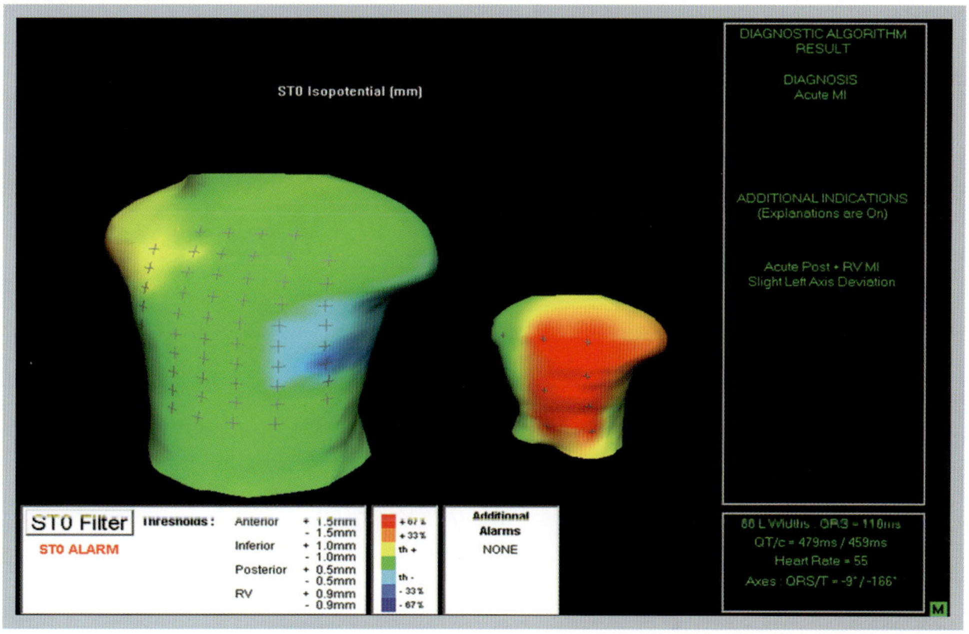

正常心脏
正常心脏传导
Normal Heart
NORMAL CARDIAC CONDUCTION

John D. Wofford
Cedric Lefebvre
梁拓　李卫萍　译

正常心脏的传导从电冲动的发放到心室收缩后心肌的复极遵循精确的路径。正常情况下，心动周期的电冲动起源于窦房结，窦房结位于上腔静脉和右心房的交界处，由可以自发释放电冲动的起搏细胞构成。起搏细胞通过位于其细胞膜上的离子通道的离子流动（Na^{+}、K^{+}、Ca^{2+}），使细胞膜由极化状态变为去极化，从而释放电冲动。起搏细胞去极化-复极化的过程称为“动作电位”。

窦房结是心动周期的主要起搏来源，放电频率一般在60～100次/分，这一频率受交感神经和迷走神经调节。当一个细胞产生动作电位时，可以传导至邻近的另一个细胞，窦房结引发的冲动经过相邻细胞的互相传导扩展，最终引起心房肌收缩（心房收缩）并沿心脏的传导系统传递电冲动。特殊的传导细胞负责将电冲动传递至其他心肌组织，这类细胞细长且具有很强的电传导能力，类似能传导电流的电线。当电冲动传导至心肌细胞时，Ca^{2+}释放引发细胞收缩。这一过程称为兴奋-收缩耦联，由心肌细胞中丰富的肌动蛋白和肌球蛋白完成。

电冲动始于窦房结并沿结间束下传至房室结，房室结是连结心房电冲动和心室传导系统的中转站。房室结位于房室间隔的下部，当电冲动传至房室结时传导减慢，使得心室在收缩前可以有充分的时间充盈，随后冲动迅速沿希氏束及其左右分支下传。右束支延续至右心室心尖部，左束支进一步分为左前上和左后下两个分支。电冲动经浦肯野纤维系统最终传至心室肌，引起心室收缩。

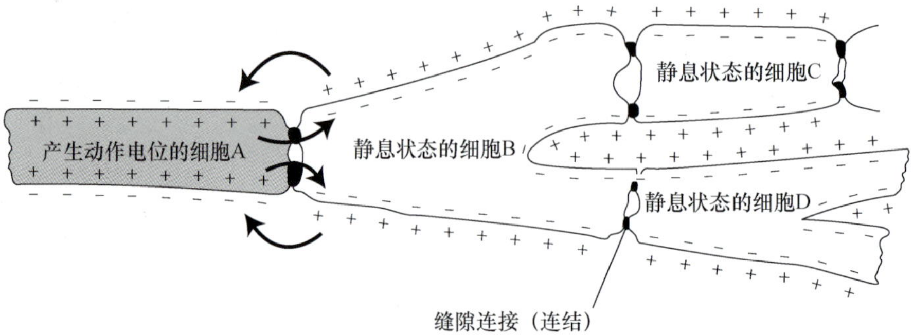

图2.1 ■ 心肌细胞动作电位产生局部电流，引起邻近细胞除极并传导电信号。细胞-细胞电传导通过细胞间底-底的连接（也称缝隙连接）完成。经允许引自 Chapter 2. Characteristics of cardiac muscle cells. In：Mohrman DE，Heller LJ. eds. *Cardiovascular Physiology*. 7th ed. New York，NY：McGraw-Hill；2010

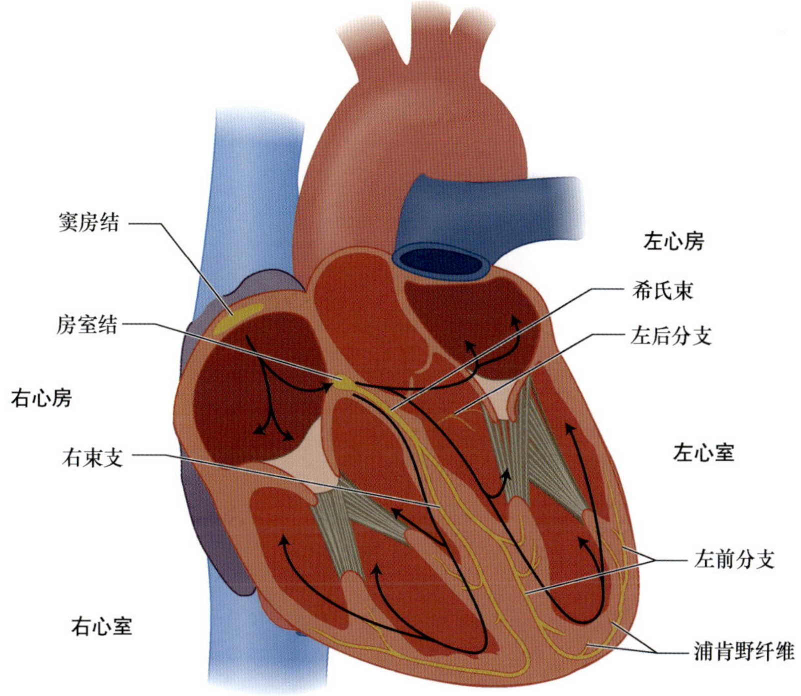

图 2. 2 ■ 心脏传导系统将起源于窦房结的冲动（正常情况下）传导至心房肌和心室肌并引发这些心腔收缩。经允许引自 Fauci AS，Kasper DL，Braunwald E，et al. *Harrison's Principles of Internal Medicine*. 17th ed. New York，NY：McGraw-Hill；2008

临床要点

通过遍布心肌的电冲动传导系统，心肌可以产生正常的收缩，并将血液泵入肺循环和体循环。电解质紊乱、心肌缺血、药物、心脏结构异常和其他因素可导致电传导改变。这种高度协调的传导系统紊乱后，会导致各种心电病理情况，是诱发一些心血管急症的基础。

正常静息心电图
NORMAL RESTING ELECTROCARDIOGRAM (ECG)

Nicholas E. Kman

Daniel P. Zelinski

梁 拓　李卫萍　译

检查技术

心电图（electrocardiogram，ECG）是反映心脏电活动周期的曲线图。正常心电图波形由起源于右心房的窦房结电流，通过正常心肌组织传导。电信号经房室结由心房下传至心室，最终传递至心室肌。

标准心电图通过 12 个导联同时记录心脏的电活动，记录到的波形打印在网格纸上，记录电活动的时限和振幅。电信号通过放置于人体躯干和四肢的电极收集。心电图波形异常提示一些临床情况，如心律失常、心肌缺血/梗死、心包炎/心肌炎、心腔增大、电解质紊乱和药物中毒。

解读

正常的窦性心律代表一个正常的心电周期，其特征包括：规则 P 波后跟随正常 QRS 波群，频率在 60～100 次/分。P 波代表心房除极，P 波反转或振幅增大提示存在心房肥大。PR 间期是指由 P 波起始至 QRS 波起始，QRS 波群代表心室的除极过程。QRS 波群增宽表示有室内传导延迟。P 波后第一个向下的

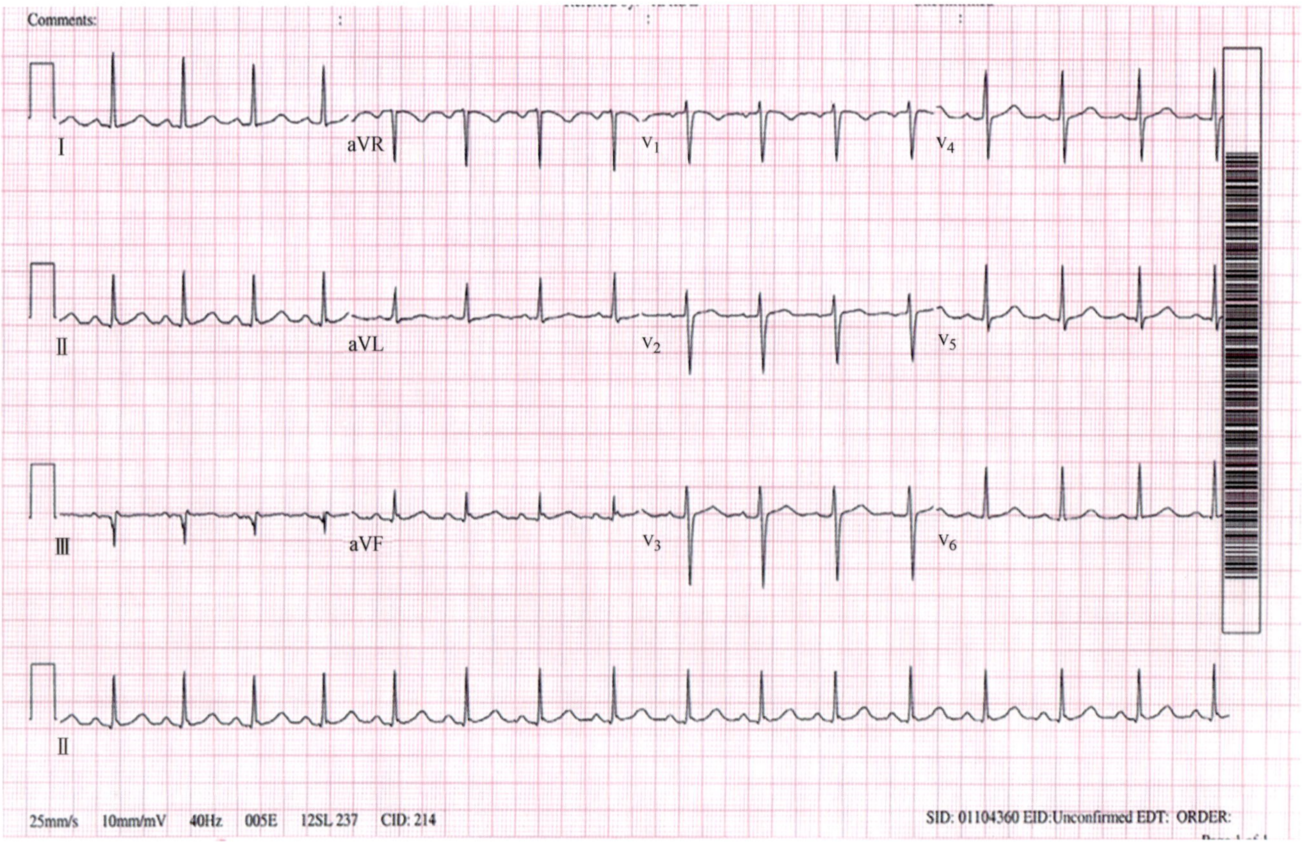

图 2.3 ■ 正常静息心电图。心电图记录在由 1 mm×1 mm 方格组成的心电图纸上，走纸速度为 25 mm/s，每一小横格代表 40 ms，每一小竖格代表 0.1 mV，每一 5 mm×5 mm 方格代表 0.2 s 和 0.5 mV

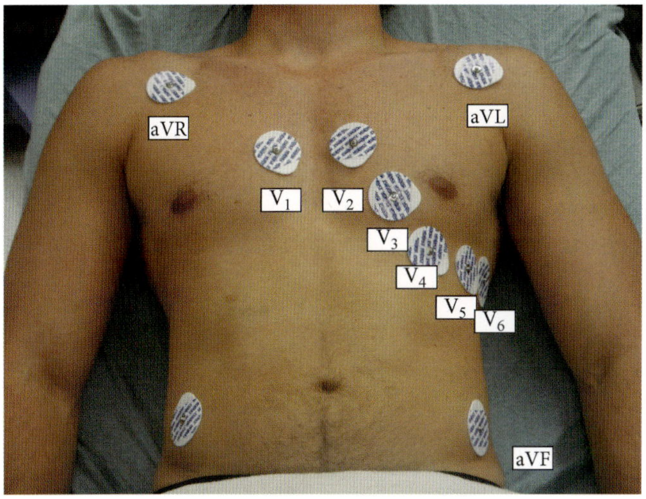

图 2.4 ■ 12 导联心电图放置位置。4 个肢体导联：左臂（aVL），右臂（aVR），零点置于右腿，左足（aVL）。6 个电极置于胸前区（$V_1 \sim V_6$）。图片源自 Dan Zelinski

波称为 Q 波，向上的波称为 R 波。Ⅰ、aVL、V_5 和 V_6 导联可见小 Q 波代表室间隔除极。病理性 Q 波（振幅>1/4R 波，时限>0.04 s）提示存在陈旧性心肌梗死或室间隔肥厚的可能。R 波的振幅由 V_1 至 V_5 逐渐增高，为正常 R 波递增。S 波代表心室晚期除极。ST 段始于 QRS 波群的结束，ST 段的压低或抬高可代表心肌缺血或梗死。T 波代表心室的复极。正常情况下，除 aVR 和 V_1 导联外，其他各导联 T 波一般均为直立向上的，T 波倒置或增宽提示存在心肌缺血或梗死的可能。高尖 T 波提示可能存在高钾血症。QT 间期一般用来衡量心室复极，当心率变化时，QT 间期也随之变化，因此我们可以使用校正后的 QT 间期（QTc）。QTc 间期延长是室性心律失常和心脏性猝死的预警指标。T 波后的小波称为 U 波，在部分导联，尤其是胸前区导联（$V_2 \sim V_4$）可出现。U 波也可提示低钾血症或其他代谢紊乱。表 2.1 列出了心电图波形和间期的正常值。

表 2.1 ■ 心电图波形与间期的正常值

	振幅（mV）	时限（s）
P 波	<0.25	<0.12
PR 间期	—	0.12～0.20
Q 波	<1/4R 波，通常≤0.1	<0.04
QRS 波群	多变	<0.1
QT 间期	—	<1/2R-R 间期
QTc 间期	—	≤0.44*
T 波	多变	0.04～0.08
U 波	≤0.01	—

* 计算 QTc 的方法不同，所界定的正常值也不同，同时正常值还与性别有关

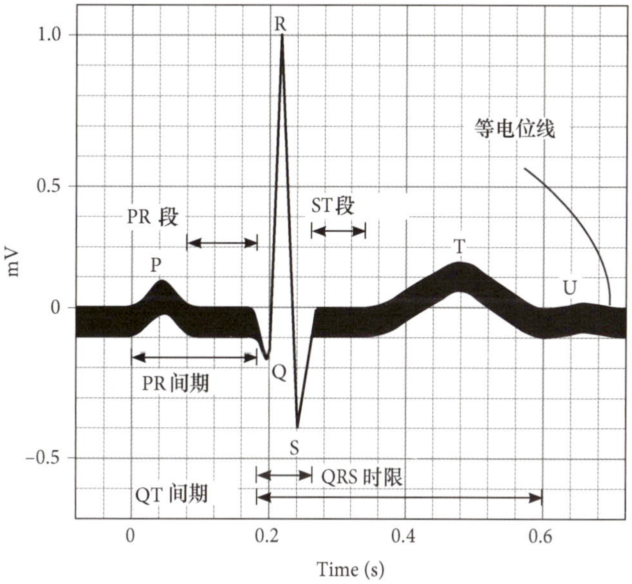

图 2.5 ■ 以 P 波为起始按字母顺序编排的心电图。波形的正常时限与幅度见表 2.1。本图经允许引自 Chapter 29. Origin of the heartbeat & the electrical activity of the heart. In：Barrett KE，Boitano S，Barman SM，Brooks HL. eds. Ganong's Review of Medical Physiology. 24th ed. New York，NY：McGraw-Hill；2012.

经验与教训

- 电极应平放在皮肤上，尤其是当导联线缠绕在一起时，要确保电线不会拉紧皮肤使其移位。
- 当阅读心电图时，要使用系统的方法评价心率、心律、电轴以及波形。

急性缺血和慢性疾病

附加心电图导联

Acute Ischemia and Chronic Disease

SUPPLEMENTAL ECG LEADS

Cedric Lefebvre

梁 拓　李卫萍　译

检查技术

急性心肌梗死（AMI）的处理要点包括尽早对有心绞痛症状的患者行心电图检查，并对有 ST 段抬高患者行早期血运重建治疗，但在一些病例中发现 ST 段抬高可能比较困难。除常规解剖区域 12 导联心电图之外，补充导联的应用有助于 ST 段抬高型心肌梗死（STEMI）的诊断。

后壁心肌梗死

回旋支闭塞可引起左心室后基底部心肌梗死，导致后壁心肌梗死。由于常规心电图的导联位于前胸，后壁的 AMI 可能不会在心电图上有所表现。虽然后壁 AMI 出现 ST 段抬高的具体比例并不清楚，但有研究显示，在所有 AMI 中单独后壁 AMI 占 3.3%，同时合并下壁和（或）侧壁 AMI 的后壁 AMI 占 15%～21%，这类患者出现左心室功能障碍和死亡的概率更高。

右室心肌梗死

右冠状动脉优势型心脏（绝大多数）的下壁和右室，血供来自右冠状动脉，右冠状动脉闭塞会引起下壁 AMI，合并或不合并右室 AMI。虽然单纯右室 AMI 较为少见，仍有 30%～40%的下壁心肌梗死合并右室心肌梗死。下壁合并右室 AMI 往往有严重的血流动力学障碍，死亡率较高，需要进行特殊治疗。随着右室心肌梗死进展，心排血量会显著降低，易引发心源性休克。右室心肌梗死的临床体征包括颈静脉怒张和低血压。虽然当出现这些临床体征或下壁导联

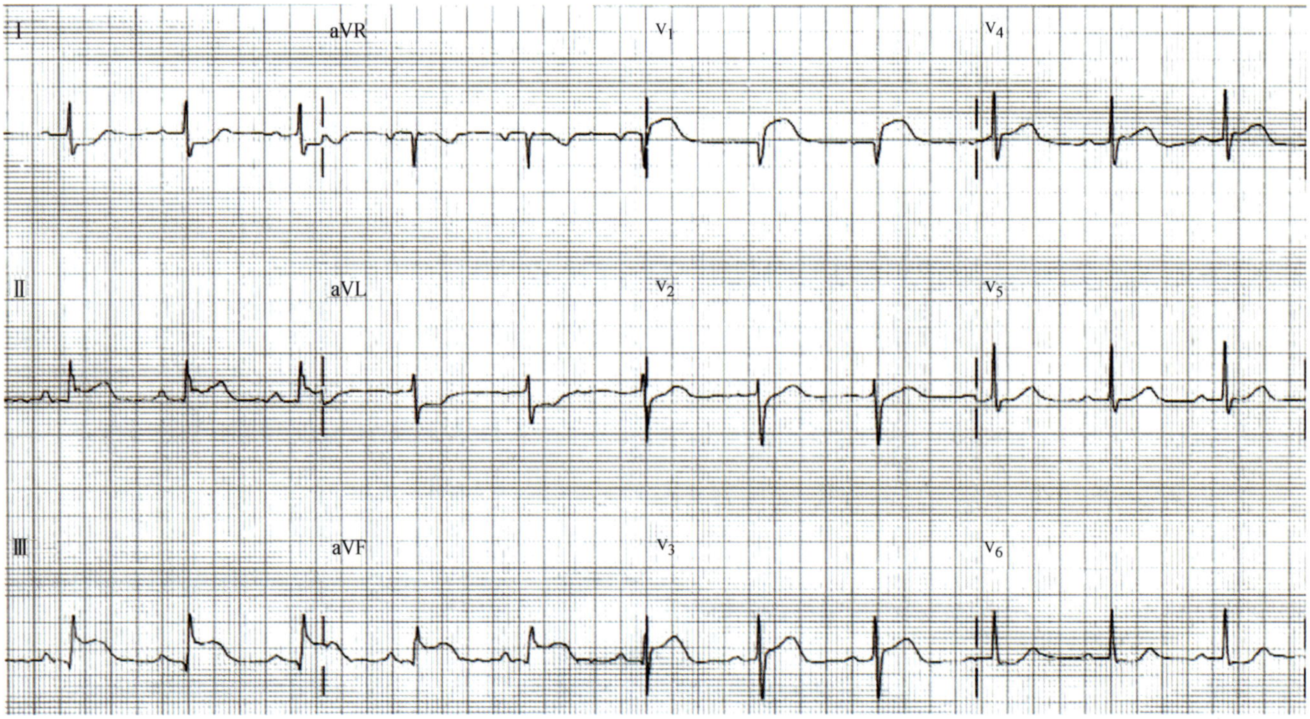

图 2.6 ■ 下壁导联Ⅱ、Ⅲ、aVF 出现 ST 段抬高

ST 段抬高时有助于右室心肌梗死的诊断，但由于常规 12 导联心电图对右室心肌梗死诊断敏感性较低，漏诊依然时有发生。

解读

后壁导联（V_7～V_9）

胸导联（V_1～V_3）出现 ST 段压低或 R 波增高时，可能与后壁 AMI 有一定关系。美国心脏病学会/美国心脏协会（ACC/AHA）制定的指南建议，当心电图出现这些表现时应行后壁（V_7～V_9）导联检查（推荐类别Ⅱa）。后壁导联置于左后胸壁肩胛下方，V_7～V_9 导联出现 ST 段上抬超过 1 mm 时提示存在后壁 AMI。如果观察到上述心电图变化，应立即对患者进行相关治疗，并咨询心内科医师是否需要行再灌注治疗。

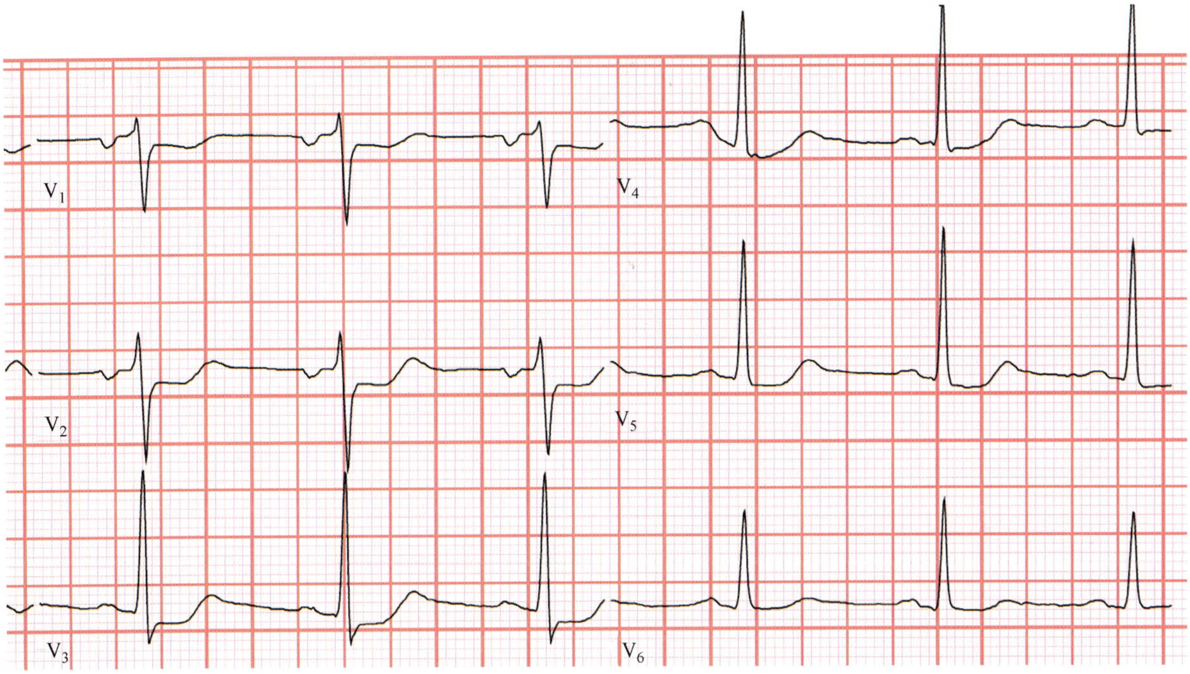

图 2.7 ■ 心电图示 V_1～V_3 导联出现 ST 段压低合并 R 波增高，提示可能存在后壁 AMI

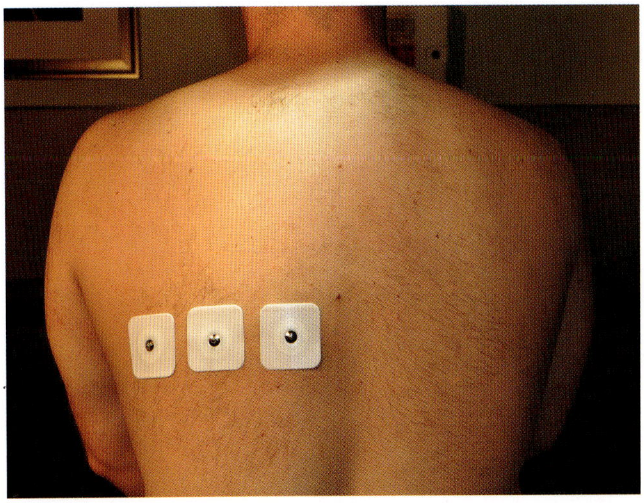

图 2.8 ■ 为明确后壁 STEMI，将导联置于左后胸壁肩胛下方

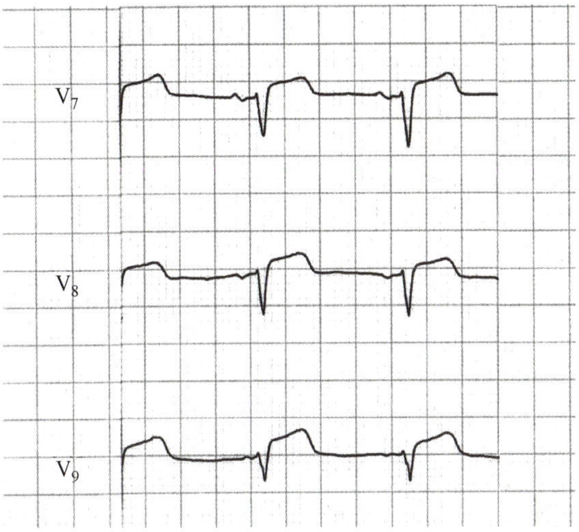

图 2.9 ■ 后胸导联 V_7～V_9 出现 ST 段上抬≥1 mm，高度提示存在后壁 AMI

右侧导联（V_{1R}～V_{6R}）

当出现下壁 AMI 时，临床医师应注意是否同时存在右室梗死，ACC/AHA 指南推荐行右心导联心电图检查，来检测右室梗死（推荐类别Ⅰ，证据等级 A）。在下壁 AMI 患者中行右心导联检查，较常规 12 导联心电图检查相比可提升右室梗死检出率 9%。V_{1R}～V_{6R}放置在右侧胸壁，与 V_1～V_6 沿胸骨呈镜像对称。当这些导联出现 ST 段抬高时高度怀疑存在右室梗死，其中 V_{4R}（锁骨中线第 5 肋间）的阳性意义最大。对确诊存在右室梗死的患者，治疗措施应包括维持前负荷，降低右室后负荷，必要时给予正性肌力药物支持及考虑早期血运重建。避免使用硝酸酯类、利尿剂和吗啡等可降低前负荷的药物。尽早咨询心内科医师治疗意见和（或）将患者转至可行经皮冠状动脉介入治疗（percutaneous coronary intervention，PCI）的医疗中心。

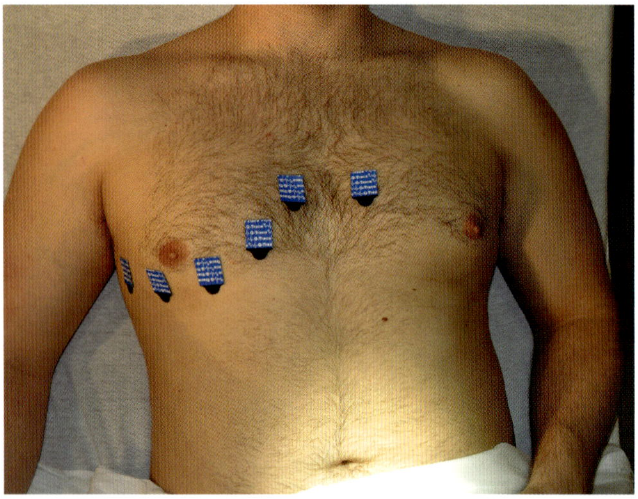

图 2.10 ■ 沿胸骨右侧 V_1～V_6 呈镜像位置放置右胸导联 V_{1R}～V_{6R} 导联，以观察是否存在右室梗死

体表标测

体表标测（body surface mapping，BSM）是心电图补充导联应用的扩展，它通过多个独立导联（最多可达 80 个）来分析人体躯干的电势图，体表标测可以获得广泛胸部区域心肌更多可供分析的数据。有些 BSM 软件可以显示心电图动态追踪或彩色三维图像，包括右室、后壁、左室高侧壁，有助于临床医生识别这些位置所发生的心肌损伤。相对于常规 12 导联心电图，BSM 诊断 AMI 的敏感性增高 9%，对存

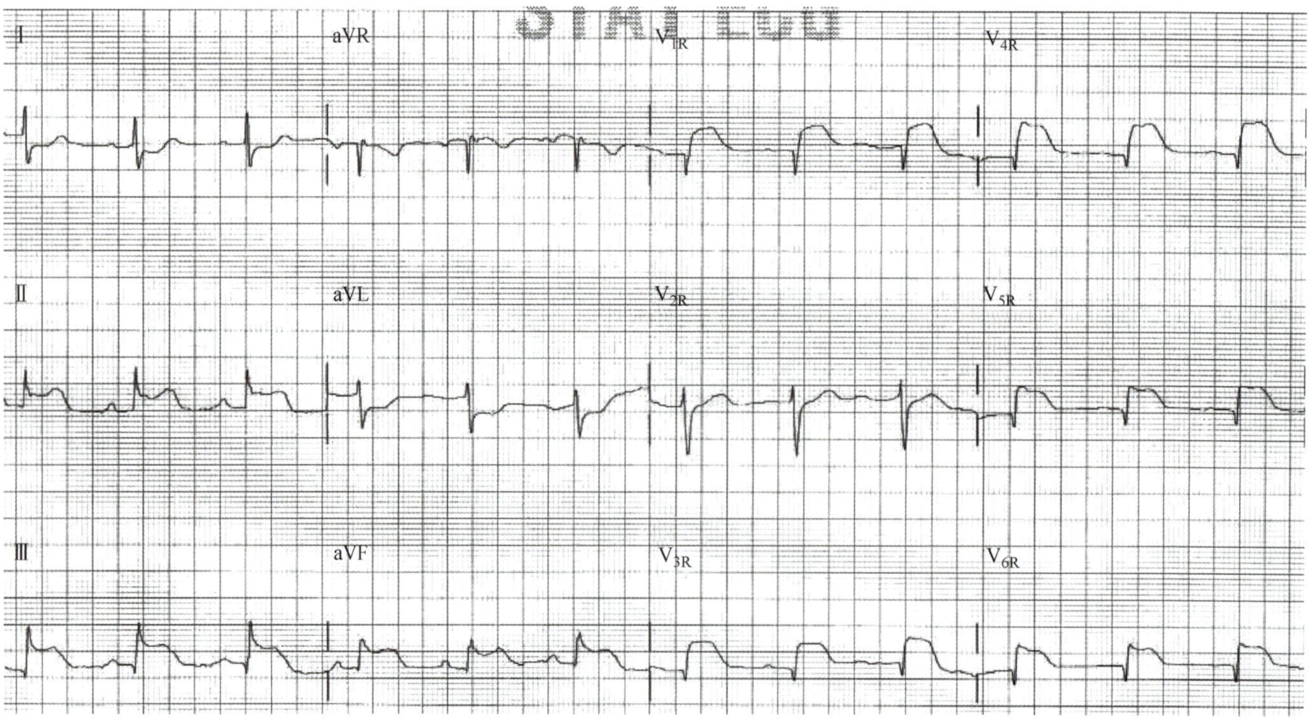

图 2.11 ■ 右心导联心电图示 V_{1R}～V_{6R} 的 ST 段抬高

在束支传导阻滞和其他类型传导异常的 AMI 诊断具有优势。

随着计算机硬件/软件的不断升级，BSM 在胸痛患者诊断中的临床应用也越来越广泛。

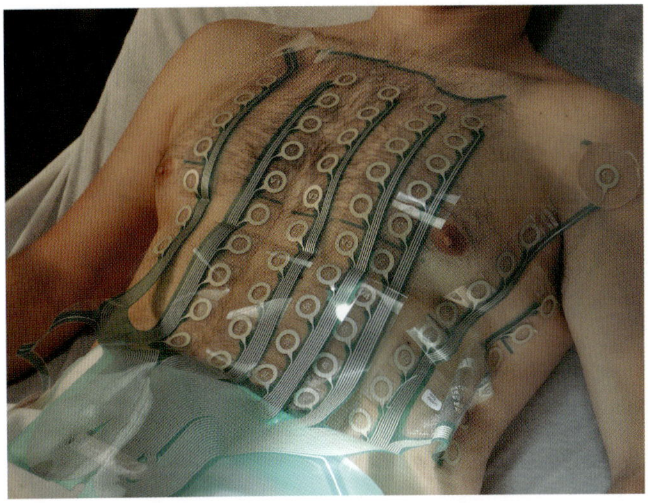

图 2.12 ▪ 多列自粘式导联放置于前胸壁行 BSM 检查

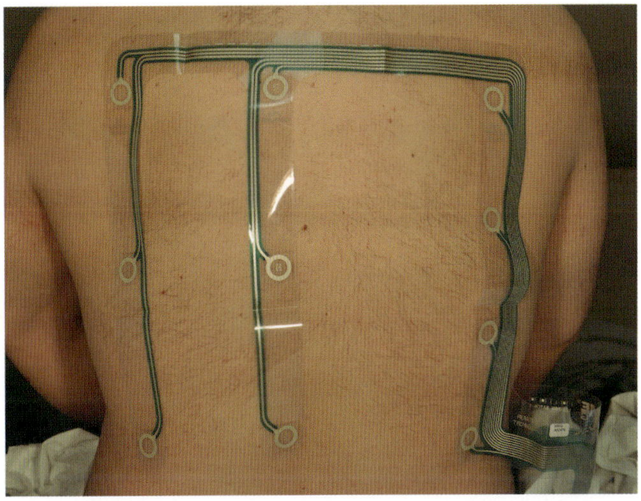

图 2.13 ▪ 多导联放置于躯体背侧行 BSM 检查

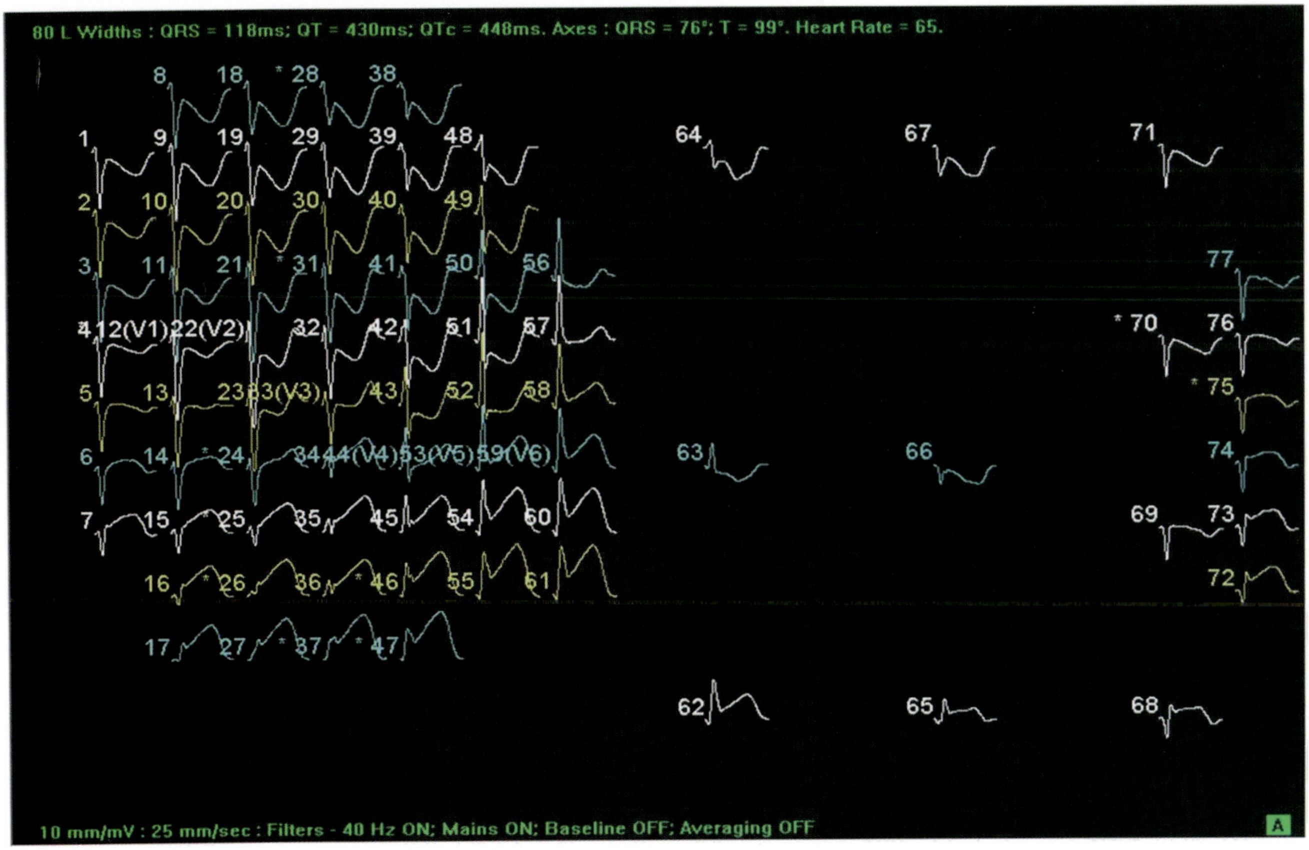

图 2.14 ▪ BSM 既可显示某一单独导联的心电图图像又可进行区域分析

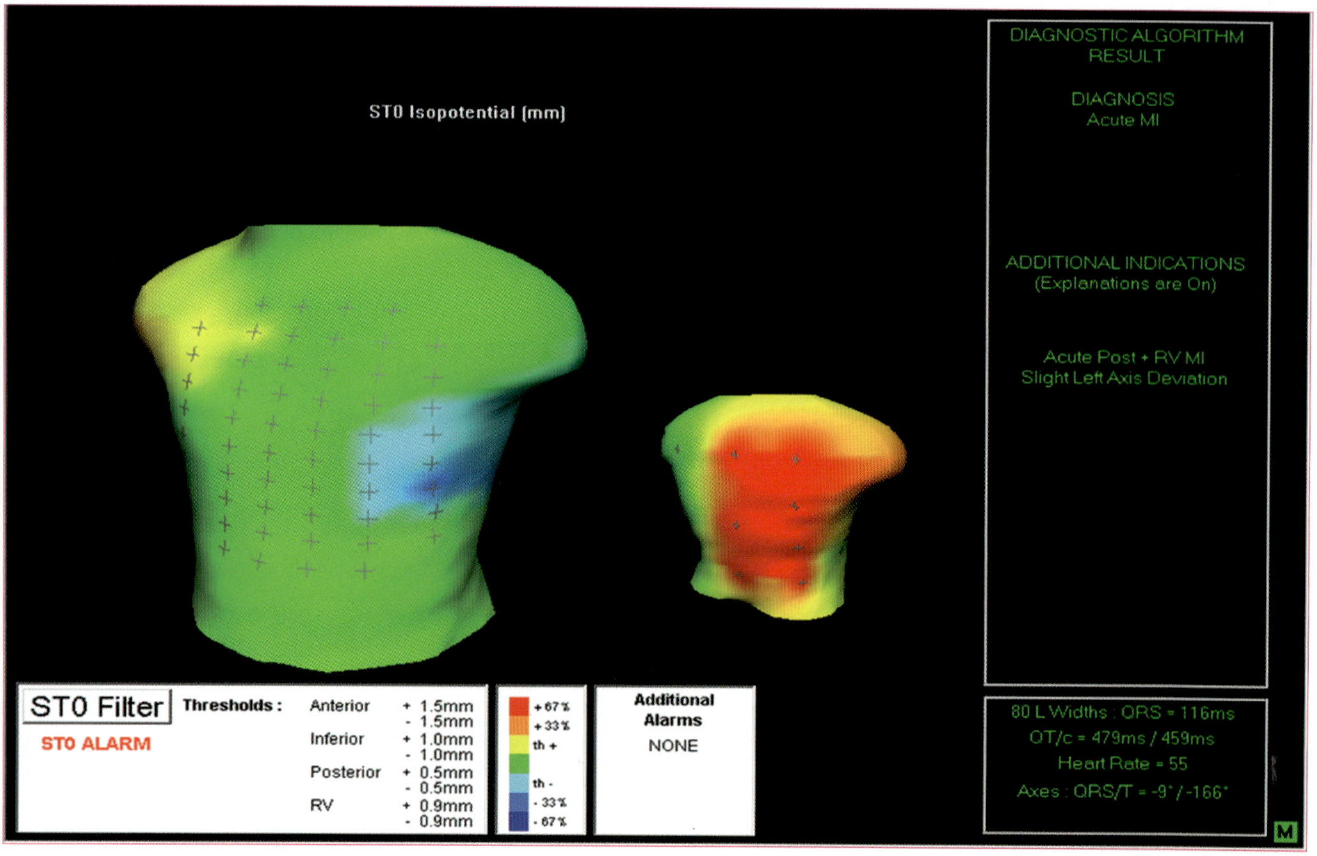

图 2.15 ■ BSM 彩色三维图像，红色代表 ST 段抬高，蓝色代表 ST 段压低，绿色代表等电位线。根据该图颜色分布可知患者存在后壁和右室心肌梗死

经验与教训

- 当 12 导联心电图前壁导联出现 ST 段压低时应行后壁导联心电图检查，以明确是否存在后壁 AMI。
- 未能识别后壁 AMI 患者的 ST 段抬高将延误诊断，不能实施积极的治疗策略，导致预后差。
- 当患者下壁导联出现 ST 段抬高时，应行右室导联检查明确是否同时存在右室梗死。
- 由于未能及时发现下壁 AMI 合并右室心梗，而未能进行适宜的治疗，很有可能会导致循环衰竭。

ST 段抬高型心肌梗死（通过解剖区域，包括 Sgarbossa 诊断标准）

ST-ELEVATION MYOCARDIAL INFARCTION (BY ANATOMIC REGION, INCLUDES SGARBOSSA CRITERIA)

Erica Kellenbeck
Samuel Turnipseed
Deborah Diercks
梁 拓 李卫萍 译

临床要点

MI 的诊断可根据心电图、心肌生物标志物和（或）影像学形态检测，发现新出现的心肌缺血、室壁运动异常。当患者出现可疑急性冠脉综合征（ACS）症状例如胸痛、呼吸困难、大汗、恶心、呕吐时，心电图 ST 段抬高意味着出现冠状动脉完全闭塞、导致透壁梗死或 STEMI。心电图变化与心肌梗死部位和冠状动脉闭塞程度有关。当至少两个解剖相邻导联出现 ST 段抬高超过 1 mm（0.1 mV）或连续两个胸前导联 ST 段抬高超过 2 mm（0.2 mV）时，认为心电变化有临床意义。

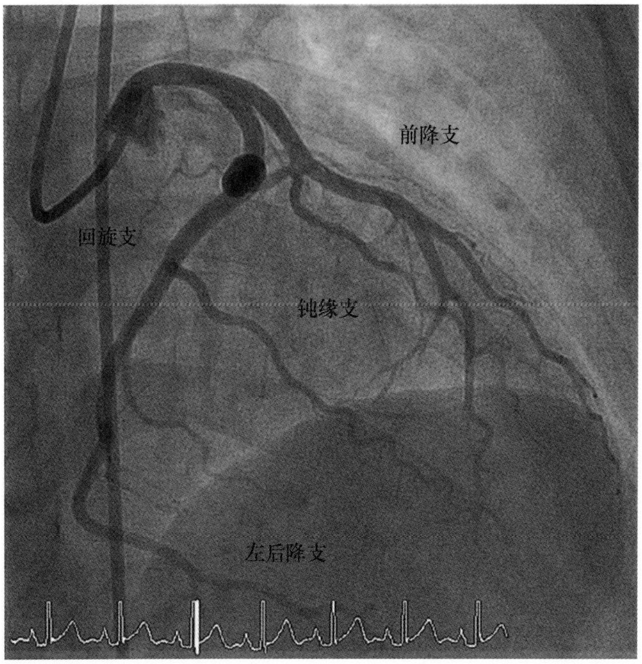

图 2.16 ■ LMCA 造影图像。前降支向前直达心尖，回旋支沿左房室沟走行，背离术者

左冠状动脉闭塞

左冠状动脉起源于左主干（left main coronary artery，LMCA），分支为左前降支和回旋支。前降支走行于前室间沟达心尖，供血室间隔前部和左室前壁。前降支闭塞会导致前壁心肌梗死，表现为前壁导联 $V_1 \sim V_5$ 的 ST 段抬高。当 aVR 导联抬高程度超过

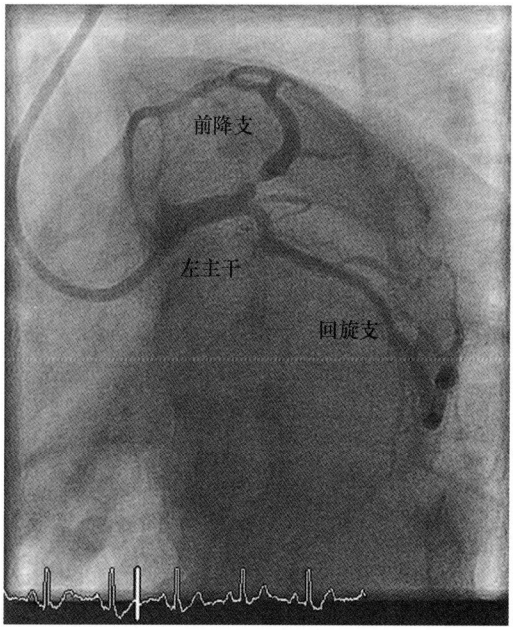

图 2.17 ■ 冠状动脉造影示前降支近端闭塞。该病变不是完全闭塞，因为造影剂仍可通过病变位置到达前降支远端。观察体位为自心尖至主动脉根部，可见前降支近段和走行于左房室沟的回旋支

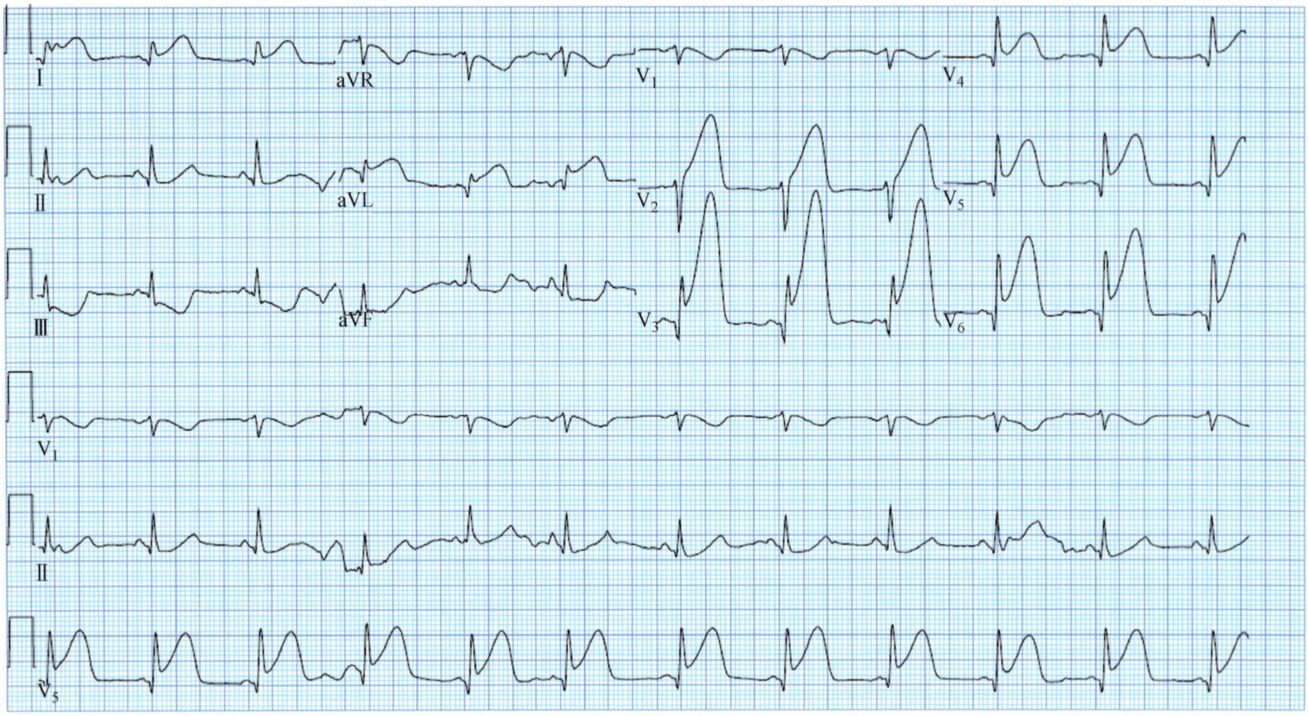

图 2.18 ■ 心电图示前降支中段闭塞所致前壁心肌 STEMI

V_1 导联时，提示可能存在 LMCA 闭塞。前降支的对角支闭塞时，可导致侧壁导联Ⅰ、aVL，V_5 和 V_6 出现 ST 段抬高。

回旋支闭塞

回旋支自左主干发出后沿左房室沟走行，发出钝缘支供应左室侧壁。回旋支闭塞可引起侧壁心肌梗死，表现为高侧壁导联Ⅰ和 aVL 的 ST 段抬高。在左冠状动脉优势型心脏，还可能会引起下后壁或下侧壁心肌梗死。

右冠状动脉闭塞

右冠状动脉走行于右房室沟，供血右心和下后壁。右缘支是右冠状动脉的分支，走行于右室前壁并供应该处血供。右冠状动脉闭塞可引起下壁心肌梗死，表现为Ⅱ、Ⅲ、aVF 导联 ST 段抬高。右冠状动脉优势型心脏还可出现后壁或下后壁心肌梗死。后壁心肌梗死的表现为 V_1～V_4 导联 ST 段压低，该变化是后壁导联 V_7～V_9（见“附加心电图导联”）ST 段抬高的镜像变化。当Ⅲ导联 ST 段抬高幅度超过Ⅱ导联时，提示存在右室心肌梗死，应加做右室导联观察 V_{3R}～V_{6R} ST 段是否有抬高。右冠状动脉供应窦房结、房室结和希氏束的血供，因此右冠状动脉闭塞时常出现心脏传导异常。

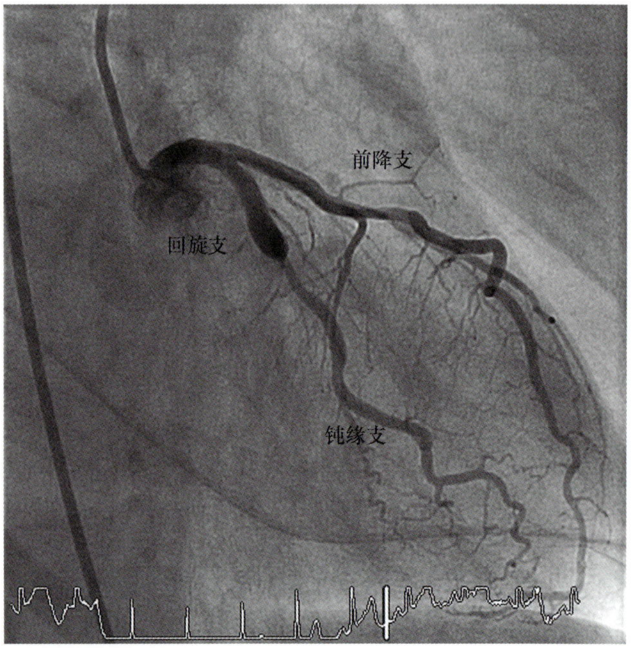

图 2.19 ■ 该图示回旋支完全闭塞，钝缘支远端可见显影。前降支前行至左侧底部心尖位置，回旋支血流方向背离术者

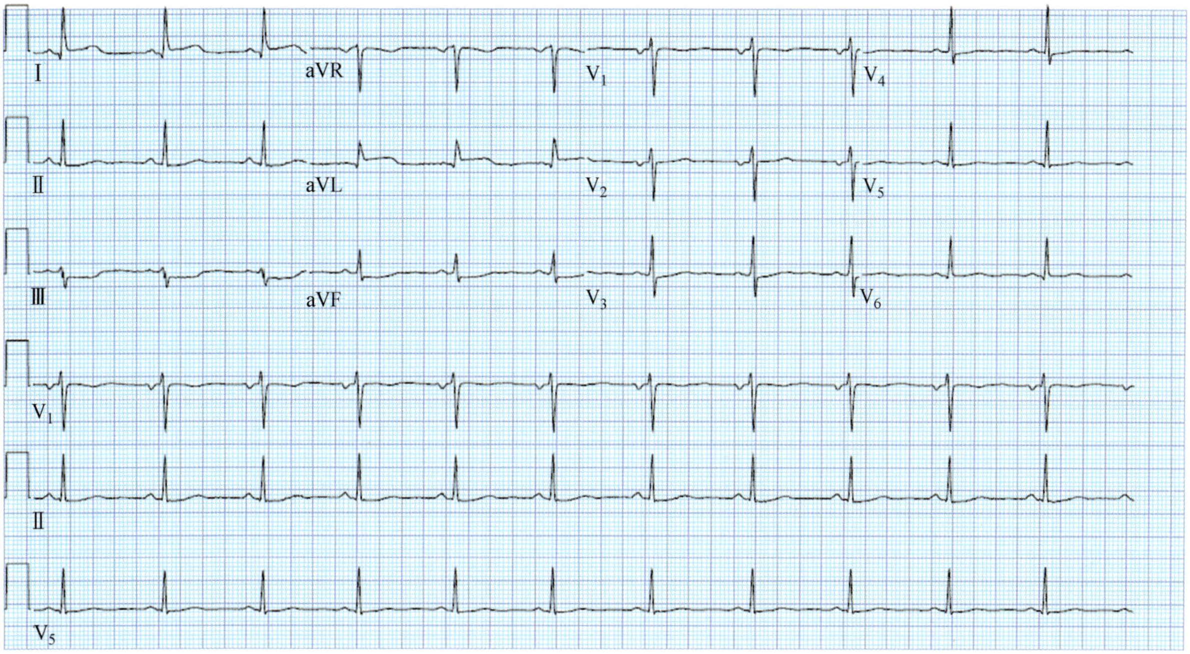

图 2. 20 ■ 心电图示高侧壁导联（Ⅰ、aVL）ST 段抬高，提示回旋支闭塞

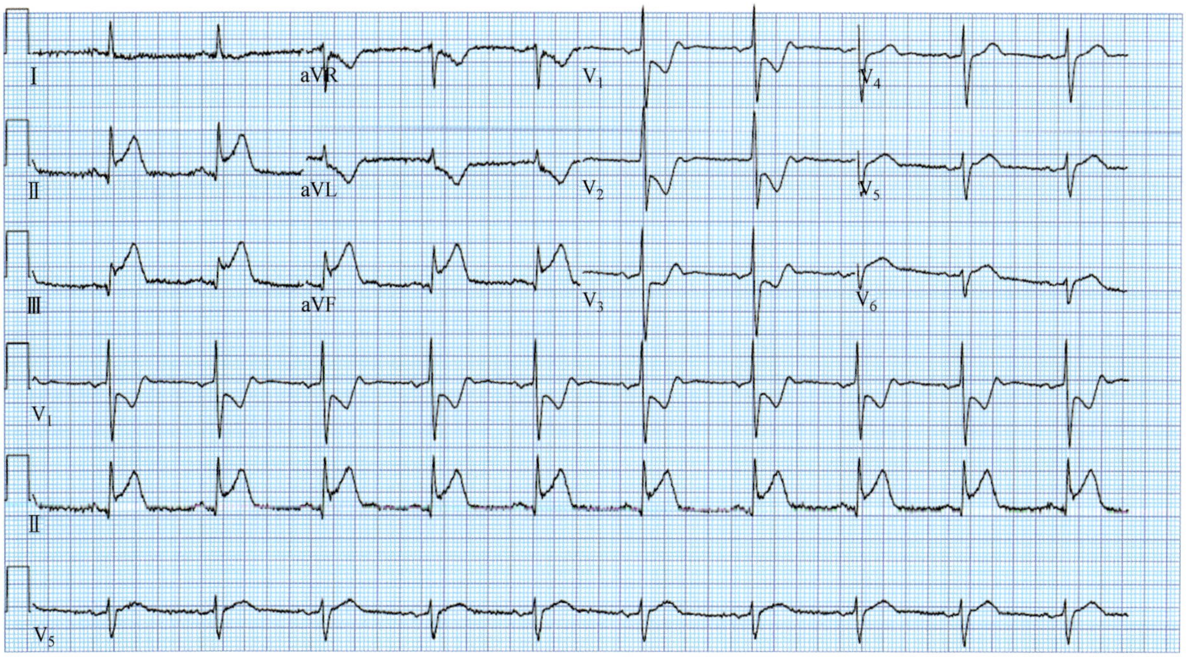

图 2. 21 ■ 心电图示下壁导联（Ⅱ、Ⅲ、aVF）ST 段抬高，同时前壁导联出现镜像改变，提示存在右冠状动脉闭塞

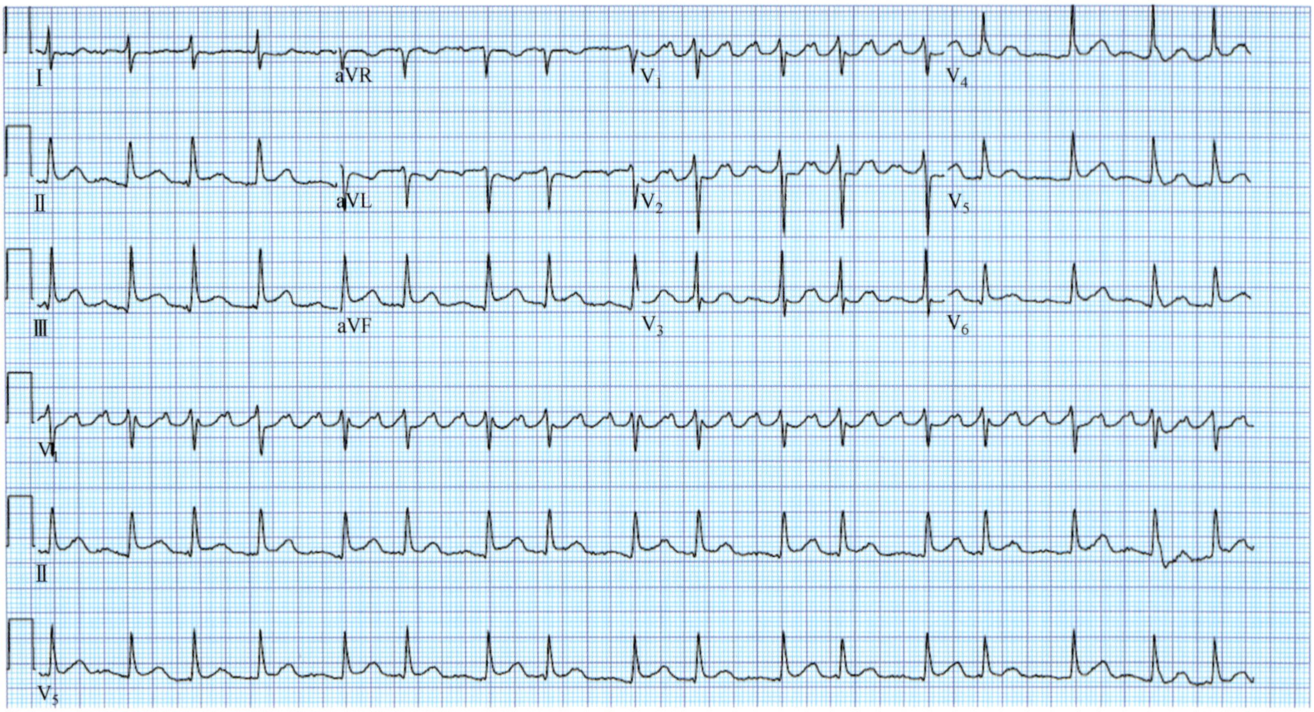

图 2.22 ■ 心电图示 PDA 闭塞后出现下壁导联（Ⅱ、Ⅲ、aVF）ST 段抬高和 V_2 导联 ST 段压低

后降支闭塞

后降支（posterior descending artery，PDA）供应左室下壁、后壁以及室间隔的下部。大多数人的后降支起始于右冠状动脉，称为右优势型；不到 10%的人后降支起自回旋支，称为左优势型，当回旋支和右冠状动脉均发出后降支时称为均衡型。后降支闭塞常导致下壁心肌梗死，心电图表现为下壁导联（Ⅱ、Ⅲ、aVF）ST 段抬高，V_1～V_4 导联 ST 段压低，有时还合并有 V_7～V_9 导联 ST 段抬高。

Sgarbossa 标准

约 7%的心肌梗死患者中可出现完全性左束支传导阻滞（LBBB），该现象可能与冠状动脉完全闭塞有关。当存在 LBBB 时心室复极顺序改变，干扰了我们对 ST 段变化的观察。Sgarbossa 标准有助于我们对 LBBB 患者出现 ST 段变化时心肌梗死的诊断，它包括：①ST 段抬高超过 1 mm 并与 QRS 主波方向相同；②V_1、V_2 或 V_3 导联 ST 段压低≥1 mm 和③ST 段抬高≥5 mm 并与 QRS 主波方向相反。当出现上述表现时，发生心肌梗死的似然比分别为 9.5、6.5 和 3.6。

急诊处理

STEMI 患者的治疗原则是尽快恢复梗死心肌的血液供应。PCI 和溶栓治疗是有效的血运重建治疗。PCI 治疗可显著提高生存率，降低脑出血和再发心肌梗死。在发生急性 STEMI 90 min 内有条件接受 PCI 治疗者，均推荐行 PCI 治疗，如果没有条件于 90 min 内行 PCI 治疗，在 STEMI 发生 12 h 内的应在接诊 30 min 内采取溶栓治疗。近期研究显示，即使接受过溶栓治疗的患者，也应尽快转运至可行 PCI 治疗的医疗中心接受进一步治疗。

可采取的辅助治疗包括吸氧，应用硝酸酯类、抗血小板药和抗凝药。所有 ACS 患者均应给予阿司匹林以防再次发生血栓事件，另外还可给予噻吩吡啶类药物。处理缺血性胸痛、高血压和心动过速可降低心肌的氧耗。口服或静脉给予硝酸酯类药物，可起到扩张血管的作用，但应注意在低血压、怀疑右室心肌梗死、心动过缓、心动过速、24 h 内应用过磷酸二酯酶抑制剂的患者中禁用此类药物。急性期也可给予抗凝药，抗凝药和抗血小板药的选择和应用时间应根据再灌注治疗策略的类型决定。

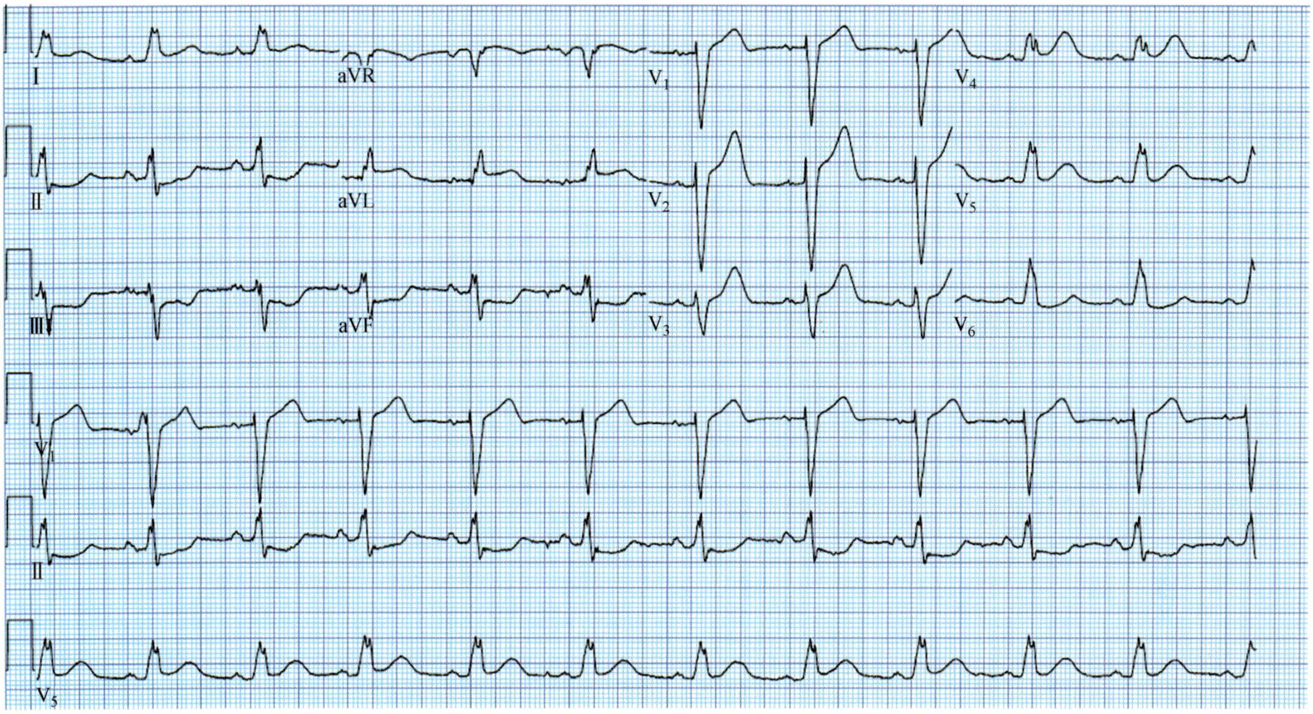

图 2. 23 ■ 心电图呈 LBBB，Ⅰ和 aVL 导联可见符合 Sgarbossa 标准的表现：ST 段抬高≥1 mm 且与 QRS 主波方向相同

经验与教训

- 高龄、糖尿病和女性 ACS 患者更易出现呼吸困难、乏力、恶心、呕吐、心悸和晕厥等症状，而不是典型 ACS 症状如胸痛。
- 心电图观察到 ST 段抬高时，应尽快启动再灌注治疗。
- 不应因实施辅助治疗而推迟再灌注治疗的进行。
- 心电图出现 LBBB 时，会影响 STEMI 的诊断，Sgarbossa 标准有助于明确诊断。

T 波倒置

T-WAVE INVERSION

Judd E. Hollander
Dina M. Sparano
梁 拓　李卫萍　译

临床要点

T 波倒置可能有多种原因，如心肌缺血、心动过速、心脏器质性病变（心肌炎、心包炎、心室肥厚）、正常表现，或是与其他非心脏疾病有关，如脑出血、肺栓塞。当存在胸痛或其他心绞痛表现的患者出现 T 波倒置时，一般认为与心肌缺血有关。当 T 波倒置呈双支对称，且超过 1 mm 和（或）与 QRS 主波同向或双向时，考虑存在严重冠状动脉狭窄。如果同时存在 ST 段弓背下移提示存在严重病变。T 波倒置可在心肌一过性缺血（不稳定型心绞痛）时出现，并在患者症状缓解后消失，称为 T 波动态改变。当心肌缺血进展为透壁性心肌梗死时，T 波倒置后持续存在，并最终与其他心电图改变共同成为心肌梗死的心电图特征。在基线心电图存在 T 波倒置的患者中，心肌缺血可使 T 波翻转直立至看似正常，称为假性正常化。

急诊处理

有心绞痛症状的患者，新出现 T 波倒置一般认为是不稳定型心绞痛，此时检测心肌标志物可能并不升高，因为心电图在心肌发生急性缺血时即产生变化，而生物标志物则需数小时后才会升高。当有冠心病病史患者出现心绞痛症状且心电图有新发的 T 波倒置时应按照 ACC/AHA 指南进行诊治。

经验与教训

- 当一系列心绞痛症状合并 T 波倒置时，提示存在严重冠状动脉狭窄和缺血。
- 有条件时应尽量和患者的基线心电图进行比较。新出现的 T 波倒置或原本倒置的 T 波出现假性正常化，应高度怀疑出现 ACS。
- 急诊科就诊的疑似 ACS 患者，出现 T 波倒置者预后不良的风险增加。

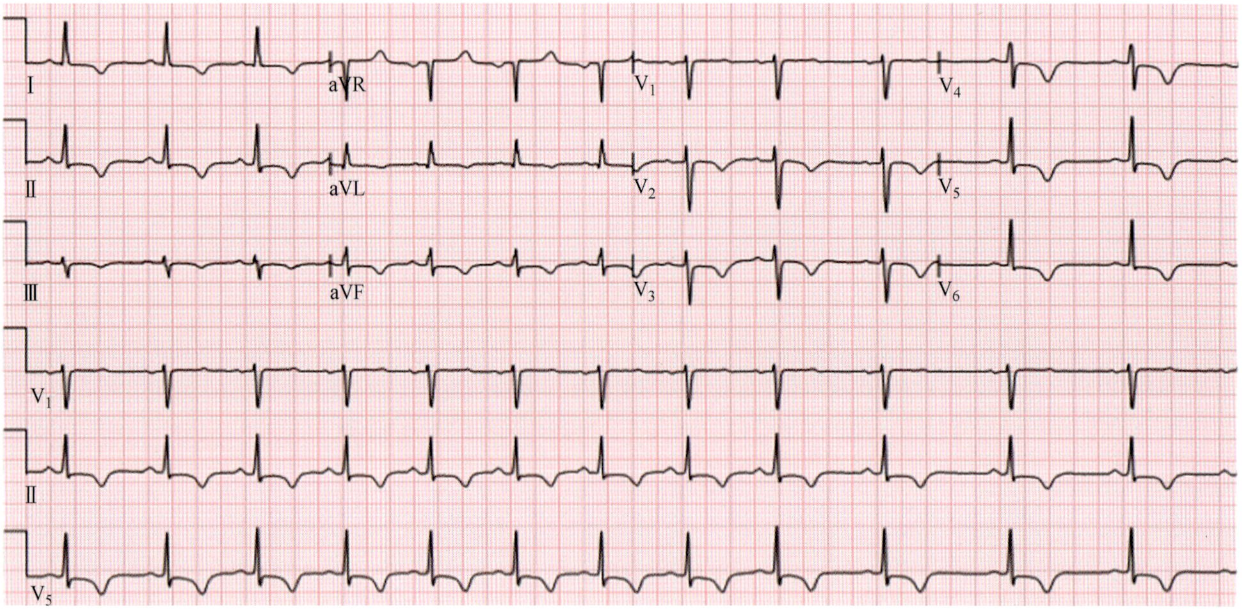

图 2.24▪心电图示前侧壁导联（V_2～V_6、Ⅰ、aVL）和下壁导联（Ⅱ、Ⅲ、aVF）T 波倒置，同时前壁导联有轻度 ST 段下移，提示临床病变严重

超急性期 T 波
HYPERACUTE T-WAVES

Judd E. Hollander
Dina M. Sparano
梁 拓 李卫萍 译

临床要点

心肌梗死的超急性期，与梗死区域相关的 T 波呈尖峰状，变得高而尖。这一典型表现一般发生在出现透壁缺血 15 min 以内，呈一过性改变，因此心电图检查极少能发现这一现象。因为大部分患者从出现胸部不适到急诊就诊，或寻求其他医疗帮助的时间平均约为 2 h，只有在开始出现症状或出现症状不久时就已经在医院/急诊就诊的患者，才能捕捉到高尖 T 波这一心电图超急性期变化。

急诊处理

当有心肌缺血症状患者心电图出现高尖的 T 波时，应立即高度怀疑出现心肌梗死，这一改变在短暂的一过性透壁缺血后，可逐渐变化为 ST 段上抬。正常人也可出现高尖 T 波，尤其是在前胸导联，是一种正常变异。高钾血症患者也可出现高尖 T 波表现，因此当透析患者心电图出现高尖 T 波时，应考虑存在高钾血症，并采取相应临床措施。左室肥厚、左束支传导阻滞（LBBB）、脑出血患者也可见 T 波升高。

经验与教训

- 高尖 T 波仅在症状出现后数分钟内存在，常常在患者到达急诊前就已消失，因此很难在心电图上捕捉到这一变化。
- 这一变化短暂存在后，即变为可持续数小时的 ST 段抬高，因此心电图未观察到 T 波高尖的患者，并不能排除急性心肌梗死的诊断。
- 临床实践中，高尖的 T 波可能由完全不同的致命性情况引起，如高钾血症。这种电解质异常也需要快速控制和治疗。

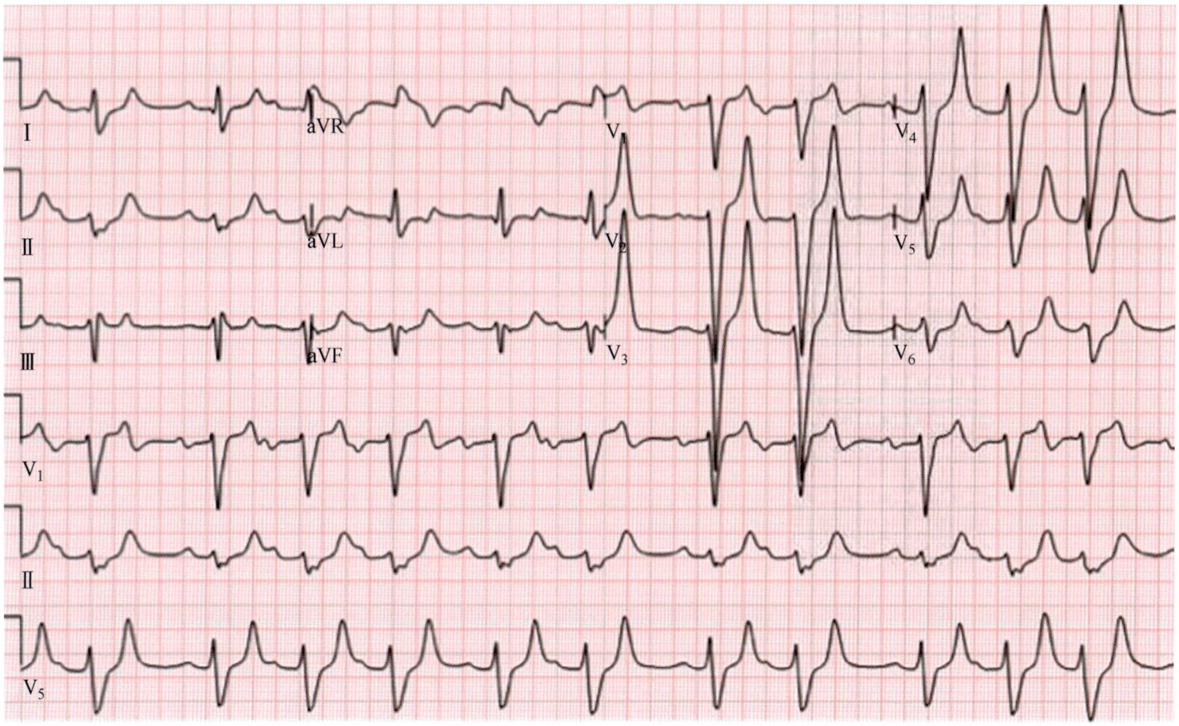

图 2. 25 ■ 心电图示前侧壁导联可见超急性期 T 波，提示前降支和对角支血管所供应区域的心肌梗死

ST 段压低

ST SEGMENT DEPRESSION

Judd E. Hollander

Dina M. Sparano

梁 拓　李卫萍　译

临床要点

ST 段压低也是存在心肌缺血的心电图证据。正常人群所有的心肌细胞在复极早期具有相似的电位，ST 段可保持在等电位线上。当出现心肌缺血时，心电图发生改变。透壁心肌缺血常引起对应导联 ST 段抬高，心内膜下缺血则一般导致 ST 段对应向量指向心内膜而表现为 ST 段压低。

ST 段压低代表心肌复极异常，提示心肌缺血。ST 段水平或下斜形压低超过 1 mm 及上斜形压低超过 2 mm时认为是阳性表现，ST 段压低不一定都伴随有 T 波倒置，ST 段压低的幅度与心肌缺血的严重程度呈正相关。ST 段压低的有无及其形态也是非 ST 段抬高型心肌梗死（NSTEMI）和不稳定型心绞痛（UA）重要的危险分层因素。ACS 患者出现 ST 段压低者，较 T 波倒置或无心电图异常者预后更差，这类患者死亡率和出现心肌梗死的风险更高。

ST 段压低的幅度和部位可为我们提供诊断和判断预后的信息。ST 段压低超过 2 mm 的患者死亡率明显升高，不过与无 ST 段改变的患者相比，ST 段压低超过 1 mm 患者死亡率也明显升高。ST 段压低导联所指向的区域（如Ⅱ、Ⅲ、aVF 代表下壁，V_1～V_4 代表前壁）并不一定与心肌负荷显像或冠状动脉造影所发现的心肌缺血区域一致，因为压低的 ST 段可能是对侧心肌 ST 段抬高的相应表现。出现 ST 段压低的导联数目越多，患者预后越差。

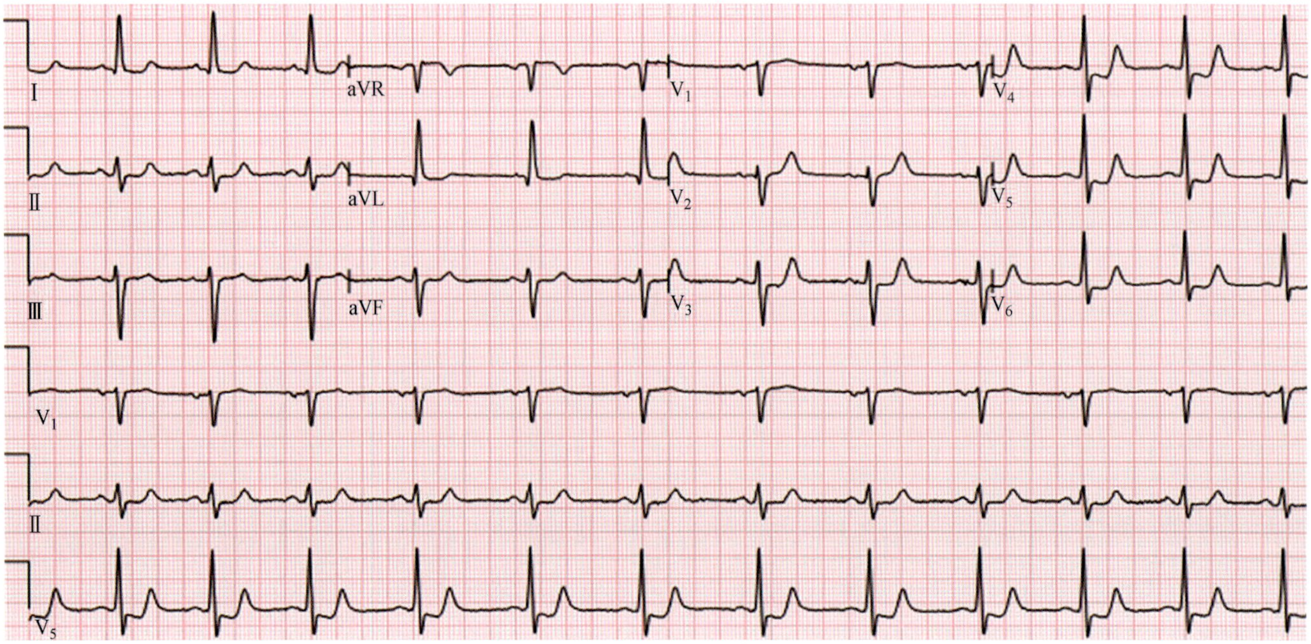

图 2.26 ■ ST 段压低（V_3～V_6 导联）同时伴有 aVR 导联 ST 段抬高，是心绞痛患者预后不良的征兆。心电图出现这一表现，尤其是伴有 aVL 导联 ST 段抬高时，75%患者可能存在左主冠状动脉（LMCA）严重狭窄或三支血管病变

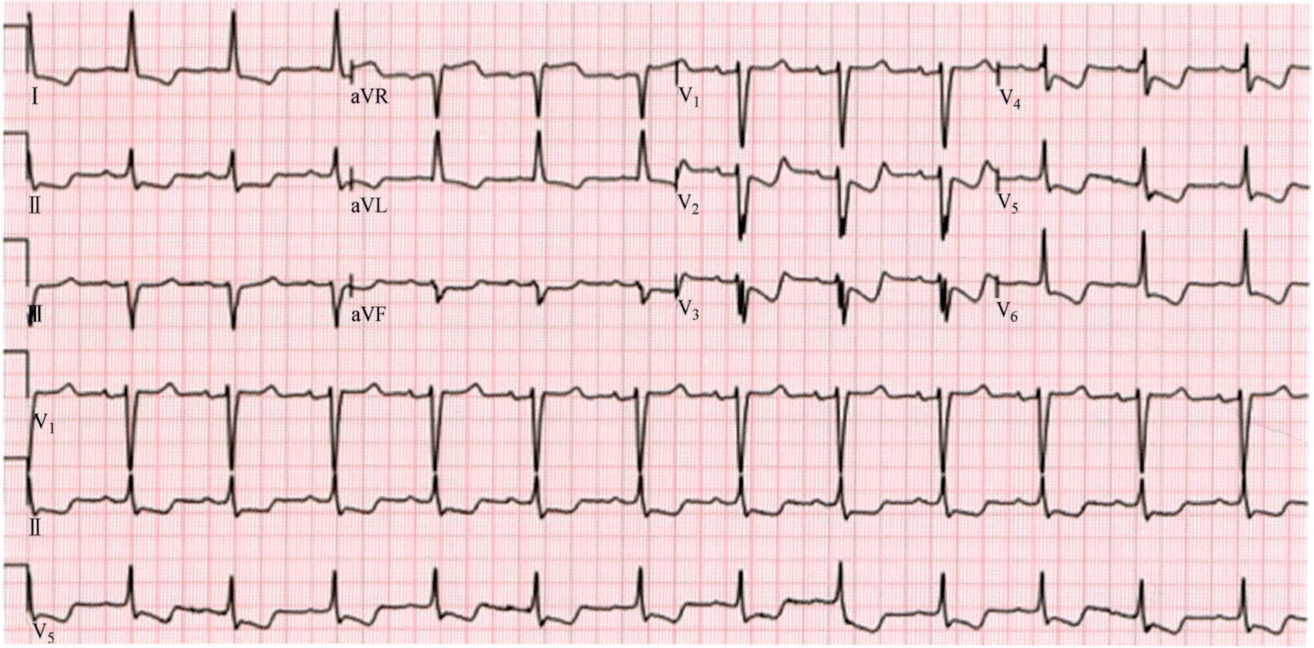

图 2.27 ■ 心电图示 aVR 导联 ST 段抬高，其余导联除 V_1 外均有明显 ST 段压低和 T 波倒置，临床工作中遇到类似心电图，应考虑左主干或前降支近段（第一对角支之前）病变

急诊处理

在负荷试验中，ST 段变化的程度是与基线心电图等电位线（即 PR 段）相比。如果基线心电图存在 ST 段抬高，负荷时 ST 段压低程度仍是与等电位线相比，但如果基线时心电图即存在 ST 段压低，负荷试验时的压低程度则是与基线 ST 段水平相比。当患者有心绞痛或其他同样症状，同时心电图出现明显的 ST 段压低，尤其是与基线相比有明显变化时，应考虑存在心内膜缺血。ST 段压低也可见于非心肌缺血患者，如左室和右室肥大，电解质紊乱（低钾血症）及洋地黄中毒。当确诊为 NSTEMI 或 UA 时，应按照 ACC/AHA 指南进行相应治疗并考虑尽早行血运重建。

经验与教训

- 透壁心肌梗死心电图表现为 ST 段抬高，而心内膜下缺血一般表现为 ST 段压低。
- ACS 患者（如 NSTEMI 和 UA）出现 ST 段压低是预后不良的指征。
- 研究证实，ST 段压低的幅度和累及的导联数可指导 NSTEMI 危险分层和血运重建治疗策略的选择。

Q 波
Q WAVES

Judd E. Hollander
Dina M. Sparano
梁 拓　李卫萍　译

临床要点

当发生心肌梗死时，受累区域心肌细胞的坏死会导致相应区域心肌向量的减少或消失，所导致的结果是心电图 R 波振幅减低或者出现 Q 波。病理性 Q 波是指时限＞0.04 s 或振幅超过同导联 R 波 25％的 Q 波。与其他 AMI 心电图变化一样，Q 波可能永久存在也可能消失。梗死后出现持续 Q 波和持续数天至数周的 ST 段抬高，与梗死区域室壁运动异常和（或）室壁瘤有关。

Q 波也可能为生理性，并不一定与心肌梗死相关，尤其是在 V_1、V_2、Ⅲ和 aVF 导联。它还可见于心室肥厚或心脏传导功能异常。少见情况下，Q 波也可见于慢性心肌病如心肌淀粉样变或心肌炎以及电解质紊乱。

急诊处理

当患者出现心绞痛症状和心电图改变时，提示存在急性心肌缺血，Q 波的出现表示已出现心肌梗死。无论心肌梗死发生在数小时前还是数天前，均应尽快向心内科专家咨询治疗意见，并依照 ACC/AHA 对 ACS 的指南进行相应治疗。接受早期血运重建的患者仍可能存在心肌缺血。

经验与教训

- 病理性 Q 波是指时限超过 0.04 s（1 小格），或振幅＞同导联 R 波 25％的 Q 波。
- 尽管病理性 Q 波在 AMI 病程中出现较晚，但如果患者仍有 ST 段抬高，且在治疗时间窗内，病理性 Q 波的出现并不是行血运重建治疗的禁忌。
- 梗死后出现持续性 Q 波和数天至数周持续的 ST 段抬高，提示存在室壁运动减弱或不运动即室壁瘤。

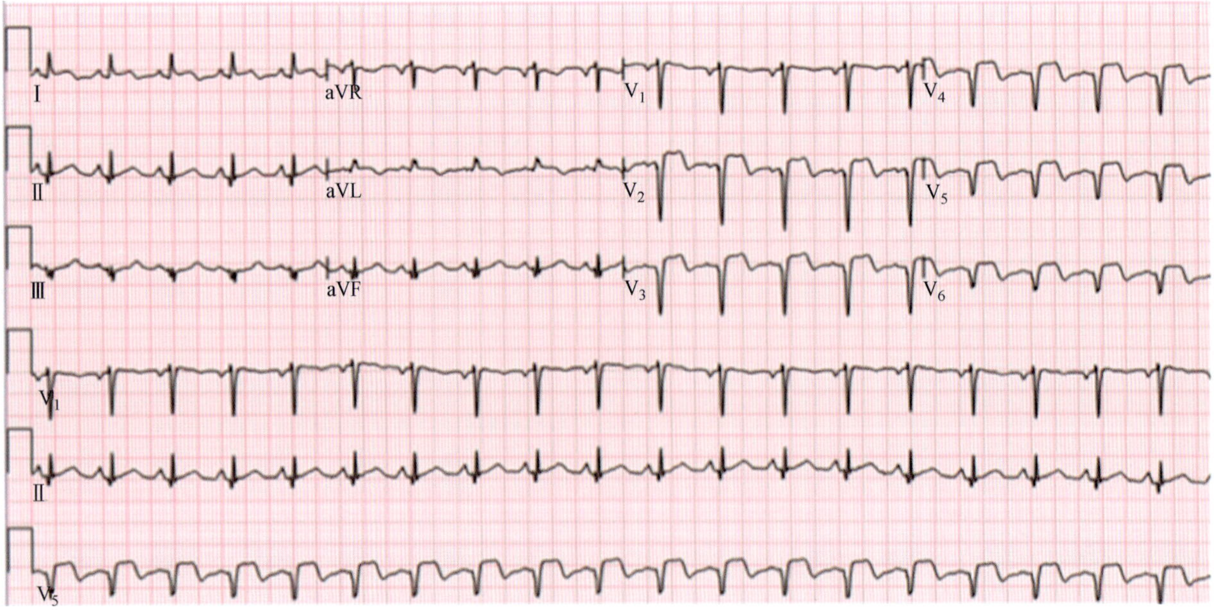

图 2.28 ■ 前侧壁心肌梗死，V_2～V_6 和Ⅰ导联可观察到 ST 段明显抬高，提示病变位置在前降支发出供应侧壁的对角支之前的近段，或左主干同时累及前降支和回旋支。心前区导联已有 Q 波形成，表示患者出现心肌梗死已有数小时至数天，但结合患者症状应考虑仍可能存在持续的心肌缺血

Wellens 综合征

WELLENS' SYNDROME

Alan T. Chiem

梁 拓　李卫萍　译

临床要点

Wellens 综合征是前壁导联心电图出现特征性 T 波改变，是即将出现心肌梗死的预警信号。Wellens 综合征的心电图表现是心电图前壁导联 T 波出现双向或加深倒置，这一心电图变化是前降支近段存在严重狭窄的信号。出现 Wellens 综合征的患者极易发生严重心肌梗死、室性心律失常和猝死。

Wellens 综合征由荷兰心脏病学家 Wellens 和他的同事在 1982 年提出，他们的早期研究结果显示，有这些特征性心电图改变的患者，冠状动脉造影结果均有前降支阻塞性病变。前降支供应室间隔、前壁和左室心尖部的血供。前降支急性闭塞导致充血性心力衰竭、室性心律失常和猝死风险增高，被称为"寡妇制造者"。

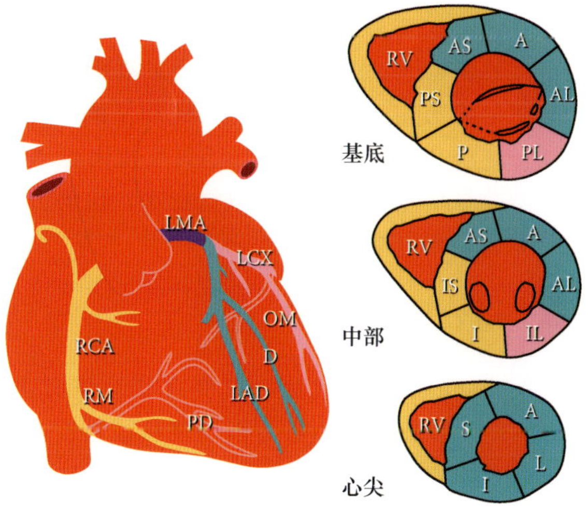

图 2.29 ■ 16 节段划分法示冠状动脉供血区域。LCX：左回旋支；D：前降支的对角支；OM：左回旋支的钝缘支；RM：右冠状动脉的右缘支；LMA：左主干；LAD：前降支；PD：后降支；RCA：右冠状动脉。可见前降支及其分支供应室间隔、前壁和左心室侧壁的底部、中段及整个心尖部。经允许引自 Malouf JF，Edwards WD，Tajik A，Seward JB. Chapter 4. Functional anatomy of the heart. In：Fuster V，Walsh RA，Harrington RA. eds. Hurst's The Heart. 13th ed. New York，NY：McGraw-Hill；2011

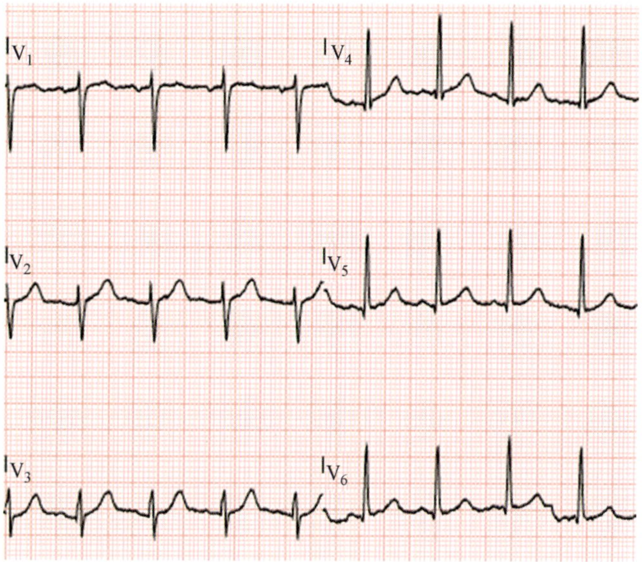

图 2.30 ■ 胸痛患者达到急诊后的心电图检查，检查时患者仍有中度胸痛。无 Wellens 型异常

大部分患者仅在无胸痛时出现与 Wellens 综合征相关的心电图异常。发作心绞痛时，这些心电图改变

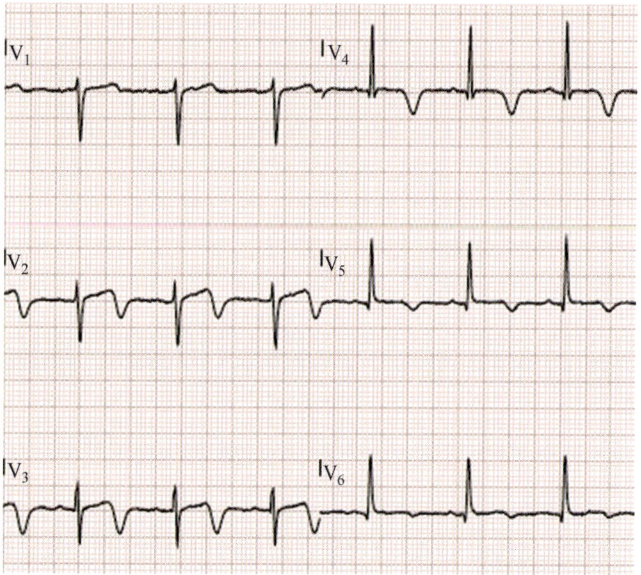

图 2.31 ■ 患者胸痛消失后的心电图显示，V_2、V_3 导联 T 波呈双向，V_4、V_5 导联 T 波倒置

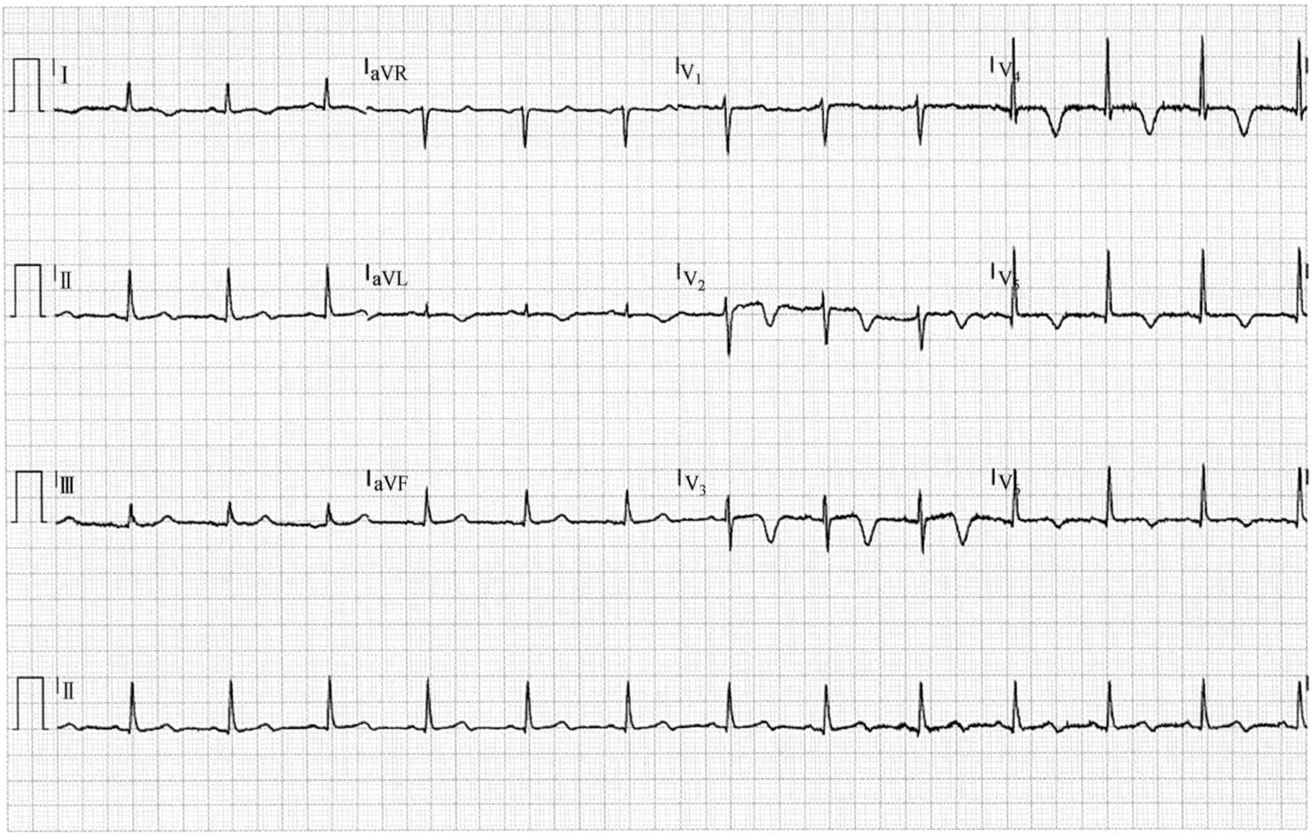

图 2.32 ■ Wellens 综合征心电图，$V_2 \sim V_4$ 导联可见典型对称性加深倒置的 T 波

消失，出现假性正常化或转变为 ST 段抬高。同时 Wellens 综合征患者心肌生物标志物大多正常或仅有轻度升高。因此心电图变化可能是这类患者即将发生急性心肌梗死的唯一预警信号。

Wellens 综合征的心电图表现一般是 V_2、V_3 导联（最常见，有时也可见于 V_1 和 $V_4 \sim V_6$ 导联）T 波对称性双支加深倒置，或者 V_2、V_3 导联 T 波双向（不常见）。

ST 段一般在等电位线上，有时也可呈下凹或上凸样抬高。近期心脏 MRI 研究显示，这一心电图变化可能与心肌细胞水肿有关。因为 T 波倒置也可见于一系列其他临床疾病，T 波异常加上下列标准有助于鉴别 Wellens 综合征和其他综合征：①患者有心绞痛病史，但目前并无心绞痛症状；②胸前导联未见 Q 波；③心肌损伤标志物正常或轻度升高；④ST 段在等电位线上或轻度抬高。

急诊处理

怀疑 Wellens 综合征或其他 ACS 高风险的患者，不能进行负荷检查。Wellens 综合征患者极易出现前降支的完全闭塞，而导致前壁、下壁和室间隔部位心肌梗死，这类患者应依照 ACC/AHA 指南给予最优化治疗，并尽早与心内科医生取得联系，以转入病房接受血管造影和再灌注治疗。

经验与教训

- Wellens 综合征常在心绞痛症状缓解时出现，因此心绞痛病史和心电图出现特征性改变，是 Wellens 综合征和严重不良心血管事件的重要警示因子。
- Wellens 综合征的自然病程是进展为严重心肌梗死。因此一旦观察到患者出现典型的心电图改变，应立即收入病房进行心电监护，采取积极的诊断和治疗措施。
- 由于发生心肌梗死的风险极高，负荷试验是 Wellens 综合征患者的禁忌证。

第三章

心血管成像原理

Chapter 3 PRINCIPLES OF CARDIO-VASCULAR IMAGING

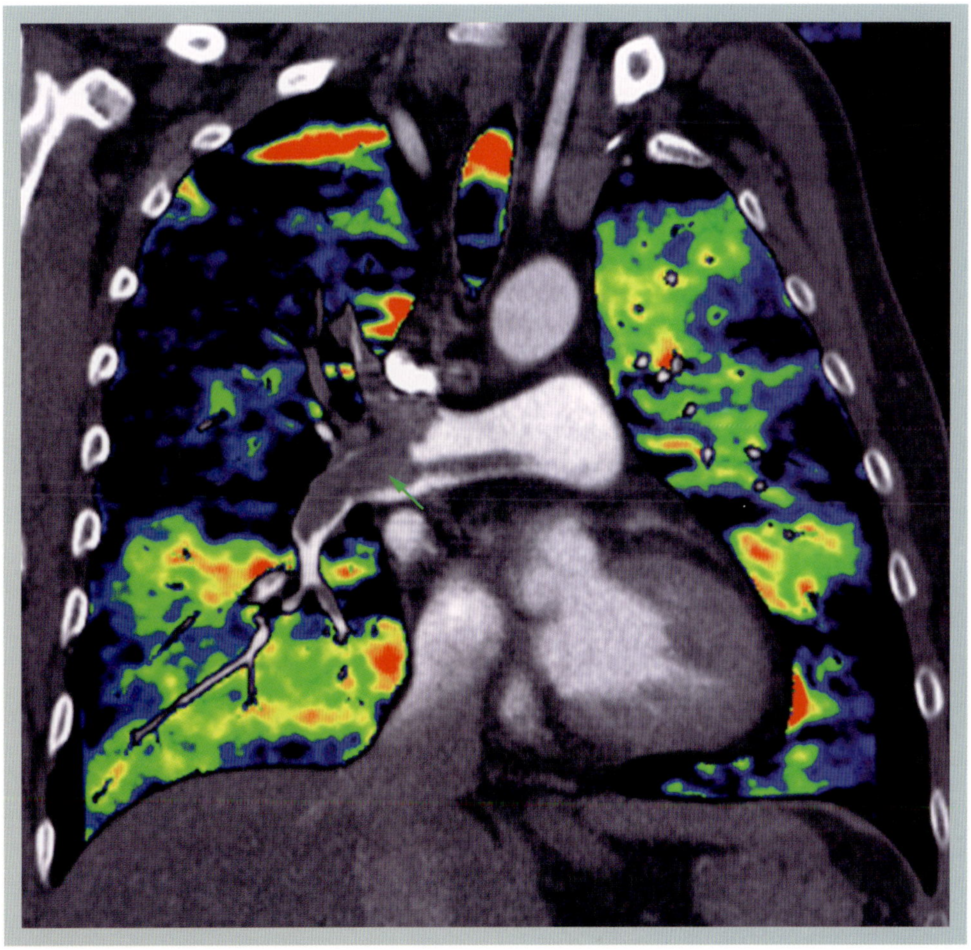

胸部 X 线成像
CHEST RADIOGRAPHS

Justin B. Joines
Cedric Lefebvre
张晓洁　靳二虎　译

检查技术

胸部 X 线摄影是急诊科最常用的影像诊断技术。一张胸片可以显示部分心血管系统急症和其他的异常，例如，气胸、肺水肿、主动脉夹层、肺炎、消化道穿孔、骨折、肿块、异物等情况（表 3.1）。

胸部 X 线摄影需要由受过良好培训的放射科技师完成。X 线成像设备包括 X 线胶片，或是记录 X 线影像信息的数字化成像板及 X 线球管。患者位于 X 线胶片与 X 线球管之间，X 线胶片紧贴患者，而 X 线球管在距离患者大约 1.8 米（6 英尺）处。常规摄影位置是后前（PA）位和侧位。后前（PA）位是 X 线束从后背穿过胸部，侧位是 X 线束从一侧到另一侧穿过胸部。当临床医生申请床旁胸片时，一般是在患者坐位时前后（AP）位摄影。X 线摄影时可以使用铅围裙来保护身体的其他部位（如生殖系统）免受 X 线辐射。普通胸片的辐射剂量很小，约 0.1 mSv（1/10 000 Sv）。

表 3.1 ■ 常见急症的 X 线胸片表现

诊断	主要表现
肺水肿	肺静脉淤血，肺野上部血管影增多
气胸	无肺纹理区，仰卧位患侧肋膈角的深沟征，纵隔移位
主动脉夹层/主动脉瘤	纵隔增宽，主动脉结增大或心脏形状改变；胸腔积液，血管内膜钙化移位，气管移位
肺炎	局限性或一叶肺实变，局部浸润，小片状密度增高影
心脏压塞	可能有心脏轮廓增大
肺栓塞	Westermark 征，驼峰征，肺不张
食管破裂	纵隔增宽，游离气体

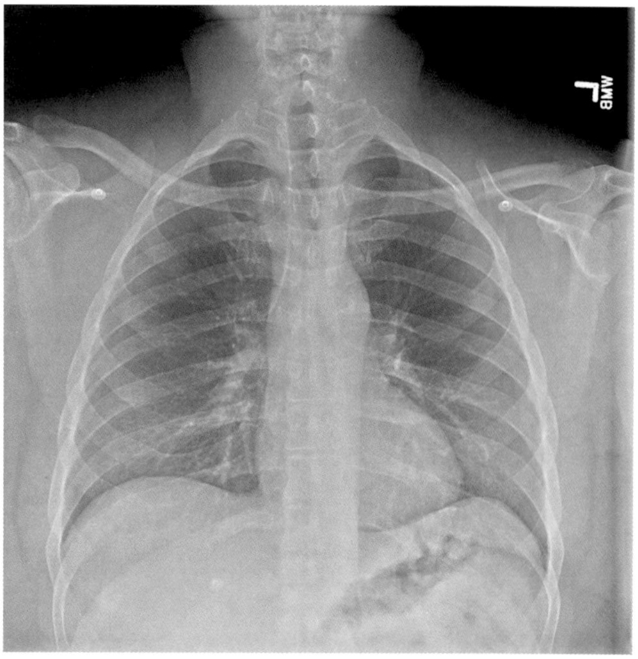

图 3.1 ■ 常规后前位 X 线胸片显示双肺、心脏、大血管、纵隔、肋骨、锁骨、气管、食管、脊柱及双侧膈肌影

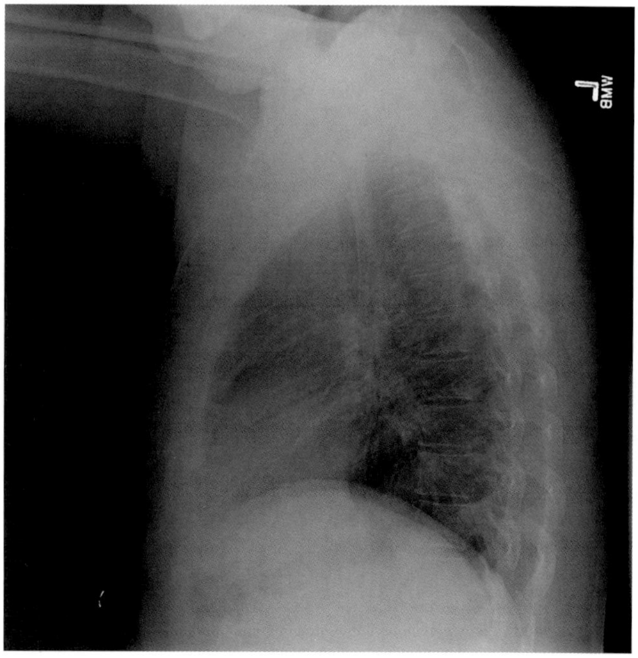

图 3.2 ■ 侧位 X 线胸片

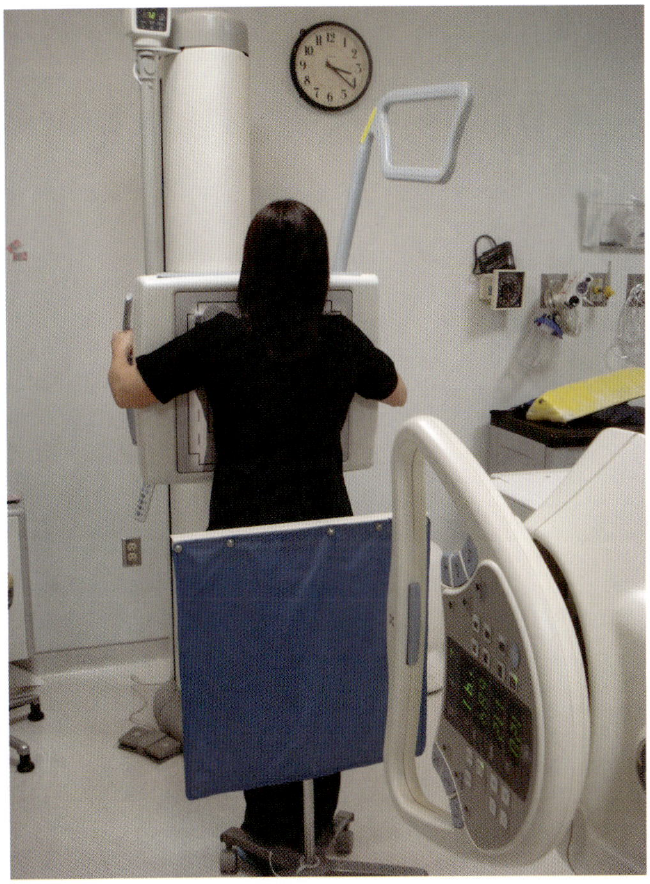

图 3.3 ■ 后前位 X 线胸片，患者前胸面对成像板

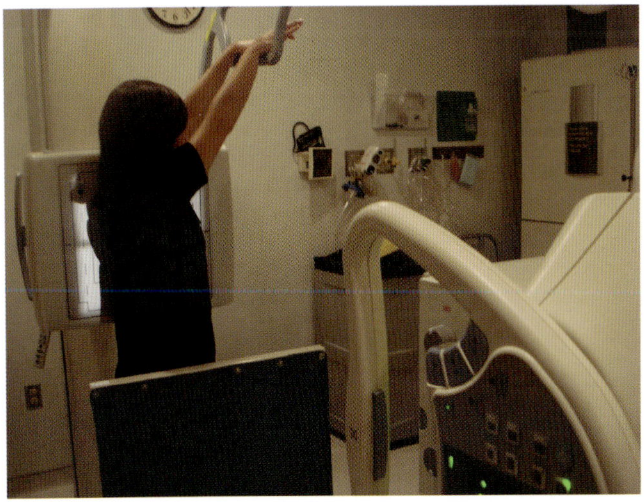

图 3.4 ■ 侧位 X 线胸片，患者胸部一侧对着成像板，双臂举过头顶

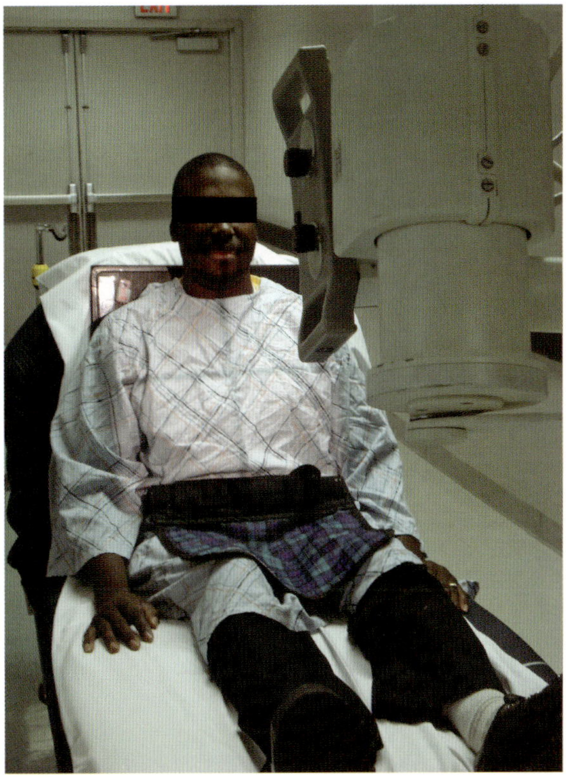

图 3.5 ■ 床旁前后位 X 线胸片，患者坐位且背部对着成像板

解读

目前，大多数的胸部 X 线摄影图像是在 PACS 系统中调阅和储存的。X 线摄影是利用 X 线的电离辐射作用产生的人体结构图像。人体各种组织对 X 线的吸收程度不同，产生了不同的组织对比。肺内气体显示低密度，较致密的骨结构呈高密度。解读胸片可按照如下顺序逐步进行：核实患者基本信息，观察气管是否居中及其管径，观察双肺及胸膜有无异常，观察有无肺血管扩张和肺野上部血管影增多，观察双侧肺门有无肿瘤和淋巴结肿大。然后，检视心胸比及纵隔轮廓，观察骨骼形态和骨折情况，检查有无软组织肿胀及皮下积气，确认植入的医疗器械（如，导管及静脉内导线）位置。

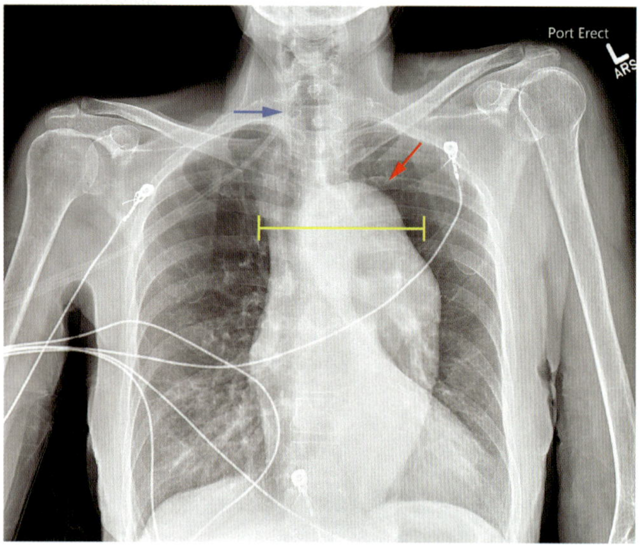

图 3.6 ■ 下列征象提示主动脉夹层：纵隔增宽（黄色横线）、气管移位（蓝色箭头）、心脏形状异常、主动脉结异常（红色箭头）

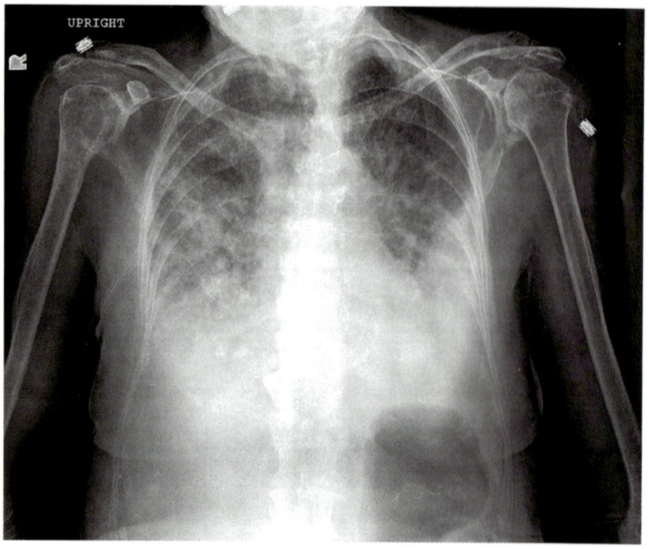

图 3.7 ■ 充血性心力衰竭患者的胸片，显示肺间质异常为主的阴影及胸腔积液，提示肺水肿

经验与教训

- 摄影时患者应深吸气后憋气。横膈高度应位于第 8～10 后肋或第 5～6 前肋处。
- 前后位投照会使心影放大。
- 穿透性良好的胸片是准确诊断的前提。如下阅片标准可供参考，在后前位胸片上通过心影隐约可见胸椎间隙。
- 患者旋转或摆位不正会造成纵隔异常的假象，要确保双侧锁骨头距离脊柱的距离相等。

床旁超声/超声心动图

BEDSIDE ULTRASOUND/ECHOCARDIOGRAPHY

Casey Glass

王佳丽　赵树梅　译

本章的视频（Video）和音频（Audio）获取网址：*http://mhprofessional.com/sites/lefebvre*

检查技术

床旁超声心动图能够辅助急诊医师缩小鉴别诊断范围，在不同临床情况下，提高治疗决策。急诊（ED）常用的检查包括左心室（LV）整体功能的评价，急性右心衰竭或症状性心包积液的评估，以及通过测量下腔静脉（IVC）评估容量状态。床旁超声心动图还可测量射血分数、评估舒张功能不全，以及应用多普勒技术评估瓣膜功能。

超声图像质量很大程度上依靠超声设备的质量及操作者的水平。一般来讲，床旁设备生成的图像往往比专用超声心动图设备的图像差。理想情况下，相控阵探头应用于超声心动图的检查。然而，曲线阵列探头也可用于获取图像。正式的超声心动图检查时，超声探头的定位使得图像显示在同一屏幕上。床旁超声心动图通常可显示剑下四腔心切面、下腔静脉长轴切面、胸骨旁长轴和短轴切面、心尖四腔心切面。

解读

剑下切面的获得是将超声探头置于剑突下，示标朝右，探头指向患者左肩。此切面图像可显示心脏四个心腔及前、后心包。心包积液表现为围绕心脏的暗带。部分腔室可能在图像平面之外，腔室的大小也可能发生扭曲。评估腔室大小是否异常时，应慎用此切面。

将探头顺时针旋转 90°，示标指向患者的头部。右上象限（RUQ）的扫查是从正中线到右侧以定位腔静脉，图像表现为连接右心房的管状无回声区。在此位置，M 型超声可以对接近 2 cm 的膈肌脚进行扫查，评估下腔静脉（IVC）随呼吸运动及 IVC 的直径。IVC 吸气和呼气的直径比（腔静脉指数）与中心静脉压（CVP）相关。于呼吸周期内直径大于 1.5～2 cm

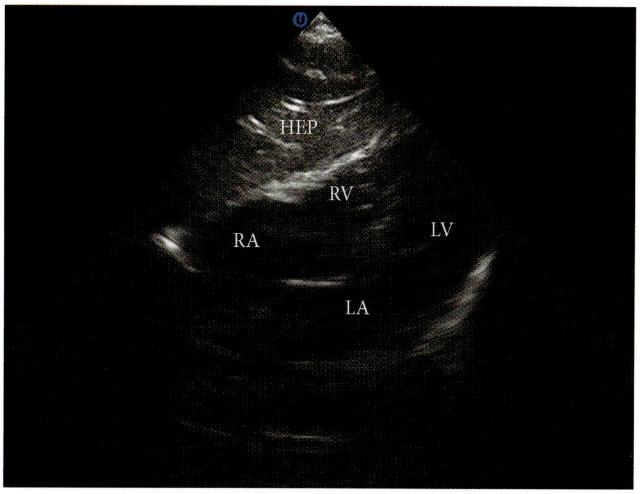

图 3.8 ■ 心脏剑下四腔心切面，心脏底部朝向屏幕的左边，心尖部朝向屏幕的右边；经肝（HEP）显示成像窗口，该切面显示右心室（RV）、右心房（RA）、左心室（LV）、左心房（LA）

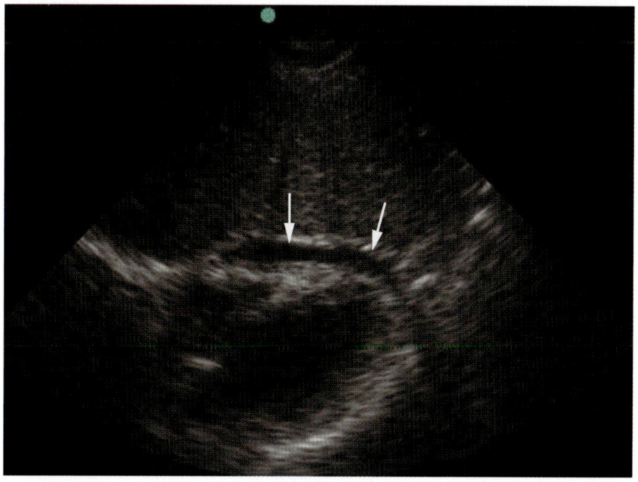

图 3.9 ■ 剑下切面见心包积液（箭头所示）。心包积液可能是无回声的渗液，或是混合回声的心包积脓或积血。液体会环绕心脏轮廓周围

视频 3.1 ■ 心脏剑下切面。该切面应该是急诊医师最熟悉的切面，适用于评估心包积液和全心功能。当需要显示心包后图像时，操作者应该增加图像的深度

与 CVP 升高（>20 cmH_2O）有关。下腔静脉直径小于 1 cm，或塌陷度超过 50%与 CVP 较低（<10 cmH_2O）相关。

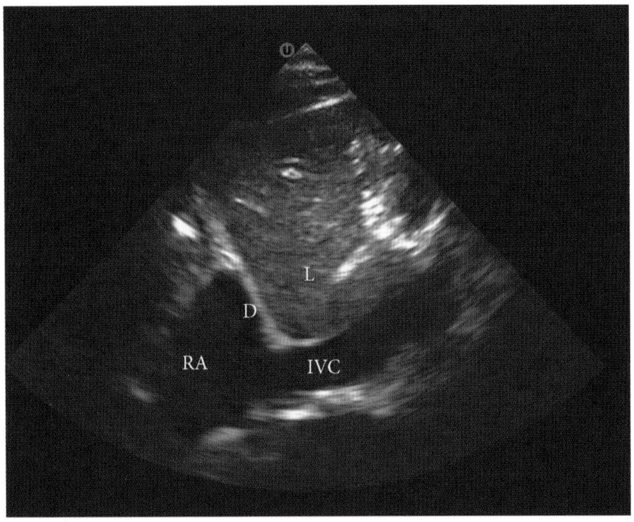

图 3.10 ■ 长轴切面可见下腔静脉（IVC）汇入右心房（RA），经肝（L）显示 IVC 成像的声窗。在膈肌脚（D）测量 IVC 的直径

视频 3.2 ■ 腔静脉随呼吸运动的变异。吸气时胸腔内负压，腔静脉塌陷，抽吸血液从腹部进入胸腔。心力衰竭以及心脏压塞或张力性气胸和正压通气（外压作用于心脏）时，这些血流动力学变化会减少或消失

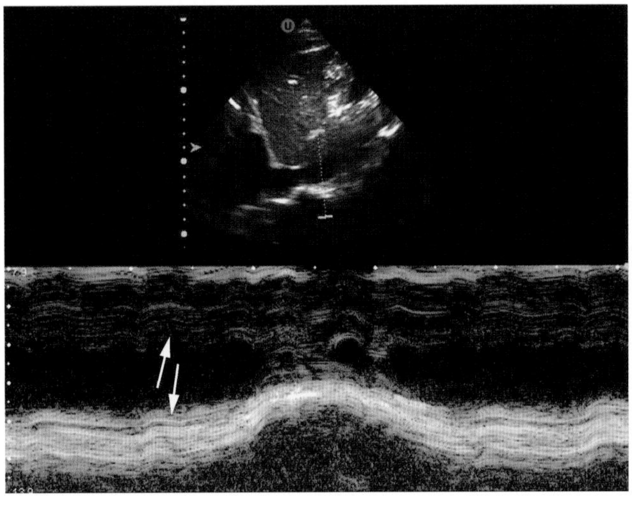

图 3.11 ■ M 型超声测量下腔静脉内径，腔静脉内径的测量是在呼气末（向上箭头）与吸气末（当达到静脉的最小直径，向下箭头）完成的

胸骨旁切面是探头置于胸骨左缘第 3～4 肋间时获得的。首先探头示标指向左肋下缘观察心脏长轴的图像。胸骨旁长轴切面显示的是左心室、左心房和主动脉流出道，可以显示部分右心室，无法显示右心房。该切面有助于评估心脏的容量状态、心脏整体功能和主动脉根部的直径。

胸骨旁短轴切面获得的是将探头沿顺时针旋转 90°，直至示标指向右肋缘，出现左心室短轴切面的图像。探头倾斜或横向移动可以显示左心室乳头肌水平切面。急性肺动脉高压时，室间隔偏向左心室，形成“D 形”心室。短轴切面也可用于估测左心室整体功能。

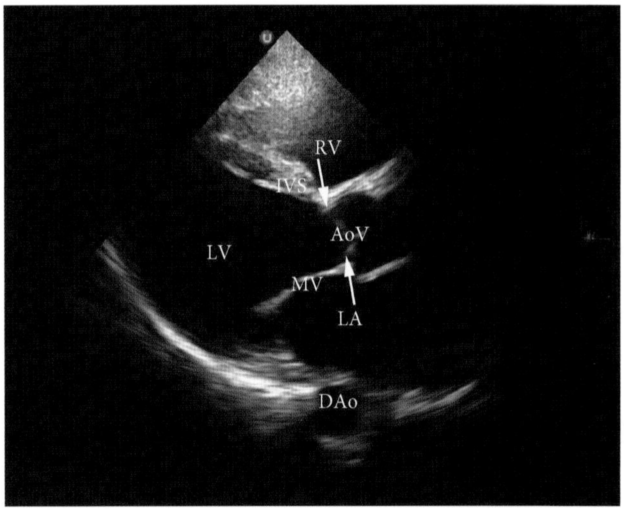

图 3.12 ■ 胸骨旁长轴切面能够充分显示左心室（LV）、左心房（LA）、室间隔（IVS）主动脉流出道（AO）。也可以显示二尖瓣（MV）和主动脉瓣（AoV）。在主动脉瓣水平进行主动脉根部测量（箭头所示）。降主动脉（DAo）可在心脏后方显示。RV：右心室

视频 3.3 ■ 胸骨旁切面可用于心脏功能和射血分数的评价。二尖瓣前叶的偏移程度可以代表射血分数。大多数人，从舒张期开始血液从左心房充盈左心室时，它应该靠近室间隔

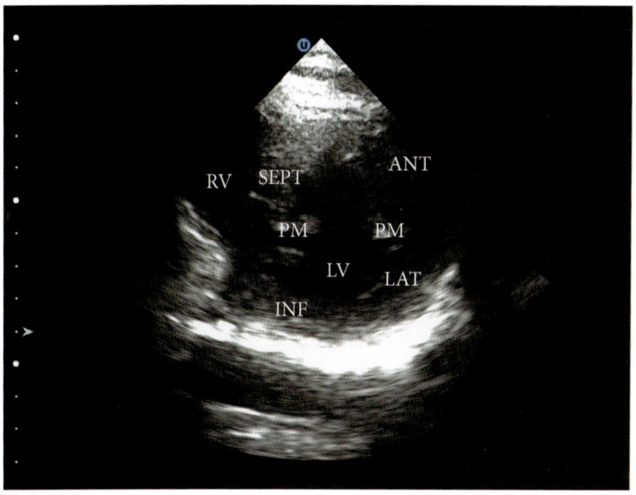

图 3.13 ■ 胸骨旁短轴切面可以显示左心室（LV）前壁（ANT）、室间隔（SEPT）、侧壁（LAT）以及下壁（INF）。该切面无法显示右心室（RV）。理想情况下，在乳头肌（PM）水平成像。LV：左心室

视频 3.4 ■ 胸骨旁短轴切面有助于评估心室的异常运动和整体功能

视频 3.5 ■ 室间隔向左心室偏移是大面积肺栓塞（PE）导致急性重度肺动脉高压的一项指标。在左心室短轴切面，左心室呈“O”形。右心室压力增加时，室间隔向左心室偏移，使左心室呈“D”形

心尖四腔心切面是将探头置于心尖搏动最强的位置，示标向前指向患者右侧。声束朝向右肩形成心脏四腔的图像。该切面有助于估测右心室大小、心脏整体功能及有无心包积液。心室大小的测量是在舒张末期时，在三尖瓣或二尖瓣水平从心室侧壁到室间隔的中部。

临床实践中，床旁超声心动图常常用于评估不明原因的低血压、疑似主动脉夹层以及估测射血分数。

随着技术的发展，可以通过评估二尖瓣前叶曲线 E 峰与室间隔距离（EPSS）的变化，来估测射血分数，评估收缩功能不全，通过 E/A 比值和 E 峰评估舒张功能不全，以及估测心排血量。这些研究需要更全面的超声心动图技术和了解相关的局限性。

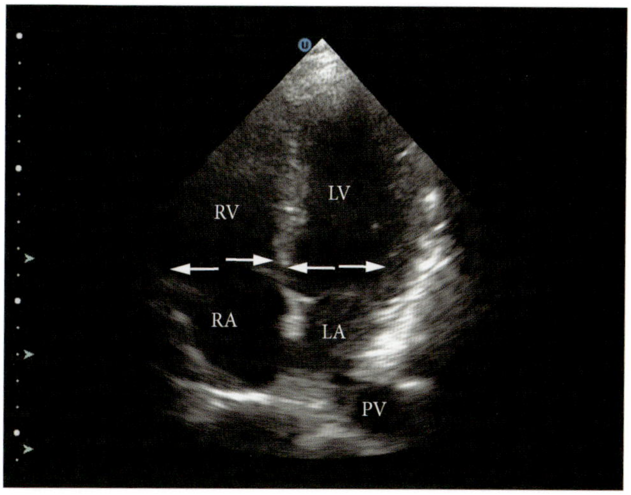

图 3.14 ■ 当探头置于心尖，心尖四腔心切面可以显示心腔的解剖学大小。心室直径测量从侧壁到室间隔（箭头所示）。肺静脉（PV）有时可在左心房后侧显示。RV：右心室，RA：右心房，LV：左心室，LA：左心房

视频 3.6 ■ 心尖四腔心切面可以评估心包积液、心脏整体功能及右心室扩大情况

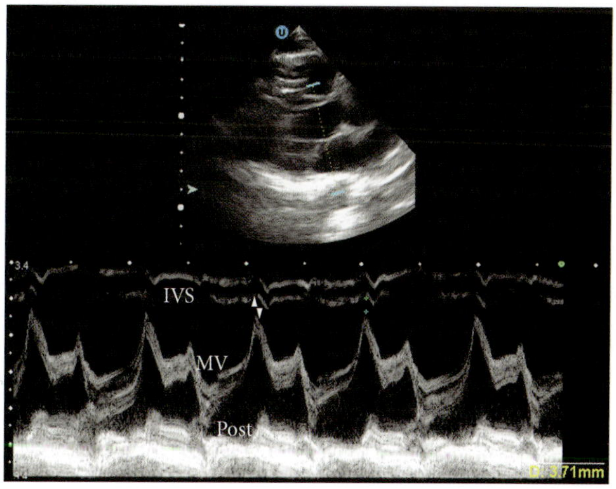

图 3.15 ■ 当收缩功能不全、瓣膜功能障碍或室间隔缺损导致射血分数降低时，二尖瓣前叶曲线 E 峰与室间隔的距离（EPSS）可以作为一个替代指标。探头必须垂直于心脏以保证切面。二尖瓣前叶最大位移的测量是以室间隔为参考的（三角箭头所示）。正常值为＜4 mm。IVS：室间隔；MV：二尖瓣；Post：后方

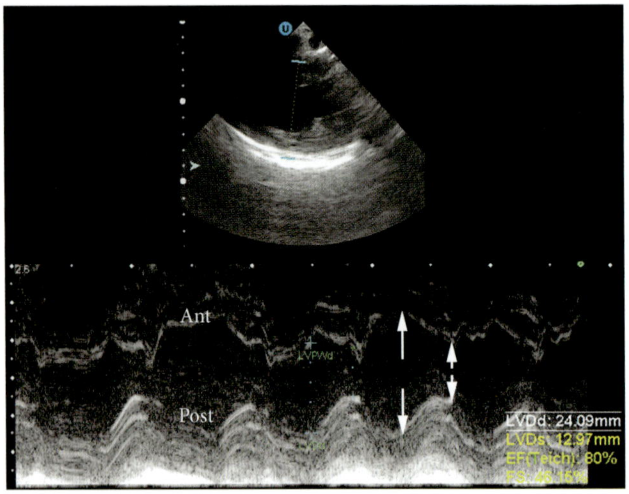

图 3.16 ■ 当患者已知存在收缩功能不全，但无明显节段性室壁运动异常时，射血分数可以通过左心室收缩末期（小箭头）和舒张末期（大箭头）内径来估测。通常在胸骨旁短轴切面乳头肌水平测量。Ant：前；Post：后

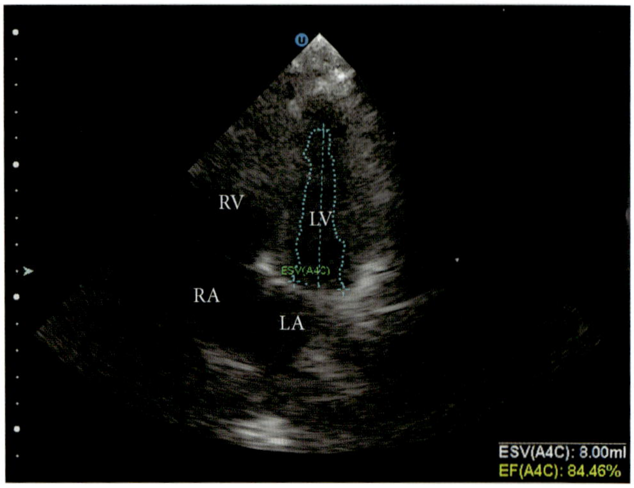

图 3.17 ■ Simpson 法原理基于圆盘相加法，是更为准确的评估射血分数的方法，适用于包括节段性室壁运动异常患者在内的所有人。在心尖四腔心或两腔心切面显示心室，在舒张末期和收缩末期描记心内膜。LV：左心室；RV：右心室；LA：左心房；RA：右心房

经验与教训

- 左侧卧位有助于显示胸骨旁切面和心尖切面。
- 正压通气能够使正常呼吸周期的 IVC 内径变化减小或消失。
- 患者在呼气末屏住呼吸，有助于心脏切面的显示。
- 如果没有观察到心脏的部分切面，胸腔或腹腔积液可能被误诊为心包积液。

经胸超声心动图
TRANSTHORACIC ECHOCARDIOGRAPHY

Joseph yeboah
Bharathi Upadhya
王佳丽　赵树梅　译

检查技术

经胸超声心动图（TTE）已经成为心血管疾病急诊诊断、处理的基础检查。它是一项安全的、非侵入性、高准确度的技术，可对心脏和部分主动脉快速评估。TTE探头内的晶片可以向感兴趣的器官发射超声波，经组织超声波反射回探头。这些反射波经过处理和重建能够形成图像。TTE成像包括M型超声——对选择的心脏结构反射回来的声束进行人工测量，彩色和多普勒成像——评估移动目标运动的方向和速度。最近，应变/斑点追踪成像成为一种非侵入性的方法，用于评估心肌运动及变形能力。标准化成像方案用于心脏和主动脉的TTE成像。这些标准的心脏切面包括胸骨旁长、短轴，心尖长、短轴，剑下和胸骨上窝切面。

TTE的诊断范围包括胸痛原因的评估，低血压/休克的病因，呼吸困难原因的鉴别。胸痛评估时，TTE有助于鉴别心肌缺血/心肌梗死，后者表现为室壁运动异常；以及急性心包炎，其室壁运动正常但可见到少量心包积液。应激性心肌病，或称Takotsubo心肌病，是TTE可以鉴别出胸痛病因的另一类疾病。Takotsubo心肌病的特征是心尖部呈气球样隆起，同时心底部运动增强。主动脉夹层也是TTE可探查胸痛的另一大病因。

探查严重低血压/休克的原因时，TTE能准确识别心脏突发事件导致的血流动力学不稳定。大面积心肌梗死（MI）导致的心源性休克时，TTE通常可以发现室壁运动异常导致的左心室射血分数降低。心脏压塞时，TTE能够观察心包积液的液体量，作为血流动力学障碍的证据。TTE还可以通过探查心腔的未充盈状态，判别血容量过低为低血压的原因。

TTE有助于鉴别急性呼吸困难患者的病因，如大面积肺栓塞（PE）、充血性心力衰竭、慢性阻塞性肺疾病（COPD）急性加重。TTE还是识别并发症的理想工具，如游离壁破裂、室间隔穿孔和乳头肌断裂。TTE也能够鉴别心腔占位，例如肿瘤和血栓。TTE还可以作为心血管突发事件的辅助手段来实施治疗，如心包穿刺。

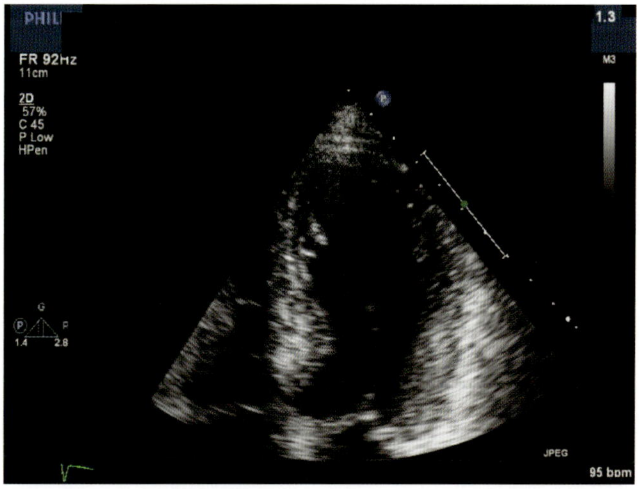

图 3.18 ■ TTE见心尖气球样变，为应激性（Takotsubo）心肌病左心室收缩时的特征性形态。Takotsubo日语中的意思为“章鱼壶”

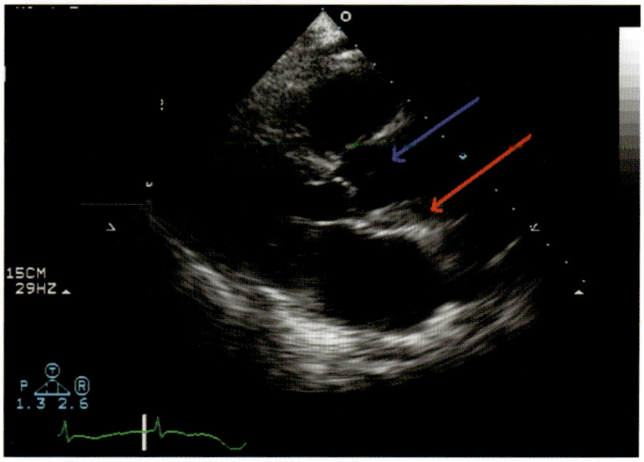

图 3.19 ■ 胸痛患者的胸骨旁长轴切面，显示升主动脉和主动脉根部的夹层。升主动脉发现真腔（上方蓝色箭头）和假腔（下方红色箭头）

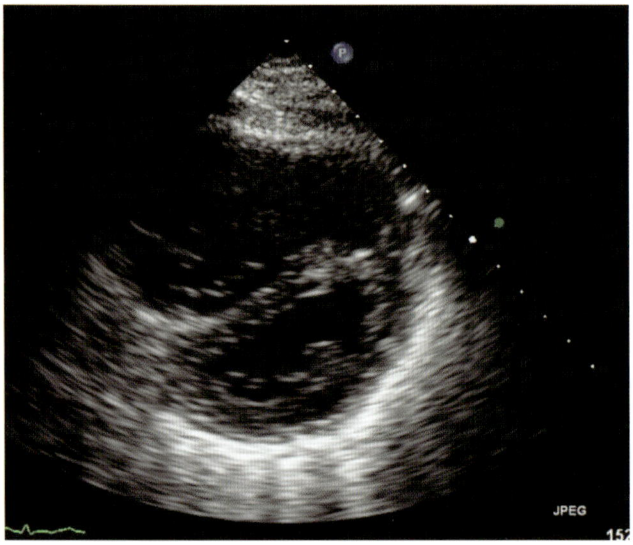

图 3.20 ■ 大面积肺栓塞患者心室胸骨旁短轴切面，显示收缩期右心室扩大，中段和基底部运动明显减弱，右心室心尖部运动增强（McConnell 征）

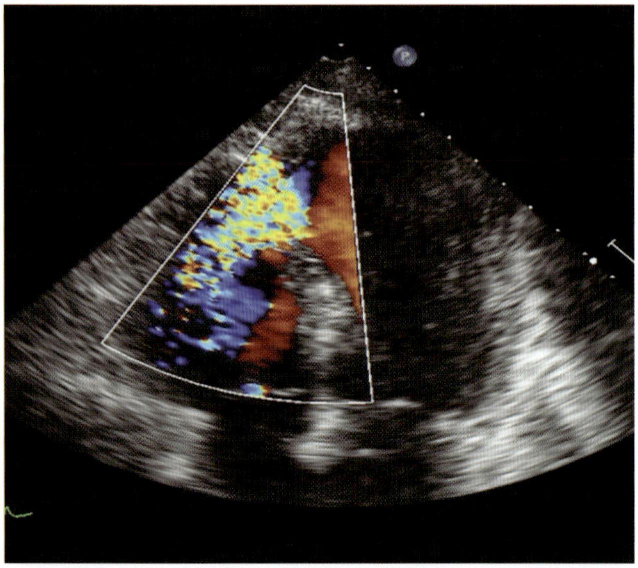

图 3.21 ■ 急性心肌梗死并发室间隔穿孔患者的心尖长轴切面，彩色多普勒示左向右分流

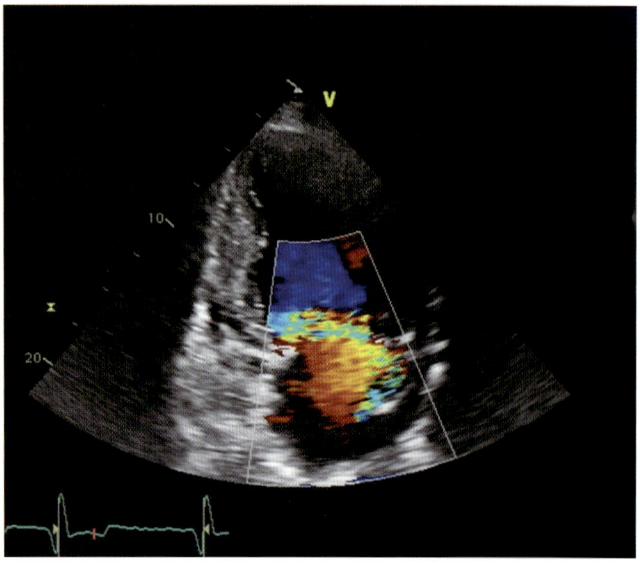

图 3.22 ■ 急性心肌梗死患者的心尖两腔心切面，彩色多普勒示乳头肌断裂和重度二尖瓣反流

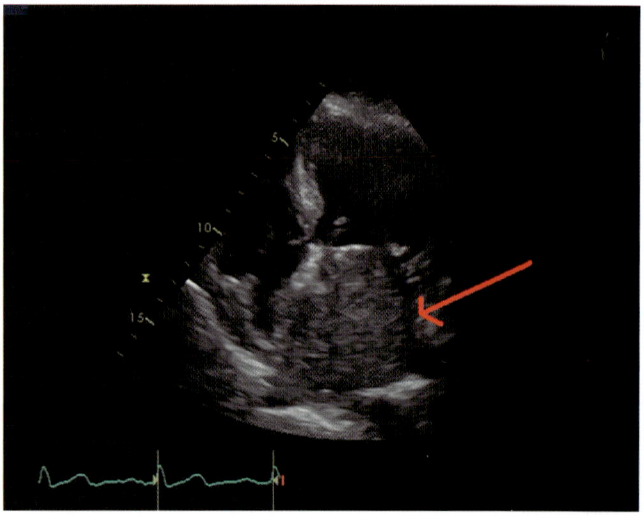

图 3.23 ■ 晕厥发作患者的心尖长轴切面，显示较大的肿瘤（心房黏液瘤）阻塞血流

解读

心血管急症时，行 TTE 检查应该由有资质的心脏超声技师或医师进行。TTE 的图像结果应该由有资质的医生解读。推荐全面评估 TTE 图像（整体解剖、腔室大小和功能、瓣膜形态），评估彩色和多普勒血流速度（压力阶差），以及仔细回顾患者病史和血流动力学状态。很多心血管急症，由于时间有限，可以仅进行重点检查。因此，TTE 结果的解读有时只能根据有限的信息。TTE 成像的局限性包括图像分辨率不足和超声心动图声窗较差。这些情况见于机械通气和肥胖患者的成像。为了提高成像质量，可以由其他人帮助患者摆出恰当的体位。TTE 图像的误判，可能导致重要心血管急症的误诊从而延误治疗。

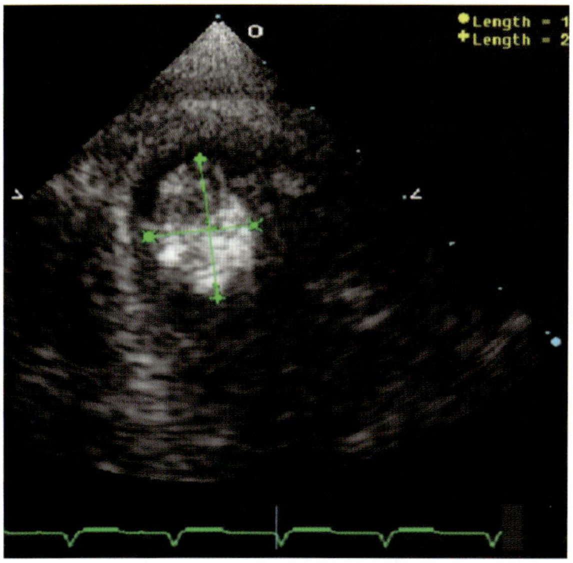

图 3.24 ■ TTE 见左心室血栓

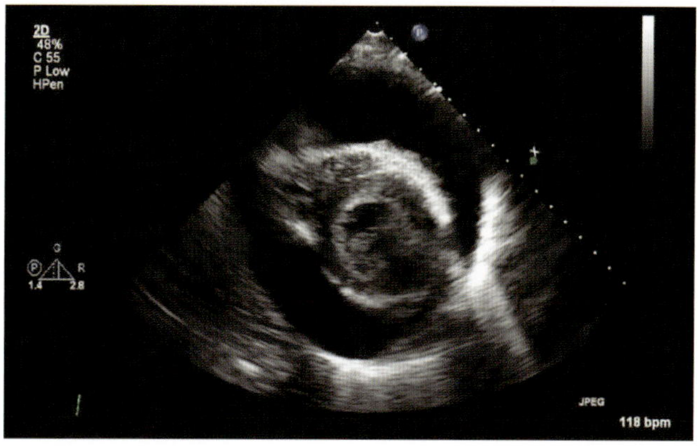

图 3.25 ■ TTE 胸骨旁左心室短轴切面，见大量心包积液压迫右心导致心脏压塞

经验与教训

- 胸痛患者如果含服硝酸甘油不缓解，且心电图（ECG）ST 段无明显抬高，有必要查看主动脉（根部、弓部和降部）。患者可能患有主动脉夹层。
- 谨防图像伪影。如怀疑伪影，应该从多个切面查看某一心脏结构是否可见。如果不是，可能是伪影，不应该包括在 TTE 结果的解读中。
- 大量心包积液并不一定导致心脏压塞。心脏压塞是临床诊断，可以由 TTE 的结果辅助诊断。如果心包积液患者血流动力学不稳定，应该通过 TTE 寻找心脏压塞的证据，例如舒张早期右心室塌陷征，而舒张晚期右心房塌陷。二尖瓣/三尖瓣流速随呼吸运动变化。

经食管超声心动图
TRANSESOPHAGEAL ECHOCARDIOGRAPHY

Min Pu

王佳丽　赵树梅　译

检查技术

经食管超声心动图（TEE）作为一种半侵入性操作，可以进行心脏实时成像。为了弥补TTE的缺点，TEE是在超声心动图探头小型化后发展的一项检查技术。TEE的适应证包括提供心脏功能的实时数据，有助于指导临床和治疗策略。通过TEE可以获取的信息包括瓣膜功能、心包情况、主动脉解剖结构、心脏室壁运动。严重的食管疾病（癌症或阻塞）是进行TEE检查的绝对禁忌证。

行TEE检查的患者需要适度镇静。应遵循临床指南推荐的、安全有效的清醒镇静方案。苯佐卡因喷雾和（或）利多卡因胶浆含漱可用于局部麻醉。患者呈侧卧位并套好咬口垫。TEE探头经口腔插入食管。通过操作探头获取图像和优化图像质量。探头进入食管中段后，可以获取多切面图像。为获取经胃的图像，可将探头向前插入胃部，前屈探头，逐渐回撤探头以获取图像。经双平面切面，可以同时获得左、右心室的长轴和短轴切面图像。旋转探头近180°，指向患者背部，可以显示降主动脉。缓慢回撤并旋转探头可显示胸主动脉。

根据临床问题和患者的情况，行完整的或有目的的TEE检查。尽管严重并发症较罕见，TEE风险仍包括咽喉结构损伤和食管破裂。必须考虑潜在不良反应和麻醉镇静相关的风险并告知患者，或签署知情同意书。TEE检查后的处理，包括操作后严密监测生命体征30 min，直到恢复检查前状态。检查后至少禁食水2 h，或直到口腔感觉和吞咽功能恢复正常。检查后麻醉的恢复需要严密观察。

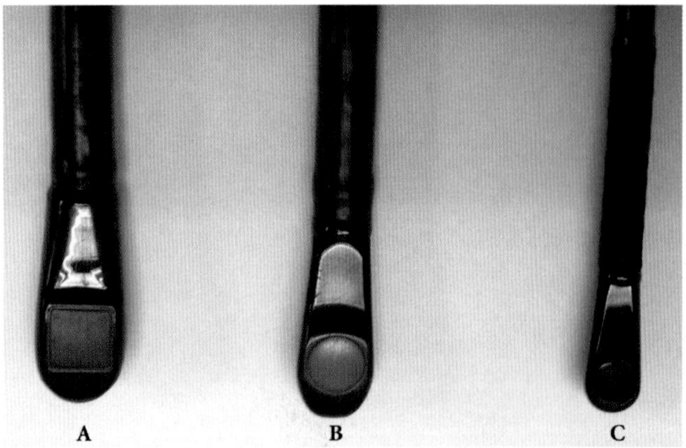

图 3.26 ■ 不同型号的TEE探头见上图。从左到右依次是：（**A**）成人实时3D探头；（**B**）成人多平面探头；（**C**）儿童探头

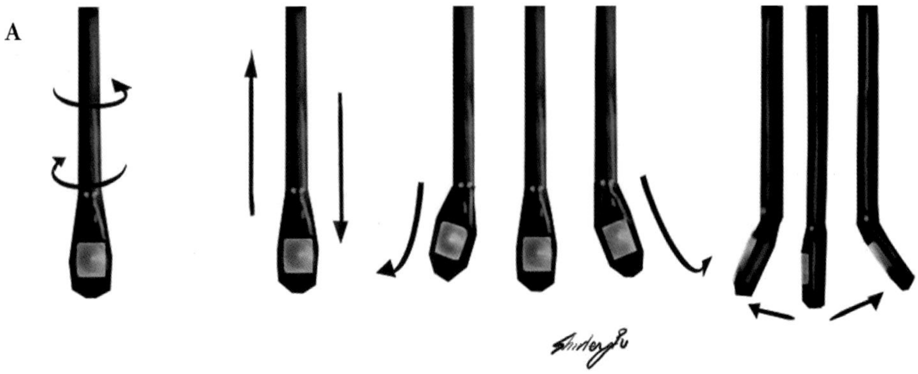

图 3.27 ■（**A**）TEE探头通过控制旋钮可以前屈、背伸、侧弯；（**B**）示左心室长轴和短轴切面；（**C**）TEE图像显示降主动脉和主动脉弓（见下页）

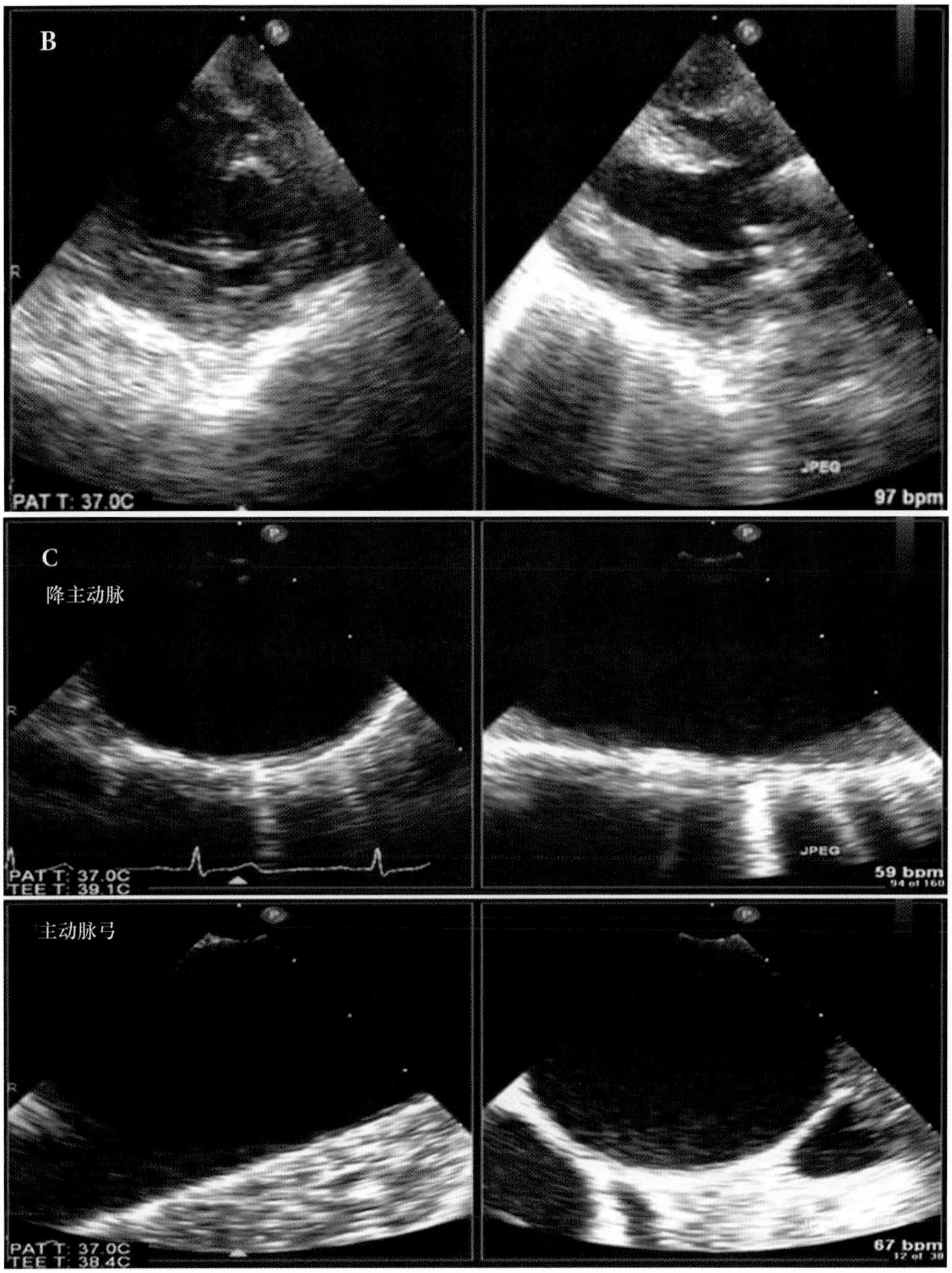

图 3.27 ■（续）

解读

解读 TEE 结果，需要充分理解超声心动图和熟悉超声的基本原理。美国超声心动图协会推荐，TEE 操作和结果解读需进行专业培训，掌握心血管解剖图像和超声下的血流、血流动力学评估是经食管超声检查的基础。患者病情允许的情况下，应当进行全面的 TEE 检查以获取系统全面的信息。

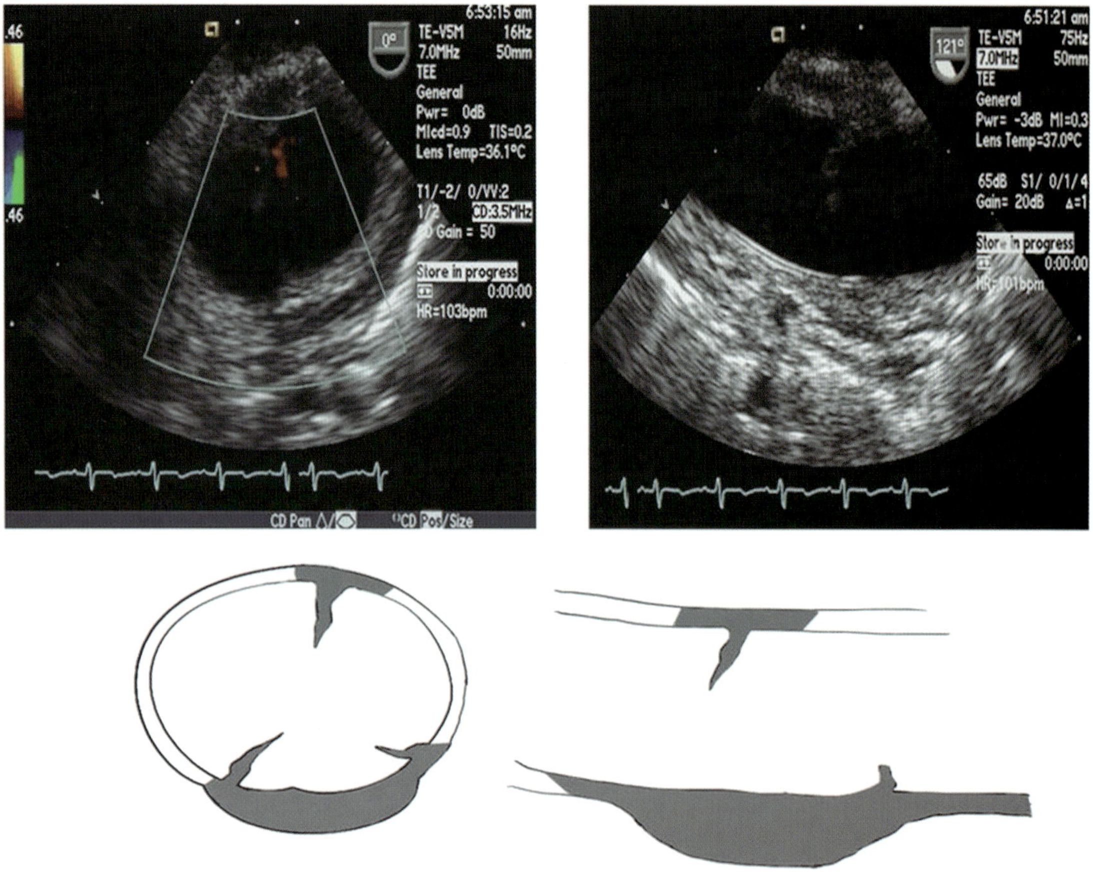

图 3. 28 ■ 主动脉横断面的系列图像，显示主动脉横断腔内的血管内膜片，以及血管周围的血肿

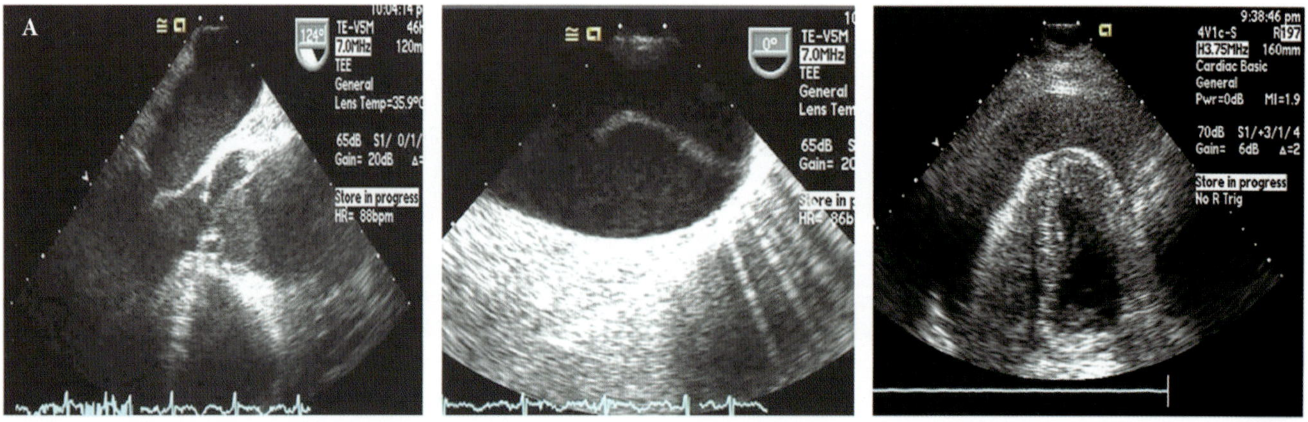

图 3. 29 ■（**A**）A 型夹层降主动脉的内膜片。TEE 显示由于升主动脉夹层撕裂，血液进入心包而形成大量的心包积液。（**B**）夹层起始处的内膜片，通过主动脉瓣脱垂进入左心室流出道（如图所示），在舒张期引起严重的主动脉瓣关闭不全。鉴别主动脉瓣关闭不全是由撕裂的主动脉窦或主动脉瓣引起，还是由脱出的内膜引起，十分重要。瓣膜完整的患者，只需要主动脉根部修复，可以保留原来的主动脉瓣；而主动脉窦或主动脉瓣撕裂的患者，需要主动脉瓣置换和主动脉瓣根部修复（见下页）

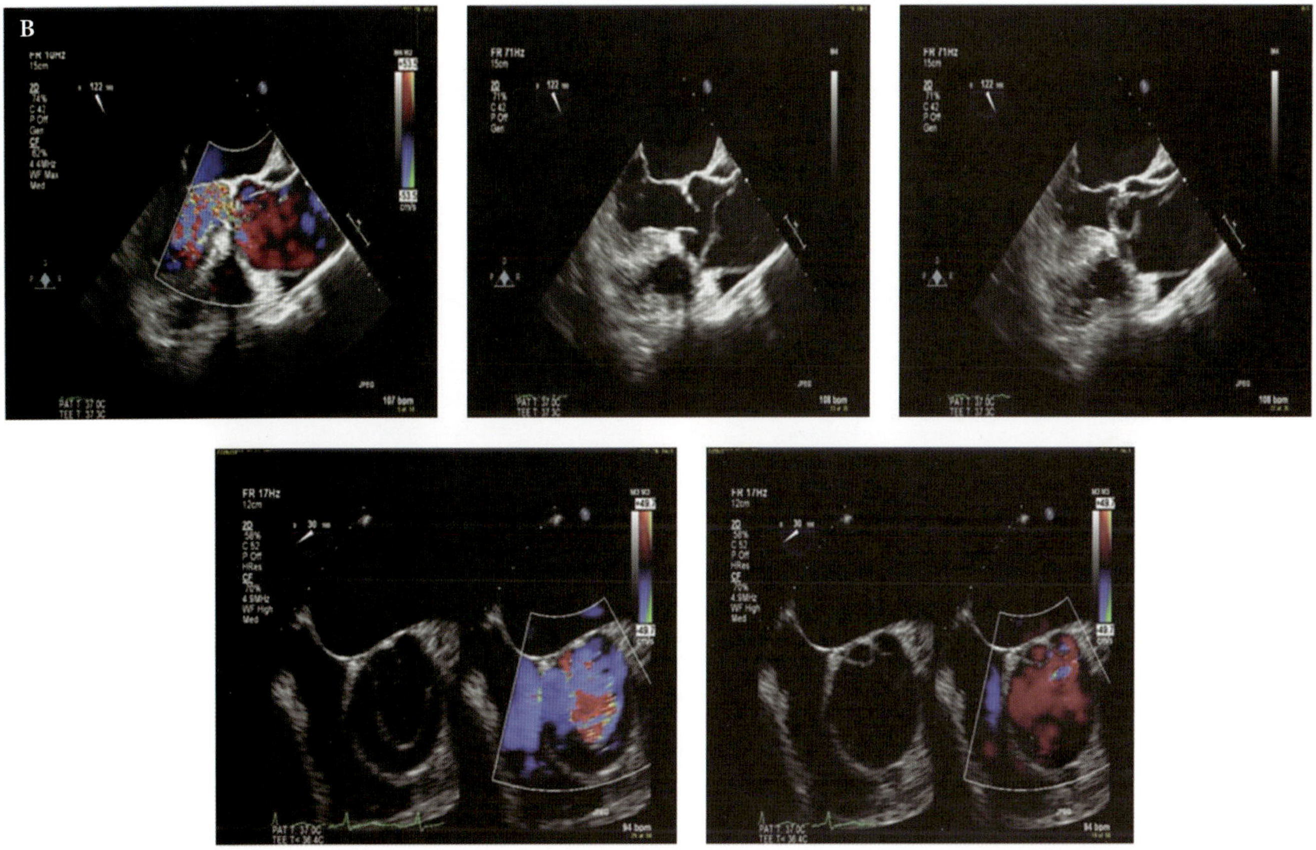

图 3. 29 ■（续）

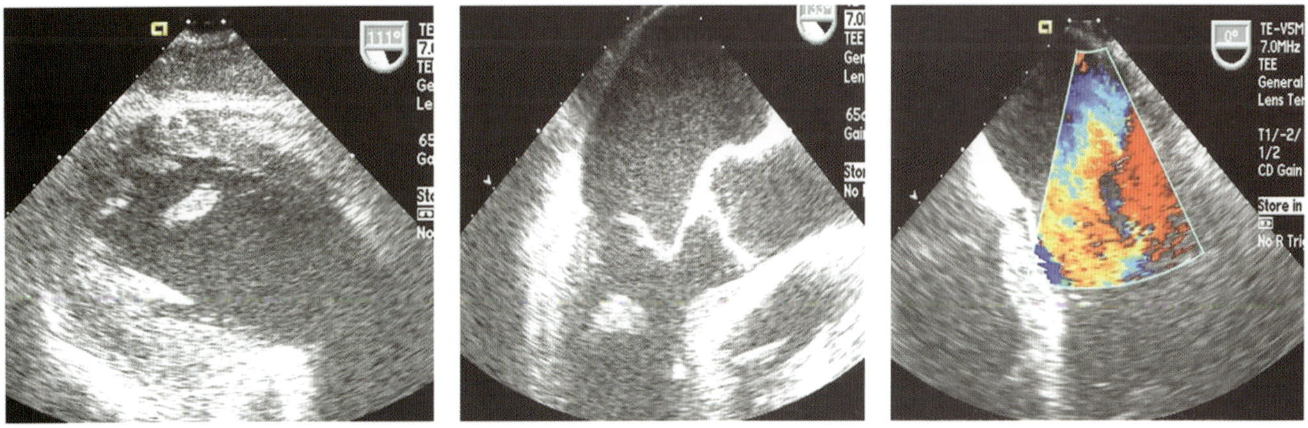

图 3. 30 ■ 心肌梗死患者由于后组乳头肌断裂，出现心源性休克和肺水肿。经胃切面（左侧图）显示乳头肌移动的头端。中食管切面（中间图）显示二尖瓣前叶连枷样运动和断裂的乳头肌。彩色多普勒成像（右侧图）显示重度二尖瓣反流

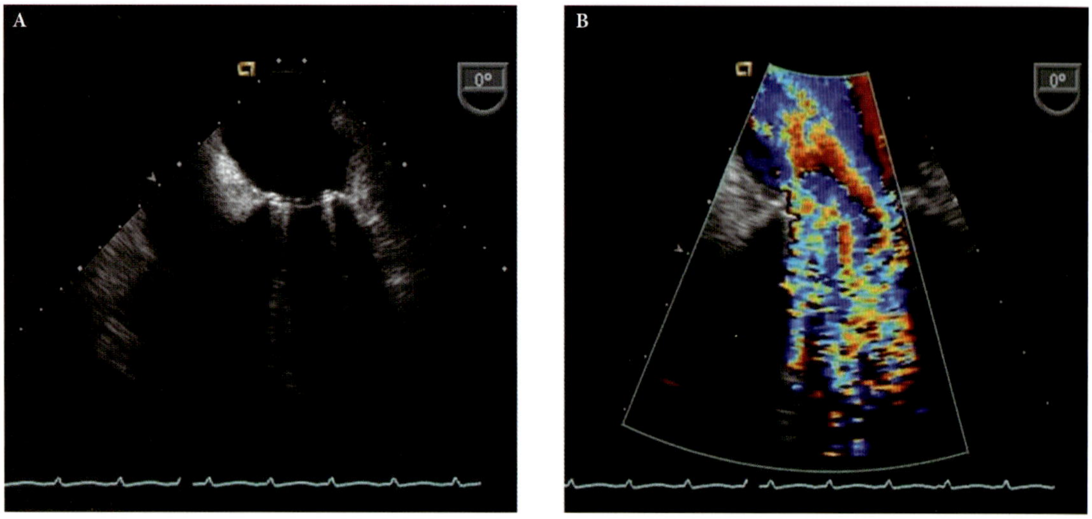

图 3.31 ■ 重度二尖瓣反流是由人工机械瓣（Bjork-Shiley 机械瓣）功能障碍引起的，人工瓣瓣架断裂导致碟片脱落，形成二尖瓣完全开放（**图 A**），彩色多普勒显示与之相关的重度二尖瓣反流（**图 B**）

经验与教训

- TEE 可行床旁检查，可以同时提供解剖学和血流动力学评估。TEE 不干扰患者的监测和治疗，因此非常适用于病情不稳定的患者，适用于监护室、急诊和手术室的检查。
- TEE 不能充分显示降主动脉和主动脉弓。
- 近来 3D 实时 TEE 技术的发展，明显提高其临床应用价值。

床旁超声：评估深静脉血栓
BEDSIDE ULTRASOUND: EVALUATION FOR DEEP VEIN THROMBOSIS

William Alley

王佳丽　赵树梅　译

检查技术

下肢肿胀或疼痛的患者、伴有或不伴有红斑，需要考虑下肢深静脉血栓（DVT）的可能性。通常来说，DVT 评估需要下肢双功能超声检查。超声相对于其他检查的优势在于，没有电离辐射和花费较低。但是超声检查也有其局限性。首先，很多机构不能全天或一周内每天进行双功能超声检查。其次，正式的双功能超声需要 45 min 才能完成，并且需要将患者转运至另外的场所（译者注：国外情况）。这对于病情不稳定的患者来说不可行。

双功能超声的替代选择是由医师完成的床旁下肢超声检查。与双功能超声相比，有限的床旁血管超声重点探查股静脉和腘静脉的可压缩性。该检查的前提是腘静脉远端血栓引起栓塞的可能性较小，以及下肢股静脉和腘静脉之间的孤立性 DVT 不太常见。

检查过程中使用高频线阵探头。如果图像深度需要加大，可应用低频线阵探头，但是会降低图像分辨率。患者体位是将腿轻度外旋，并将膝关节稍屈曲。患者呈头高脚低位或半坐位，有助于静脉血管扩张。

首先对腹股沟韧带远端股总静脉进行横断面观察。在该平面，静脉通常位于动脉的内侧。如果不能明确识别静脉，记住与动脉相比，静脉管腔通常更大、管壁更薄，且呈卵圆形。静脉可压缩性更好，尽管 DVT 的存在会影响其可压缩性。多普勒超声可用来探查动脉及静脉血流的波形。

解读

一旦识别出股总静脉，医师应该使用超声探头对每厘米的静脉血管施加压力，直到远端分出股浅静脉和股深静脉，医师还应该特别注意股浅静脉近端的分支大隐静脉。

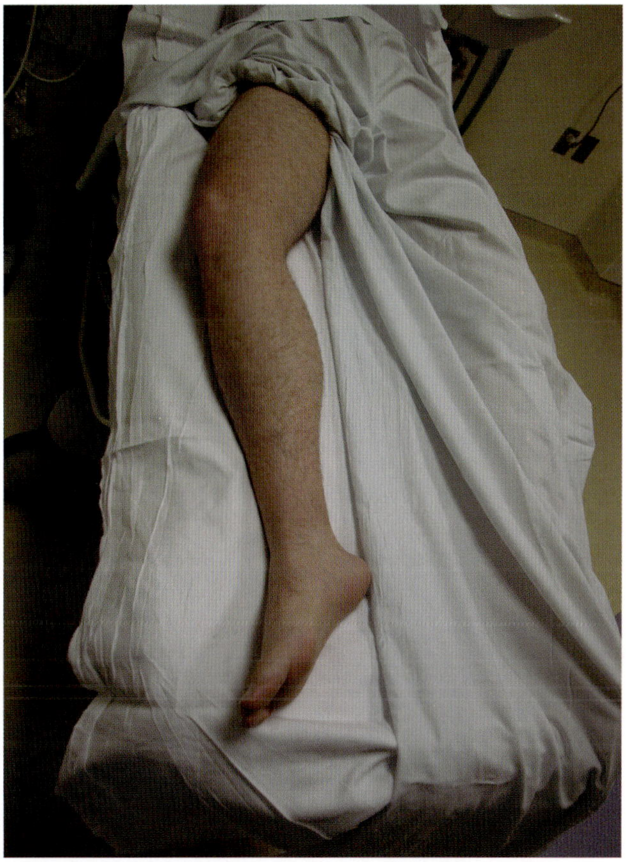

图 3.32 ■ 腿部体位是髋关节外旋，膝盖轻度弯曲

其次要注意腘静脉。静脉通常可观察到从腘窝褶皱近端到小腿血管的三分叉处约 12 cm，或是腘窝褶皱处远端 10 cm。通常将探头置于小腿后方，沿着静脉，施加压力于每厘米的静脉。静脉应当在动脉浅侧显影。

一旦股静脉和腘静脉成像后，可压缩性得到证实，检查就完成了。如果静脉可压缩性不完全，可以诊断 DVT。对于有经验的医师，该检查通常在 5 min 之内便可完成。

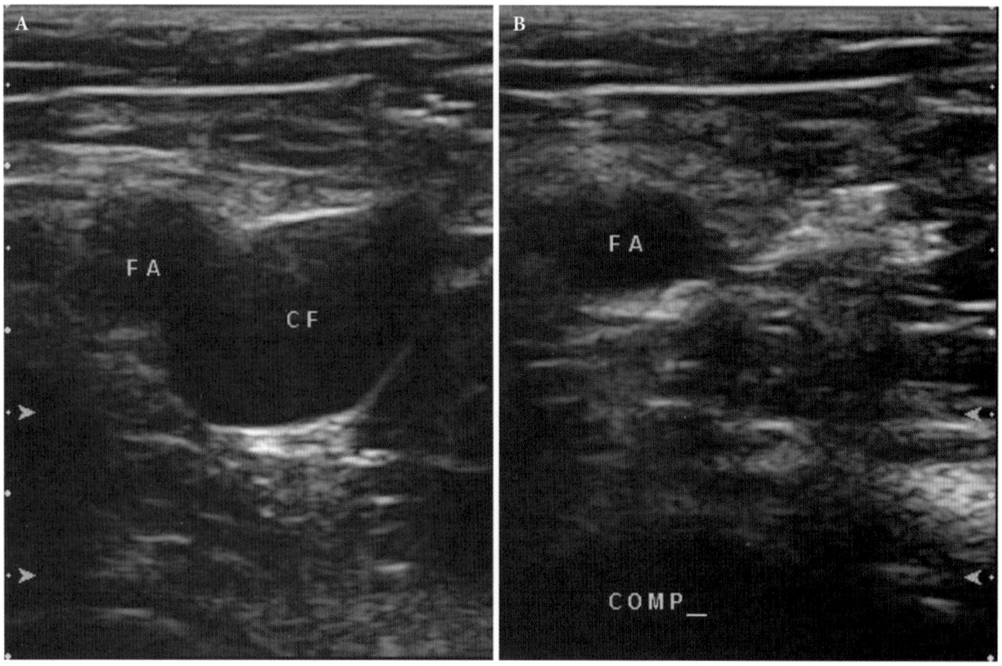

图 3.33 ■（**A**）股总静脉（CF）位于股动脉（FA）内侧。（**B**）挤压后，正常的股总静脉完全塌陷

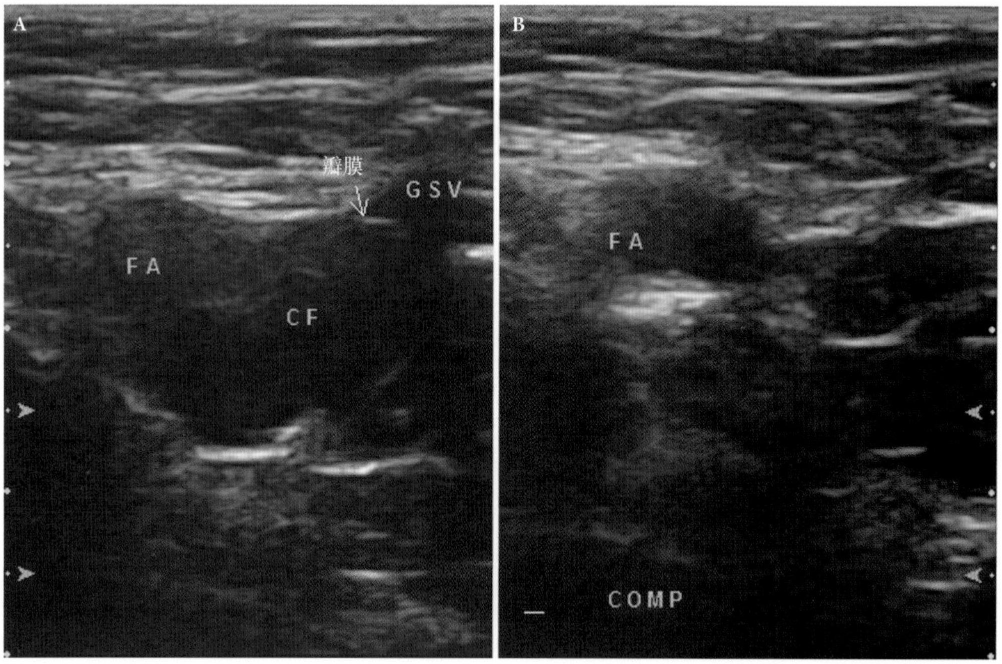

图 3.34 ■（**A**）大隐静脉（GSV）的分支发自于股总静脉（CF）内侧。（**B**）当挤压时，所有的静脉完全塌陷。FA：股动脉

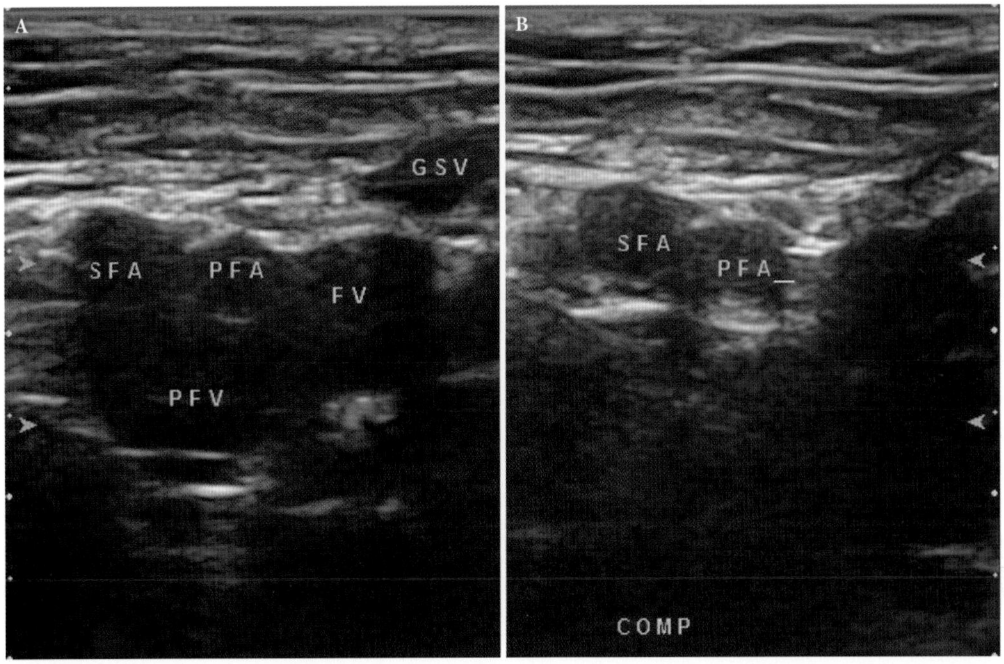

图 3.35■（**A**）股动脉分支为股浅动脉（SFA）和股深动脉（PFA）。靠近动脉分叉处，静脉分支为股浅静脉（FV）和股深静脉（PFV）。（**B**）所有的静脉结构容易受压。GSV：大隐静脉

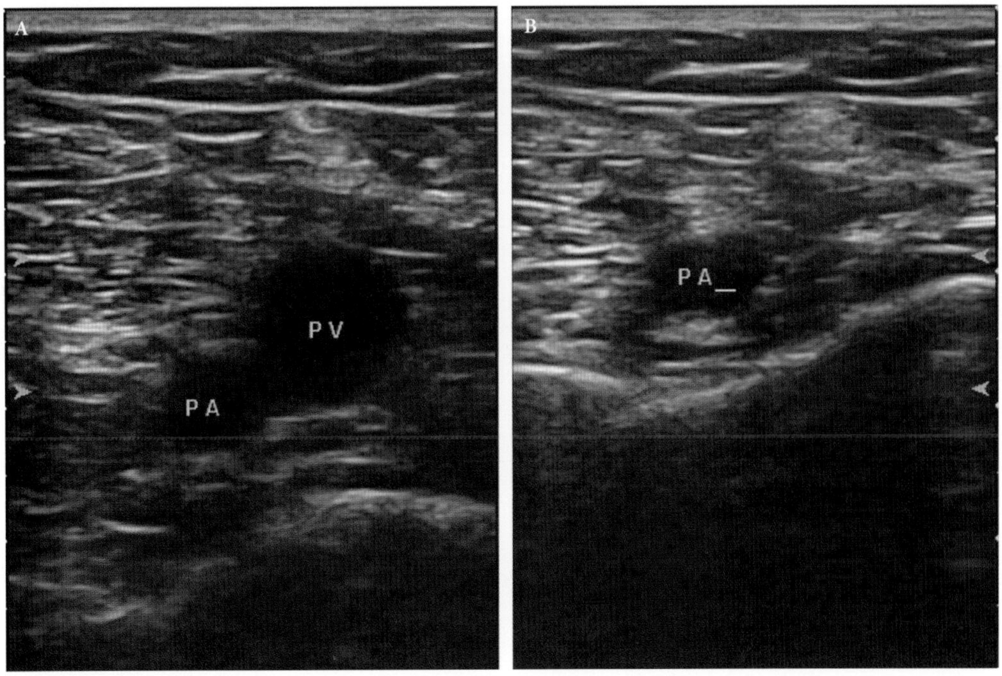

图 3.36■（**A**）腘静脉（PV）位于腘动脉（PA）稍偏后。图像可从腿后侧获取，静脉在动脉的浅侧。（**B**）正常的腘静脉容易压缩

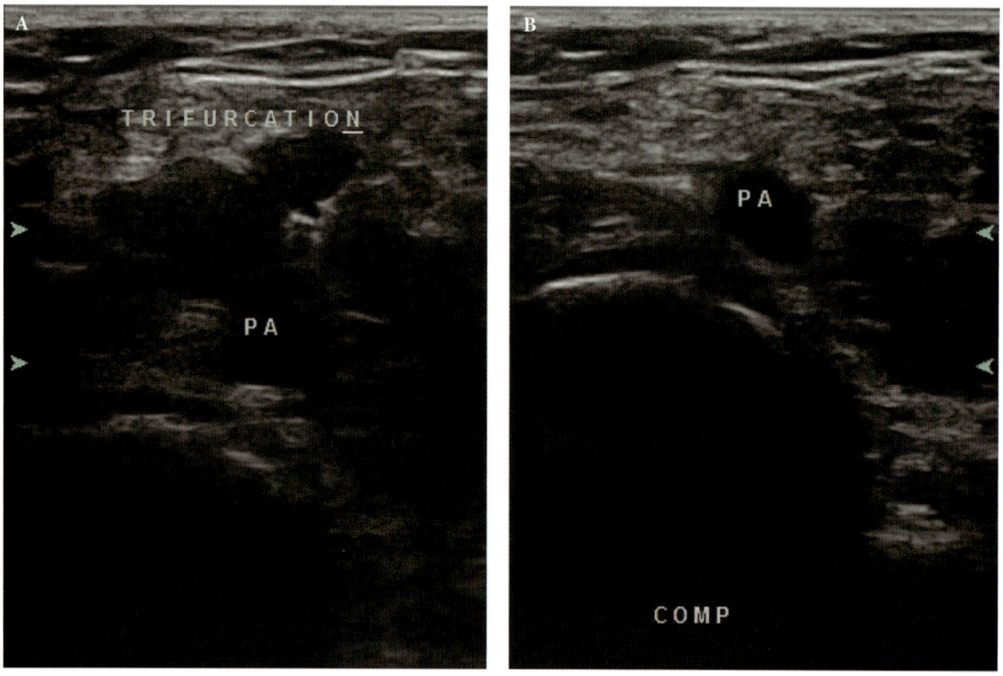

图 3.37 ■（**A**）腘静脉的三分支（TRIFURCATION）位于腘动脉（PA）的前侧。由于解剖变异，三个分支血管不一定都能显示。（**B**）正常的静脉结构容易压缩

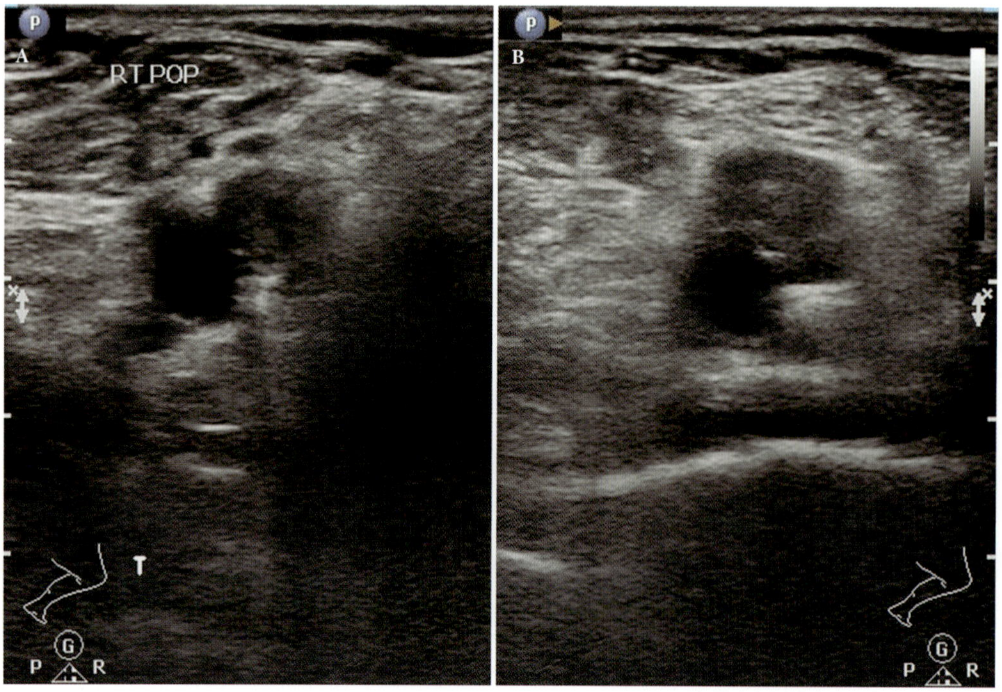

图 3.38 ■（**A**）腘静脉管腔内可见异常回声。（**B**）受压时，腘静脉没有塌陷

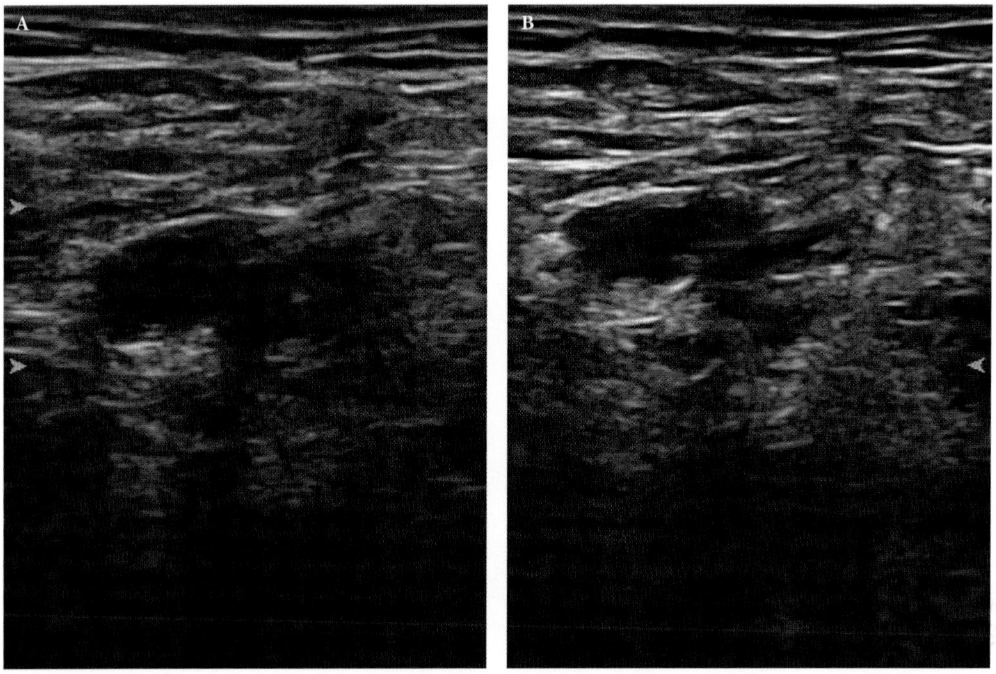

图 3.39 ■（**A**）未受压的股静脉位于右腿股动脉的内侧。（**B**）受压时，静脉因为血栓仅是部分塌陷。值得注意的是，相邻的动脉轻度塌陷，意味着超声医师施加了足够的压力

经验与教训

- 应当指导患者放松，特别是在检查腘静脉时。肌肉紧张度增加会使血管压缩困难。被评估肢体的体位十分重要。
- 整个血管的静脉壁必须可以完全相互接触以确认是可压缩的，则深静脉血栓（DVT）是阴性。部分塌陷是不正常的。
- 正如任何下肢超声检查，髂静脉和下腔静脉的血栓并不能由床旁超声检查进行有效评估。
- 床旁超声评估 DVT 的敏感性依赖于操作医生的技能和经验，急诊应该使用下肢双功能超声进行密切的随访观察。

心脏 CT
CARDIAC COMPUTED TOMOGRAPHY

Daniel Entrikin
Chadwick D. Miller
张晓洁　靳二虎　译

检查技术

心脏计算机化断层成像（CT）主要用于评价心脏结构，其次是评价心脏功能。通过血管造影检查可以区分房室结构。CT 平扫只用来获得冠状动脉钙化积分。冠状动脉钙化积分的确切作用还不清楚。心脏 CT 血管造影（CCTA）通过静脉注射造影剂显示冠状动脉形态。应用 CCTA 评价有急性冠脉综合征（ACS）症状和有低、中度 ACS 危险的患者是安全的且性价比高。需适当选择患者以保证图像质量。图像质量与肥胖、心率快、心律不

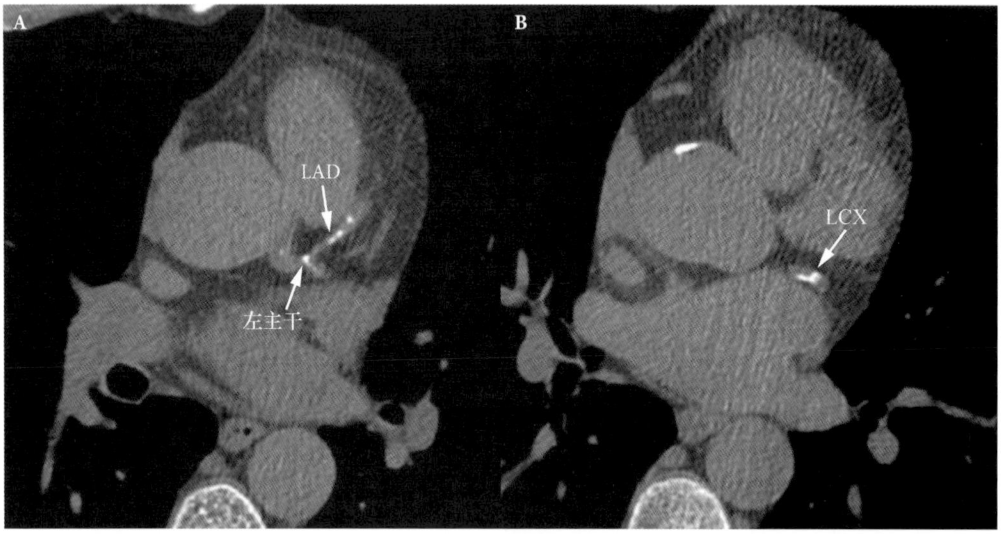

图 3.40 ■ 评价冠状动脉钙化积分的两个轴位 CT 图像，显示钙化斑块位于（A）左主干远段、前降支（LAD）和（B）回旋支（LCX）

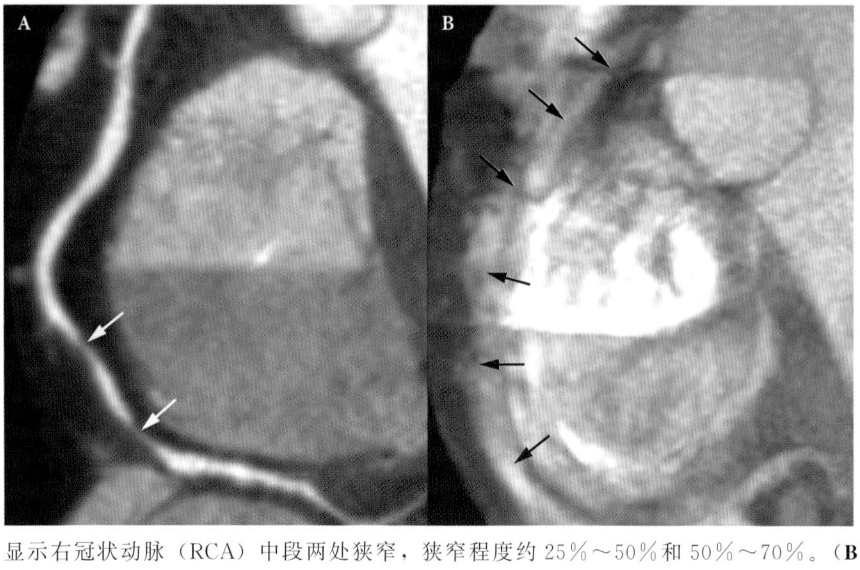

图 3.41 ■（A）CCTA 显示右冠状动脉（RCA）中段两处狭窄，狭窄程度约 25%～50%和 50%～70%。（B）CCTA 不能诊断疾病，因为心律不齐引起 RCA 近段与中段影像模糊（黑色箭头）

齐、不能屏气和血管钙化有关。

解读

CCTA 显示冠状动脉没有病变征象，或冠状动脉最大的直径狭窄率≤50%时，ACS 很可能不是患者产生症状的原因。除了可以显示冠状动脉直径狭窄，CCTA 还可以显示冠状动脉管壁向管腔外重塑（正性重构）和斑块特征。这些亚临床的冠状动脉疾病表现不是通过负荷试验能获得的，也不是通过有创的血管造影可获得的。心肌坏死的标志物（如肌钙蛋白）可作为 CCTA 的补充。其他不曾预料到引起胸痛的原因，如肺栓塞、主动脉夹层，也可以被 CCTA 显示。但是，CCTA 不是筛查这些疾病的标准化方案，因此，不能完全依赖 CCTA 诊断这些疾病。

对于低度风险的胸痛患者，血清肌钙蛋白不高的患者，还有冠状动脉最大的直径狭窄率≤50%的患者，应考虑胸痛为其他原因引起，可给予恰当的对症治疗。如果 CCTA 显示冠状动脉最大的直径狭窄率>50%，应在心脏科医生的指导下做进一步影像学检查，如负荷试验或有创的血管造影检查。医生应告知冠状动脉疾病患者所有的诊断信息，并进行风险评估和健康管理更新。

风险

接受 CCTA 检查的患者承受如下风险：静脉注射造影剂引起的过敏反应、造影剂肾病、造影剂渗漏到血管周围软组织中。暴露于 X 线下也是 CCTA 的危险之一，但这种暴露的短期和长期效应尚不明确。目前的低剂量检查方法使成人 CCTA 的辐射剂量大约为 2～5 mSv，低于传统的胸部 CT 扫描的剂量。患者心率较低（小于 65 次/分）时，辐射剂量更低、图像质量更好。控制心率常用的方法是口服或静脉给予 β 受体阻滞剂。

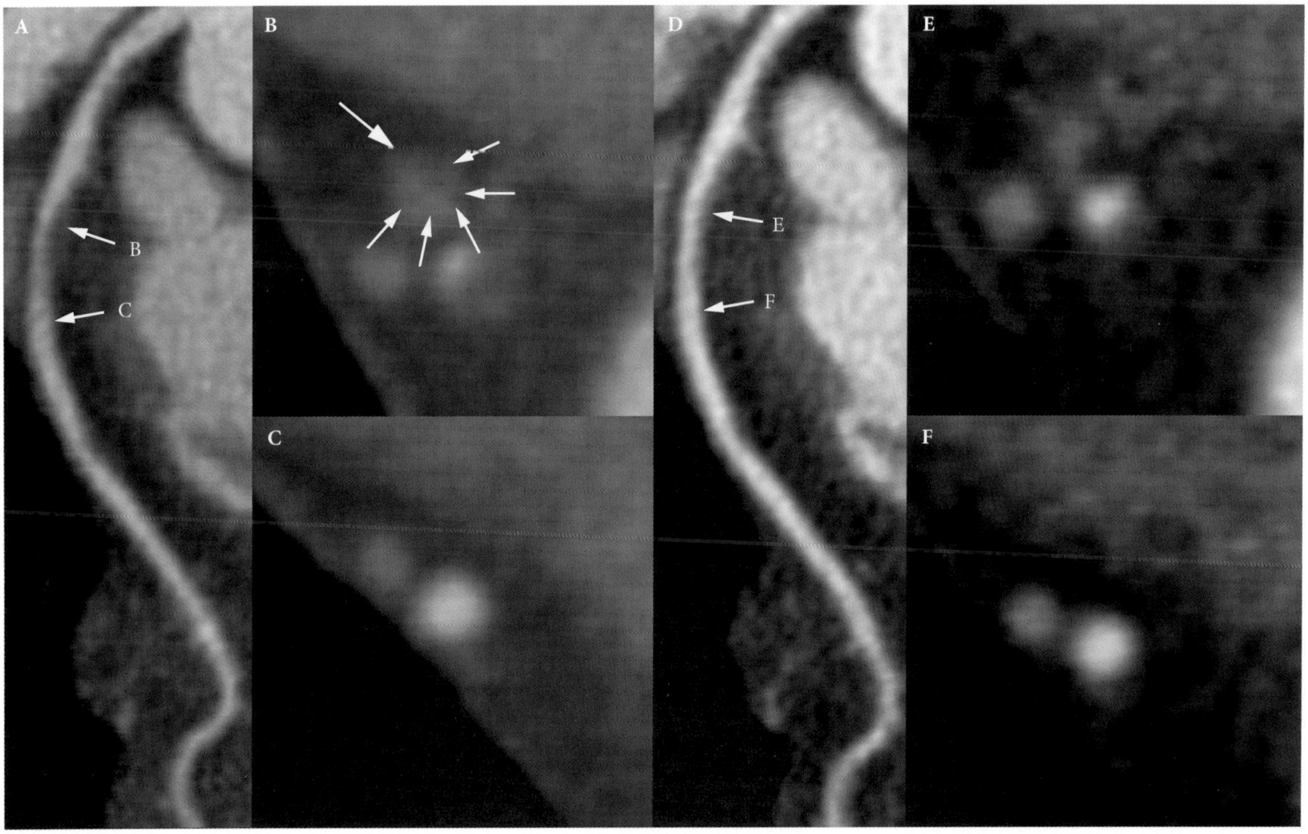

图 3.42 ■（**A～C**）CCTA 显示 LAD 中段狭窄大于 50%，并可见低密度非钙化斑块（**B** 图中小箭头）和显著的斑块正性重构。（**D～F**）经他汀类药物治疗 18 个月后，管腔狭窄率小于 25%，正性重构及大部分斑块消散

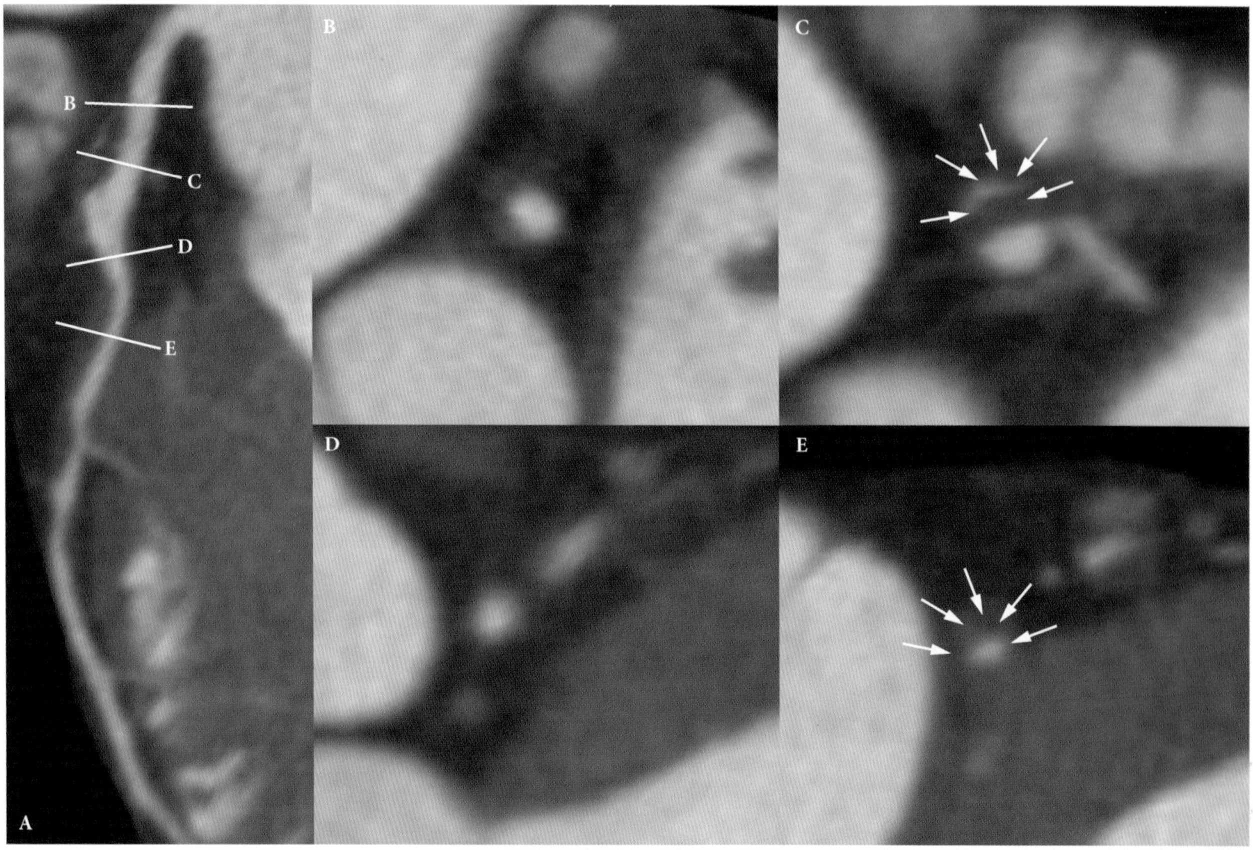

图 3.43 ■（**A**）沿左主干和左前降支（LAD）曲面重建图像，右侧为横断面参考层面（**B**、**D**）和有斑块的病变层面（**C**、**E**）图像。左主干和 LAD 可见明显的正性重构表现（C、E 图中箭头）

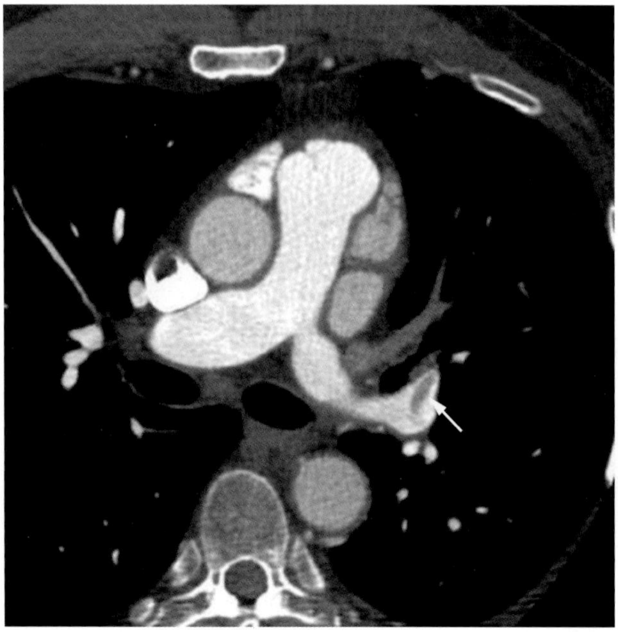

图 3.44 ■ CCTA 的轴位原始图像，偶然发现右肺上叶肺动脉血栓（箭头），患者没有明显的冠状动脉疾病

经验与教训

- CCTA 不能显示小冠状动脉的狭窄，这些狭窄也会引起心肌梗死。对于那些伴有大冠状动脉病变的患者，各种心肌标志物有助于诊断 CCTA 未显示的小血管疾病引起的心肌梗死。
- 患者选择不当会导致 CCTA 不能做出明确诊断。因为接受 CCTA 检查的患者经常使用 β 受体阻滞剂，这会使同一天进行负荷试验时较难达到理想心率。

心脏磁共振成像
CARDIAC MAGNETIC RESONANCE IMAGING

Chadwick D. Miller
Daniel Entrikin
张晓洁　靳二虎　译

检查技术

心脏磁共振（CMR）成像可以评价心脏的结构、功能、心肌灌注和组织特性。根据临床需要解决的问题，可以进行静息态与负荷态检查。CMR可用于评价临床怀疑ACS的患者，对ACS有中度-高度的预测能力。CMR还可以评价心肌炎、心包炎、心肌梗死、血栓及肿瘤。

评价缺血性心脏病需要综合在静息态观察室壁运动、在T2加权像显示炎症和水肿，以及经静脉注射钆造影剂后行静息态心肌灌注。负荷状态下灌注成像能够检测诱导生成的心肌缺血区域，通常在应用血管扩张剂（如腺苷和瑞加德松）后再注入钆造影剂。也可以通过应用双嘧达莫负荷药物，观察心脏运动改变。无论仅有静息态检查或是进行了静息/负荷态检查，都要进行延迟增强扫描，以做出最后诊断。T2加权像可以显示心肌水肿，这可能是缺血/梗死的早期征象或是炎症表现。

解读

静息态灌注和室壁运动异常，提示心肌灌注损害早期改变或正在进行中。仅有负荷态灌注或室壁运动异常，而没有静息态灌注异常，提示存在可诱导的心肌缺血或严重影响血流的冠状动脉狭窄。延迟增强扫描显示心肌异常强化，提示存在瘢痕组织、炎症（由急性心肌梗死或心肌炎引起）及浸润性心肌病。T2加权像显示水肿，但在同一部位没有显示延迟强化，提示炎症或缺血改变，而不是梗死。

静息态CMR能够提供心脏结构和功能的准确信息，可用于评价心肌病、心脏血栓和肿瘤，相应的检查方法也有所不同。静息态CMR对于心肌炎非常敏感，而且可以显示心包炎。个别情况下，静息态CMR还可鉴别胸痛的原因，如肺栓塞或主动脉夹层，但静息态CMR不是检查这些疾病的首选方法。另外，静息态CMR可以显示梗阻性肥厚型心肌病（HOCM）的血液流出道梗阻。当患者有ACS的症状或CMR提示心肌梗死（MI）或不稳定型心绞痛（如水肿、新发的室壁运动异常、之前未发生过梗死而出现延迟强化、可诱导产生心肌缺血）时，应请心脏科医师会诊或将患者收住院观察。

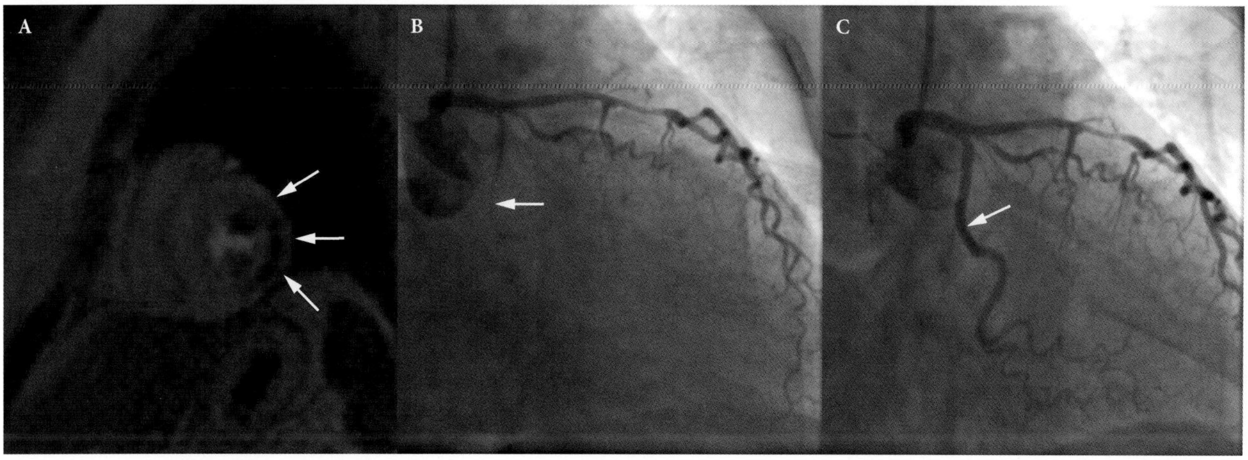

图3.45■（**A**）心室侧壁腺苷负荷灌注缺损（箭头），提示存在可诱导的心肌缺血。（**B**）冠状动脉造影图像显示回旋支几乎闭塞（箭头）。（**C**）支架置入后血管再通（箭头）

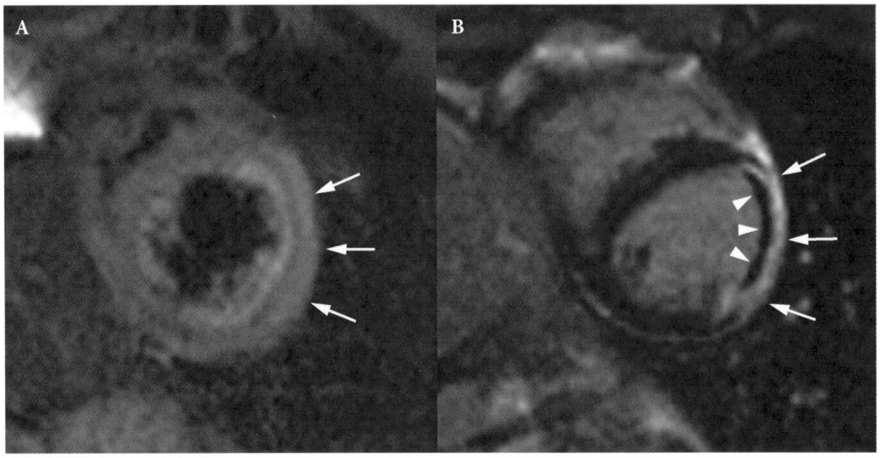

图 3.46 ■ LAD 供血区急性梗死在 T2 加权像显示高信号（**A** 图箭头），提示局部水肿；另见透壁性延迟强化（**B** 图长箭头）混杂心内膜下小范围无强化区（三角箭头所示），后者提示局部微血管完全阻塞

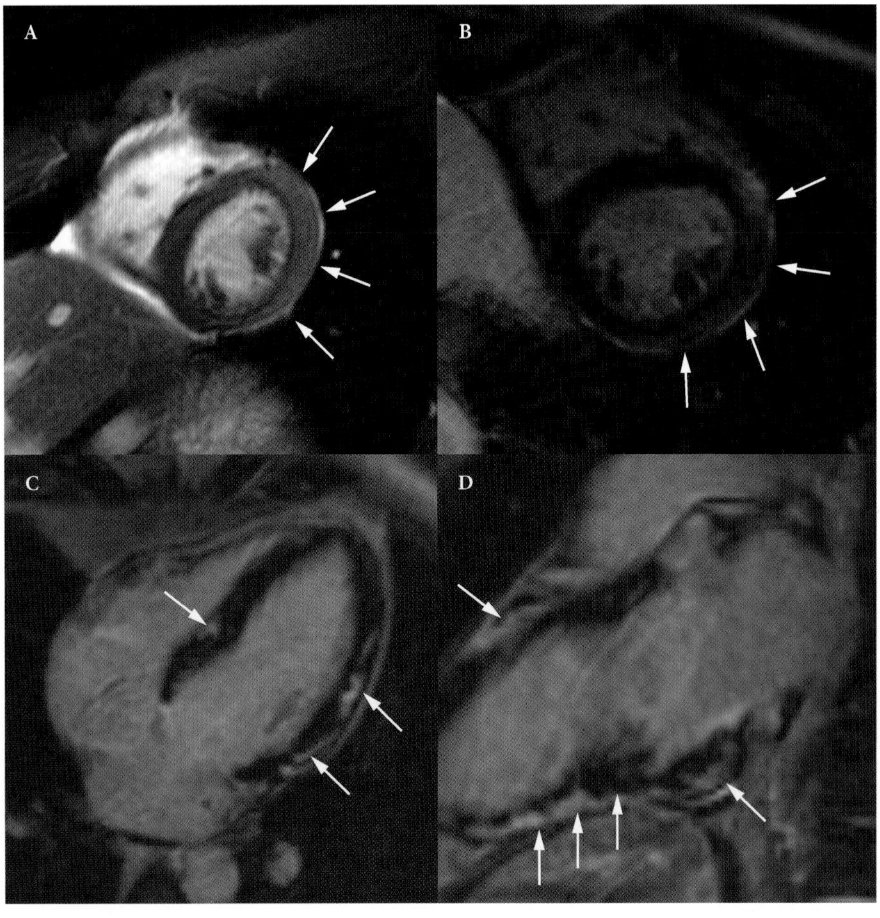

图 3.47 ■ 前壁和侧壁急性心肌炎在 T2 加权像可见高信号（**A**）和延迟强化（**B**）。**C** 和 **D** 图显示心肌斑片状延迟强化，由既往心肌炎遗留的瘢痕病变所致

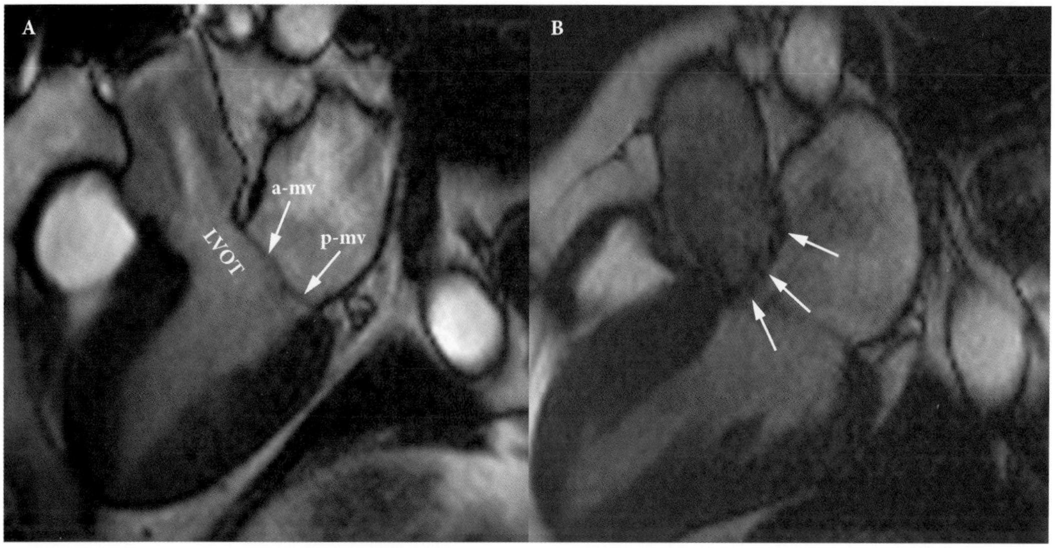

图 3.48■（**A**）收缩期左室流出道（LOVT）正常形态，以及二尖瓣关闭时前叶（a-mv）和后叶（p-mv）的位置。（**B**）梗阻性肥厚型心肌病（HOCM）收缩期左室流出道因二尖瓣前叶位移形成梗阻（箭头）

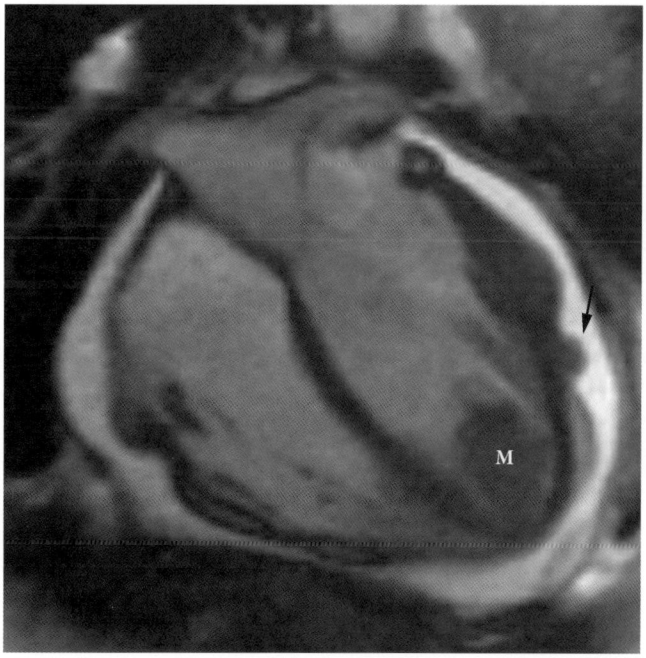

图 3.49■亮血四腔心位图像显示，左心室心尖部的低信号肿块（M）及心包小结节病变（黑箭头），提示转移瘤

肺栓塞 CT 血管造影

CT ANGIOGRAM FOR PULMONARY EMBOLISM

Jon W. Schrock

张晓洁　靳二虎　译

检查技术

肺动脉 CT 血管造影（CTA）显著提高了临床诊断肺栓塞的准确性，已经广泛地应用于肺栓塞的诊断。CTA 的扫描计划以肺动脉为中心，在静脉团注造影剂的同时启动扫描，使扫描过程与肺动脉显影时间保持一致。肺动脉栓塞会导致肺动脉内充盈缺损改变。新一代 CT 提高了检测更小的、亚肺段栓子的能力。64 排探测器 CT 可以检测 2 mm 大小的栓子，这与常规肺动脉造影的诊断准确度相当。肺动脉 CTA 检查的风险包括注射造影剂引起的不良反应和并发症（如造影剂肾病）以及 X 线辐射。

肺动脉 CTA 的另一个优势是有可能发现威胁生命的其他疾病。大约 25％的肺动脉 CTA 检查病例可以同时发现肺癌、主动脉夹层、气胸及肺炎。双能量 CT 在得到 CTA 图像的同时，还可以得到肺灌注图像［类似肺通气/灌注（V/Q）扫描］。V/Q 扫描可以在显示栓子位置的同时，显示低灌注区。盆腔 CT 静脉造影（CTV）可以显示盆腔静脉的血栓，即肺动脉栓子的来源。但这种影像检查使辐射剂量增加 6 mSv，而且诊断效能有限。肺动脉 CTA 适用于没有造影剂过敏或严重肾损害的患者。

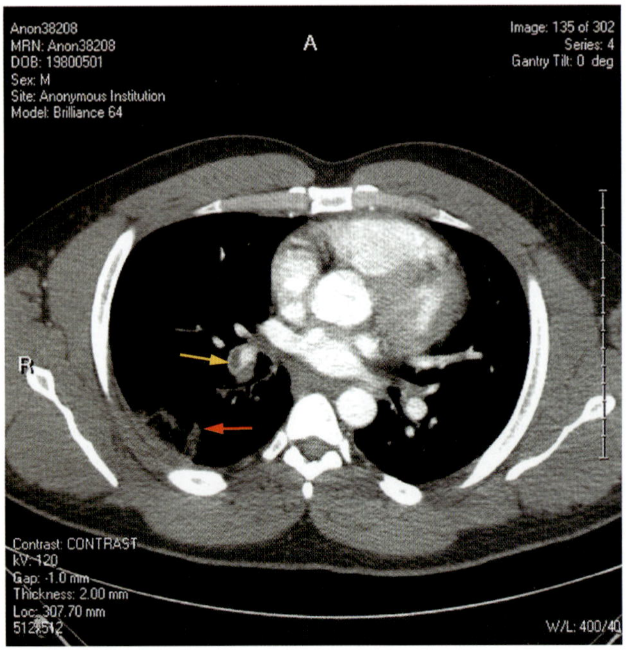

图 3.50 ■ 肺动脉 CTA 显示右下叶肺动脉充盈缺损（黄箭头）和楔形肺梗死（驼峰征，红箭头）

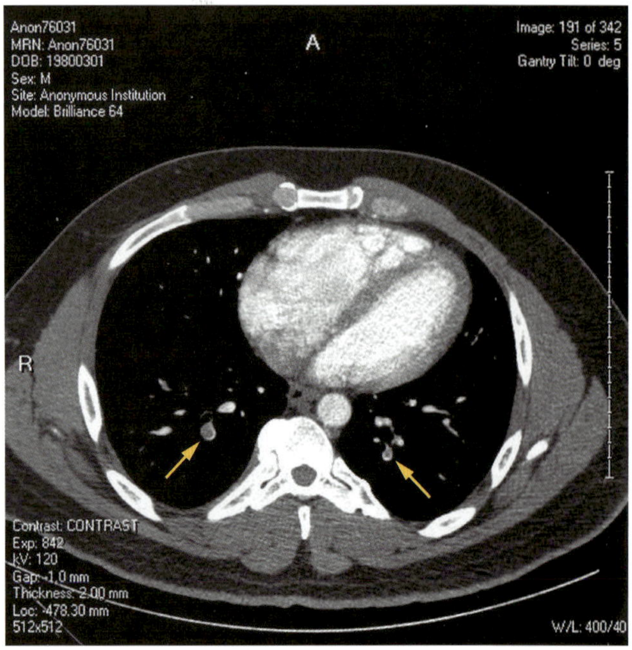

图 3.51 ■ 肺动脉 CTA 显示双肺下叶肺动脉分支内充盈缺损（黄箭头）

解读

肺动脉 CTA 检查可以帮助临床医师定量栓子负荷，定位栓子部位，发现由较大肺动脉栓塞引起的循环代偿。对 CT 显示右心负荷高的患者应给予积极治疗，包括药物溶栓治疗或机械取栓。最近一项 CTA 检测肺栓塞的研究（PIOPED Ⅱ）表明，CTA 诊断肺栓塞的敏感性为 83％，特异性为 96％，阴性预测

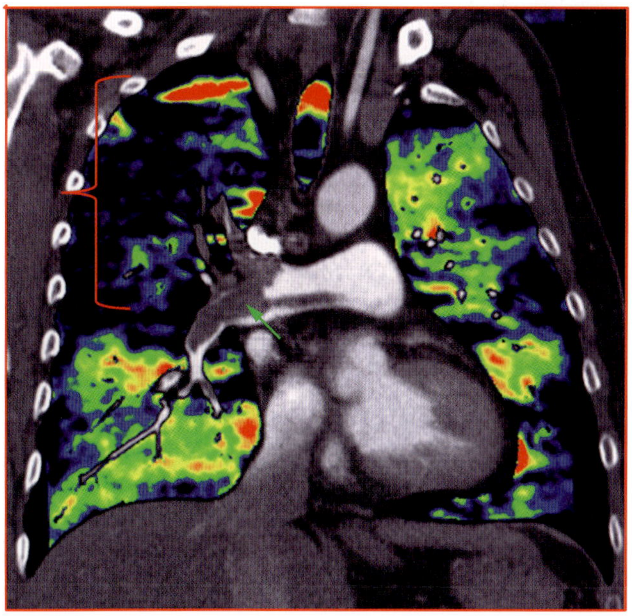

图 3.52 ■ 冠状面双能量 CTA 显示右肺动脉内较大血栓（绿箭头）以及右肺上叶和中叶灌注减低（红箭头）。经允许引自 Chae EJ, Seo JB, Jang YM, et al. Dual-energy CT for assessment of the severity of acute pulmonary embolism: pulmonary perfusion defect score compared with CT angiographic obstruction score and RV/LV diameter ration. Am J Roentgenol. 2010; 194: 604-610

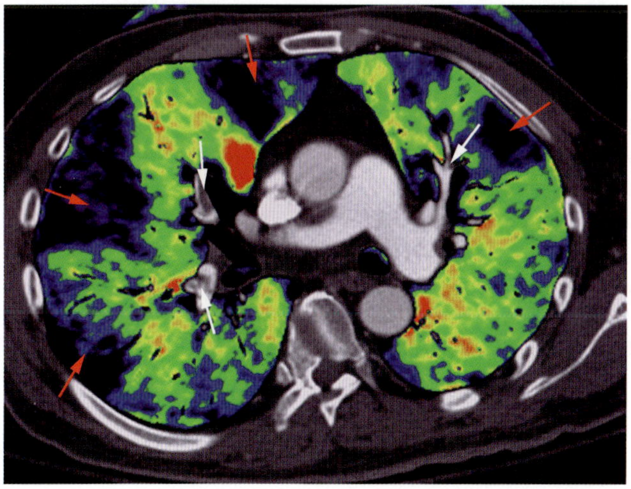

图 3.53 ■ 轴面双能量 CTA 显示多发的亚肺段动脉血栓（三个白箭）和两肺内与其相关的灌注缺损（四个红箭头）。经允许引自 Chae EJ, Seo JB, Jang YM, et al. Dual-energy CT for assessment of the severity of acute pulmonary embolism: pulmonary perfusion defect score compared with CT angiographic obstruction score and right ventricular/left ventricular diameter ratio. Am J Roentgenol. 2010; 194: 604-610

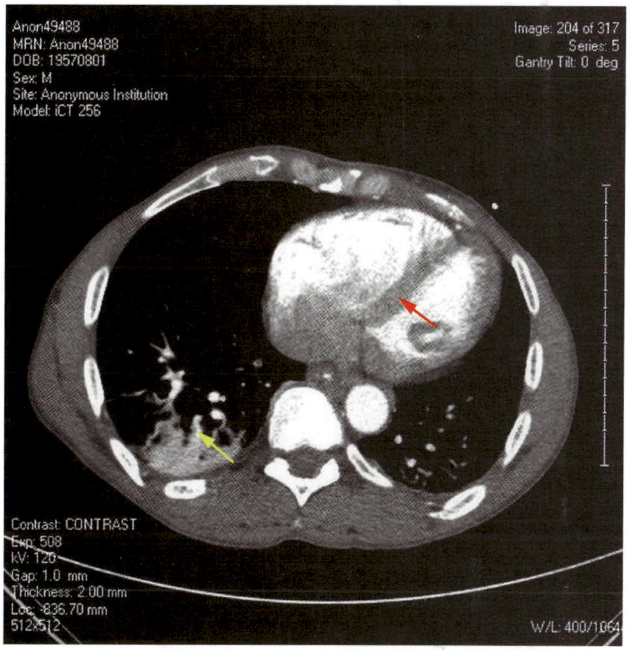

图 3.54 ■ 肺动脉 CTA 显示右心负荷增加及室间隔向左心室突出（红箭头）；右肺下叶肺梗死（黄箭头）

值为 95%，阳性预测值为 86%。对肺动脉主干和叶级肺动脉栓塞的阳性预测值达 97%。肺动脉 CTA 检查时技术因素导致的图像不佳或失败大约占 2%～6%，主要原因有团注时间设置不佳、患者肥胖及呼吸运动伪影。对这些患者应用 V/Q 显像，或双下肢静脉造影检查有助于诊断血栓性疾病。诊断肺栓塞的金标准是肺动脉造影检查，但这是一项有创的检查，临床应用并不广泛。

经验与教训

- 造影剂肾病的发生风险在贫血、慢性肾功能不全、糖尿病及心力衰竭的患者中增加。
- 对偶然发现但需要进一步检查的疾病，例如，肺结节，应该告知患者，并在给患者的检查说明和医疗记录中明确是否需要影像随访。
- 对中央栓子负荷明显的患者，应考虑通过超声心动图评价右心室负荷及等级。

通气/灌注显像（V/Q 显像）
VENTILATION/PERFUSION SCAN (V/Q SCAN)

Michael Schinlever

王佳丽　赵树梅　译

检查技术

近些年尽管肺动脉 CTA 已经成为诊断肺栓塞（PE）的优先选择手段，V/Q 显像仍是可行的方法。V/Q 显像是一种相控阵扫描。γ 相机检测特定的放射性同位素辐射，并以二维图像的方式显示此辐射。第一步通常是通气评估，吸入放射性核素，例如氙-133 或锝-99m（Tc99m；DTPA 气溶胶或锝气体）。为了充分显示每一个肺叶，获取 6～8 张二维图像。接下来静脉注射锝-99m 白蛋白胶体，以启动灌注状态的分析。一旦锝-99m 到达肺动脉循环之后，获取相似的二维图像。整个检查通常需要花费 30～45 min。

对于静脉注射造影剂有禁忌（例如明显肾功能不全，严重造影剂过敏）而疑诊肺栓塞患者，可以考虑 V/Q 显像检查。V/Q 显像的主要风险是放射性核素暴露。然而，V/Q 显像的放射性暴露量要远远低于 CTA（1.2～2.0 mSv *vs.* 1.6～8.3 mSv）。因此对于育龄期和怀孕女性，V/Q 显像是可以考虑的检查。

解读

对通气和灌注显像两组二维图像进行分析和对比，评估是否不匹配。不匹配提示 PE 的可能。

V/Q 显像结果的报告有很多不同的标准。PE 可能性的报告通常分为 3～4 类：高度可能性（80%～100%），不确定/中度可能性（20%～80%），较低可能性（0～19%），正常或否认 PE。V/Q 显像整体的敏感性和特异性差异较大，与分级标准、技术水平和验前概率等相关。最近的分析显示，门诊患者的诊断准确率为 73.5%，敏感性为 77.4%，特异性为 97.7%。

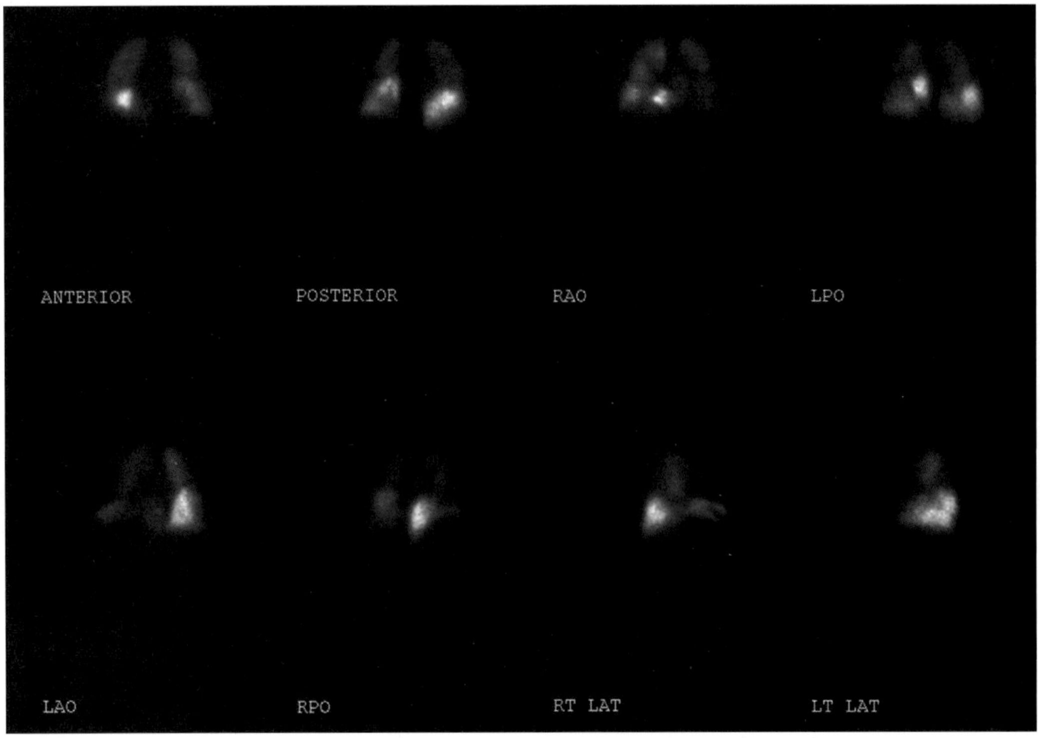

图 3.55 ▪ 这些灌注图像显示不对称，多部位灌注缺损与锝-99 m 的片状灌注并存，特别是双肺基底部。与图 3.56 的通气显像相比，这些结果提示肺栓塞的高度可能性

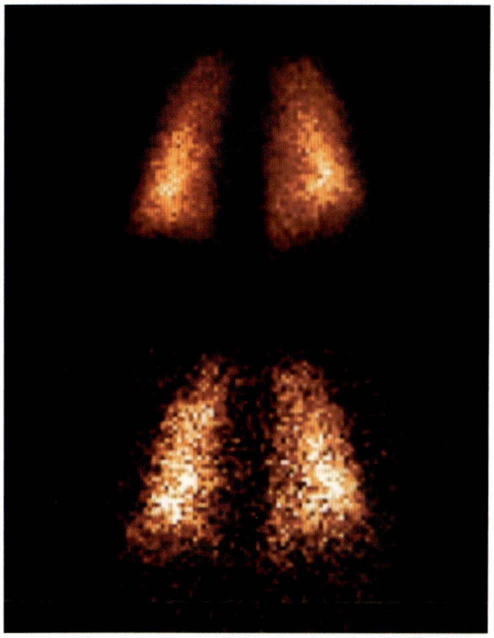

图 3.56 ■ 通气显像显示，吸入的氙-133 充满整个肺野后均匀分布

V/Q 显像的劣势在于有些情况下诊断的实用性降低，如潜在肺疾病患者［例如慢性阻塞性肺疾病（COPD）、肺炎、急性呼吸窘迫综合征（ARDS）、肺水肿］，胸片严重异常，以及既往 PE 史的患者。这些患者经常表现为 V/Q 显像的不匹配，但可能是由 PE 导致也可能不是。与 CTA 相比，V/Q 显像缺少便利性，检查时间较长。此外，V/Q 显像仅能识别通气-灌注不匹配，而 CTA 可以作为替代的诊断性检查，用于定位充盈缺损，识别更小、更外周的血栓。

经验与教训

- 当肺动脉 CTA 不可行或不合适时，对于合适的患者，V/Q 显像可以作为可行的诊断工具评估 PE。V/Q 显像优于 CTA 的方面是辐射剂量低，不需要碘造影剂。
- 患者在通气阶段需要配合，显像过程中需要配合直立或俯卧位。
- 尽管 V/Q 显像的结果为低可能性，如果临床怀疑或 PE 验前概率较大，PE 的诊断仍不能排除。
- 不确定结果的发生率较高（显像时高达 75%，但门急诊典型患者中较少见），经常需要额外的评估检查，导致延迟诊断，同样会增加放射暴露和花费。

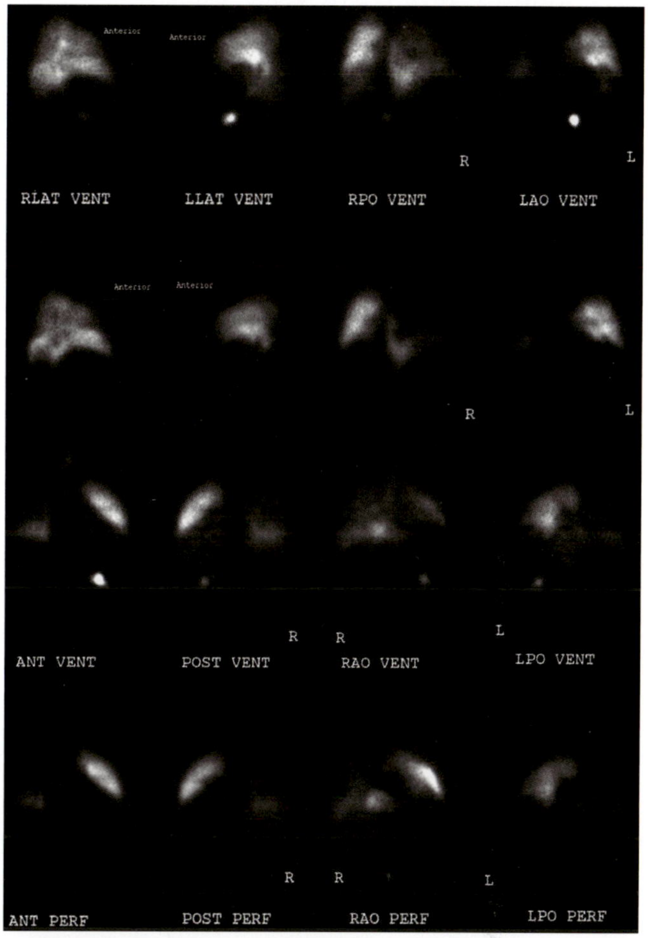

图 3.57 ■ 通气（VENT）和灌注（PERF）结果显示，吸入放射性核素后充盈良好，但是灌注扫描时有明显的片状充盈和不对称。充盈缺损累及左、右肺野的多个肺小叶。此显像结果提示 PE 的高度可能性

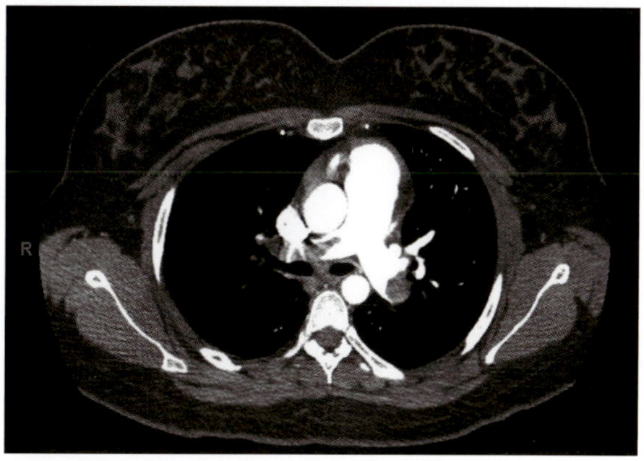

图 3.58 ■ 同一患者的相应 CTA 检查显示，左、右肺动脉近端的大块血栓负荷。患者因为大面积双肺栓塞导致了右心劳损，进行了溶栓治疗

周围静脉系统的多普勒超声

DOPPLER ULTRASOUND OF PERIPHERAL VENOUS SYSTEM

Thomas D. Conlee

王佳丽　赵树梅　译

检查技术

外周静脉系统的超声检查常常用来评估 DVT。低频的凸阵探头（3～5 MHz）用来评估更深组织的血管，高频率线阵探头（5～10 MHz）用来评估包括四肢在内的浅表组织。为评估患者的下肢 DVT，体位十分重要，患者呈 10°～20°的头高足低仰卧位，以保证静脉充盈。B 型超声、脉冲多普勒、彩色血流显像用于确定血管通畅性。与 B 型超声和彩色血流显像相反，脉冲多普勒用静态图像评估特定深度的血流。超声检查评估血管通畅性有四个特点：可压缩性，自发性，期相性，远端增强。血管横断面上，可压缩性

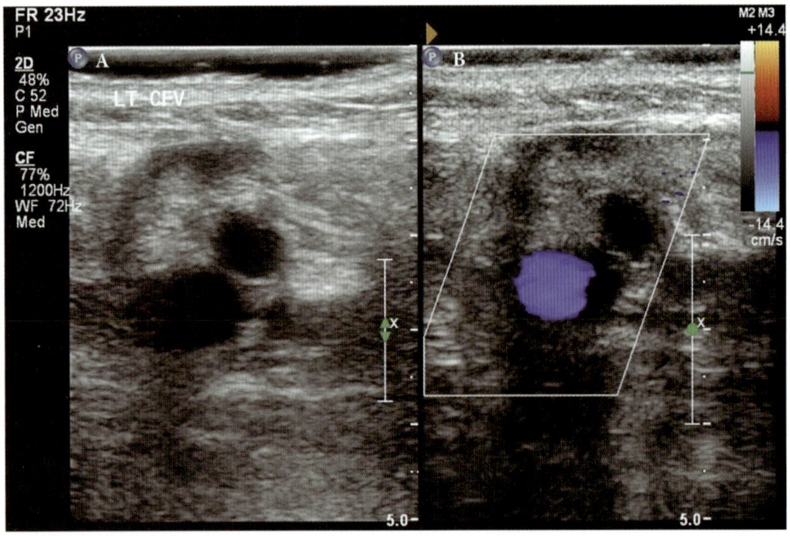

图 3.59 ■ 此图像为正常股总静脉的 B 型超声和彩色血流图

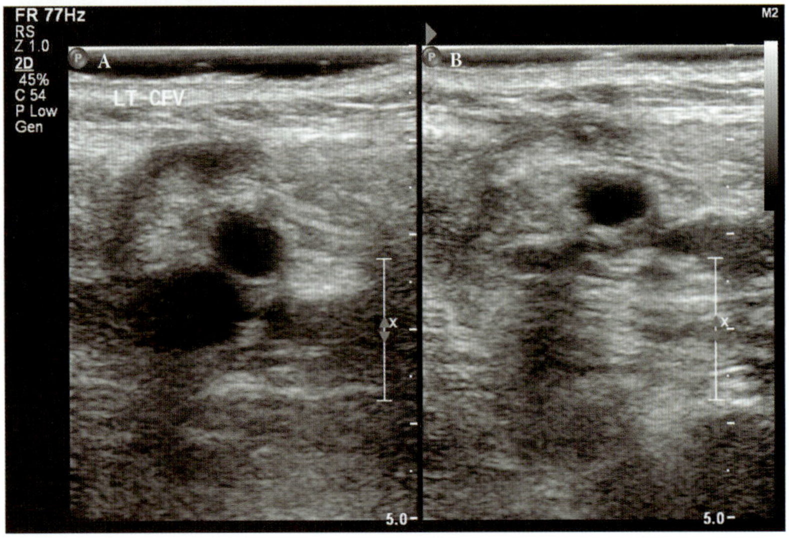

图 3.60 ■ 此两幅图像为 B 型超声显示股总静脉无（A）和有（B）可压缩性

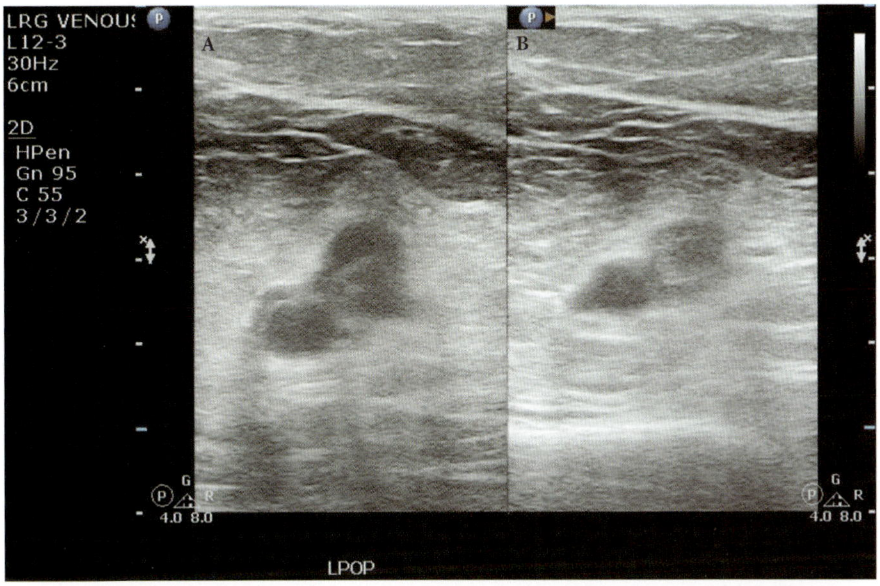

图 3.61 ■ 此两幅图像显示部分闭塞的腘静脉，无（**A**）和有（**B**）可压缩性。在栓塞的静脉，血管壁无可压缩性

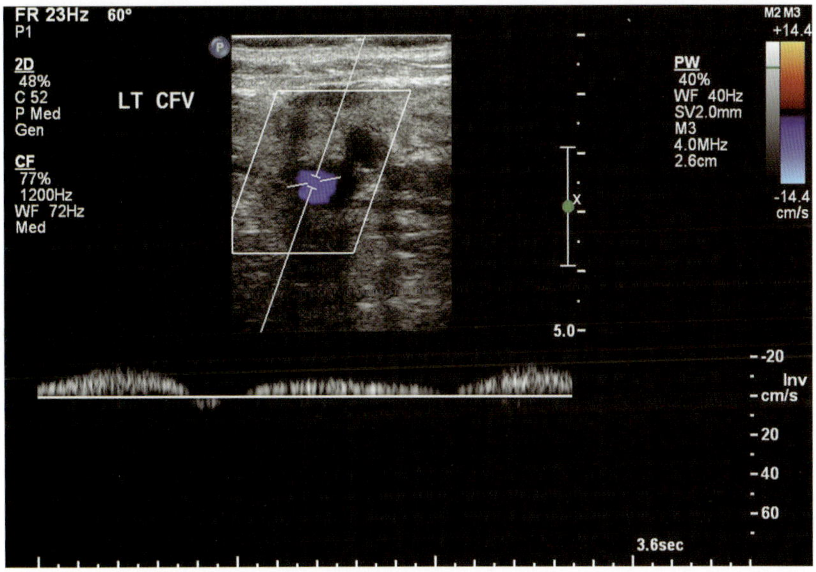

图 3.62 ■ 彩色血流和脉冲多普勒显示股静脉的自发性特征

的评估是通过探头施加压力后，静脉血管壁与对侧管壁接近程度来确定的。急性 DVT 患者血管的可压缩性应该谨慎评估，避免撞击血栓。彩色血流成像可用于静脉血管评估。正常静脉血流有自发的速度变化，有赖于压力梯度和无远端增强。期相性最好用脉冲多普勒方式评估，表现为呼吸周期驱动下的低振幅的波动。远端增强是由血流量的突然增加所致，源自远端肌腹挤压导致血液回流。

解读

已有血栓形成的静脉无可压缩性、自发性、期相性和血流远端增强的特性。尽管急性和慢性 DVT 有相似的声像图特征，但有很多因素辅助判断血栓形成的时间。急性静脉血栓形成时如管腔不完全闭塞，图像为管腔扩张，管壁稍有变形。急性 DVT 表现为无回声或低回声血栓，无侧支循环。慢性血栓形成的静脉表现为血管壁增厚。回声增强，管腔变小及不规则。慢性 DVT 患者可见侧支循环形成和瓣膜功能不全。

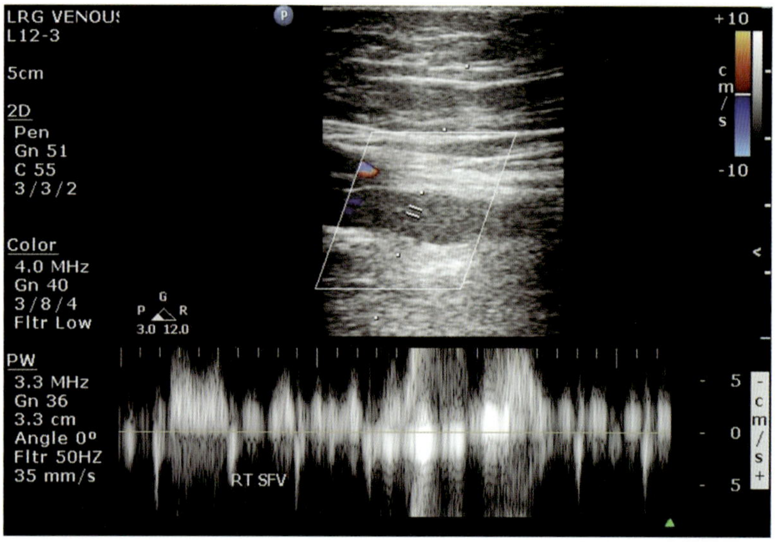

图 3.63 ■ 股浅静脉的脉冲多普勒显示自发性，伴有远端增强的期相性

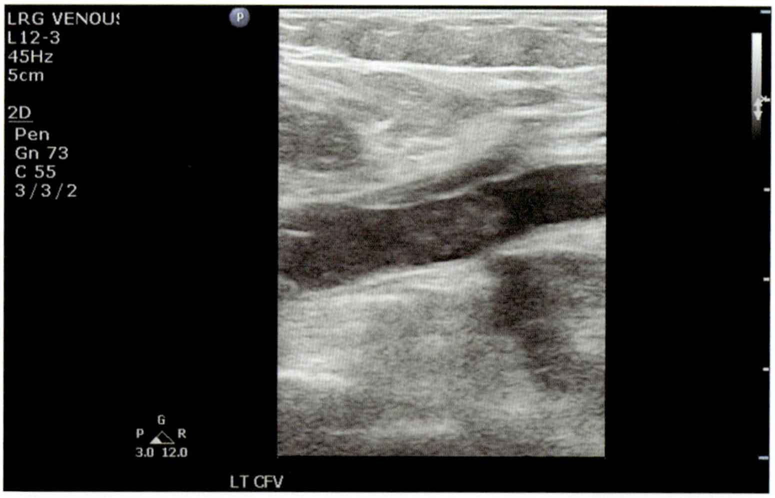

图 3.64 ■ 超声图像显示股总静脉急性血栓的中等回声，伴有管腔扩张但无静脉壁增厚

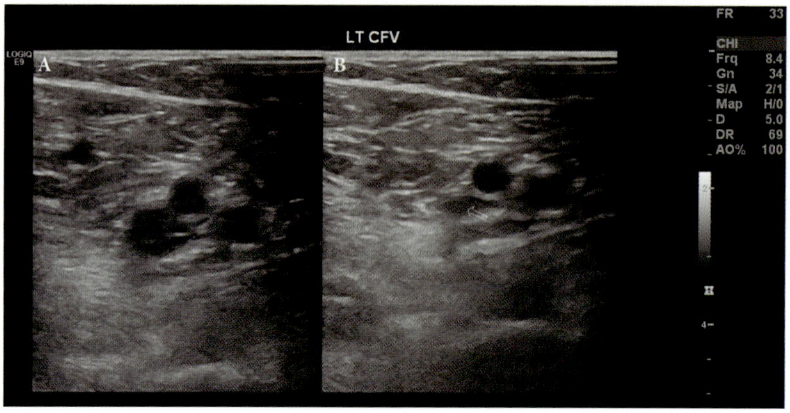

图 3.65 ■ 此两幅图像显示不可压缩性（A）和可压缩性（B）的股总静脉，显示慢性 DVT 的不可压缩性和血管壁增厚

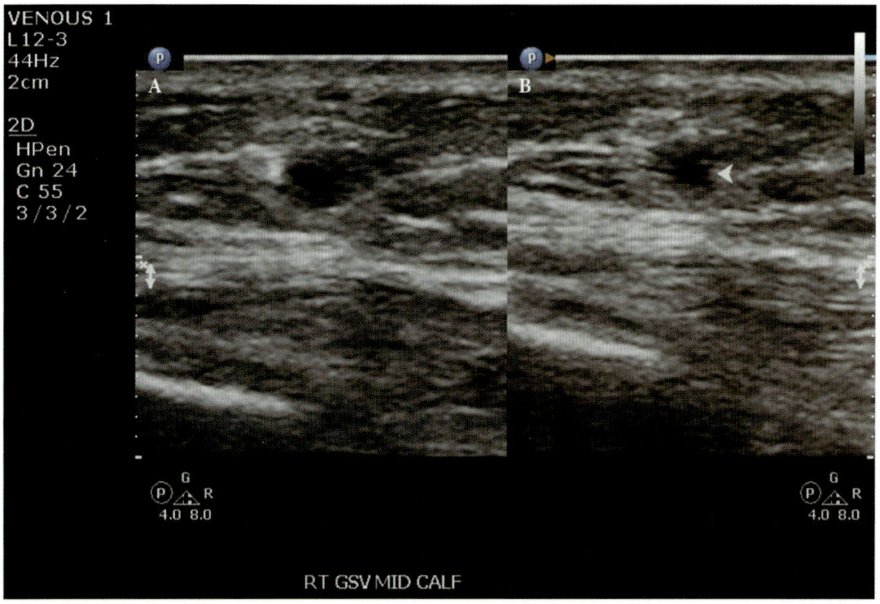

图 3.66 ■ 不可压缩性（A）和可压缩性（B）的大隐静脉，说明浅静脉血栓形成（浅筋膜层）和无法贴近血管壁

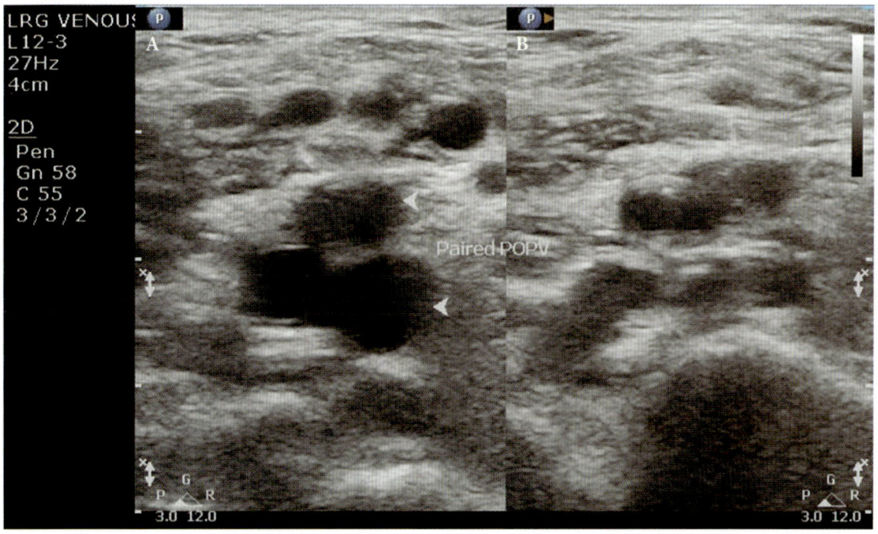

图 3.67 ■ 超声图像显示腘静脉的慢性 DVT，伴有静脉损伤和浅侧支静脉

经验与教训

- 超声检查寻找静脉时，探头从横断面的位置开始，以彩色血流成像来识别血管。一旦血管定位之后，B 型超声可以提供更多细节。
- 浅静脉区别于对应位置的深静脉，前者与对应的肢体筋膜相关。
- 近端静脉的自发流动更加明显，很难探查更远的位置。
- 膝盖和肘部远端的大部分动脉与成对的毗邻静脉伴行。近端静脉可能是成对的，但也有例外而不符合此规则者。
- 动脉区别于静脉之处在于它们的搏动性和相对不可压缩性。彩色血流模式下，应避免依赖血流颜色判断，因为探头很容易反转，静脉血流也可能显示为红色。
- 明确的治疗策略，尽可能基于认证的血管实验室检查和注册的血管技师的操作结论。

周围动脉系统的多普勒超声
DOPPLER ULTRASOUND OF PERIPHERAL ARTERIAL SYSTEM

Jason W. Christie
Justin B. Hurie

王佳丽　赵树梅　译

检查技术

急性肢体缺血时，外周动脉系统的多普勒和双功能超声可以用于探查是否存在血流。怀疑急性动脉闭塞时，应进行脉搏检查。进行血管评估时，双侧体格检查有助于鉴别急性或慢性疾病，因为对侧肢体可以作为患侧的对照。慢性肢体缺血的患者，对侧肢体的检查可能存在相同的问题。腿部有症状伴脉搏消失，而对侧脉搏较强，提示急性肢体缺血。

体格检查中发现脉搏减弱或消失，应行多普勒和双功能超声检查。手持式连续多普勒探头能够提供音频输出，后者能够快速获得和易于分析。通过双功能成像，血流模式能够用于探查是否存在血流。低流速状态的确定，是通过对比近端血流的波形或流速实现的。

解读

多普勒和双功能超声解析的关键在于波形的评估。手持多普勒的评估依赖于声学解释。正常的动脉形成三相信号是由心脏收缩期高速前向血流，舒张早期短暂的逆向血流以及大部分外周动脉舒张晚期少量前向血流组成的，三相波的存在可以除外检查部位及此水平以上的阻塞性疾病。处于阻塞部位的近端时能听到阻塞前部位的“扑通”声。

音频 3.1 ■ 单相波。网址：*http://mhprofessional.com/sites/lefebvre*

音频 3.2 ■ 三相波。网址：*http://mhprofessional.com/sites/lefebvre*

双功能多普勒超声是通过评估关键波形特征来解析的。下肢动脉疾病的鉴别因素包括收缩期峰值血流速度、舒张末期血流速度、加速时间（上升），和波形相位。有参考标准可用于评估阻塞的程度和血流异常的分级（表 3.2 和 3.3）。血流速度的标准由于设备的差异每个实验室是独立的。因此，临床医师在解读彩色多普勒检查时，应该使用本单位专用的参考标准。

表 3.2 ■ 下肢动脉疾病的彩色多普勒解析标准

疾病严重程度	波形特征
正常	● 三相波形 ● 正常收缩期峰值血流速度（PSV） ● 收缩峰值时没有频谱充盈（频谱增宽）
直径减少 0%～49%	● 相对于近端，PSV 增加＜100% ● 没有狭窄后湍流的表现
直径减少 50%～99%	● 相对于近端，PSV 增加≥100% ● 可能存在远端单相波形 ● 有狭窄后湍流
完全闭塞	● 显像的动脉无血流信号

表 3.3 ■ 上肢动脉彩色多普勒的通用解析标准[*]

疾病严重程度	波形特征
正常	● 三相波形 ● 收缩峰时频谱空窗表现
完全闭塞	● 无法探及血流

[*] 上肢血管没有明确的血流速度标准

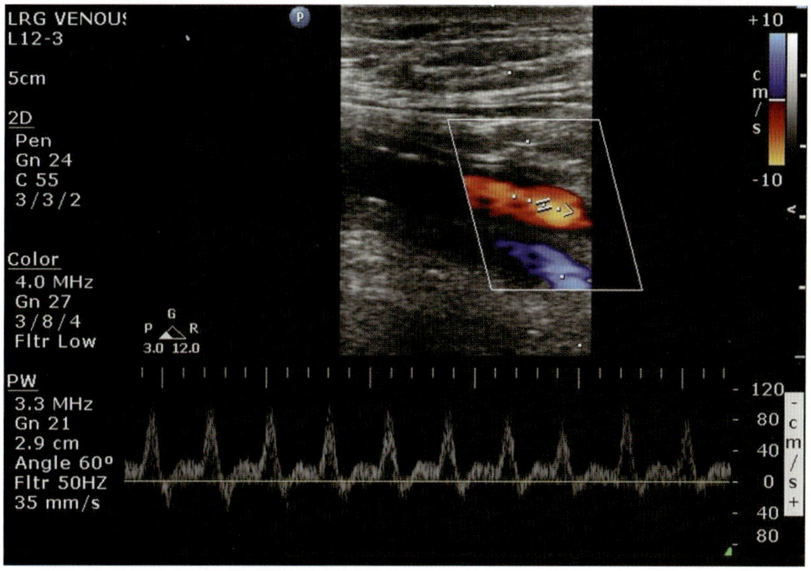

图 3.68 ■ 此图示正常的股动脉三相频谱波形。注意收缩峰时频谱空窗区域，收缩期波形呈陡直的上升支，正常的收缩期峰值血流速度，逆向血流成分，舒张末期的前向血流

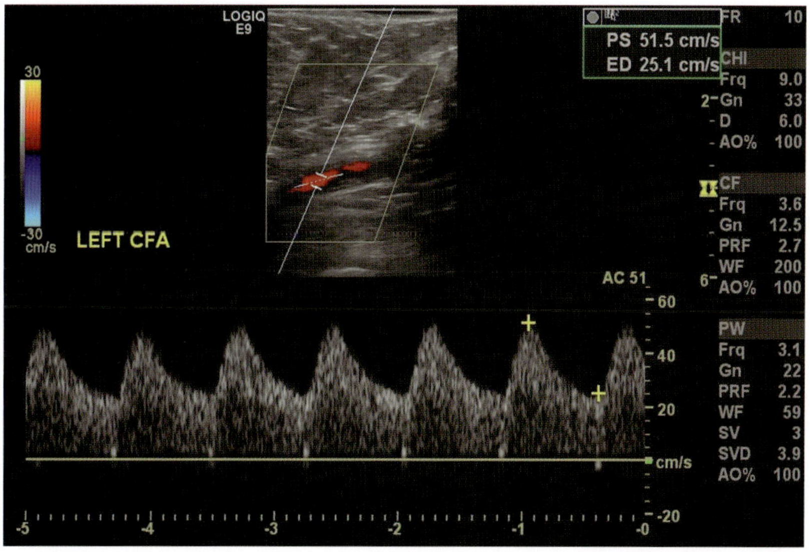

图 3.69 ■ 此图示异常的股动脉单相波形。注意收缩峰频谱区域的"填充"（频谱增宽），收缩期波形缓慢的上升支，收缩期峰值血流速度下降，整个心脏周期缺少逆向血流和前向血流

经验与教训

- 脉搏的存在不一定等同于脉搏波存在。
- 声束的角度必须尽可能接近 60°，探头能够在动脉的纵向方向成像。
- 精确的彩色多普勒检查，必须设定适当的彩色增益。临床医师应该增加彩色增益直至血流区域噪声出现，然后缓慢降低。
- 彩色多普勒检查中，红色和蓝色既可以代表动脉又可以代表静脉。颜色的显示是基于探头与血流方向的关系。

超声指导血管通路的建立

ULTRASOUND GUIDED VASCULAR ACCESS

Manoj Pariyadath

王佳丽　赵树梅　译

适应证

中心静脉通路

中心静脉通路常被用于监测危重症患者的血流动力学指标。当外周静脉通路无法安全、有效地建立时，中心静脉通路可用于积极地补液抢救、药物干预和营养的输注。需要建立中心静脉通路时，颈内静脉、锁骨下静脉、股静脉的常规定位很容易置管。作为一项里程碑式的技术，超声已经常规用于建立中心静脉通路的操作中，它简化操作前准备，减少并发症发生率，并缩短了操作时间。

外周静脉通路

肥胖、脱水、外周水肿的患者，或之前已多次尝试此操作的患者，难以建立外周静脉通路。超声引导可以使近端的静脉可视化，而不是传统的触摸方法。超声引导下建立静脉通路，可获得足够的外周静脉通路，可以避免建立中心静脉通路的需要。

检查技术

中心静脉通路

操作前，超声可确定和比较血管大小、辨认与周围结构关系、评估使操作复杂化的因素如深静脉血栓，最终确定理想穿刺血管及尝试穿刺的部位。

超声引导是通过血管模式中传统的高频线阵探头完成的。使用商用无菌探头盖，超声探头可应用于无菌操作中。探头垂直（横向）或平行（纵向）于需要

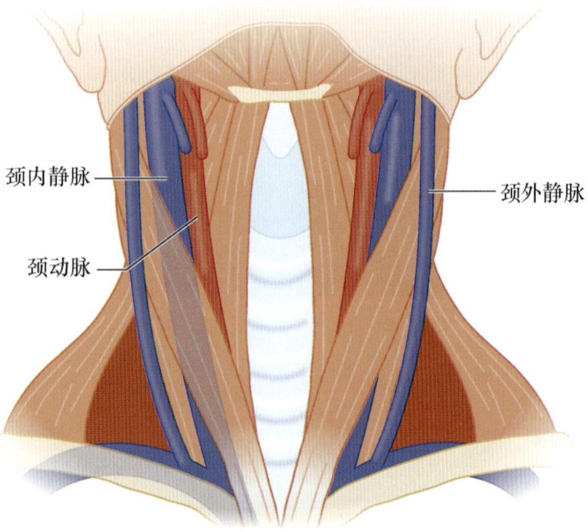

图 3.70 ■ 颈部血管解剖。经允许引自 Wyatt CR. Chapter 33. Venous and intraosseous access in adults. In: Tintinalli JE, Stapczynski J, Ma O, Cline DM, Cydulka RK, Meckler GD, eds. Tintinalli's Emergency Medicine: A Comprehensive Study Guide. 7th ed. New York, NY: McGraw-Hill; 2011

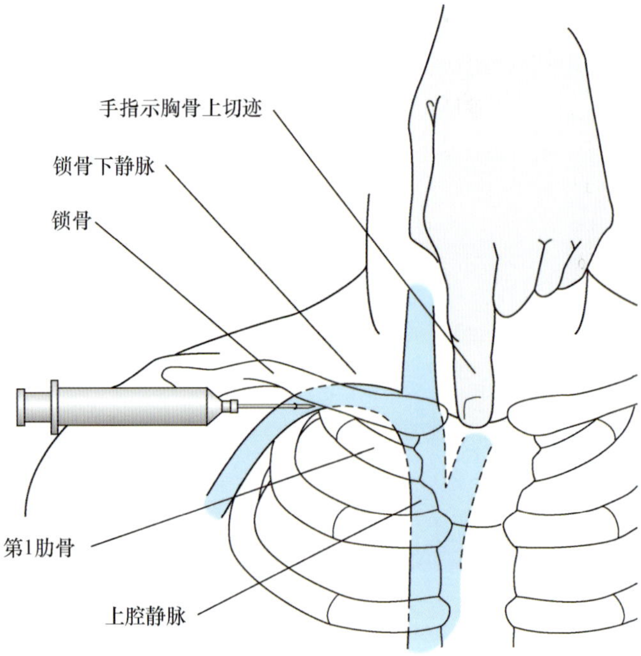

图 3.71 ■ 锁骨下静脉穿刺置管术。经允许引自 Chapter 13. Bedside procedures. In: Gomella LG, Haist SA, eds. Clinician's Pocket Reference: The Scut Monkey. 11th ed. New York, NY: McGraw-Hill; 2007

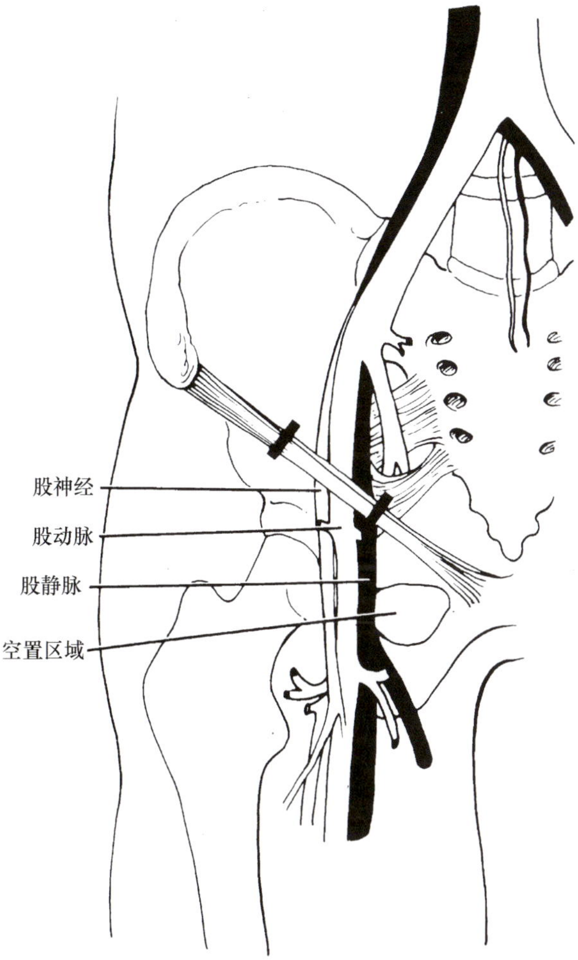

图 3.72 ■ 股静脉在腹股沟韧带处的解剖关系。经允许引自 Partin W，Dorroh C. Chapter 7. Emergency procedures. In：Stone C，Humphries RL. eds. Current Diagnosis & Treatment Emergency Medicine. 7th ed. New York，NY：McGraw-Hill；2011

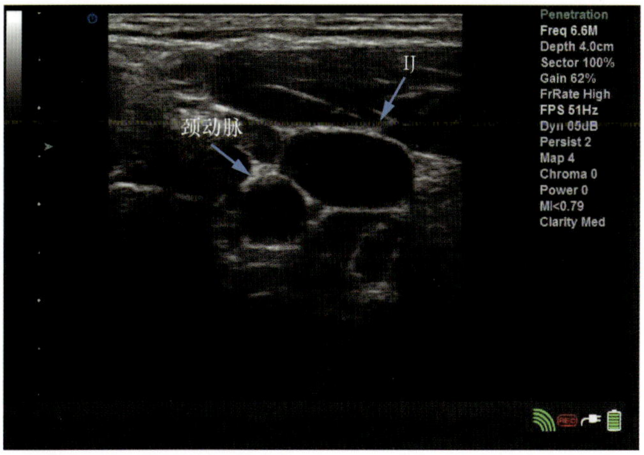

图 3.73 ■ 超声探头横断面定位，显示右颈内静脉（IJ）和颈动脉的关系

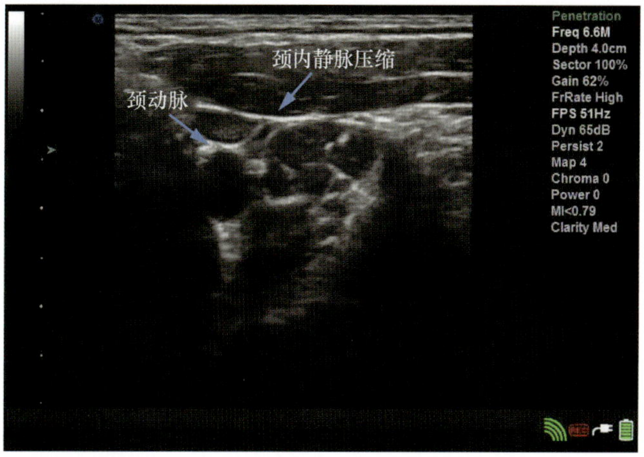

图 3.74 ■ 静脉可以通过可压缩性与动脉区分。此图显示颈内静脉很容易被探头压缩

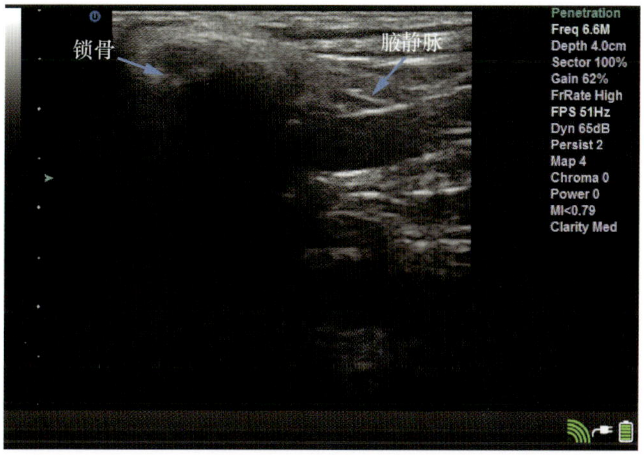

图 3.75 ■ 腋静脉汇入锁骨下静脉；超声可以帮助明确锁骨下静脉和锁骨的关系，并引导穿刺针进入

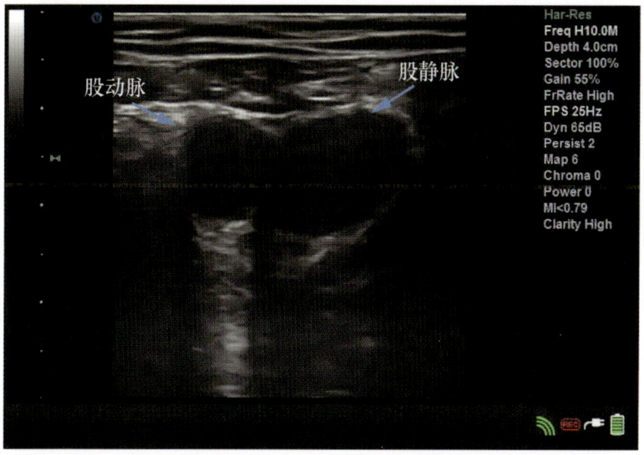

图 3.76 ■ 超声探头横断面显示右股静脉和股动脉

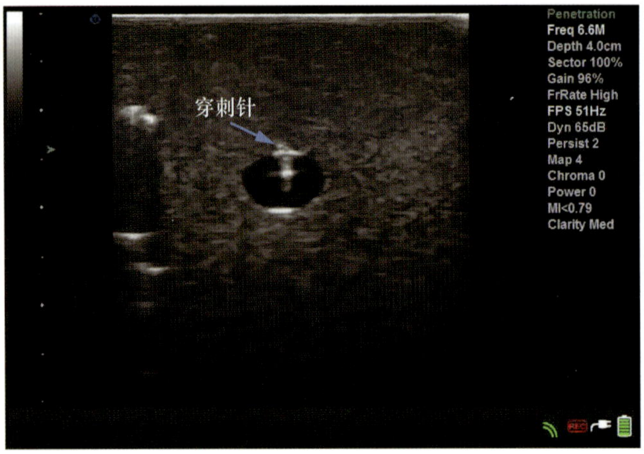

图 3.77 ■ 静脉的横断面可见针尖进入静脉

置管的静脉。探头定位于横切面时，血管位于屏幕中心，为引导穿刺针提供了靶点。穿刺针前进的方向是沿着血管的长轴，并垂直于探头的平面。只有探头下方的血管横断面是可见的。因此，为了超声下穿刺针可见，穿刺针必须在距离探头一定距离处进入皮肤，以保证在探头下方直接进入血管。了解血管深度，有助于评估穿刺针在皮肤表面的穿刺点。为了发现针尖，探头需要向进针点倾斜，然后当针向前推进时返回到垂直于皮肤表面的位置。针尖在进入血管后是可见的。超声下针尖可见，可防止针尖刺破血管后壁或引起其他并发症，如刺破动脉和气胸。

探头定位于纵切面时，探头与血管长轴成一条直线，例如血管横跨整个显示器，能够显示最宽的直径。针沿着血管长轴向前推进，与探头的轴线平行。以这种方式，可以看到穿刺针进入血管的全过程。穿刺针更容易在探头的方向被发现，而邻近的结构不可见。

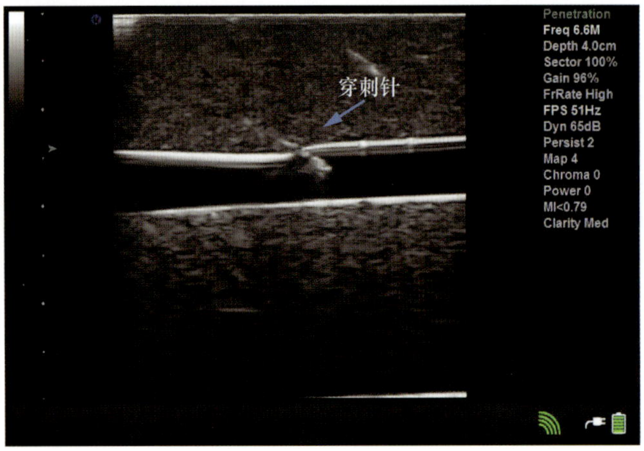

图 3.78 ■ 静脉的纵向切面可见穿刺针进入静脉

外周静脉通路

外旋上肢在邻近腋窝处绑止血带。用高频线阵探头扫描手臂，从肘窝向近端开始扫描以寻找穿刺点。肘静脉、贵要静脉、头静脉常用于建立通路。也可以用肱静脉，但因为它比较深且距肱动脉较近，穿刺难度较大。一旦发现合适的静脉，如前所述在横断面或长轴切面上用探头对静脉进行扫查。为防止血管后壁被穿破，必须仔细发现和追踪针尖，否则会损伤静脉并增加穿刺失败的可能性。

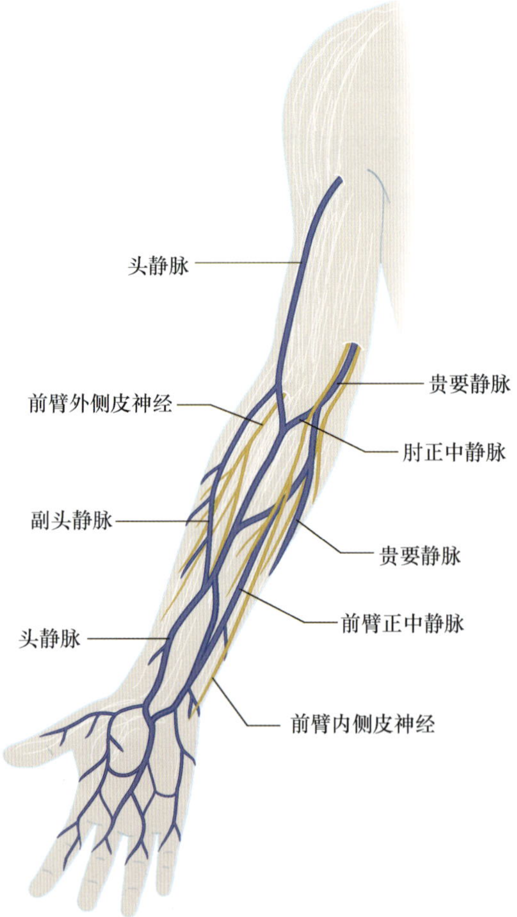

图 3.79 ■ 上肢的静脉解剖。经允许引自 Wyatt CR. Chapter 33. Venous and intraosseous access in adults. In：Tintinalli JE，Stapczynski J，Ma O，Cline DM，Cydulka RK，Meckler GD，eds. Tintinalli's Emergency Medicine：A Comprehensive Study Guide. 7th ed. New York，NY：McGraw-Hill；2011

经验与教训

- 超声引导下外周静脉置管是传统技术无法实现的，可以避免中心静脉置管。
- 探头横切面定位可以明确靶静脉附近的毗邻结构，但不能观察到整个穿刺针。
- 探头纵切面定位可以看到整个穿刺针，但是无法观察到毗邻结构。

第四章

心脏器械治疗

Chapter 4　DEVICES

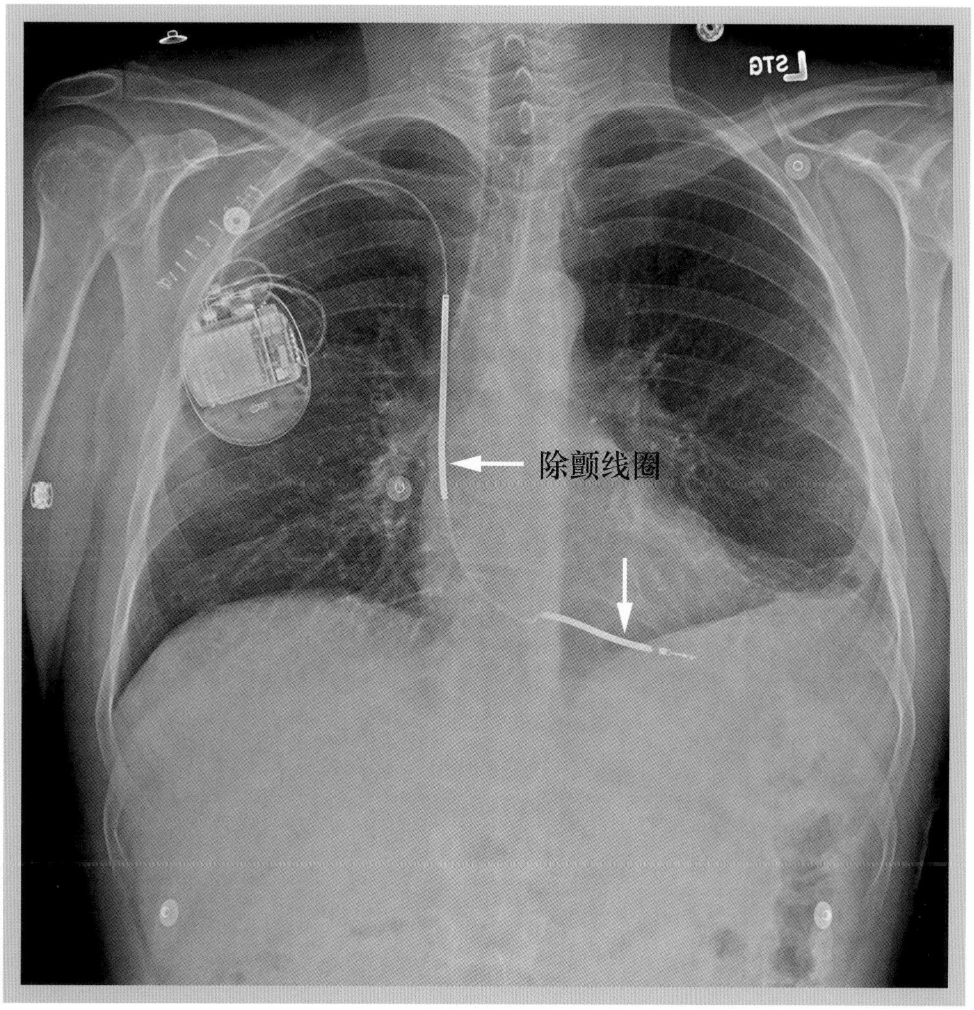

经皮起搏器
TRANSCUTANEOUS PACEMAKER

Benjamin C. Smith Ⅲ

公绪合　彭　晖　译

适应证

症状性心动过缓性心律失常

阿托品试验阳性的不稳定心动过缓患者需要考虑经皮起搏治疗。一个重要的例外是低温诱发的心动过缓，因为起搏治疗有可能引起更不稳定的心律失常。

顽固性快速性心律失常

对一种或多种抗心律失常药物治疗无效的快速性心律失常患者可以考虑进行经皮超速起搏。特别是对硫酸镁治疗无效的尖端扭转型室性心动过速可能通过超速起搏终止发作，然而，需要注意的是超速起搏室性心律失常有可能诱发心室颤动。

技术

起搏电极片首选放置于左前和后胸壁，其次放置于左和右前胸壁。为了确保除颤器感知患者内在节律，三个起搏心电图导联应放于患者的胸部。

在治疗缓慢性心律失常时，起搏频率应设置在70～80次/分，电流（毫安培，mA）增加至能够达到100%的电机械夺获。机械性夺获时能触及同步的中心脉搏，并通过床旁心电图或多普勒超声显示末梢血流情况来证实。经皮起搏可引起胸壁和上肢肌肉抽动，从而干扰心电图上对心室夺获的识别，因此单纯的电信号夺获不足以证实有效的心脏激动。除非由于明显的伪迹错误地抑制了起搏节律，一般采用按需起搏模式。这种起搏模式通常在感知到患者自身的内在节律后，会抑制起搏脉冲发放，如果患者自身的心室率低于所设定的下限起搏频率，则会触发起搏。

在治疗顽固性快速性心律失常时，起搏模式被设置为非按需模式。起搏频率一般设定在稍高于患者的自身心室率，电流应增加至能够完全达到机械性夺获。随后，起搏频率在数分钟内缓慢降至正常水平。

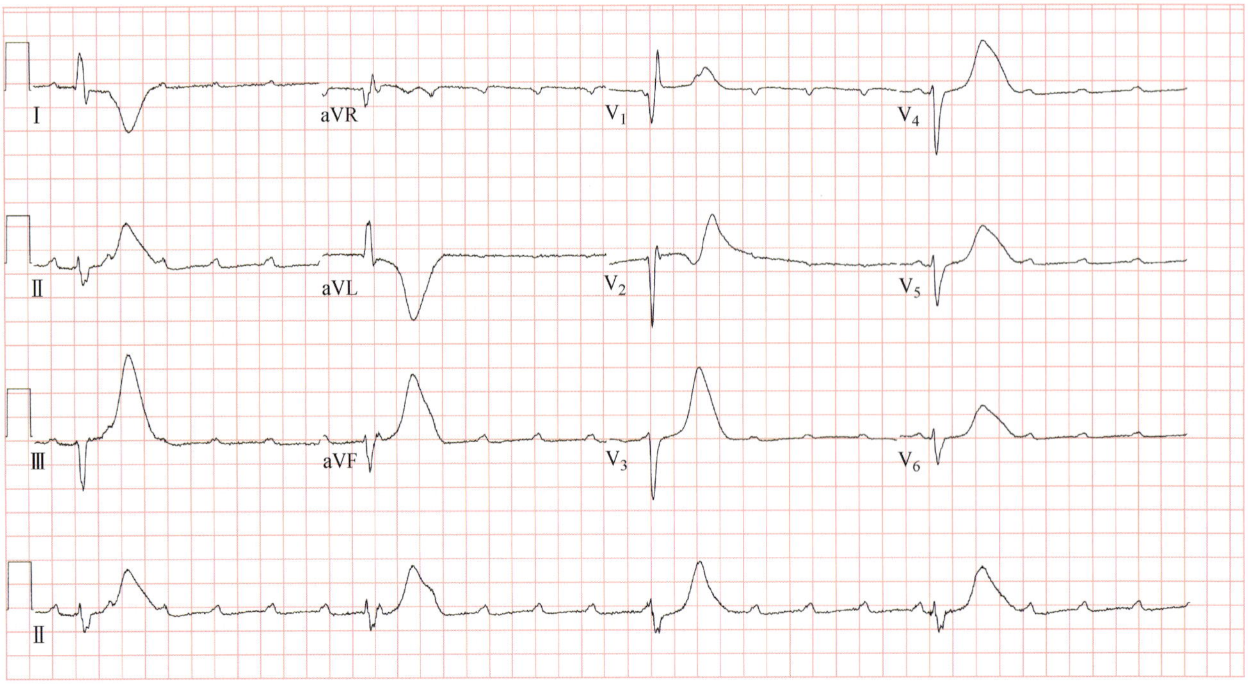

图 4.1 ■ 三度房室传导阻滞并室性逸搏心电图

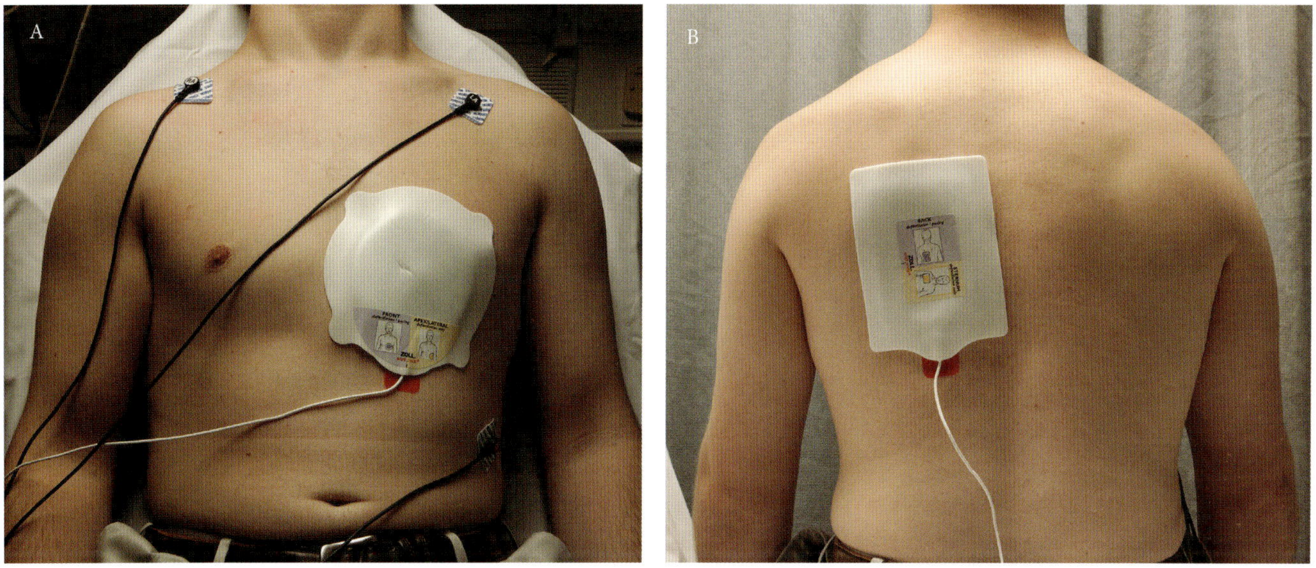

图 4. 2 ■ 同时有用于按需模式的三个监护导联时，起搏电极片首选放置的前胸（A）和后背（B）位置

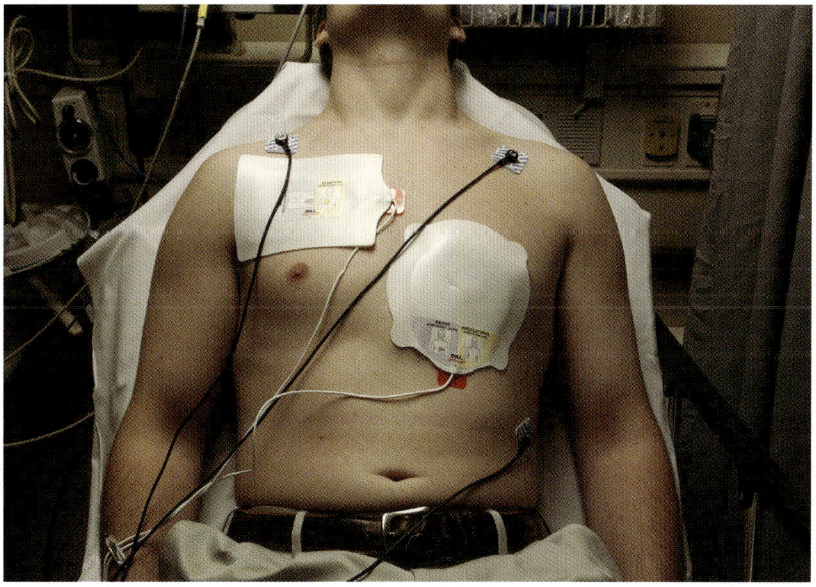

图 4. 3 ■ 同时有用于按需模式的三个监护导联时，起搏电极片也可选择都放在前胸位置

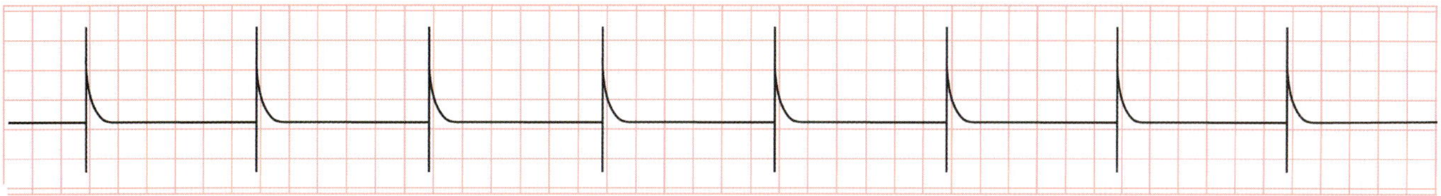

图 4. 4 ■ 监测显示经皮起搏后无心室夺获，注意起搏钉样信号后的伪迹

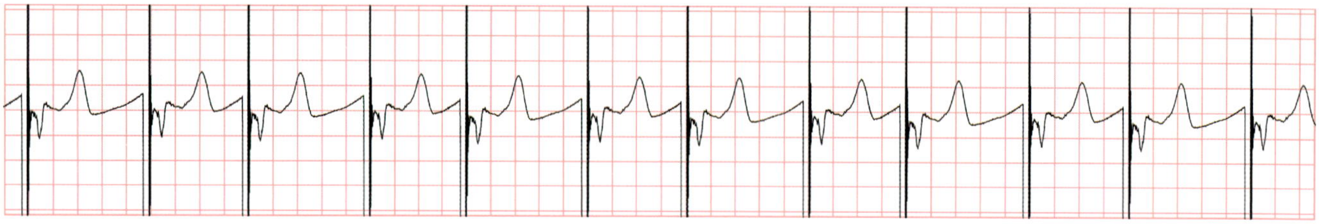

图 4.5 ■ 经皮起搏后心室夺获。注意呈左束支传导阻滞形态的 QRS 波及 T 波

并发症

由于经皮起搏脉冲必须穿过胸壁刺激心脏，所以与心腔内植入起搏器相比，需要较高的刺激电流。往往需要药物镇静和镇痛，必要时需气管插管。对于非可逆性病因所致心律失常或未经静脉途径起搏充分夺获心肌的患者，可考虑经静脉起搏（见后）。

经验与教训

- 患者生理指标小的变化（比如：酸中毒和缺氧）会增加夺获阈值。因此，接受起搏的患者应该有 1 对 1 的护理，以确保持续性的起搏夺获，直到确定最终的治疗方案。
- 大多数 12 导联心电图不能很好地显示大量起搏电流，导致心电图难以辨识。因此，最好使用除颤监护仪。
- 为防止皮肤烧伤，应该避免长时间的经皮起搏。
- 超速起搏可引起继发性心律失常，包括室性心动过速和心室颤动，所以在治疗过程中，临床医生应在床旁随时准备处理这些可能出现的状况。
- 所有接受经皮起搏的患者均应该视作危重患者，需要紧急心脏专科会诊。

经静脉起搏器

TRANSVENOUS PACEMAKER

Benjamin C. Smith Ⅲ

公绪合　彭　晖　译

适应证

阿托品试验阴性的反复心动过缓患者应考虑起搏治疗。首先可采用经皮起搏，因其操作简单。但如果需要长时间起搏或经皮起搏失败的患者，可考虑经静脉起搏。最终的目的是纠正导致心动过缓的潜在病因，或植入永久性心脏起搏器。

技术

经静脉起搏首先需要建立血管通路，并送入导引鞘管，一般首选左锁骨下静脉或右颈内静脉。虽然股静脉是可选择的血管入路，但左锁骨下静脉或右颈内静脉为右心室电极植入提供了最直接的解剖通路。起搏电极导线近端与心电图机的 V_1 导联相连，患者需连接心电图肢体导联。之后，起搏导线经导引器送至上腔静脉，球囊充气，起搏电极随之直接导入右心室。通过观察 V_1 导联的形态变化，来确定起搏导线的位置，并通过实时超声、透视、胸部 X 线检查证实电极在右心室的位置。

一旦电极位置确认，球囊放气，起搏导线与经静

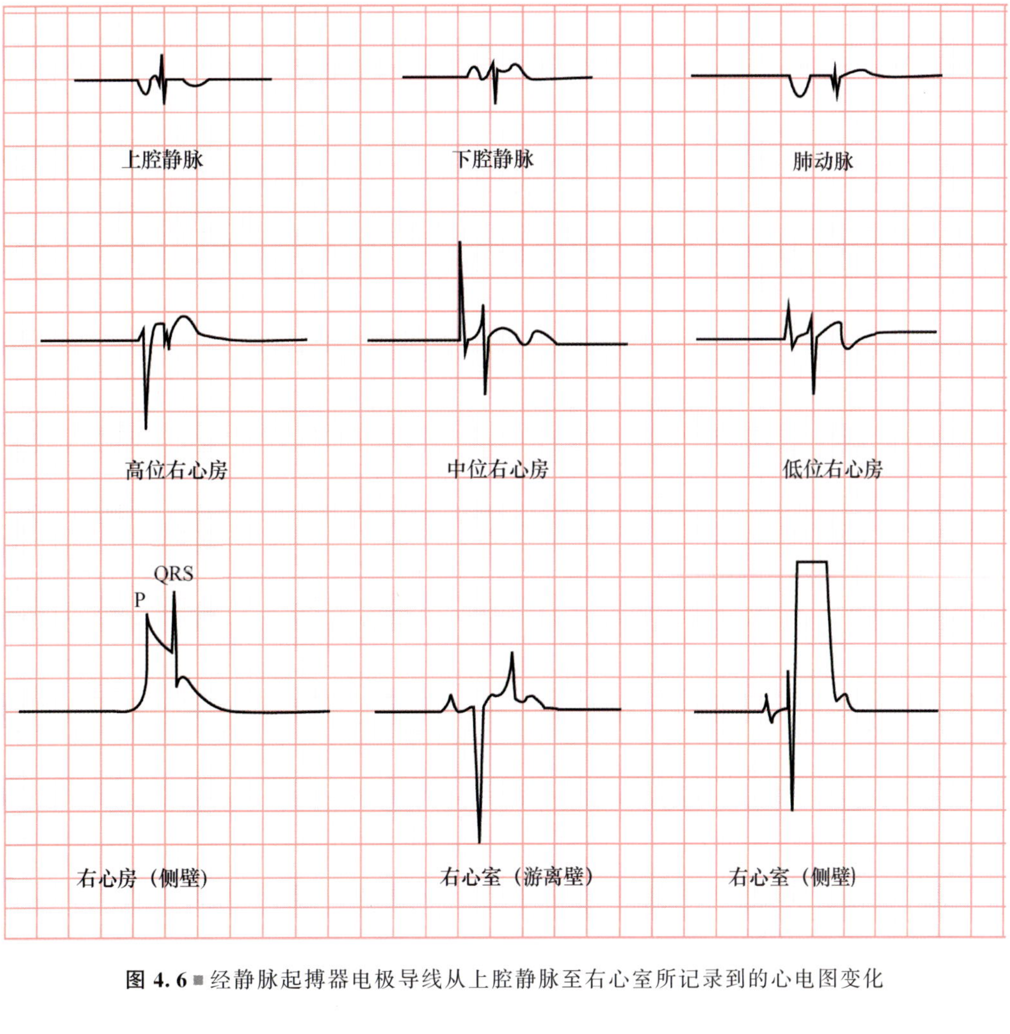

图 4.6 ■ 经静脉起搏器电极导线从上腔静脉至右心室所记录到的心电图变化

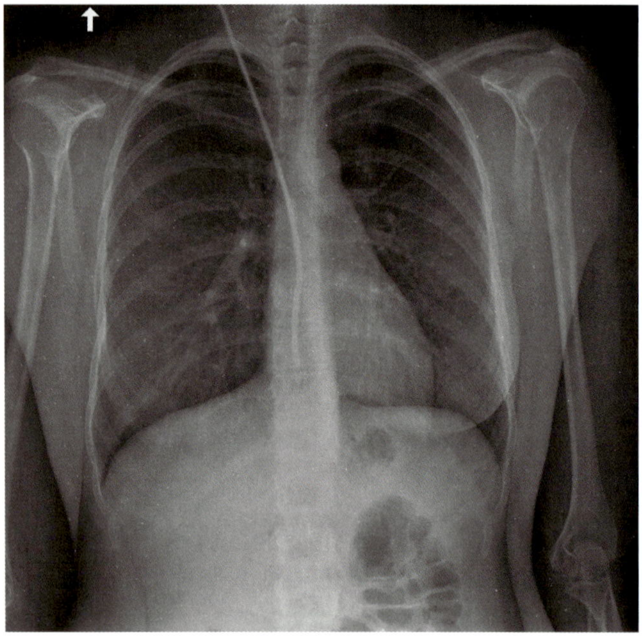

图 4.7 ■ 正位胸片显示经静脉起搏器电极导线正确地位于右心室内

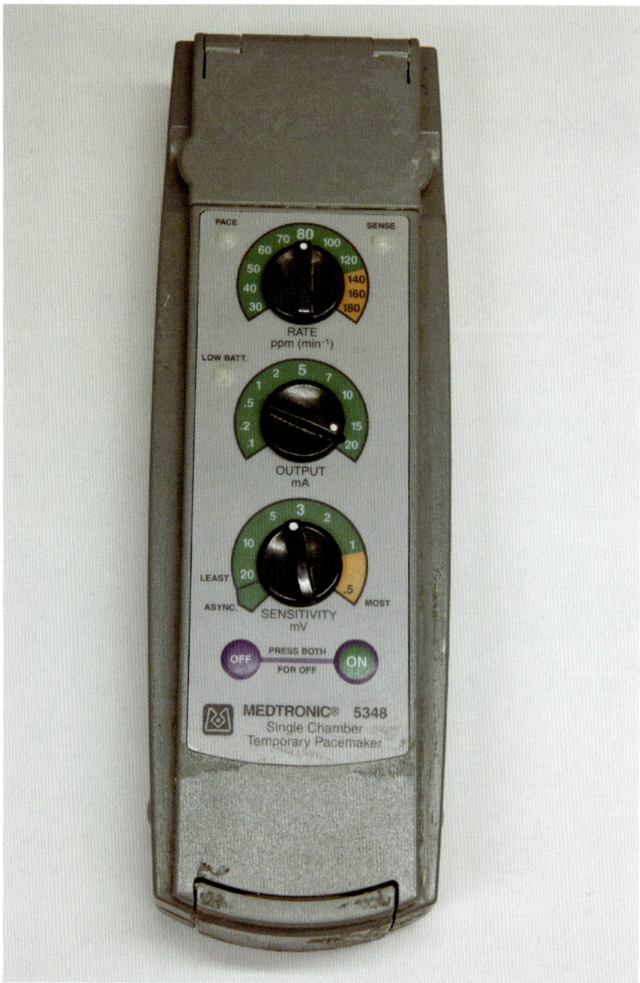

图 4.8 ■ 临时经静脉起搏器面板显示心率、输出（电流）和灵敏度（按需模式）

脉起搏装置相连。起搏频率设置为 80 次/分，起搏电流调至最大值，通常为 20 mA。机械性夺获时应该能够触及同步的中心脉搏，并通过床旁心电图或多普勒超声显示的末梢血流情况来证实。单纯的电信号夺获不足以证实有效的心脏激动。然后降低起搏电流直至不能有效夺获，这个值被称为夺获阈值。电流应设定为夺获阈值的 2～3 倍。如果在最大电流状态下仍然失夺获，那么起搏导线需要重新放置。为了起搏器能感知患者的自身节律，一般将其工作模式设置为按需起搏模式。

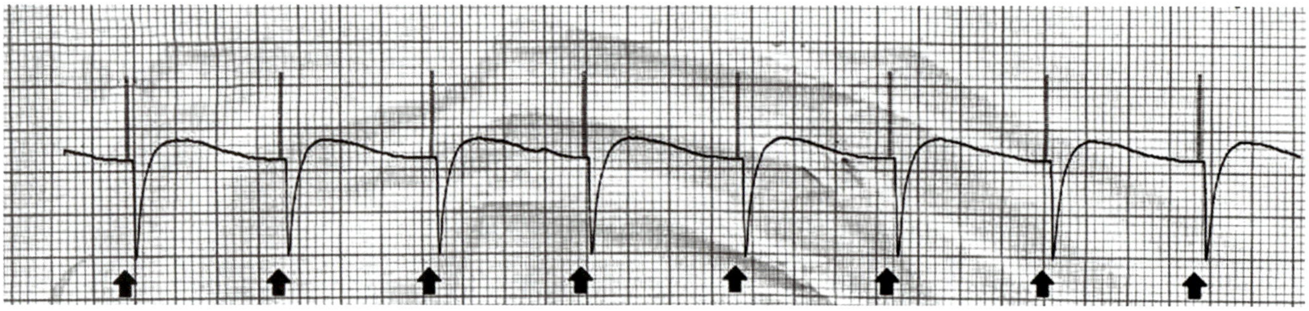

图 4.9 ■ 心电监护仪显示起搏脉冲（箭头）失夺获，注意起搏钉样标记之后的伪迹，这并不代表夺获

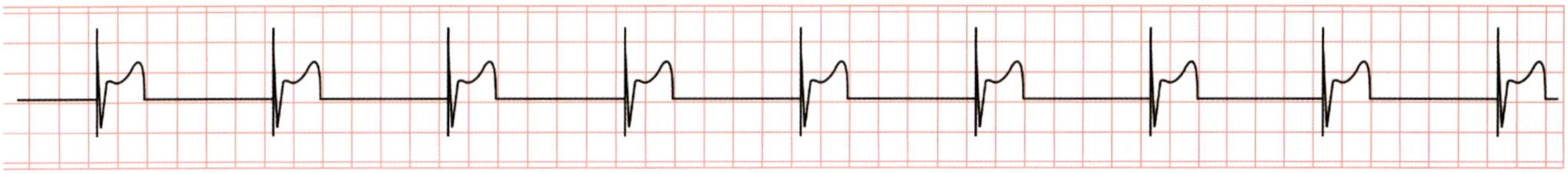

图 4.10 ■ 心电监护仪显示起搏脉冲成功夺获，注意成功夺获后的 T 波

并发症

植入相关的并发症包括误穿动脉、气胸、静脉血栓形成、肺栓塞、右心室刺激致心律失常和心脏穿孔。

经验与教训

- 经胸剑突下超声视角能够清楚显示右心室，可实时指导起搏导线放置，但要注意无菌原则。
- 心肌缺血引起症状性心动过缓的患者，其心肌更易激惹，容易发生导管相关的心律失常。
- 在低心排血量时，由于推送充气的导管头端的前向静脉血流较小，使得放置起搏导线于右心室合适位置比较困难。这种情况下，更适合选择右颈内静脉血管入路。

植入式起搏器的并发症

COMPLICATIONS OF IMPLANTED PACEMAKERS

Bryon E. Rubery

Glenn M. Brammer

公绪合　彭晖　译

适应证

非可逆原因引起的症状性心动过缓，并需要长时间的经静脉心脏起搏，常见原因包括病态窦房结综合征、房室传导阻滞，以及少见原因如颈动脉窦超敏反应。

技术

初始植入起搏器后，心脏科医生将通过检查起搏阈值、电极阻抗、感知功能，心电图及胸部X线观察导线位置，来判断起搏器的功能状态。

并发症

在急诊科评价起搏器功能时，通常需要进行心电

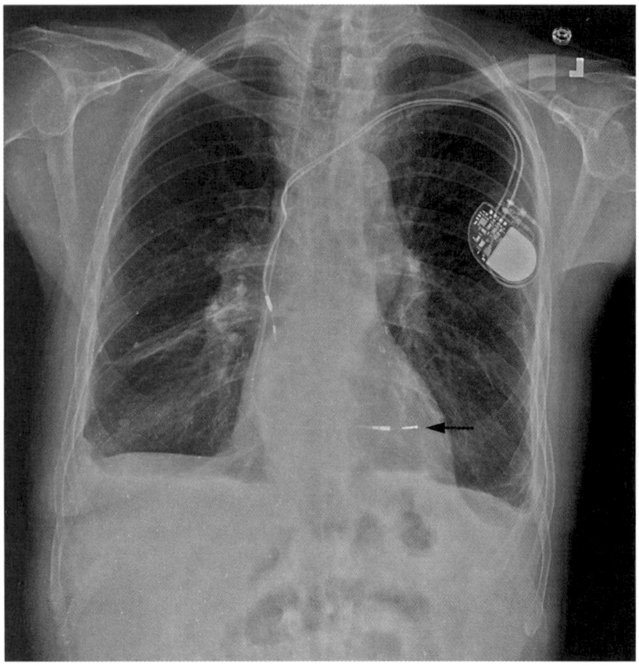

图 4.11 ■ X线胸片显示起搏电极头端位于右心室侧壁（箭头），但电极导线经过未知的室间隔缺损进入左心室

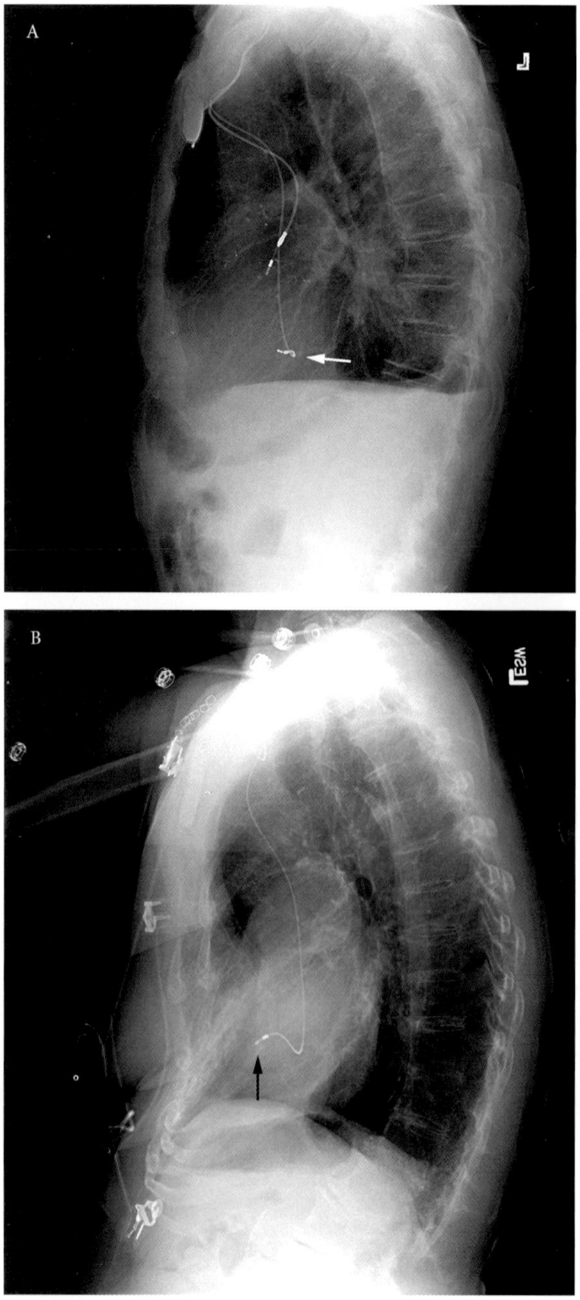

图 4.12 ■（**A**）图 4.11 中同一个患者的侧位胸片，右心室起搏电极头端（箭头）明显指向后部（左心室区域）。（**B**）与图 A 比较，正常状态下，右心室起搏电极头端（箭头）指向前

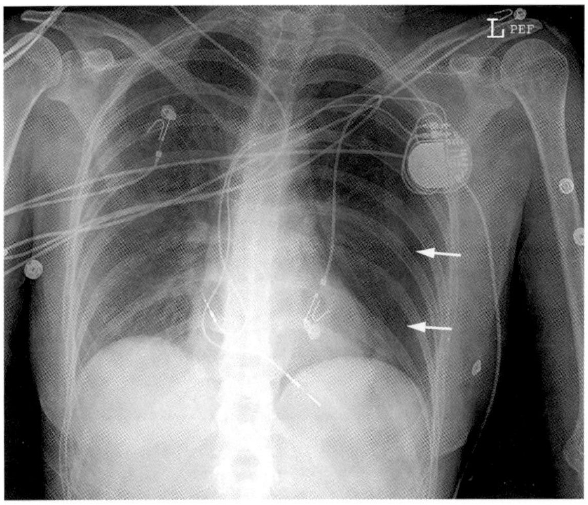

图 4.13 ■ 双腔起搏器植入术后第一天出现左侧气胸。图示左肺侧缘（箭头）缺少正常肺组织影像表现

图检查以寻找钉状的起搏脉冲信号，观察心电图波形的变化，以及进行胸部 X 线检查并与植入术后胸片进行比较。其他资料包括患者的主诉和既往史。有关起搏器参数的程控和调试需要与患者的心脏科医生讨论。

气胸

有时，直到植入后第二天才发现气胸。患者通常表现为胸膜炎性胸痛，伴或不伴有呼吸困难。

电极导线脱位

患者可能会出现晕厥，原有症状复发，提示起搏部位的异常，以及起搏胸肌或膈肌刺激等，也可能仅有轻微的症状，如乏力或“不适”的感觉。

电极导线断裂

由于电极导线断裂或周围绝缘层的破损，引起电信号泄漏，导致起搏器失夺获。

电极导线穿孔

起搏器电极导线穿孔可出现程度不一的胸痛，生

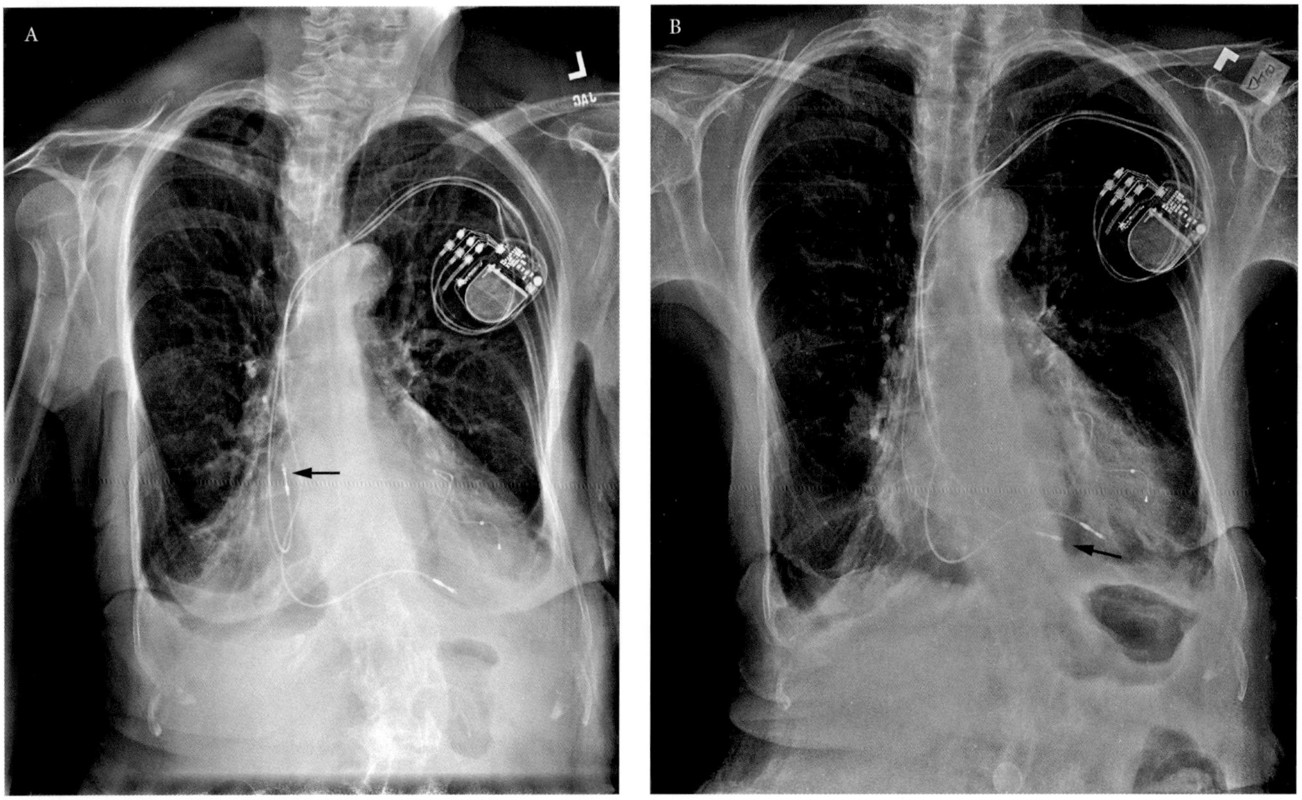

图 4.14 ■（**A**）X 线胸片显示双心室起搏器心房（箭头）和心室电极的合适位置。（**B**）全身不适后复查 X 线胸片，心房电极（箭头）已经移动到右心室，起搏器程控显示由于电极位置不当引起心房失夺获

命体征可能正常，或出现心脏压塞引起的低血压。患者可能有心包摩擦音。通常，在进行起搏器程控时，往往发现起搏器电极的起搏功能、感知功能，以及阻抗异常；一般这些参数很少显示正常。偶尔，穿孔在最初植入时难以发现，但随时间推移，会显现出来。

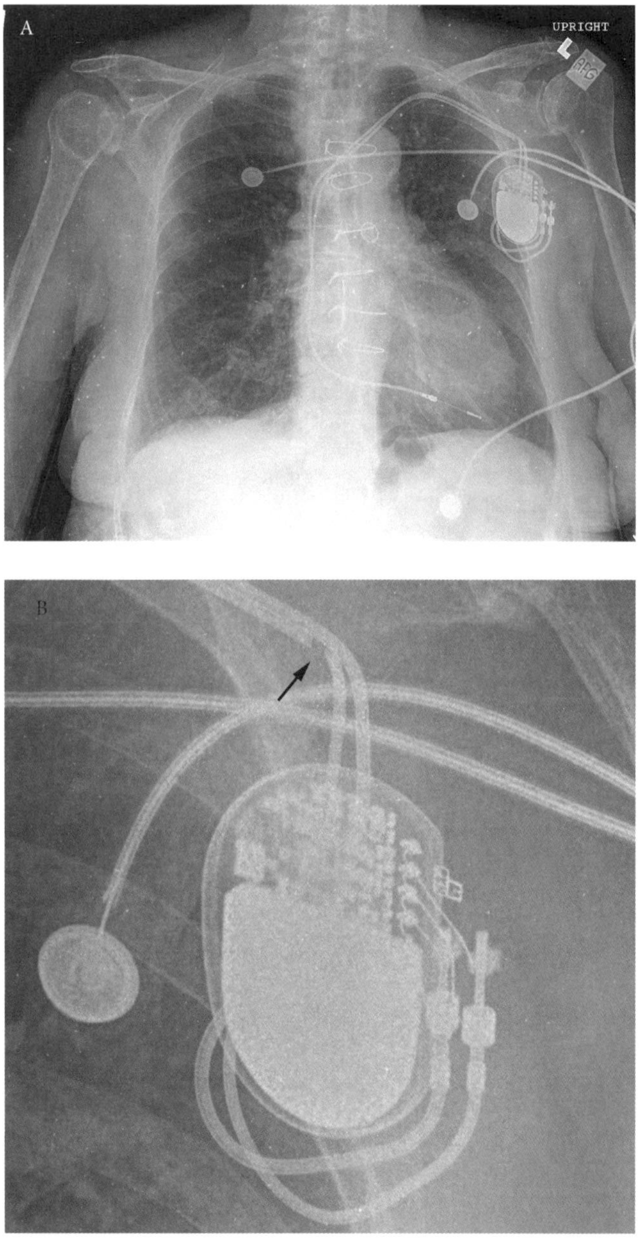

图 4.15 ■（**A**）起搏器导线断裂患者的 X 线胸片。患者突然出现乏力，进行起搏器功能测试，包括胸部 X 线检查。邻近起搏器的电极导线弯曲处可见断裂。（**B**）放大的断裂部位

其他并发症

起搏器植入部位发生感染并不少见，包括典型的皮肤微生物在内的感染，需要移除起搏装置。植入手术或皮肤创伤可能会引起囊袋局部出现血肿。偶尔会发生皮肤坏死，大多是由于囊袋感染所致。

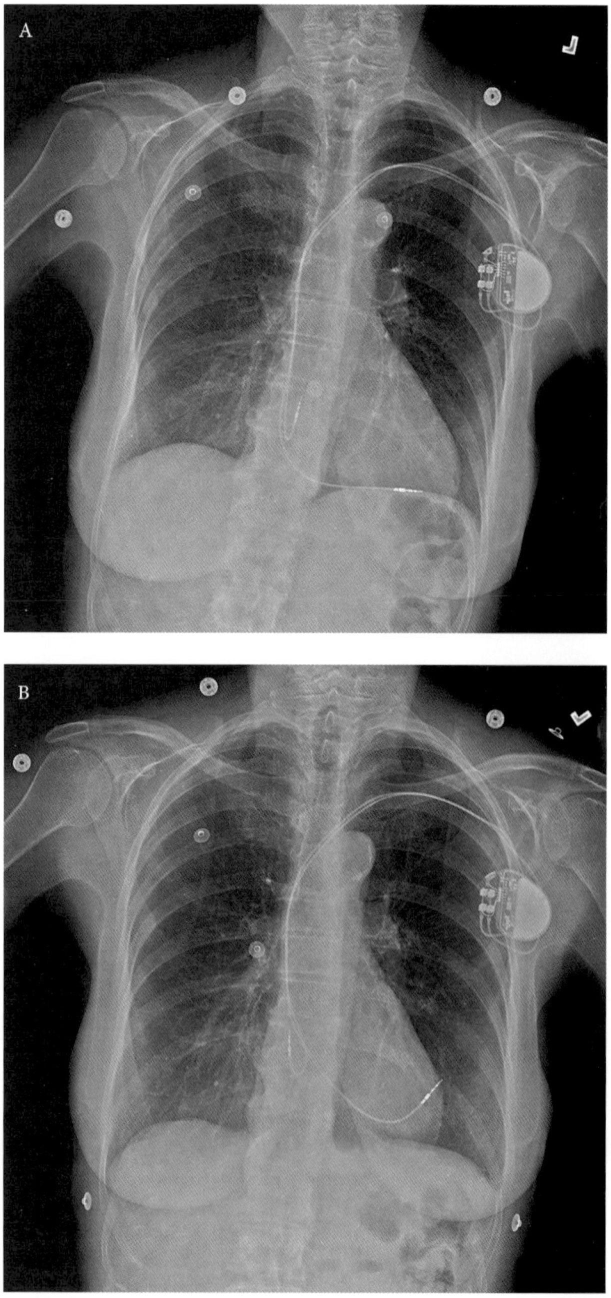

图 4.16 ■（**A**）心脏起搏器植入即刻的 X 线胸片。右心室电极穿孔未被诊断。（**B**）术后三天 X 线胸片，电极穿孔更加明显，右心室电极头端明显位于心室外

经验与教训

- 起搏器功能障碍可能会仅表现为乏力或“不适”等轻微症状。
- 历史记录资料或患者随身携带的起搏器卡有助于发现潜在的起搏器功能障碍。

植入式心脏复律除颤器：并发症
IMPLANTED CARDIOVERTER-DEFIBRILLATOR: COMPLICATIONS

Bryon E. Rubery
Glenn M. Brammer
公绪合　彭　晖　译

适应证（Ⅰ类）

由于心室颤动或不稳定性室性心动过速（排除可逆原因）引起心搏骤停的幸存者，达到心力衰竭诊断标准的严重左心室功能障碍患者。

技术

初始植入后，心脏科医生往往依据风险来决定是否进行除颤阈值检测。可以从X线胸片上显示的除颤线圈（1个或2个）来区分是起搏器还是植入型心脏复律除颤器（ICD）或带有除颤功能（ICD）的起搏器。本节重点介绍ICD植入后的并发症。

并发症

气胸

见前面“植入式起搏器的并发症”部分介绍。

不适当放电

引起不适当放电的原因包括误感知，非持续性快速性心律失常，起搏器和ICD交互作用，组件故障。导致误感知的因素包括快速性室上性心动过速、肌电活动、感知T波，以及导线断裂或移位。对于反复不适当放电的患者，可在设备上放置磁铁以暂时停止ICD工作。如果必须进行除颤，不要把除颤电极板或电极片直接放在ICD上。通常在进行心肺复苏时，ICD放电既不危险也不痛苦。

电极导线脱位或断裂

见84页“植入式起搏器的并发症”部分，识别电极导线脱位或断裂。

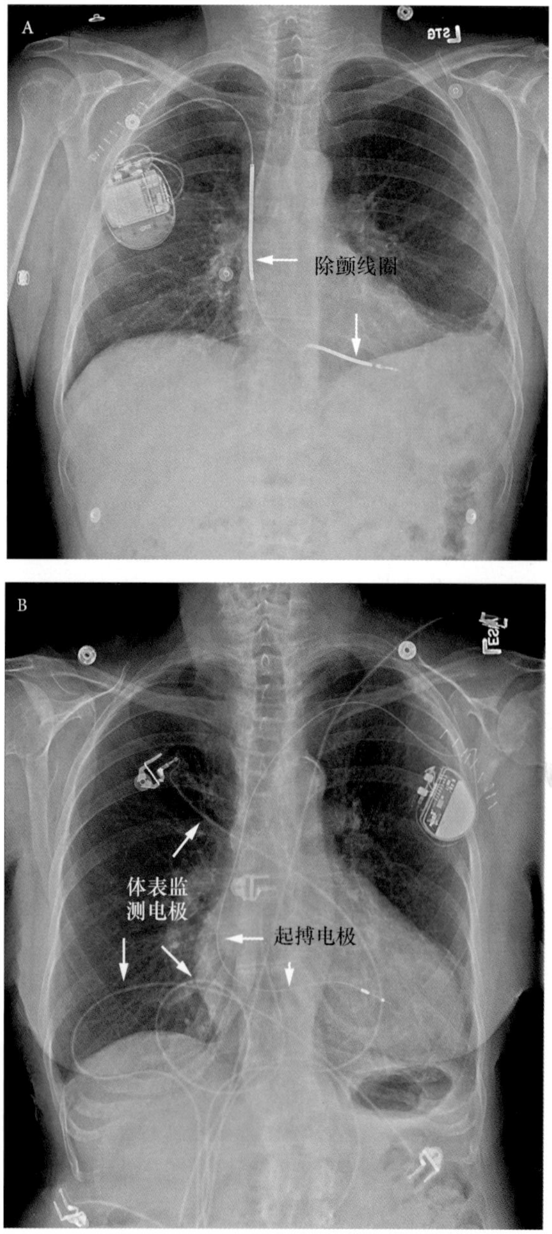

图4.17 ■ **（A）** X线胸片显示患者植入属于典型除颤电极导线的双线圈ICD。**（B）** X线胸片显示右心室单电极导线的单腔起搏器

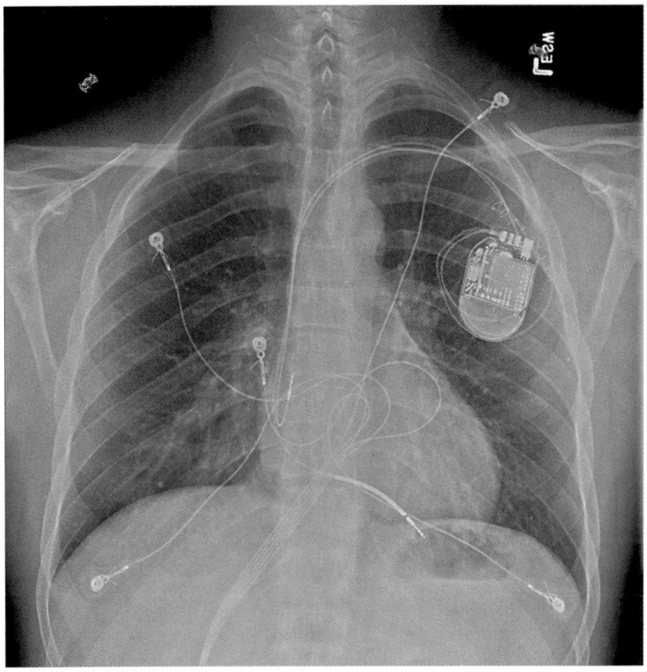

图 4.18 ■ X 线胸片显示 ICD 电极导线在右心室底部，但床边超声心动图提示明显的心包积液

电极导线穿孔

ICD 植入的患者中，电极导线穿孔可表现为胸痛、心脏压塞致低血压，或者患者的生命体征可能正常。患者可以有心包摩擦音。在进行 ICD 程控时，通常会表现为感知或阻抗异常。

其他并发症

见“植入式起搏器的并发症”部分。

经验与教训

- 未发生过频繁心律失常的 ICD 植入患者（无起搏功能）有可能发生无症状的电极导线脱位。这种脱位可能因无关症状行胸部 X 线检查时被发现。
- 无症状并不能排除电极导线穿孔，但电极穿孔可表现出危及生命的症状。
- 不适当放电导致患者严重焦虑，并要求拔除或停用 ICD，这需要心脏科医生和患者共同决定。

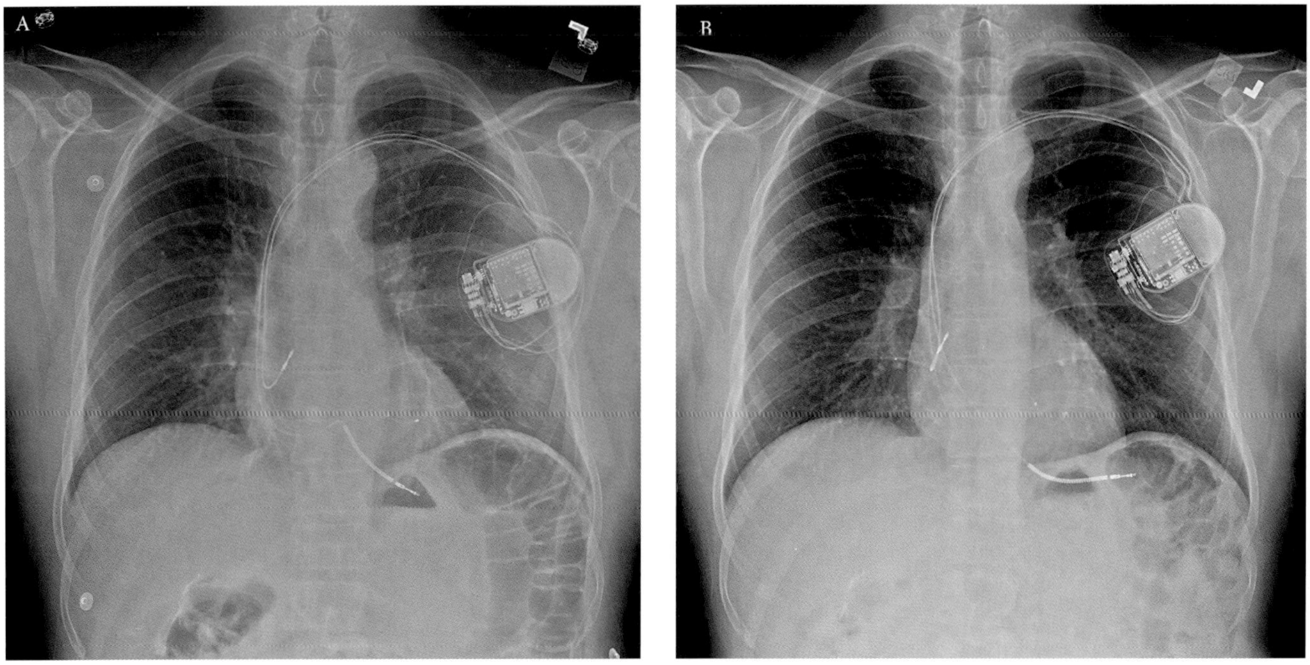

图 4.19 ■（**A**）植入后第一天，无症状患者的 X 线胸片提示可能存在电极导线穿孔，但没有被发现。（**B**）两个月之后，复查 X 线胸片显示明显的电极导线穿孔

左心室辅助装置

LVAD：LEFT VENTRICULAR ASSIST DEVICE

Daniel Renner
Heather Heaton
Jason N. Katz

公绪合　彭　晖　译

适应证

左心室辅助装置（LVAD）可以增加重症心肌病患者左心室输出量。辅助泵将血流从左心室心尖部驱动至主动脉近端。该泵由带控制器的外部电源提供能量。电池和控制器都在身体外部。控制器通过腹壁手术切口连接驱动系统带动泵。

在无脉时，大多数 LVAD 采用连续驱动血流机制（例如，轴或离心驱动血流）来泵血，以维持正常的平均动脉压。然而，许多患者仍保留一些心脏收缩力，可以触及脉搏。LVAD 患者仍然需要适当的右心室功能泵血到肺部。

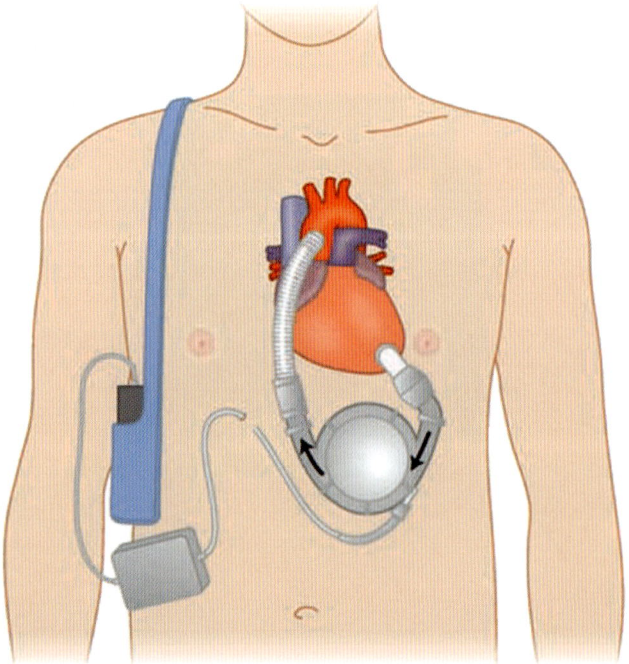

图 4.20 ■ 左心室辅助装置组件。LVAD 将血液从左心室泵入主动脉。经允许引自 Renner D，Heaton H，Katz JN. Left Ventricular Assist Devices，Chapter 53. The cardiomyopathies and pericardial disease. In：Tintinalli JE，Stapczynski J，Ma O，Cline DM，Cydulka RK，Meckler GD，eds. Tintinalli's Emergency Medicine：A Comprehensive Study Guide. 7th ed. New York，NY：McGraw-Hill；2011

技术

LVAD 患者应该有一个正常的平均动脉压。血压可以通过超声多普勒或手动测量。血流是连续性的，而不是脉冲式的。听诊可闻及辅助泵的连续呼呼声。心电图显示明显的 QRS 波群。X 线胸片上可看到左心室辅助装置。禁忌行磁共振检查。

血流动力学不稳定的 LVAD 患者

如果听诊心前区不能闻及"呼呼声"，应该寻找引起 LVAD 机械故障的原因，检查和（或）更换电池和（或）控制器。不要断开装置的任何连接。低血压时，可给予输注生理盐水。如果低血压持续存在，或有右心衰竭或 LVAD 功能故障，可启动静脉升压药物治疗。多巴胺是首选的一线治疗药物。心电图检查排除右心室心肌梗死或功能衰竭。常规的实验室检查是必要的。床旁超声可以用来评估右心室功能、心包积液/心脏压塞。在排除出血的情况下，如果装置有血栓形成，可给予肝素抗凝。血流动力学不稳定的室性心动过速或心室颤动患者需除颤/复律治疗。注意不要把除颤电极板放在驱动系统上。如果患者血流动力学稳定，则可给予胺碘酮。

并发症

临床并发症包括出血、贫血（溶血）、血栓栓塞或感染。LVAD 患者抗凝的国际标准化比值（INR 目标值）应控制在 2～3。LVAD 患者同时存在栓塞风险，尤其是在未充分抗凝情况下，如肺栓塞、卒中和肠系膜缺血。一旦排除出血，肝素抗凝是安全而且必

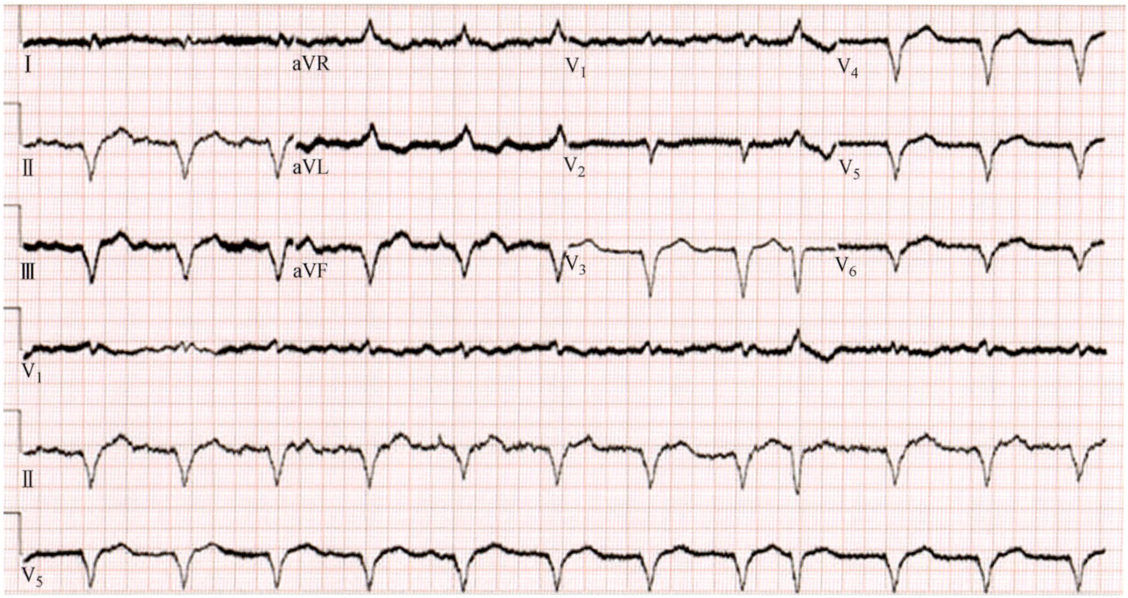

图 4.21 ■ 植入 LVAD 患者的心电图。QRS 波形明显，基线显示一些来自辅助泵的电干扰。心电图转载由 Daniel Renner 博士许可，引自 Renner D，Heaton H，Katz JN. Left Ventricular Assist Devices，Chapter 53. The cardiomyopathies and pericardial disease. In：Tintinalli JE，Stapczynski J，Ma O，Cline DM，Cydulka RK，Meckler GD，eds. Tintinalli's Emergency Medicine：A Comprehensive Study Guide. 7th ed. New York，NY：McGraw-Hill；2011

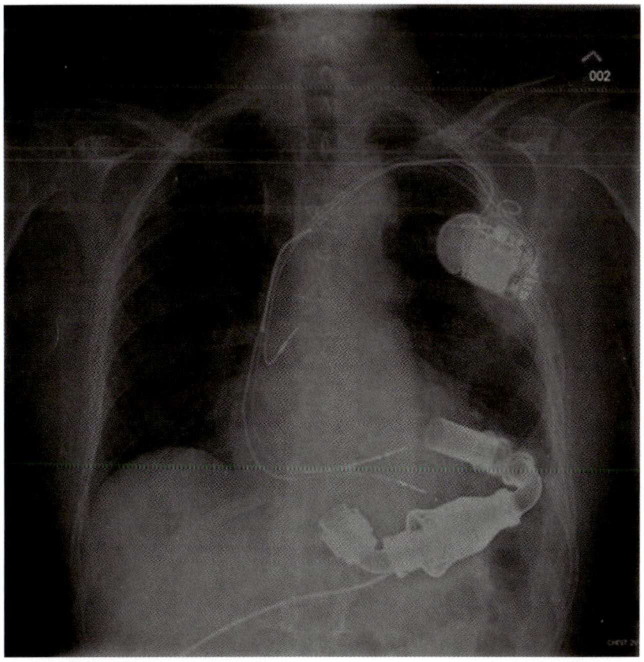

图 4.22 ■ 植入 LVAD 和除颤器患者的正位 X 线胸片。X 线胸片没有显示主动脉近端的流出导管。经允许引自 Renner D，Heaton H，Katz JN. Left Ventricular Assist Devices，Chapter 53. The cardiomyopathies and pericardial disease. In：Tintinalli JE，Stapczynski J，Ma O，Cline DM，Cydulka RK，Meckler GD，eds. Tintinalli´s Emergency Medicine：A Comprehensive Study Guide. 7th ed. New York，NY：McGraw-Hill；2011

要的。感染是常见的并发症，尤其是驱动系统出口处感染。脓毒症治疗包括容量复苏、血液培养和抗生素治疗。

经验与教训

- 永远不要对 LVAD 患者做胸外按压。胸外按压可使患者的 LVAD 从心脏与主动脉移位，造成左心室破裂和顽固性出血。
- 如果 LVAD 不能提供有效的脉搏搏动，则难以检测到患者脉氧。
- 患者和家属应参与到患者自身评价与管理中。
- 尽可能寻求患者的 LVAD 协调者的帮助以进行决策的协助管理，这一点非常重要。

自动心肺复苏装置
AUTOMATED CPR DEVICE

Jeffrey W. Hinshaw

公绪合　彭晖　译

适应证

心搏骤停患者需要持续、高质量的心肺复苏(CPR)。这有助于维持有限的器官灌注，直到后续确定治疗的实施和（或）抢救药物的应用。虽然胸部按压往往由第一发现者，即医务人员或非医务人员实施，但体外自动化按压装置可很好地协助完成这项任务。

目前美国心脏协会（AHA）指南建议胸外按压深度至少 2 英寸（5 cm），按压频率大于 100 次/分。每次按压应该有充分的胸部回弹。一次 CPR 循环应在 2 min 内完成，尽量减少每次循环之间的间隔。CPR 是非常耗费体力的，需要按压者定期轮换，以保证足够的胸壁按压力度。自动按压装置可在院外急救或转运过程中应用，以节省救援者体力消耗，让他们去完成其他复苏措施。另外，根据 2010 年 AHA 针对 CPR 和重症心血管监护指南，在经皮冠状动脉介入治疗过程中出现心搏骤停时，使用机械性 CPR 装置是合理的（推荐类别ⅡA，证据等级 C)。

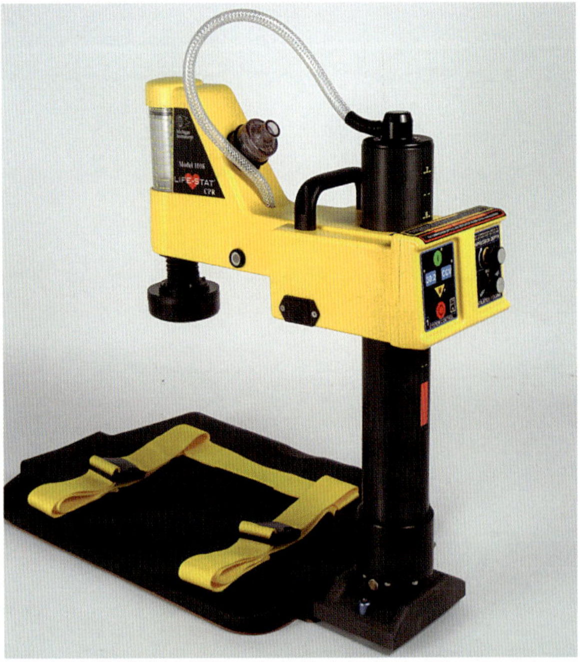

图 4.23 ■ LifeStat 系统是活塞式按压装置

技术

活塞式胸部按压装置由一个底板和一个活塞延伸的臂组成。活塞产生的按压力，将胸壁向下压至几英寸。通气系统可以添加到装置上，使得胸部按压与机械通气同步，大多数装置允许在不间断按压情况下进行除颤。

人工或按压装置实施的正确 CPR 取决于被动的胸部回弹。一些胸部按压装置配备改进的吸盘式的驱动臂，可以使胸部主动弹回未压缩的位置。另一种按压装置包含一个负载分布带，电机驱动的压缩带压紧整个前胸。在按压和释放过程中，压缩带是绷紧的，以利于胸部扩张。

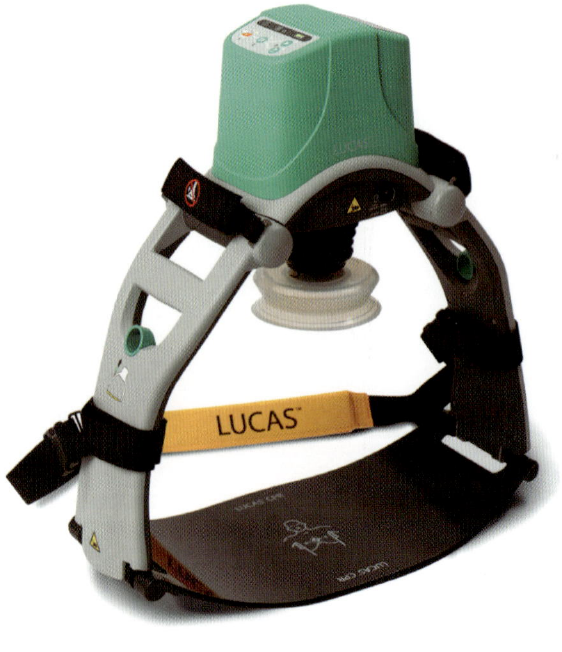

图 4.24 ■ LUCAS 胸部按压系统在活塞底部采用吸盘方式使得胸部主动回弹

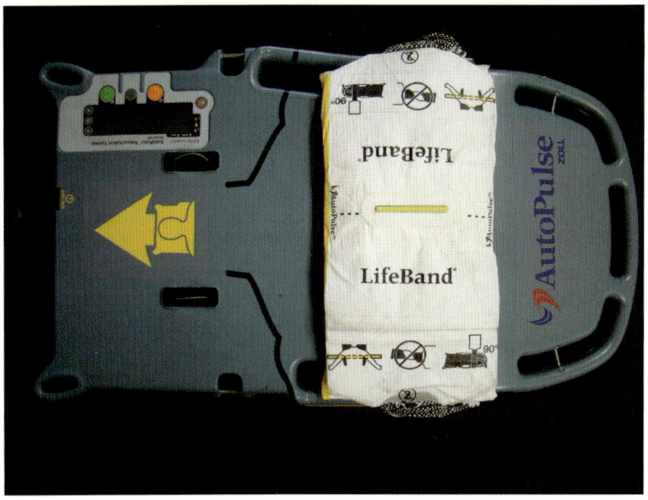

图 4.25 ■ AutoPulse CPR 装置使用负载分布带进行胸部按压

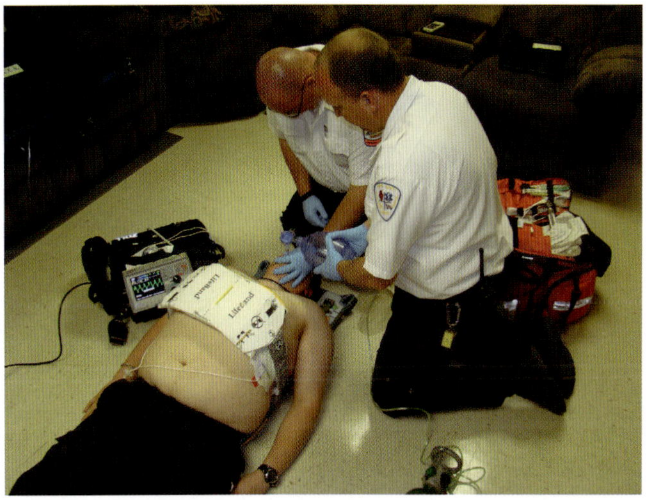

图 4.26 ■ 这是院前心脏停搏现场，自动化 CPR 装置被用于急救

并发症

自动 CPR 装置的潜在并发症是胸壁和胸部结构的创伤性损害。

经验与教训

- 有效的人工 CPR 非常耗费体力，而自动 CPR 装置能够提供长时间高质量的心肺复苏，尤其是在院前患者运送过程中。

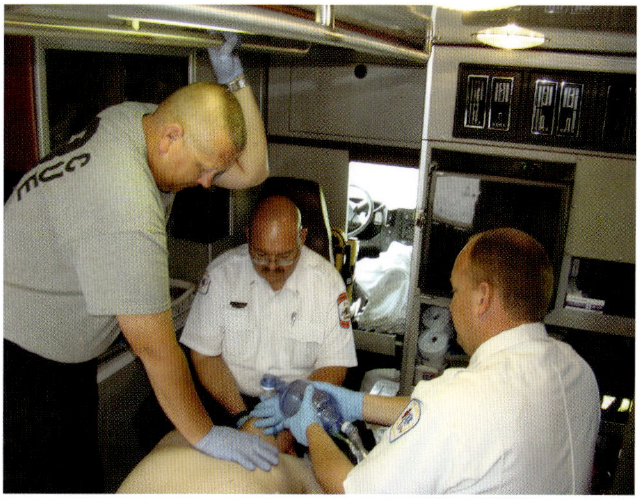

图 4.27 ■ 很难在救护车上进行人工 CPR。如图所示，人工 CPR 时，施救者一只手放在患者胸部，另一只手抓在栏杆上以保持平衡。这种情况下，由于紧急医疗服务人员不能保持稳定，处于危险之中，也不能达到理想的胸部按压

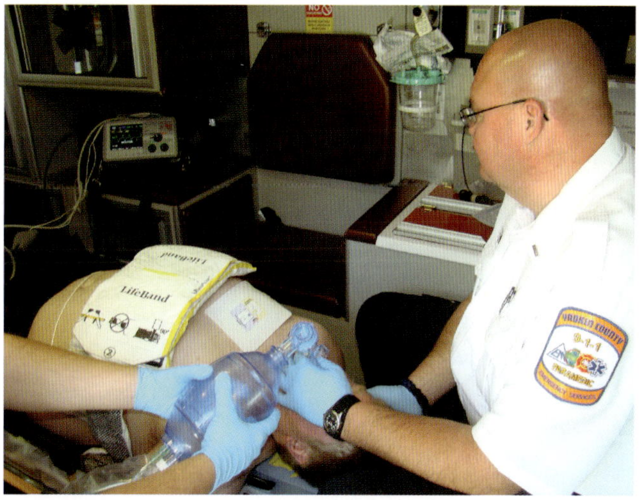

图 4.28 ■ 在将患者运送至医院过程中，使用自动 CPR，可以使紧急医疗服务人员保持坐位和稳定状态

- 与人工 CPR 相比，目前尚没有调查数据证实自动 CPR 可以增加患者的出院生存率。
- 在使用自动 CPR 装置前，应考虑设备的成本、电池寿命和临床疗效。

体外节律记录仪：动态心电监测和电话监测

EXTERNAL RHYTHM RECORDER：HOLTER MONITOR AND KING OF HEARTS

Joshua T. James

公绪合　彭晖　译

技术

动态心电图，或体外节律记录仪，广泛用于动态评价心脏节律紊乱。美国心脏协会实践指南将下列情况定义为使用动态心电图的Ⅰ类适应证：不明原因晕厥或近似晕厥，发作性头晕或不明原因的反复心悸。与标准12导联心电图比较，动态心电图通常使用不超过5个导联去长程监测心律失常。动态心电图有两种监测类型：连续性和间歇性。动态心电监测是一种连续监测，通常佩戴24～48 h，以提供连续的心电活动检查。心脏电话监测是一种间歇性监测，患者佩戴时间较长，通常是几个星期，并被患者的症状事件激活。

通常有两种类型的间歇式记录仪：事件记录仪和循环记录仪。事件记录仪存储被患者激活的主要事件。循环记录仪连续记录事件，但只存储激活时的主要事件。动态心电图可通过传统电话线或在线微处理器传输数据并进行快速分析。

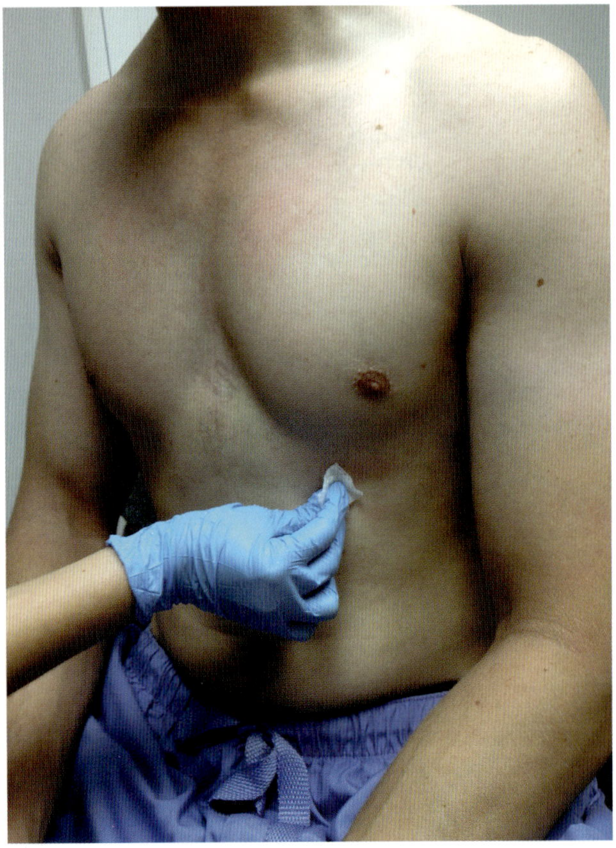

图 4.29 ■ 放置导联线前用酒精清洗皮肤。如果皮肤没有充分的清洁和干燥，导联线将无法粘贴在皮肤上

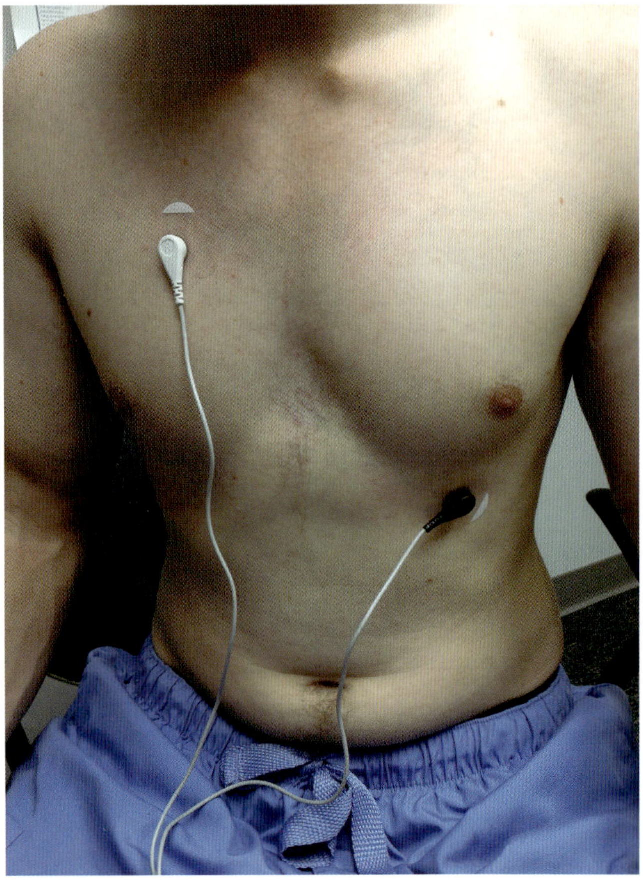

图 4.30 ■ 放置心脏电话监测仪导线。注意只有两个导联

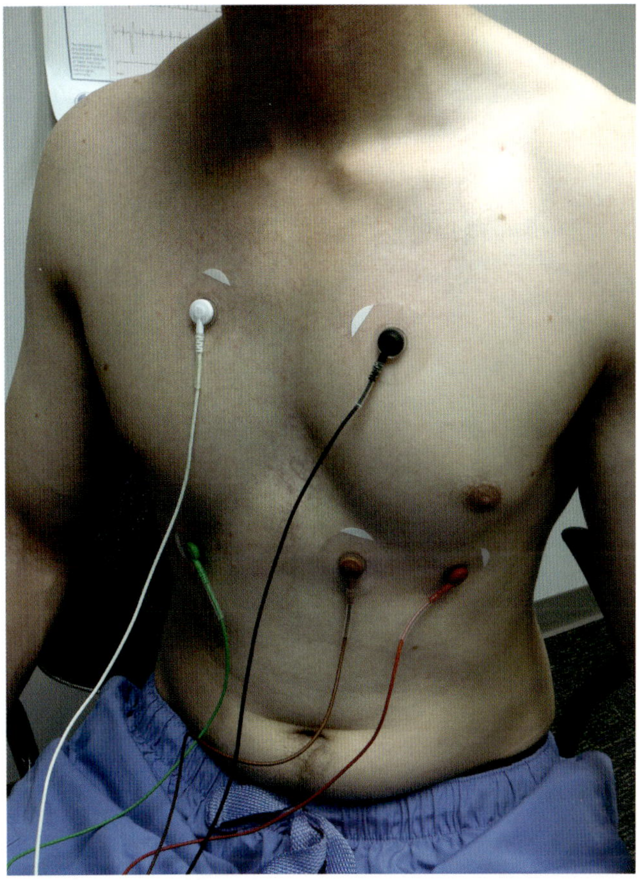

图 4.31 ■ 放置动态心电监测导线。注意有 5 个导联

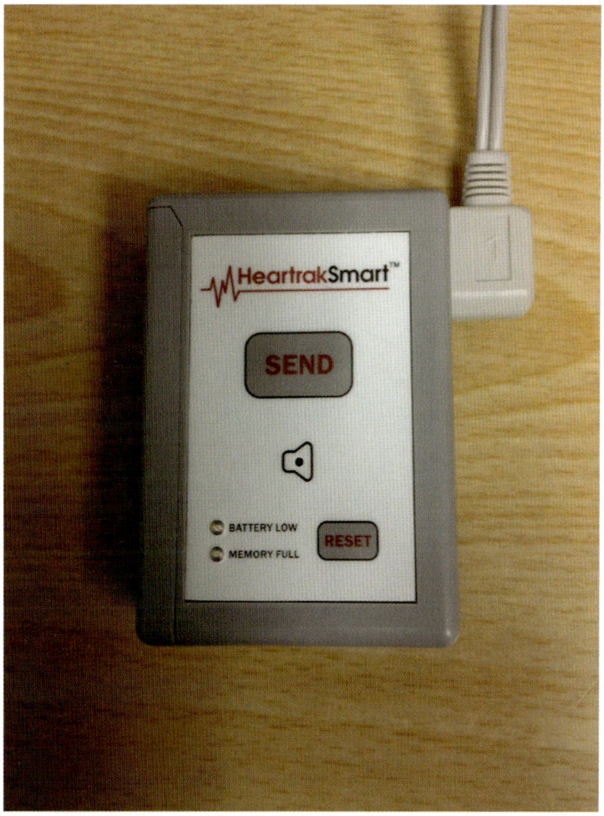

图 4.32 ■ 心脏电话监测仪。患者佩戴该装置，当症状出现时很容易被激活。顶部是记录按钮，该图看不见。发送（SEND）按钮传送事件数据；复位（RESET）按钮清除内存

解读

由于日常活动会产生肌电干扰，应该由有经验的技师或医生对监测数据进行分析。患者每天按时间顺序记录事件和症状。心律失常事件的监测可以辅助异常心律的诊断。记录心律失常事件的同时，患者伴随有相应症状，可指导临床治疗。在无心律失常事件时，患者存在明显症状，可排除心律紊乱的可能。心律失常在无症状时也可被检测到，但无症状性心律失常的临床意义尚不确定。不能被检测到的无症状性心律失常，可能没有临床意义。

经验与教训

- 对无法激活设备的患者，比如晕厥患者的评估，需要考虑持续心电监测。
- 对症状发作频率较低的患者，可考虑间歇性心电监测。
- 由于心律失常发作频率自身存在一定变化，心律失常发作频率减少 65%～95%方可证实治疗有效。
- 数据表明应用动态心电监测手段检测心律失常发生的敏感性仅有 22%。

体外膜肺氧合

EXTRACORPOREAL MEMBRANE OXYGENATION

Sydney Larken Ware

公绪合　彭　晖　译

适应证

可逆性的急性严重心力衰竭或肺功能衰竭，对传统治疗无反应。尽管有理想的呼吸机支持，但患者仍处于低氧性呼吸衰竭，这类人群可以从由静脉回到静脉的体外膜肺氧合（VV ECMO）中获益，比如创伤后严重肺挫伤患者或重症肺炎患者。顽固性心源性休克或心搏骤停后的患者可受益于由静脉回到动脉的体外膜肺氧合（VA ECMO）的心脏支持治疗。有抗凝禁忌证的患者不能使用 ECMO。高龄、神经功能障碍和原来即存在功能性能力差的患者也不适合 ECMO。

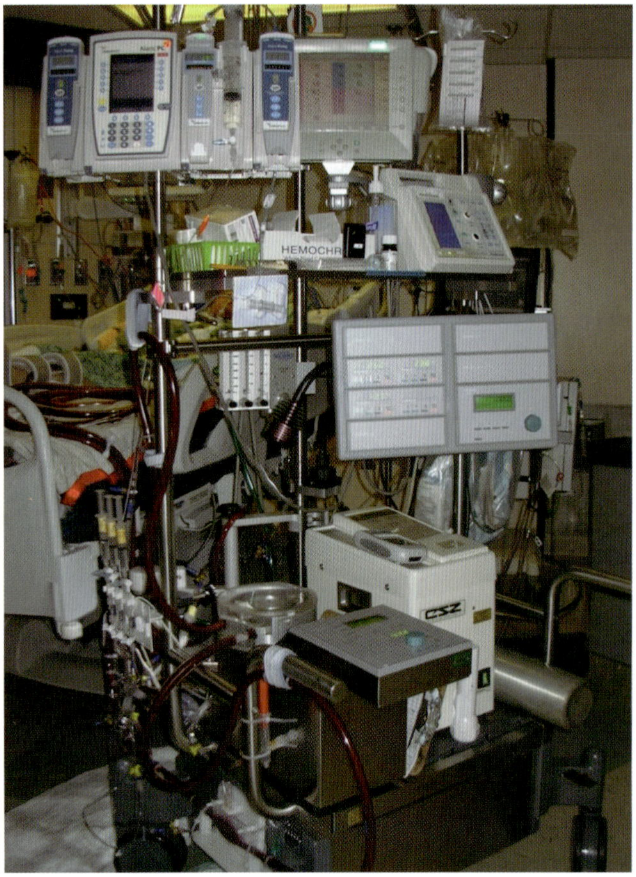

图 4.33 ■ ECMO 机器。显示 ECMO 装置的所有操作部件。心排血量（流量），通气（去除二氧化碳）和氧合量（富含氧气）都可以由临床医生调整

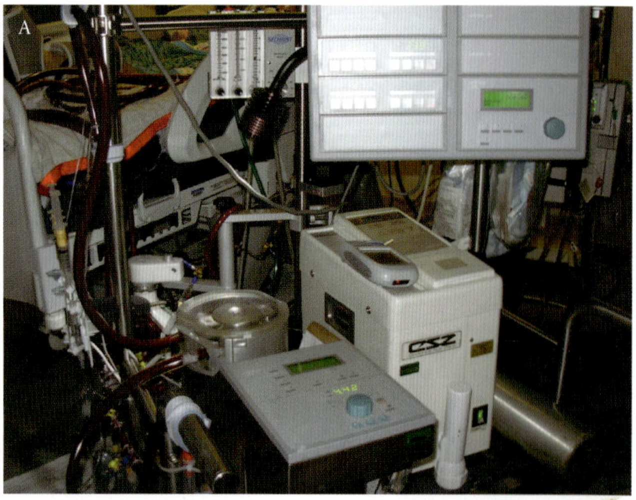

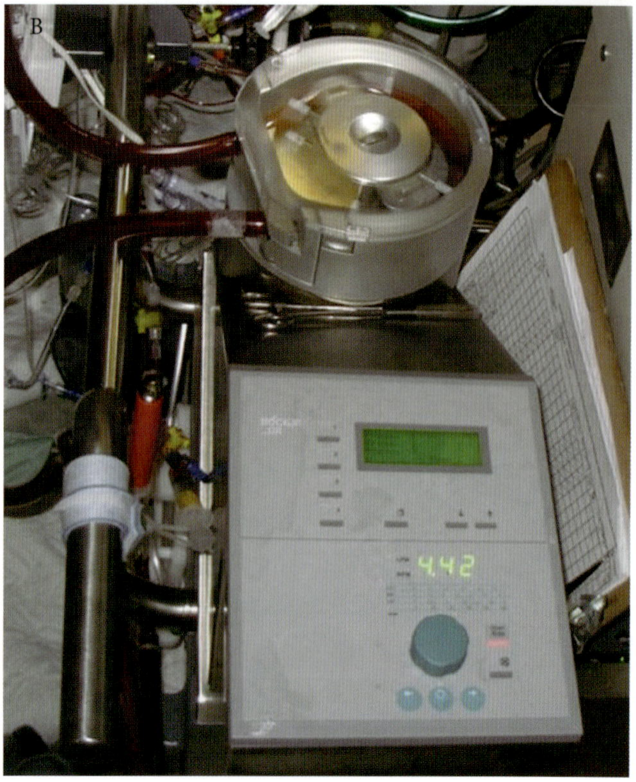

图 4.34 ■ 流量监控（**A**）和流量调节器（**B**）。通过 ECMO 装置监控流量，并回流到患者体内。VA 通路 ECMO 模式，调控患者的心排血量。当流量增加时，旋转振荡器的速度增加，旋转速度越快，心排血量就越高

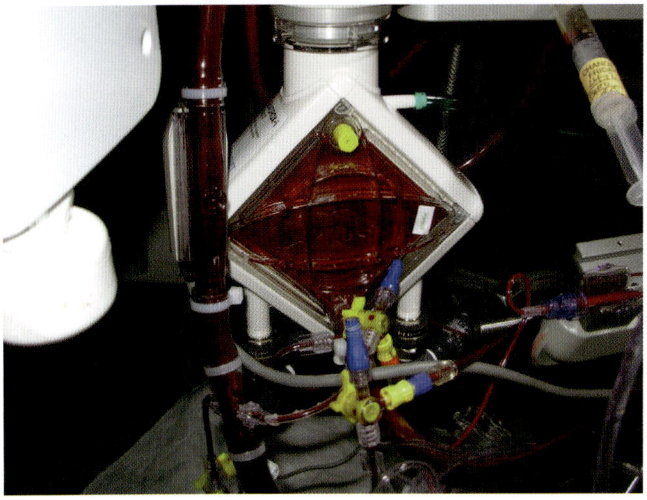

图 4.35 ■ ECMO 氧合器。血流经过膜部氧含量增加。膜前压力增加提示氧合器环路中血凝块形成。一旦血凝块形成，应立即更换膜部以防氧饱和度下降

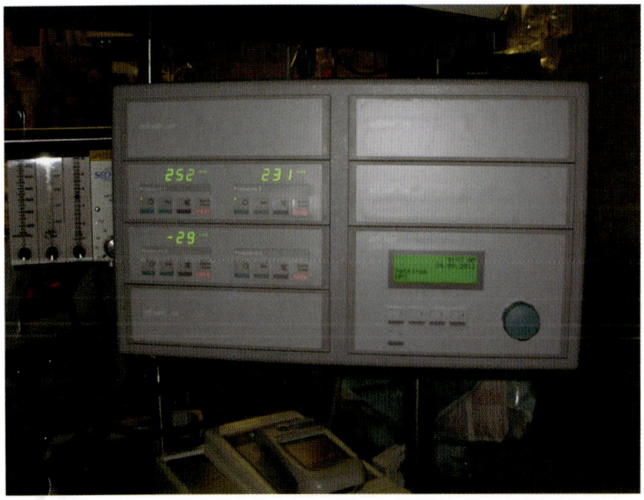

图 4.36 ■ ECMO 进出流量压力监测仪。图中显示环路中所测压力，如果设置正确，这个指标可以用来大致评估患者的血流状态

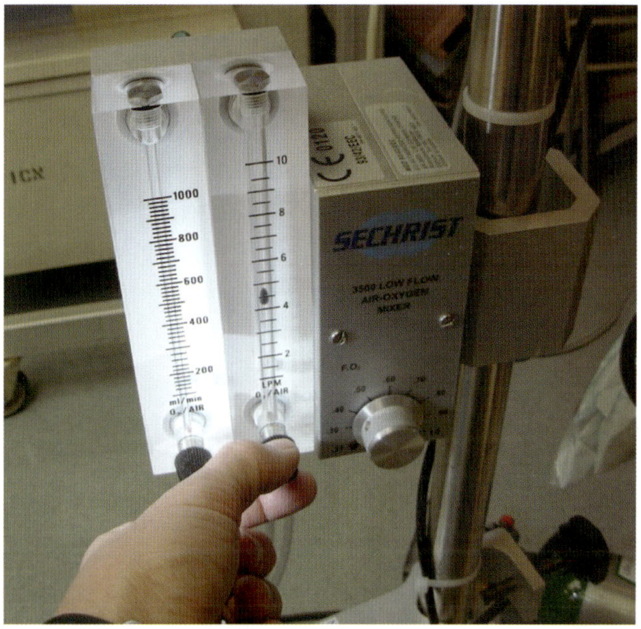

图 4.37 ■ ECMO 清除或通气（去除二氧化碳）监测仪。根据患者的二氧化碳分压调节通气。尽管启用 ECMO，仍然需要使用呼吸机来防止或减少肺不张

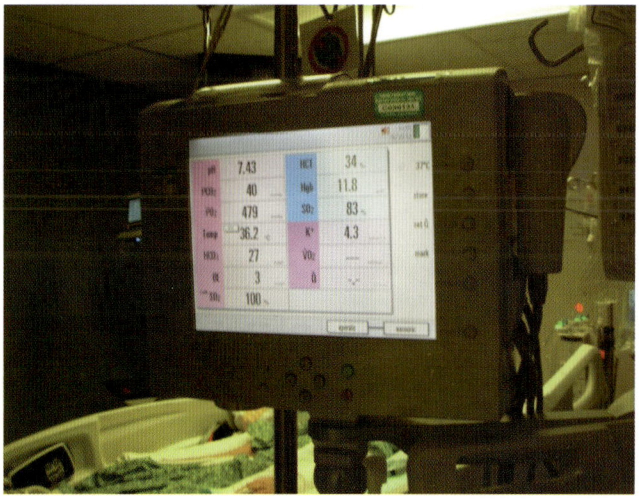

图 4.38 ■ 实验室监测仪显示环路中连续的血气参数。这种测量方法非常精确

技术

ECMO 最初被用来作为一种供氧手段，现在也可用于通气（排出二氧化碳）和压力支持治疗。VV EMCO 模式，将血液从右心房或腔静脉引出，再回到右心房。因此，含氧差的血液被清除，富含氧的血液回到静脉。以这种方式工作时，心排血量依赖于患者的自身心脏泵血，而患者的肺不需要提供任何氧合或通气功能。VA EMCO 模式，将含氧差的血液从静脉移除，富含氧的血液在泵的推动下被送回到动脉。VA ECMO 模式可以提供患者所需的心排血量和氧合/通气支持。

虽然训练有素的团队为 ECMO 的成功实施提供保障，但启动 ECMO 治疗的内科医生应对机器设置进行调整，以适应患者的需要。氧合器决定了患者的氧气供给强度。膜前压力增加提示氧合器环路中血凝

块形成。显示器连续记录患者的血氧参数。通气功能可调整，被称为清除。尽管启动 ECMO 的支持治疗，患者仍然需要使用呼吸机，以防止肺泡塌陷。心排血量由 VA 通路提供，在 ECMO 上被称为“转流”。临床医生根据乳酸水平、血压和混合静脉血氧饱和度来调整转流。如果患者的心脏不能提供任何有效的心排血量，就只能检测到平均动脉压，而不会触及脉搏。ECMO 患者需要持续优化血流量、血容量和血红蛋白浓度。通常使用肝素抗凝。血小板随时间被逐渐消耗，需要监测和替代治疗。

并发症

并发症包括脑损伤、脓毒症、出血、血管入路损伤、肺出血以及包括心脏血栓形成在内的血栓栓塞。

经验与教训

- 经最佳药物治疗无效的呼吸衰竭或心力衰竭患者是 EMCO 的适用人群，需要转送到 EMCO 中心接受治疗，对这一点往往认识不足。
- 虽然 ECMO 和监测设备使检测手段多样化，更有挑战性，但不能规律复查患者，可能延误早期发现和治疗各种并发症如出血、血栓、肺出血、脓毒症和脑损伤。
- 必须严密监护患者，ECMO 参数设置的调整应使呼吸和血流动力学获益最大化，并防止并发症。

第五章

心律失常

Chapter 5　ARRHYTHMIAS

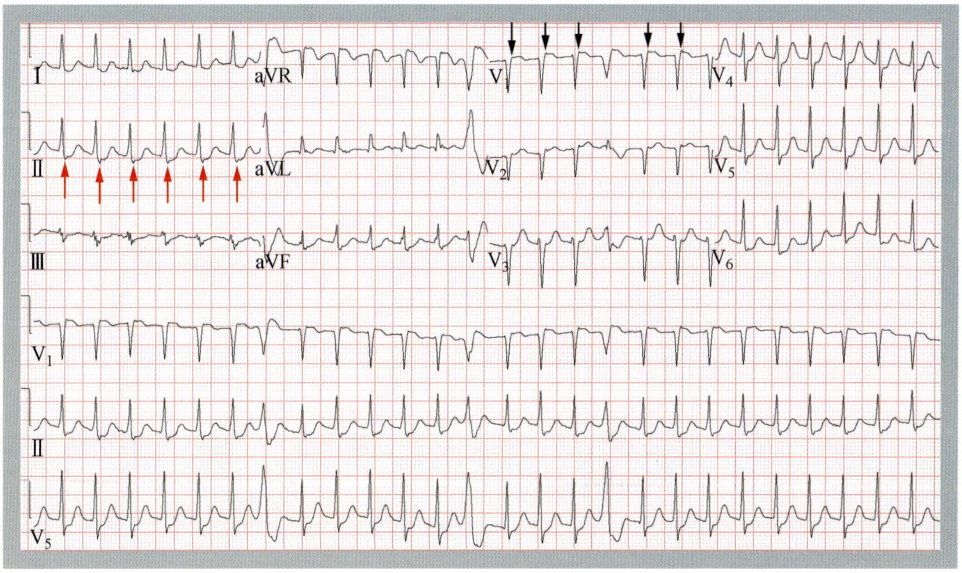

窦性心律失常

窦性心动过缓/心动过速及呼吸变异性

Sinus Arrhythmias

SINUS BRADYCARDIA/TACHYCARDIA INCLUDING RESPIRATORY VARIABLITY

Scott Goldston

崔贺贺　马文英　译

窦性心动过速

临床要点

正常成人心率是 60～100 次/分。关于儿童心电图的讨论可参见第八章——不同年龄段的正常心电图表现相关部分。窦性心动过速是起源于窦房结的快速心律，诊断标准包含以下几点：正常的 P 波形态（对于患者来说是正常的）；正常的 PR 间期（0.12～0.20 s）；以及 P 波与 QRS 波 1∶1 的传导关系。除非极其严重，心率一般小于 160 次/分。有时候不能明确是否为窦性心动过速时，仍然需考虑其他的心律诊断。窦性心动过速病因通常多种多样，包括发热，脱水，缺氧，应用兴奋剂（比如咖啡、尼古丁和违禁药物），肺栓塞，贫血，焦虑，甲状腺功能亢进症（甲亢），低血压/休克，脓毒症，以及其他许多原因。

急诊处理

窦性心动过速，通常被感觉到是一种快速的或者"重击样"的心跳，如果有原发心脏疾病，会产生症状。治疗原发疾病将显著缓解心动过速，使心率趋向于正常。治疗时通常需首先考虑气道、呼吸，以及循环系统；通常也需要吸氧、补液、气道清理或进行针对性治疗。

经验与教训

- 窦性心动过速的 P 波与 QRS 波之间是 1∶1 的传导关系。
- 对窦性心动过速并无特异的治疗措施，需治疗原发病。
- 如果在心率超过 120 次/分时，识别心电图中 P 波有难度，可考虑以双倍走纸速度行心电图检查。
- 如果对于可疑窦性心动过速的检查和治疗无效时，需考虑其他心律失常诊断。

窦性心动过缓

临床要点

窦性心动过缓是一种起源于窦房结但频率低于 60 次/分的心律。除了频率的标准之外，诊断标准还应包括：正常的 P 波形态（对于患者来说是正常的）；正常的 PR 间期（0.12～0.20 s），以及 P 波与 QRS 波 1∶1 的传导关系。窦性心动过缓可以由许多原因导致，包括正常的生理状态（如运动员、睡眠等），迷走张力增加（如咳嗽、呕吐、做 Valsalva 动作等），或是忽然受冷。许多药物也可以导致窦性心动过缓，包括 β 受体阻滞剂，地高辛，钙通道阻滞剂，胺碘酮（和许多其他抗心律失常药物），以及可乐定。许多病理性原因也可以引起，比如颅内压增加，急性心肌梗死（AMI），甲状腺功能减退和颈动脉窦高敏感性。虽然通常都无症状，但是患者可能有疲劳及晕厥前期或者晕厥的症状。

A

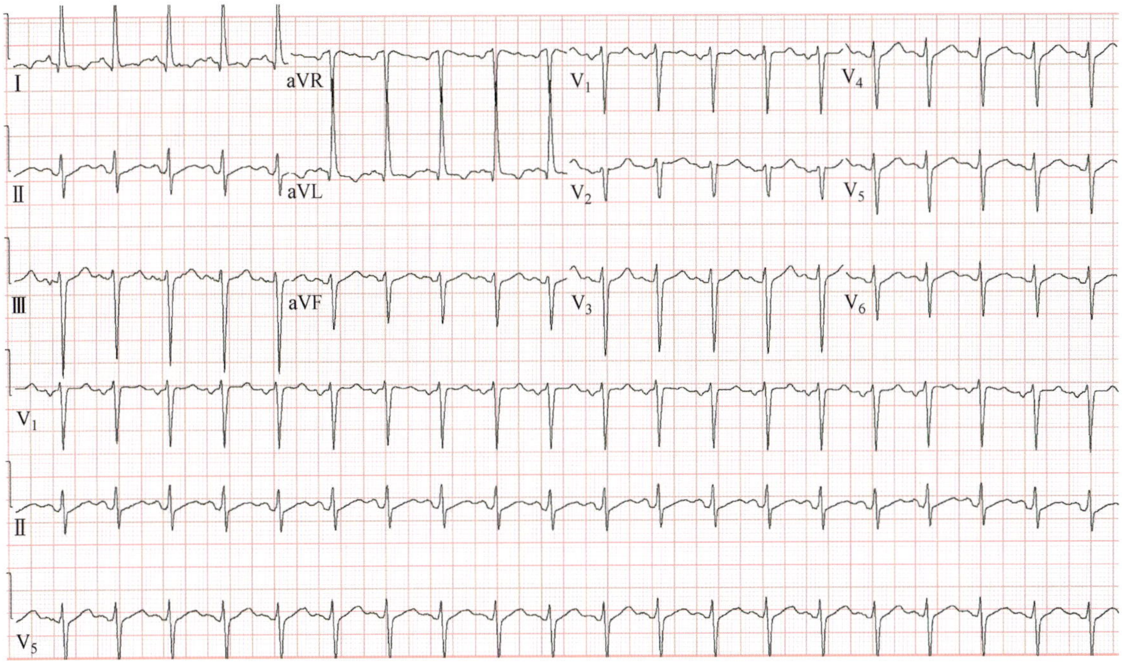

B

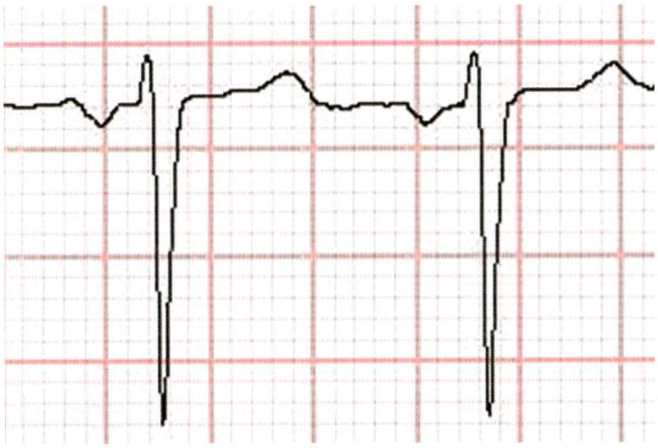

图 5.1■（**A**）心电图显示窦性心动过速，心率 123 次/分。如果怀疑在快速节律时 P 波形态为异常，则应比对患者正常的静息心电图。（**B**）心电图 V_1 导联显示的是图（A）患者在正常心率范围内的 P 波与 QRS 波形态细节。二图 P 波和 QRS 波群在 V_1 导联上形态一致

急诊处理

无症状者无需治疗，治疗措施通常旨在发现并且纠正病因。如果需要治疗，一线药物基本都是阿托品。可能需要临时皮下或者经静脉起搏治疗。

经验与教训

- 窦性心动过缓是 AMI 患者中最常见的心律失常（发生率高达 15%～25%）。
- 窦性心动过缓通常是对药物或者病理状态引起的潜在疾病的反应。

窦性心律不齐

临床要点

窦性心律不齐是窦性心律的正常变异。最常见原因是由于呼吸作用。其判定标准是窦房结的放电活动变化即最短及最长间期之差大于 0.12 s（最常以 RR 间期测量）。自主神经张力在正常呼吸间期会发生改变。吸气可降低迷走神经张力，因此可增加窦性频率；相反的，呼气可引起窦性频率下降。

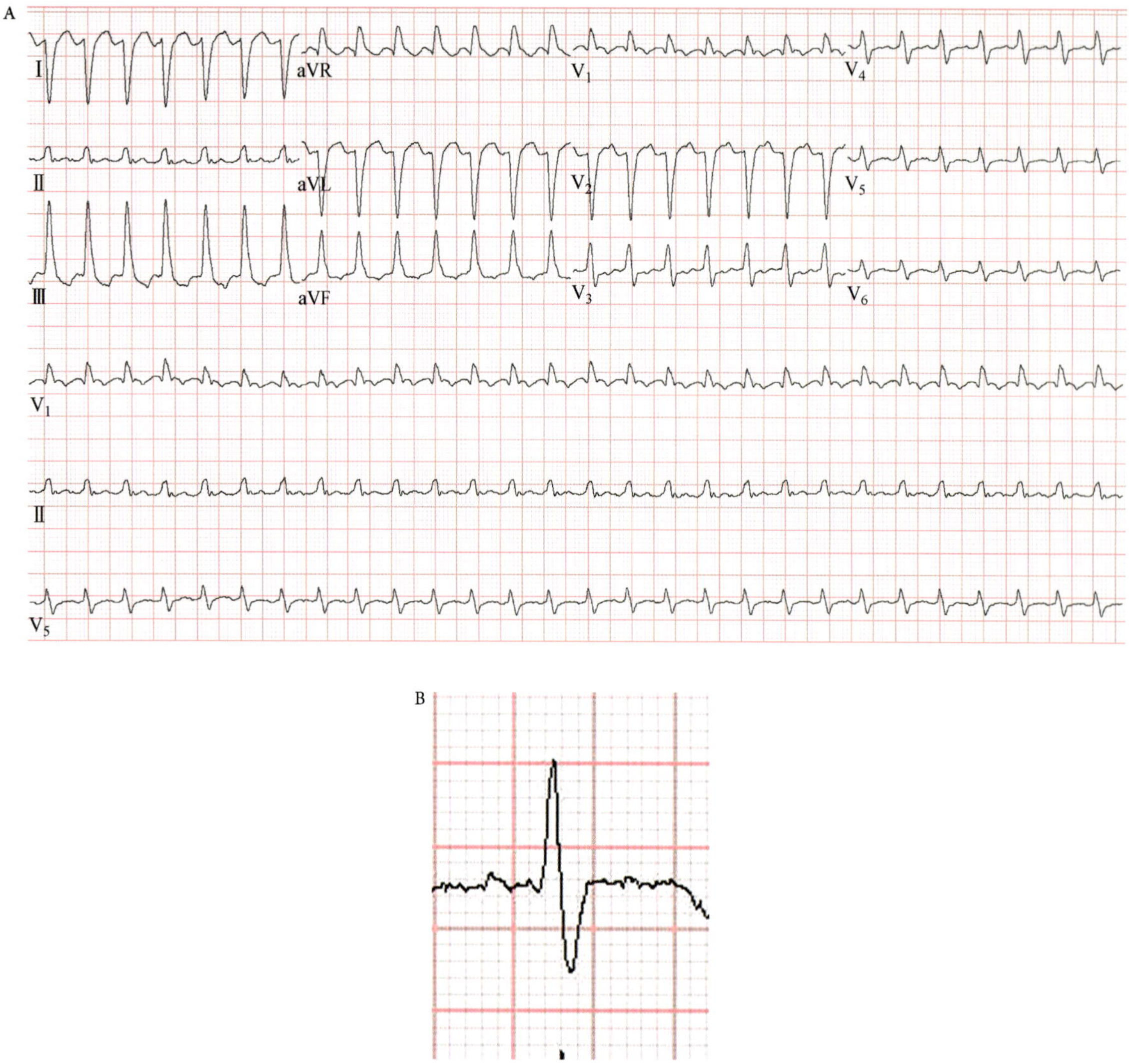

图 5.2■（**A**）为阵发性心房扑动患者，心率 169 次/分，主诉心悸及乏力时的心电图形态。电脑、急诊医师以及心内科医师最开始读该图为窦性心动过速（见 V_3 导联）。（**B**）发作 2 个月后的心电图 V_3 导联。该患者在除外其他原因后用地尔硫䓬成功减慢了心率，将其由心房扑动转为窦性心律

经验与教训

- 窦性心律不齐是窦性节律的正常变异，无需治疗。

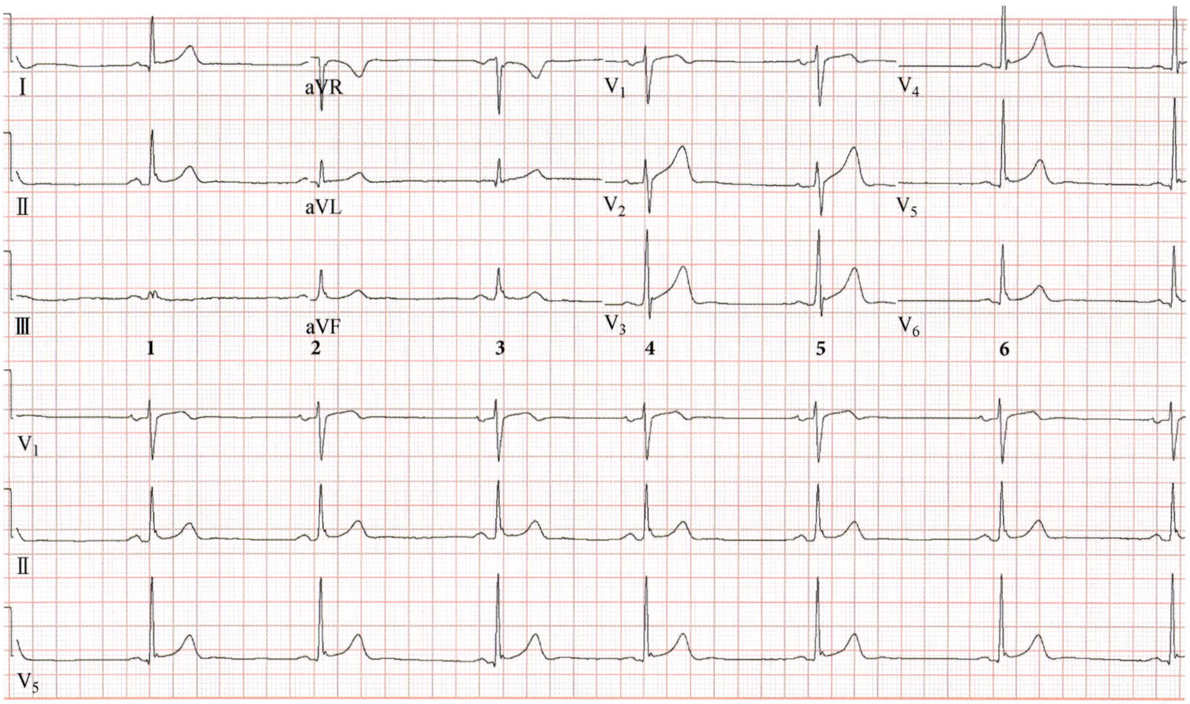

图 5.3■心电图显示窦性心动过缓，心率 41 次/分；P 波与 QRS 波形态正常；每一个 QRS 波前都有一个 P 波。该心电图也提示窦性心律不齐；第 3～4 个 QRS 波之间的 RR 间期与第 5～6 个 QRS 波之间的 RR 间期不等，相差 360 ms

房性心律失常

房性期前收缩（PAC）

Atrial Arrhythmias

PREMATURE ATRIAL CONTRACTIONS（PAC）

Jackson Henley

崔贺贺　马文英　译

临床要点

房性期前收缩（PAC）是指起源于窦房结外心房任何异位起搏点导致的心房除极。其在心动周期中的发生时间要早于窦房结起源的冲动。患者通常会有心悸的主诉，或者是在急诊行心电图检查或远程监控中

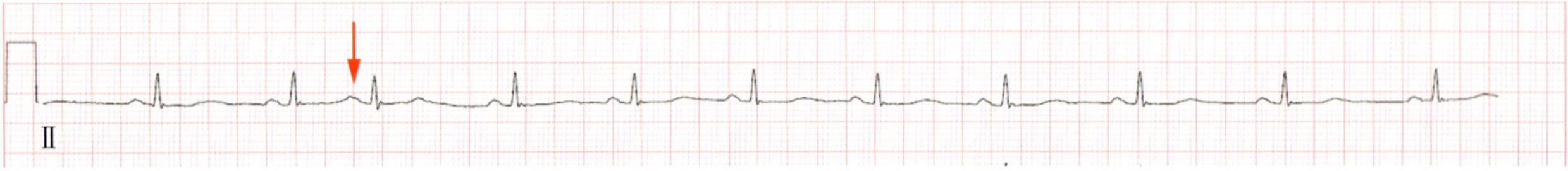

图 5.4 ■ 该条带显示一个房性期前复合波（PAC，箭头所示）。该 P 波形态异常且较其他 P 波提早出现

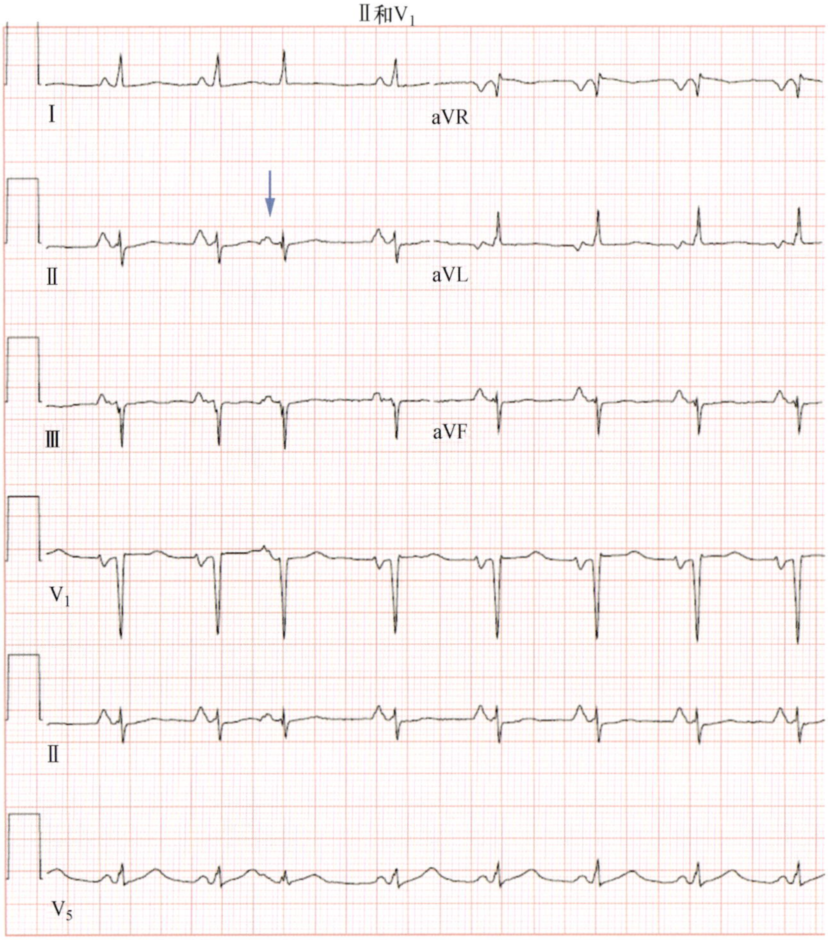

图 5.5 ■ 心电图显示一个 PAC（箭头所示）。注意其与前一个 T 波之间间期缩短。PAC 的独特 P 波形态最易在Ⅱ和 V_1 导联观察

偶然发现。PAC通常为良性心律失常，很少导致临床严重心律失常，除非患者有严重心律失常病史比如心房颤动。PAC可能是由于心房内自律性异常增高或折返现象引起。PAC可以单个出现，也可以房早二联律的形式每间隔一个正常节律出现一次。

在解读心电图时，异位P波与前一个T波之间的间期较短，提示该P波为期前性。异位P波与正常P波在形态上也有所不同。异位起搏点的P波与正常P波相比可有不同的极化PR间期。根据发生的时机差异，PAC可能并不会引起心室除极。如果PAC在心动周期中发生足够早，房室结仍然在不应期，则不能传导该冲动。

急诊处理

由于PAC很少导致临床严重的心律失常，通常无需进一步检查或干预。如果PAC发生于有心肺血管基础病的患者中，并出现胸痛、气短等症状，则需进一步检查，例如完善心脏标志物、血清电解质或毒理筛查。因为PAC可能与毒素有关，比如咖啡因、酒精或烟草，所以应劝诫患者停用可能的药物。β受体阻滞剂可以降低PAC发生频率，进而改善其引起的症状。如果症状给患者造成烦恼，或对日常活动有影响，则应考虑药物治疗。

经验与教训

- PAC总体被认为是一种良性心律失常。
- PAC在心电图上表现为与其他P波形态不一的、在前一个T波发生后提早出现的心房除极波。
- 如果有可疑的PAC潜在病因，尤其是当病因可逆时（如毒素），则需处理病因。如果症状持续甚至显著影响患者生活质量，则应考虑应用β受体阻滞剂。

游走性心房起搏
WANDERING ATRIAL PACEMAKER

Cedric Lefebvre

崔贺贺　马文英　译

临床要点

游走性心房起搏（WAP）是指心房内多个区域发出动作电位并且临时作为主要起搏心律的电生理现象，即异位起搏。经常变换的冲动发出点给人一种游走的印象。每一个电冲动都可以从心房传到心室。电信号的传导可以引起心室除极，并且产生形态窄且表现一致的 QRS 波群。总体节律总是毫无章法可循的不规则（绝对不齐）。每一个 QRS 波群前都有一个 P 波，但由于每一次心跳心房冲动起源都不同，因此 P 波形态并不一致。P 波可在大小、形态以及矢量方面均有不同。典型的 WAP 心电图表现出至少三种不同的 P 波形态。PR 间期通常正常（0.12～0.20 s），但在每一跳都可不同。心率通常低于 100 次/分。如果心率超过 100 次/分，则以“多源性房性心动过速”命名。

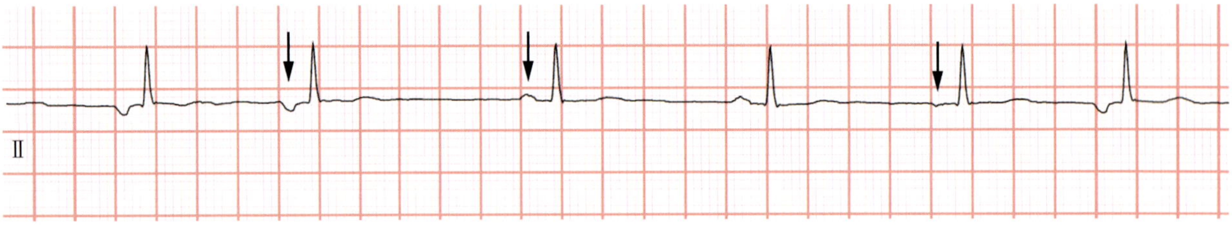

图 5.6 ■ 这段心电图显示的是游走性心房起搏心律。注意有三个形态上迥异的 P 波（箭头所示）。不能识别主导的起搏点（P 波）。QRS 为窄波群

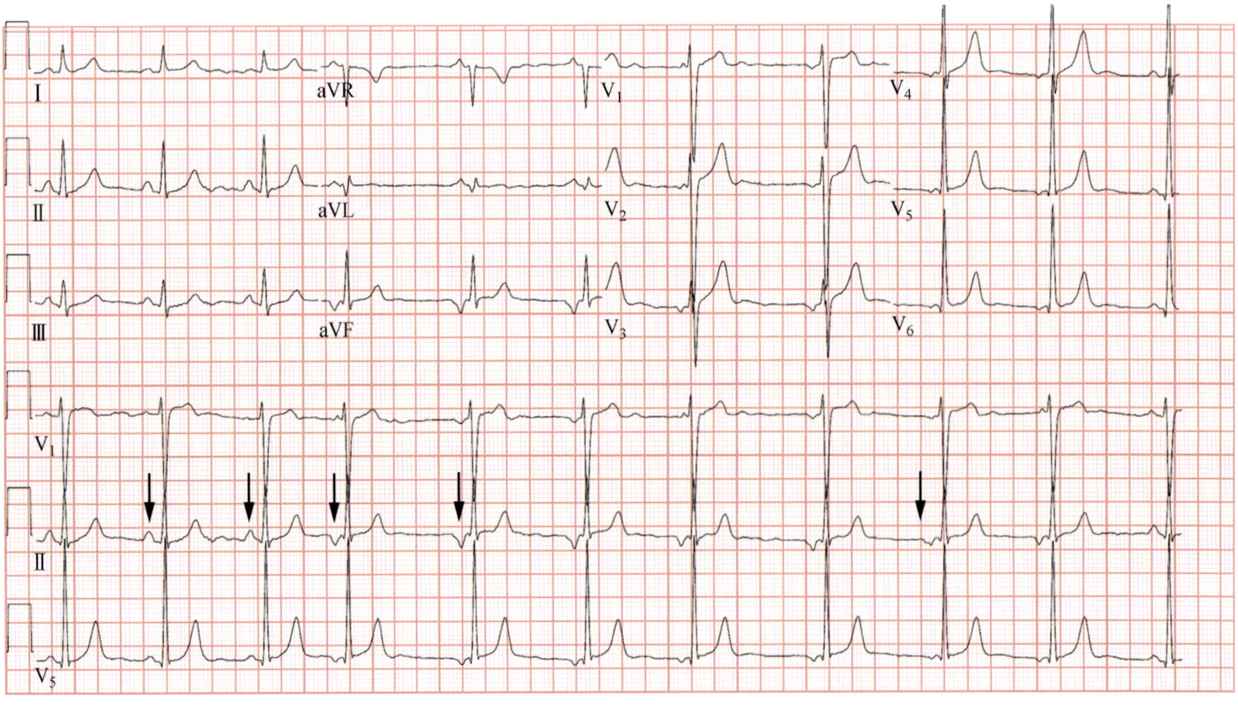

图 5.7 ■ 该心电图为游走性心房起搏心律的患者，每个 RR 间期均不同，节律绝对不齐。注意Ⅱ导联条带上 P 波（箭头所示）在形态和向量上的差异

WAP 的病因包括迷走张力增加，地高辛中毒，慢性肺病，心脏瓣膜疾病，冠状动脉疾病或缺血。某些拟交感神经药物可以引起一些包括 WAP 的心律失常。WAP 也可发生于正常人、健康的患者和睡眠中。WAP 患者可感觉到心悸。如果心率偏慢，WAP 可能会引起疲劳及头晕。有时可在心电图检查时偶然发现 WAP。

急诊处理

WAP 总体上是一种良性状态，一般是一过性的，几乎无需治疗。然而，其病因可能包含一些严重的潜在疾病（例如，肺部疾病）。因此，当有以上情况应进一步检查。WAP 的重要性在于其最有可能跟患者本身状况的相关。一个无症状的年轻运动员发生 WAP 时，可能是因为迷走张力增加；而一个肺病患者发生 WAP，可能提示疾病急性发作。在老年患者，WAP 可能提示窦房结功能异常或疾病。在极少数情况下，如果与 WAP 相关的症状持续或严重，则有必要进行心房起搏。

经验与教训

- 与 PAC 不同的是，在 WAP 中并不能识别主导 P 波，RR 间期无规律性。
- WAP 应当与房性停搏、房性长间歇或伴有窦性心律再次出现的交界性逸搏心律相鉴别。不同于 WAP 的是，上述心律临床意义重大并且需要立刻关注或进行干预。
- 对于一个有呼吸系统病史的患者如发现有 WAP 发生，则应评估该患者是否有急性呼吸疾病或慢性呼吸疾病急性加重的情况，并进行相应治疗。

室上性心动过速的分类和机制
CLASSIFICATION AND MECHANISMS OF SUPRAVENTRICULAR TACHYCARDIA

David M. Cline

崔贺贺　马文英　译

室上性心动过速（SVT）是一类起源于希氏束分叉以上，或者发生机制依赖于希氏束的一大类快速性心律失常（也见于第二章“心电图：正常心脏，急性缺血和慢性疾病”中有关正常心脏传导的部分）。因此 SVT 可用于描述室上性心动过速或房性心动过速（包含心房扑动与心房颤动）。然而，临床医师通常用“室上速”来描述一种突发突止、阵发性的、窄 QRS 波群的快速性心律失常。在过去 30 年里，SVT 的分类也随着心脏电生理的诊治技术进步而发展。SVT 发生的两个重要机制包括折返或自律性增高；而折返机制为 SVT 节律的主要机制。

临床要点

患者最常见的主诉是突然发生的心悸，但还可能伴随其他症状如焦虑、疲劳、胸痛、近乎晕厥或晕厥。最常见的病因是房室结折返性心动过速（AVNRT）。SVT 的次常见原因为房室折返性或交互性心动过速（AVRT）。表 5.1 列出了 SVT 主要依赖于房室结而发生的原因。表 5.2 列出了 SVT 不依赖于房室结发生持续异常节律的原因。

表 5.1 ■ 依赖房室结的室上性心动过速

SVT 类型	产生机制
房室结折返性心动过速（AVNRT）	AVNRT 折返环路包含了房室结（房室结是回路中的一支径路），有一支不应期较长的快径及一支不应期较短的慢径。
AVNRT 慢-快传导	经典机制（占 80%～90%）即慢-快传导机制，异位起搏启动折返环路，冲动下传时因快径仍处在上一个正常窦房结起搏的不应期中，因此经过慢径下传，但随后经过快径回传（此时快径已结束不应期）；这形成了环形的冲动传导并引起心动过速。通常 P 波藏于 QRS 波中间，但也可能在 QRS 波群的末端形成假 r′波。
AVNRT 快-慢传导	非经典机制（占 10%）即快-慢传导机制，异位起搏启动折返环路，冲动经快径下传，经慢径回传，构成连续传播的环形冲动并引起心动过速。QRS 波较窄，逆向 P 波在相应 QRS 波后出现。
房室折返性心动过速（AVRT）	两条或多条传导路径：房室结以及不少于一条的旁路作为附加径路。见“WPW 综合征以及 Mahaim 纤维心动过速”。
顺向型房室折返性心动过速	冲动在经房室结-希氏束-浦肯野系统前向下传，经旁路逆向回传时构成折返环路。
Wolf-Parkinson-White 综合征合并窄波群 SVT	Kent 束为与 WPW 综合征相关的旁路。在窦性节律时，显性 WPW 综合征可在心电图上发现 delta 波：PR 间期缩短以及 R 波群起始部顿挫（“显性”是因为在静息心电图上出现 delta 波）。在窦性节律时，冲动几乎同时经过旁路及房室结前向传导。SVT 与 WPW 综合征相关的最常见机制是 PAC（或 PVC）引起窄波群顺向型心动过速。在这种折返性心动过速的常见形式中，冲动通过房室结前向传导，通过 Kent 束逆向上传，保持折返并产生了窄波群心动过速。WPW 还有一种隐匿类型，即在窦性节律中旁路的前向传导被阻断，但在 AVRT 中逆向回传仍可能发生。这些患者 delta 波在窦性节律下并不出现，但 AVRT 发生时可出现。诊断隐匿 WPW 综合征依赖于电生理检查中对旁路的确证。

表 5.1 ■ 依赖房室结的室上性心动过速（续）

SVT 类型	产生机制
逆向型房室折返性心动过速	冲动经旁路下传，经希氏-浦肯野及房室结逆向回传构成折返环路。可能不止存在一条旁路，该径路参与冲动前向传播或参与冲动逆向传播，从而形成了宽波群心动过速，应与室性心动过速相鉴别。
WPW 综合征合并宽波群 SVT	5%～10%的 WPW 患者发生持续折返性心动过速，冲动经旁路下传，经房室结逆向回传构成了折返回路。这种机制产生的心动过速为宽波群，基本与室性心动过速难以辨别。这类患者当发作心房颤动时可发生类似心室颤动的心律并且合并低灌注。
Mahaim 纤维心动过速	最可能的旁路是房束旁路纤维，其起源于靠近瓣环的右心房，插入靠近右束支分支的右心室心尖部。旁路前向传导冲动，房室结逆向回传构成折返环路。静息心电图通常表现正常。折返性心动过速通常是宽波群，呈左束支型，心率波动在 130～270 次/分，但可能会有变异。该心律可能与 VT 难以鉴别。
Lown-Ganong-Levine 综合征	该诊断目前已被抛弃，但因为历史原因仍然可被提及。心电图可解释为房室结传导增强的表现。
交界性心动过速	房室结区异常的自律性增高导致了该异常类型心动过速。典型表现中心室率和心房率均可识别，在某些病例中，房室传导阻滞的情况下心室率可快于心房率。该机制引起的心动过速为窄波群心律。

急诊处理

针对此类心动过速的具体处理措施在后面单独章节中将会详述。总体来说，对于窄波群心动过速的稳定患者除外窦性心动过速以后，可采用以下逐步治疗方案终止快速心率：迷走神经按摩，腺苷，钙通道阻滞剂，β 受体阻滞剂，然后胺碘酮。如果在任何时间患者病情不稳定，推荐直流电复律；如果临床情况允许足够的时间给药则可先予以患者镇静。表 5.2 中所列心律失常的治疗建议参考相关章节。有一个例外是窦房结折返性心动过速，可以通过迷走神经按摩来治疗，也可给予腺苷。

表 5.2 ■ 房室结非依赖性室上性心动过速

SVT 类型	发生机制
窦房结折返性心动过速（SNRT）	折返环路包括窦房结或其周围的组织。QRS 波群通常与其在窦性心动过速时不能鉴别，但是其特征是突发突止。比较心动过速发生时及发生前的 P 波有助于诊断。
异位房性心动过速或局灶房性心动过速	异常冲动来源于心房。心动过速时的 P 波与窦房结起源的 P 波不同，但是差异可能较小。
多源性房性心动过速	多种机制均可导致，包括严重 COPD，地高辛中毒，败血症，心力衰竭，以及某些药物（比如茶碱）。其频率超过 100 次/分且节律不规整，P 波形态至少有三种。
心房颤动	是由于混乱的心房除极产生，机制为微折返或自发性电活动。心律绝对不齐。
心房扑动	右心房的大折返（很少发生于左心房）。心室率由房室结发生阻滞的程度决定，但节律的持续并不依赖于房室结。

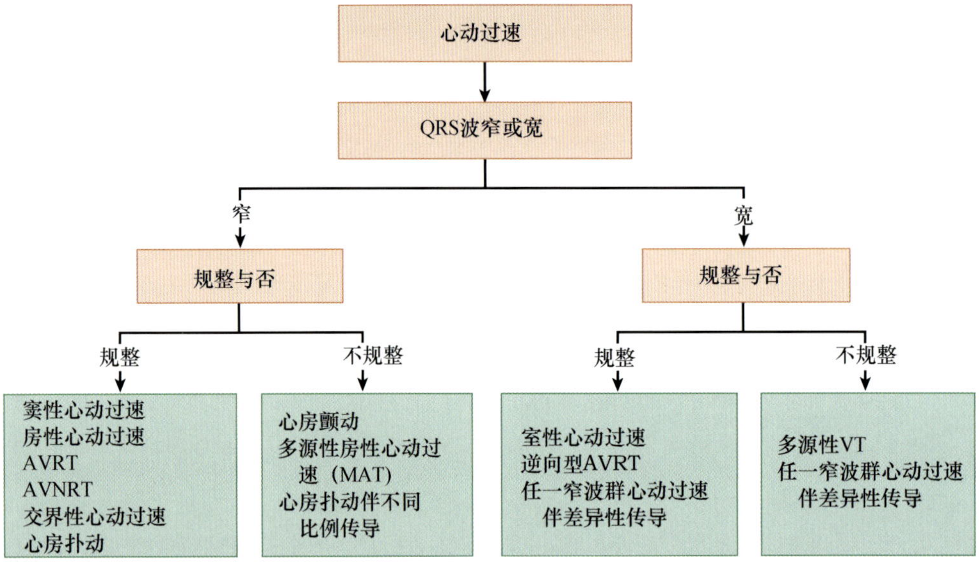

图 5.8 ■ 初诊评估心动过速的系统流程图。AVNRT＝房室结折返性心动过速；AVRT＝房室折返性心动过速；VT＝室性心动过速。经允许引自 Chapter 22. Piktel JS. Cardiac rhythm disturbances. In：Tintinalli JE，Stapczynski J，Ma O，Cline DM，Cydulka RK，Meckler GD，eds. Tintinalli's Emergency Medicine：A Comprehensive Study Guide. 7th ed. New York，NY：McGraw-Hill；2011

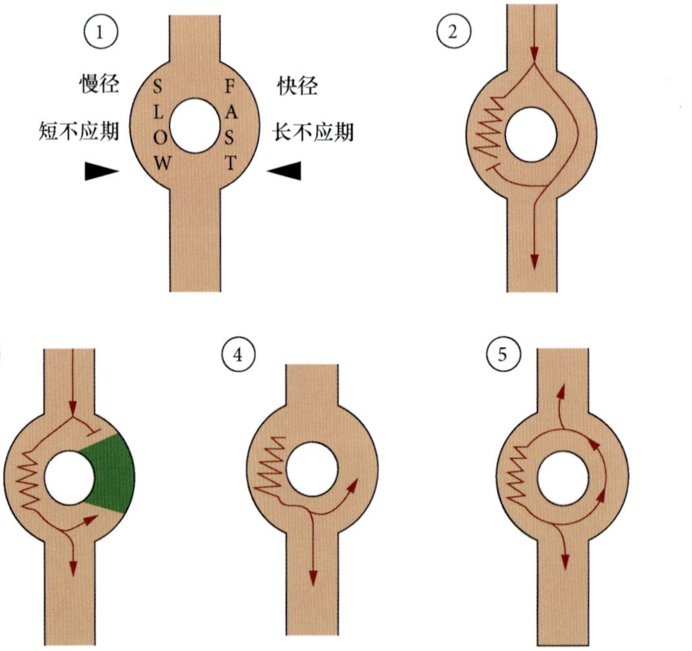

图 5.9 ■ 房室结双径路传导示意图。①图示为两条房室结传导径路，一支为不应期较长的快径，另一支为不应期相对较短的慢径。②在正常窦性节律时，冲动经双径路下传，但是通过快径到达希氏束。③房性期前收缩下传时因快径仍处在不应期中，因此经过慢径下传（④、⑤），当快径有足够时间恢复兴奋性时，冲动可以逆向进入快径，构成折返，启动房室结折返性心动过速。经允许引自 Chapter 41. Calkins H. Supraventricular tachycardia：atrioventricular nodal reentry and Wolff-Parkinson-White syndrome. In：Fuster V，Walsh RA，Harrington RA，eds. Hurst's The Heart. 13th ed. New York，NY：McGraw-Hill；2011

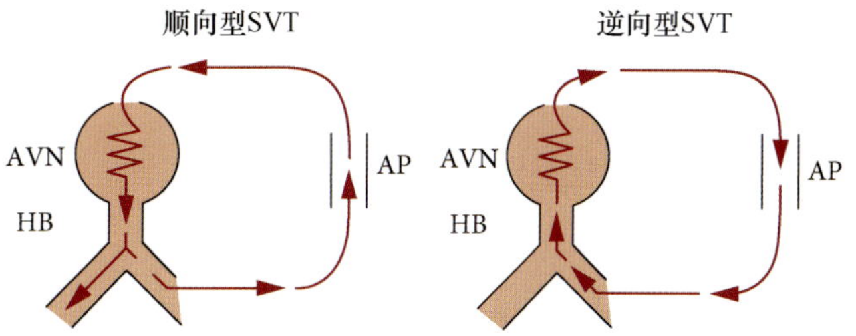

图 5.10■顺向型 AVRT 与逆向型 AVRT 经附加旁路（AP）与正常传导系统（AVN HB）传导模式图。在顺向型 SVT 中，冲动经房室结及特定传导系统前传，产生的 QRS 波群是正常的。而在逆向型 SVT 中，冲动经旁路前传，产生宽 QRS 波心动过速。AVN＝房室结，HB＝希氏束，SVT＝室上性心动过速。经允许引自 Chapter 41. Calkins H. Supraventricular tachycardia：atrioventricular nodal reentry and Wolff-Parkinson-White syndrome. In：Fuster V，Walsh RA，Harrington RA，eds. Hurst's The Heart. 13th ed. New York，NY：McGraw-Hill；2011

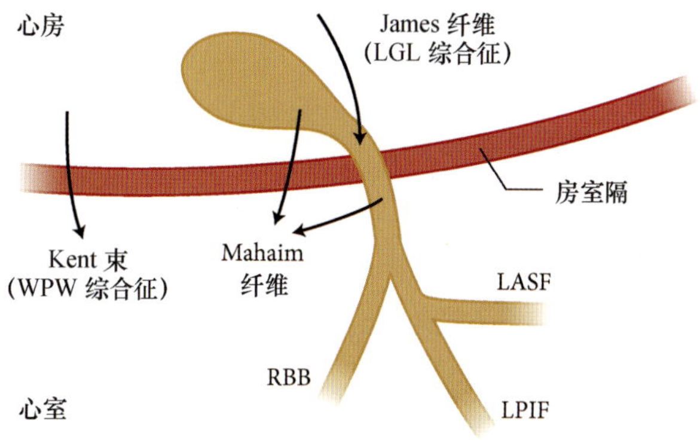

图 5.11■图示为房室折返性心动过速（AVRT）最常见的旁路。从左到右分别为，与 WPW 综合征相关的 Kent 束；与 Mahaim 心动过速相关的 Mahaim 纤维，与 Lown-Ganong-Levine 综合征相关的 James 纤维。图示为旁路解剖结构位点。AVRT＝房室折返性心动过速；LASF＝左前分支；LGL＝Lown-Ganong-Levine；LPIF＝左后分支；RBB＝右束支；WPW＝Wolff-Parkinson-White 综合征。经允许引自 Chapter 22. Piktel JS. Cardiac rhythm disturbances. In：Tintinalli JE，Stapczynski J，Ma O，Cline DM，Cydulka RK，Meckler GD，eds. Tintinalli's Emergency Medicine：A Comprehensive Study Guide. 7th ed. New York，NY：McGraw-Hill；2011

经验与教训

- 宽波群心动过速首先应以室性心动过速来治疗，除非有 100％把握确定是 SVT 伴差异性传导。
- 继发于 SVT 的心悸通常会被误诊为焦虑。
- 应提前警示患者及家属腺苷会引起一过性心搏停止，一些患者可能会有短暂的不适感。

房室性心动过速

房室结折返性心动过速，慢–快传导及快–慢传导

Atrioventricular Tachycardias

AV NODAL REENTRY TACHYCARDIA SLOW-FAST CONDUCTION, FAST-SLOW CONDUCTION

David M. Cline

崔贺贺　马文英　译

临床要点

房室结折返性心动过速（AVNRT）的患者最常见的主诉是突然发生心悸，但还可能合并紧张、乏力、近乎晕厥或晕厥等症状。AVNRT 是 SVT 的最常见原因。之前关于“室上性心动过速的分类和机制”的一节中，揭示了 AVNRT 折返机制。AVNRT 折返回路包含了房室结（房室结是回路中的一条径路）；具有较长不应期的快径沿三尖瓣环的间隔部分布，具有相对较短不应期的慢径分布在后，接近冠状窦口。经典机制（占 80%～90%）即慢–快传导机制，异位起搏激动折返环路，冲动下传时因快径仍处在上一个正常窦房结起搏的不应期中，因此经过慢径下传，但随后经过快径逆传（此时快径已结束不应期），这形成了环形的冲动传导并引起心动过速。通常 P 波藏于 QRS 波中，但也可能在 QRS 复合波群的末端出现，最常见的是在 Ⅰ 导联形成假 r′波，或者在 Ⅱ 或 Ⅲ 导联形成假 S 波。

AVNRT 的非经典机制（占 10%）即快–慢传导机制，异位起搏激动折返环路，冲动经快径下传，经慢径回传，构成连续传播的环形冲动并引起心动过速。QRS 波较窄，逆向 P 波在相应 QRS 波后出现，通常可出现在 ST 段上。QRS 波之后的逆向 P 波亦常见于伴有隐匿性传导路径的 AVRT 中（参考“房室折返性心动过速”部分）。

慢–慢 AVNRT 是最不常见的类型，占约 1%～5%。在这种类型的 AVNRT 中，冲动首先经过房室结慢径前向传导，然后经房室结附近的心房慢径纤维逆传。P 波可能刚好在 QRS 波前出现，因此较难与窦性心动过速鉴别。

急诊处理

对于稳定的 AVNRT 患者，推荐以下逐步治疗方案以尝试终止心动过速：迷走神经刺激，腺苷，钙通道阻滞剂，β 受体阻滞剂，然后胺碘酮。如果在任何时间患者病情不稳定，推荐直流电复律；如果临床情况允许足够的时间给药则可先予以患者镇静。

经验与教训

- 继发于 AVNRT（最常见的 SVT）的心悸常常会被误诊为焦虑。
- 应提前警示患者及家属腺苷会引起一过性心搏停止，可能引起短暂的不适感。

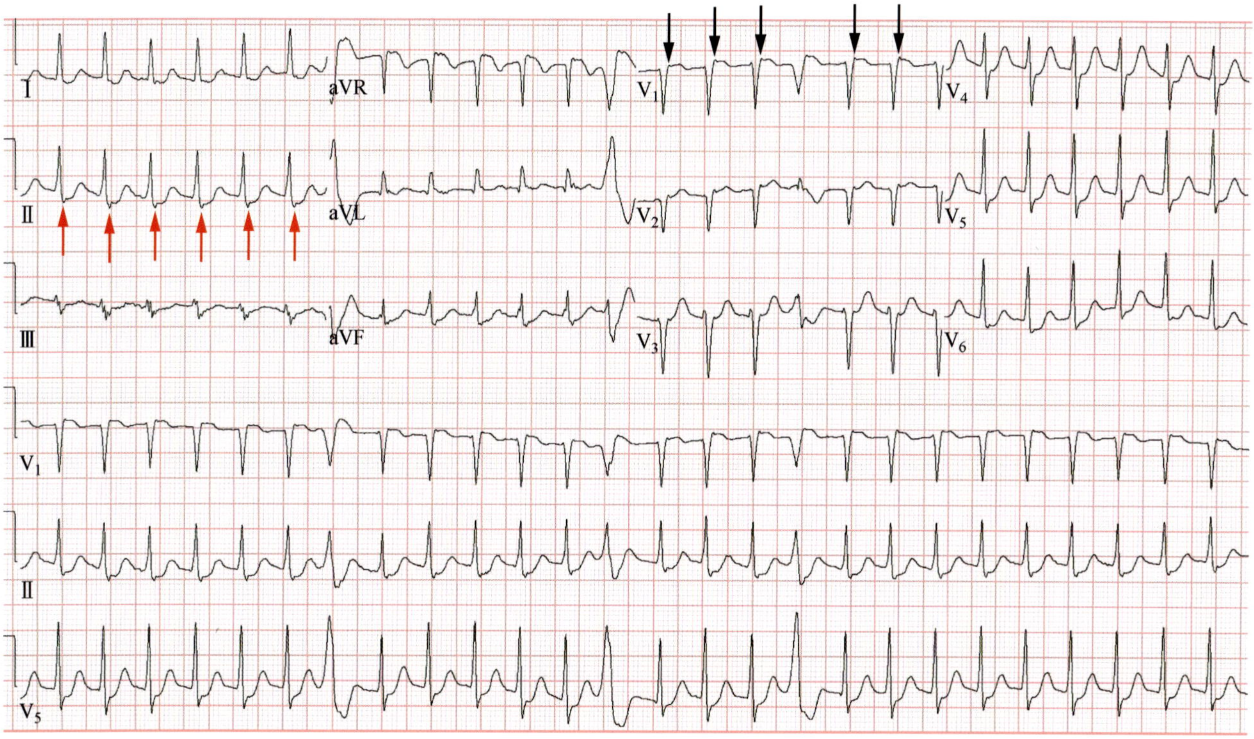

图 5.12 ■ 心电图示房室结折返性心动过速（AVNRT），心率 160 次/分，QRS 间期 90 ms。假 r′波，代表 P 波有曲折，可在 V_1 导联上 PCV 前后出现（黑色箭头所示）。假 S 波在Ⅱ导联（红色箭头所示）出现。该心动过速在此后的电生理检查中确证为 AVNRT

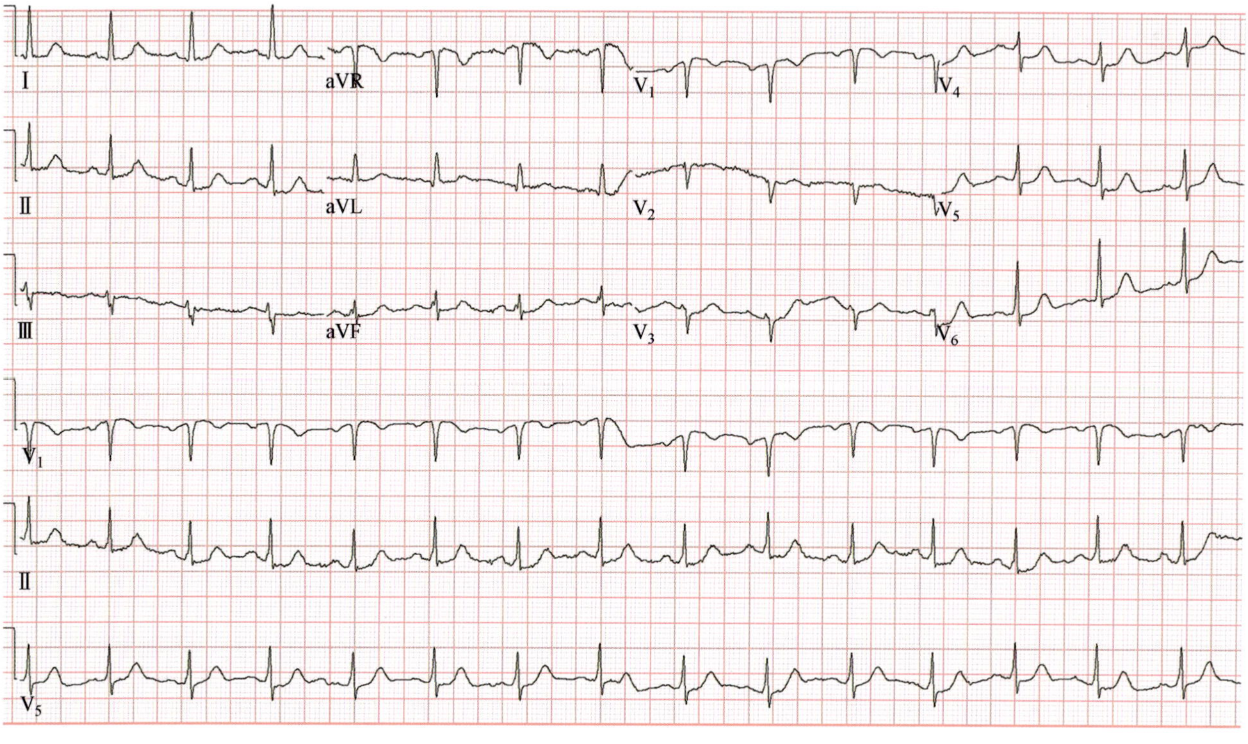

图 5.13 ■ 与图 5.12 同一个患者的心电图，窦性心律的频率 89 次/分。该图为在给予腺苷终止心动过速之后。注意 V_1 导联上假 r′波消失，Ⅱ导联假 S 波消失

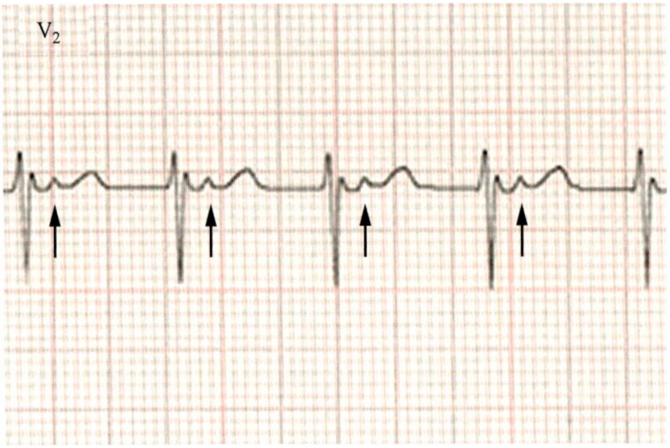

图 5.14 ■ 心电图显示了快-慢传导的 AVNRT 患者（随后电生理检查证实）的 V_2 导联出现 QRS 波群后的 P 波（箭头所示）

房室折返性心动过速（AVRT），顺向型 AVRT，逆向型 AVRT
AV RECIPROCATING TACHYCARDIA，ORTHODROMIC AVRT，ANTIDROMIC AVRT

John D. Wofford
Cedric Lefebvre

崔贺贺　马文英　译

临床要点

房室折返性（或交互性）心动过速（AVRT）是 SVT 的次常见类型，约占 SVT 的 20%～30%。最常见于年轻男性，症状为突发心悸，也可伴有胸痛、紧张、呼吸困难以及头晕。AVRT 包括在房室结之外的一条旁路，可以使电信号绕开房室结经心房传导到心室。一条旁路可双向传导冲动，然而隐匿性旁路仅能将冲动由心室向心房逆行传导。AVRT 的折返机制的具体讨论可参考“室上性心动过速的分类和机制”一节。当冲动在折返回路经房室结向心室前传，经旁路向心房逆传时，称为顺向型 AVRT，产生了窄复合波心动过速，该类型为大多数（占 AVRT 的 85%）。相反的，当冲动经旁路向心室前传时，经房室结向心房逆传，称为逆向型 AVRT（占 AVRT 的 15%），产生了宽波群心动过速。

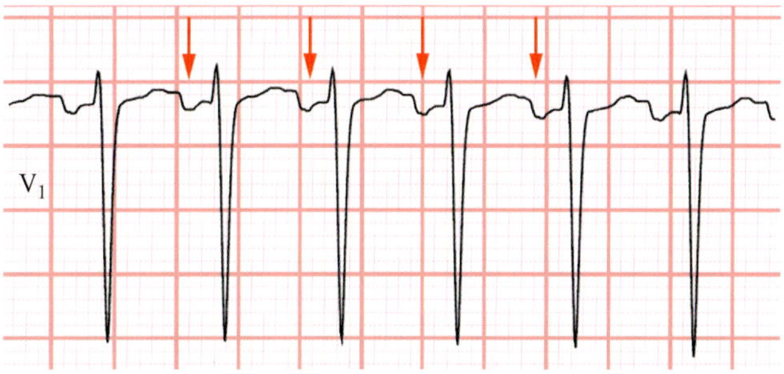

图 5.16 ■ 这种规律的、窄波群、有倒置 P 波（箭头所示）的心动过速提示为顺向型 AVRT

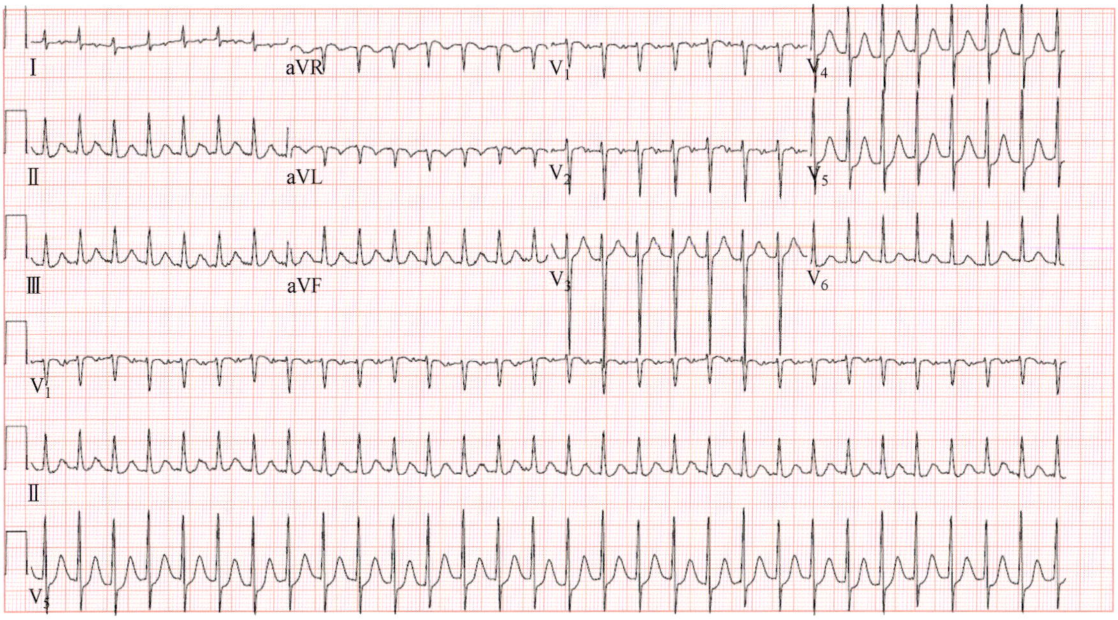

图 5.15 ■ 心电图提示频率为 178 次/分的窄波群 SVT，符合 AVRT

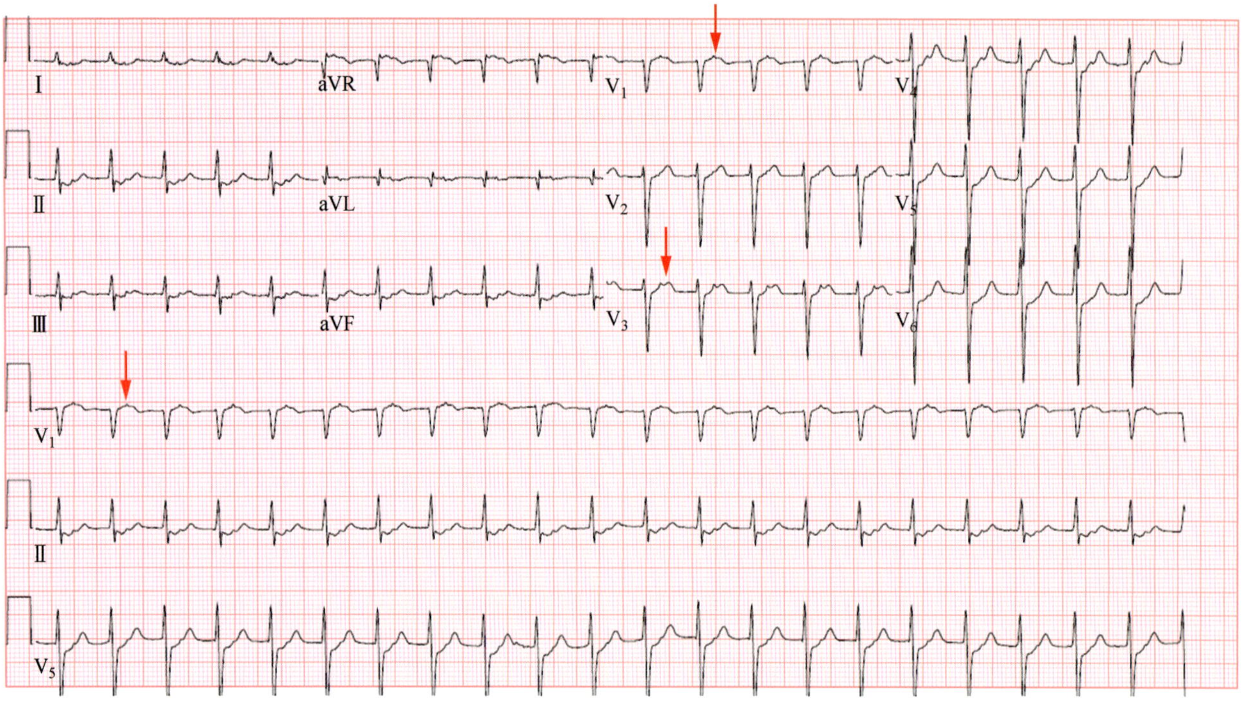

图 5. 17 ■ 此 SVT 特征为窄 QRS 波群以及逆行 P 波，提示 AVRT

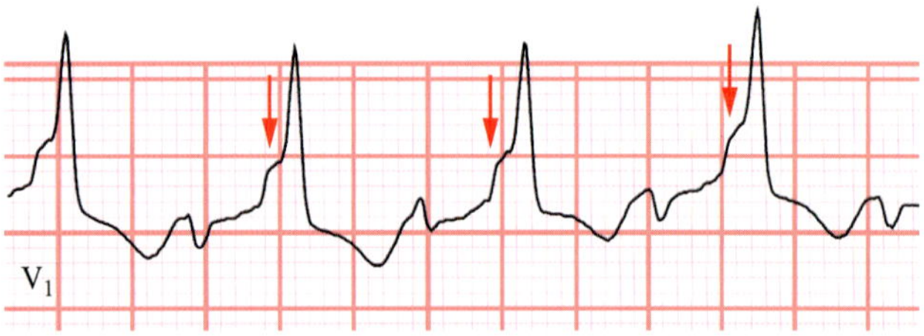

图 5. 18 ■ V_1 导联显示宽波群节律，且有 delta 波（箭头所示），符合经旁路室性预激的电生理表现，即 WPW 综合征

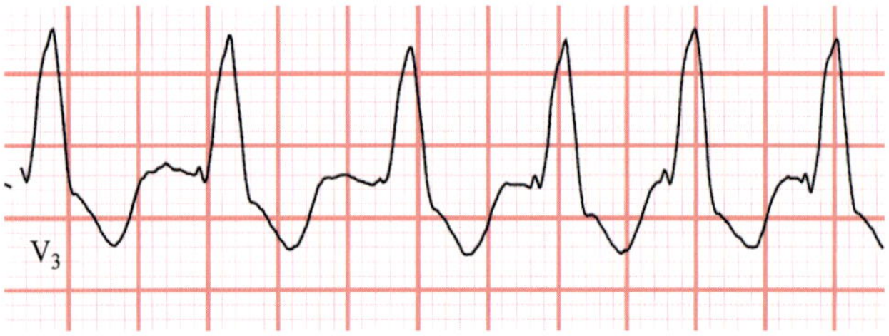

图 5. 19 ■ SVT 合并传导异常例如束支传导阻滞（BBB）（如图）可以产生宽波群心动过速。当心率足够快时则难以与室性心动过速（VT）区分

经旁路的前向传导通常快于房室结传导速度，因此，心室激动较早（可因通路的位置变化而不同）；这种心室的预激能够在心电图上表现为 delta 波。一个存在旁路并可以在心电图上显现为 delta 波的有症状患者可被诊断为 Wolff-Parkinson-White（WPW）综合征（见 WPW 综合征相关内容）。旁路前向传导可导致快速心房冲动的无节制下传，比如在心房颤动时，可引起超过 300 次/分的心室率，这有些类似于室性心动过速（VT）或心室颤动（VF）。

急诊处理

在大多数 AVRT 的病例的心电图表现为窄波群心动过速，心率在 160～300 次/分。P 波可“埋藏”于 QRS 波群中或在每一个 QRS 波群后出现逆行 P 波。在顺向型 AVRT 中，可见倒置 P 波，且 RP 间期小于 1/2 的 RR 间期。在逆向型 AVRT 中，可见宽波群心动过速，倒置 P 波且 RP 间期大于 1/2 的 RR 间期。

总体来说，对于窄波群心动过速的稳定患者，推荐以下逐步治疗方案以尝试终止心动过速：迷走神经刺激，腺苷，钙通道阻滞剂，β 受体阻滞剂，然后胺碘酮。如果在任何时间患者病情不稳定，推荐直流电复律；如果临床情况允许足够的时间给药则可先予以患者镇静。

存在预激的患者则需特殊关注，因为其有心房冲动快速下传引发心室颤动的风险。在 SVT 表现为 WPW 综合征且为窄 QRS 波群时，可考虑应用腺苷。对于宽波群心动过速，则应避免应用腺苷以及其他房室结传导阻滞剂。胺碘酮，或普鲁卡因胺可以用于血流动力学稳定的患者；这些药物对于室性心动过速或室上性心动过速伴差异性传导均有较好疗效。对于不稳定患者应用直流电复律。

在采取适当措施稳定患者之后，折返性心动过速应邀请心内科会诊。对于可以轻易终止、症状轻微、无并发症的心动过速患者，应进行密切心内科门诊随访。而长期治疗则可以应用药物（通常为β受体阻滞剂）或可能行射频消融术。

经验与教训

- 心率≥250 次/分的 SVT 应迅速考虑预激综合征。
- 合并增宽的 QRS 波群的 AVRT 不应予腺苷或其他房室结传导阻滞剂，这些在有旁路患者中可能诱发心室颤动。
- 如果稳定患者中怀疑室性心动过速或者室上性心动过速伴差异性传导，应以室性心动过速的治疗方案治疗。
- 怀疑 SVT（或者 VT）的不稳定患者应进行直流电复律。

WPW 综合征及预激综合征

WOLFF-PARKINSON-WHITE SYNDROME AND PRE-EXCITATION SYNDROMES

J. Stephan Stapczynski

崔贺贺　马文英　译

临床要点

冲动绕过部分或全部正常房室传导系统经额外房室间电生理通路传导并激动心室肌的现象叫作预激。WPW 综合征发生的解剖学基础是横贯房室环的肌原组织束（被称作 Kent 束），可以直接连接心房到心室。在窦性节律时，心房除极向量可经过旁路及正常传导系统传导到心室。在显性（可见 delta 波）WPW 综合征，心室激动由两条通路融合产生，心电图上面表现为 RR 间期缩短以及 QRS 波群起始部顿挫（称为 delta 波）。delta 波提示经过旁路的前向传导；QRS 波其余的部分代表经过房室结向希氏束-浦肯野纤维的正常传导。

SVT 在 WPW 综合征患者中很常见。最常见的类型是阵发性折返性 SVT，旁路和房室传导系统构成了环路，当冲动在环路中经由一支下传而经另一支回传时，阵发性折返性 SVT 可持续存在。当折返冲动在经房室结-希氏束-浦肯野系统前向下传，经旁路回传时，产生了窄波群 SVT 即顺向型 AVRT。相反的，当折返冲动经旁路下传，经希氏束-浦肯野纤维向房室结逆传，SVT 为宽波群并被称为逆向型 AVRT（见前“室上性心动过速的分类和机制”部分）。

大约 5%～10%的 WPW 综合征患者发展为心房颤动或心房扑动。在此类心律失常中，心室激动的主要径路决定于 Kent 束及房室结的不应期；具有较短不应期的径路传导冲动。大多数 WPW 综合征患者的新发心房颤动是经由房室结传导，产生窄 QRS 波群。然而，如果旁路起主要传导功能，则 QRS 波群变宽，心率可非常快。当合并心房扑动时，可能存在 1∶1 方式传导，心室率大约 300 次/分。当合并心房颤动时，可能存在非常快速以及不规则的心室律，过多的心室激动可能导致心室颤动（VF）。

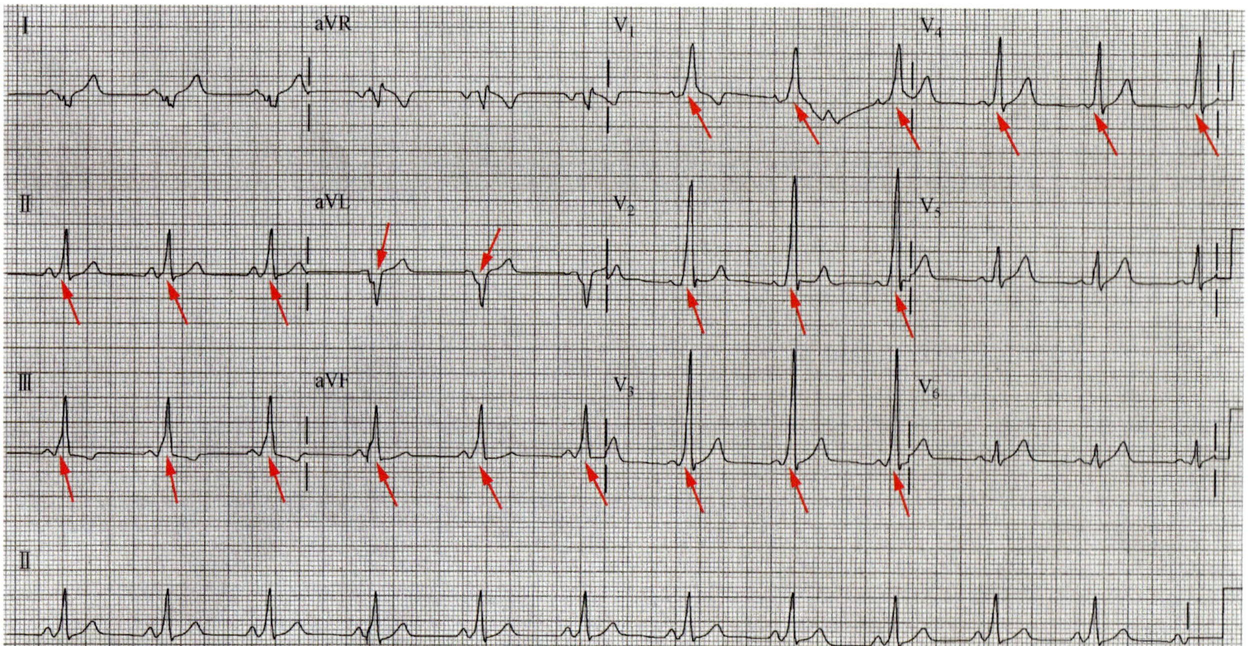

图 5.20 ▪ WPW 综合征，12 导联心电图条带，窦性心律。delta 波见红色箭头所示。根据 V_1 导联为 R 波主导可判断附加径路可能是左侧旁路

急诊处理

WPW 综合征心动过速的不稳定患者应以紧急同步电复律，从 100 J 开始，如果时间允许予以药物镇静。

而合并窄波群 SVT 的 WPW 综合征的稳定患者则可予以迷走神经刺激及药物治疗（腺苷、维拉帕米、地尔硫䓬或 β 受体阻滞剂），以减慢房室结传导，打断折返环路。

宽 QRS 波心动过速的 WPW 患者具有发生室性心动过速以及进展为心室颤动的风险。避免应用 β 受体阻滞剂、钙通道阻滞剂以及腺苷，这些药物可以缩短 Kent 束的不应期并且加快心室率。因此，WPW 综合征患者合并宽 QRS 波心动过速，逆向型 SVT，心房扑动，或心房颤动伴快速心室者——最好是予以电复律。此外，也可以应用一些可以延长旁路不应期的药物，比如静脉用（IV）普鲁卡因胺或胺碘酮。

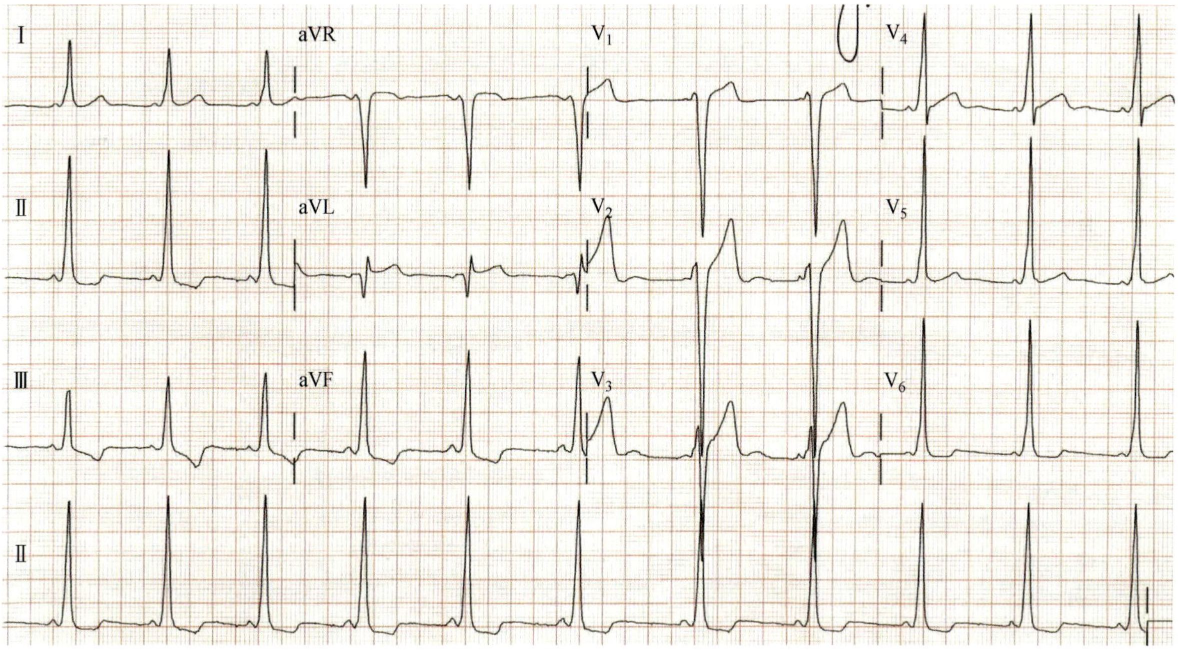

图 5.21 ■ WPW 综合征，12 导联心电图条带，窦性心律。delta 波在侧壁导联明显。根据 V_1 导联 QRS 波群为负向可判断旁路可能是在右侧

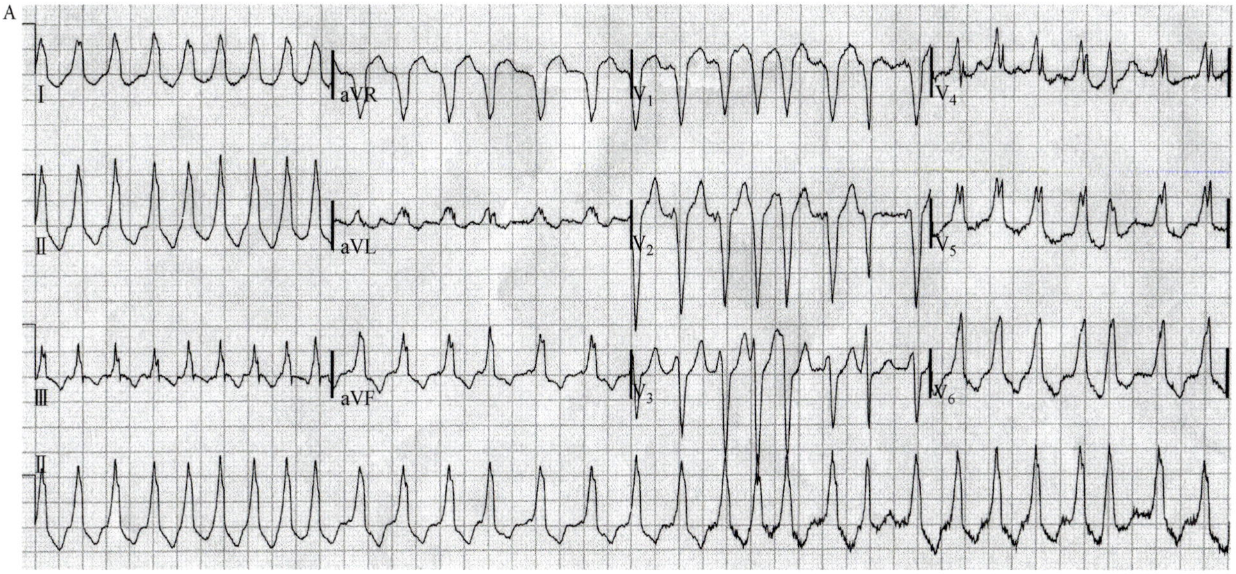

图 5.22A ■（A）WPW 综合征，12 导联心电图条带，心房颤动伴不规则宽 QRS 波群

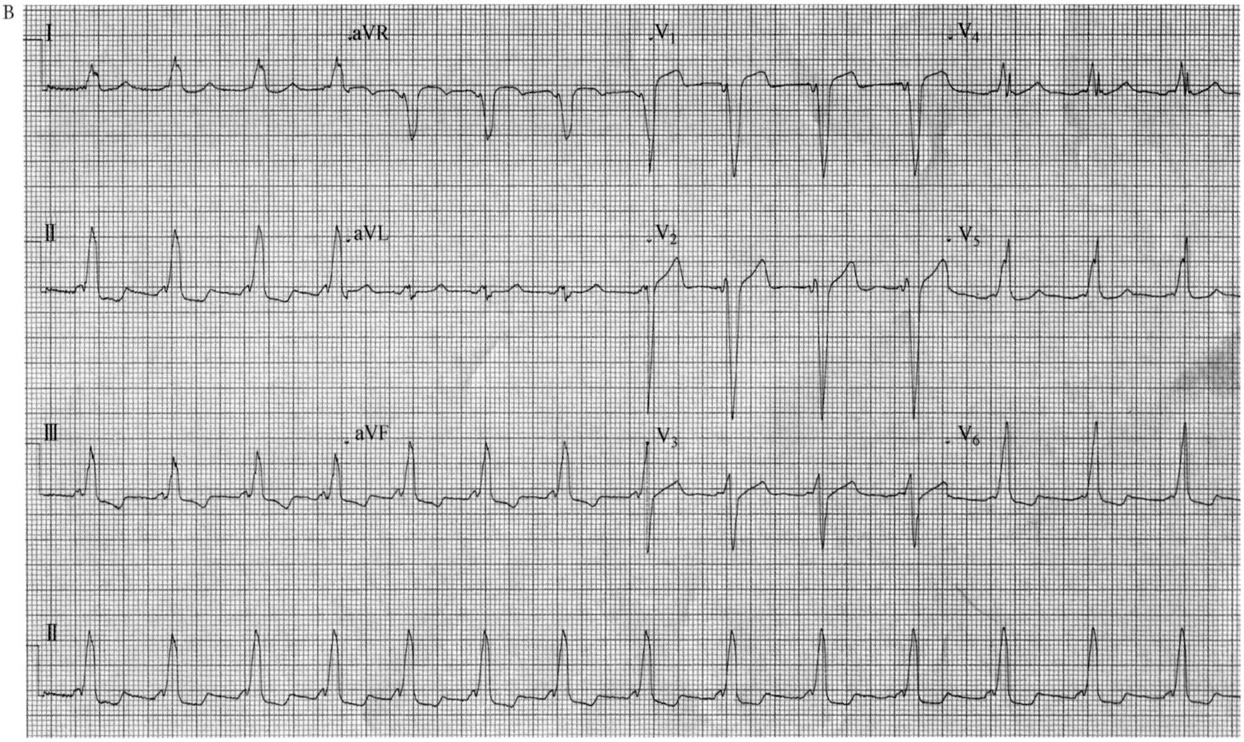

图 5.22B ■（**B**）与图 5.22（A）为同一患者，目前为窦性心律。delta 波在下壁及侧壁导联明显

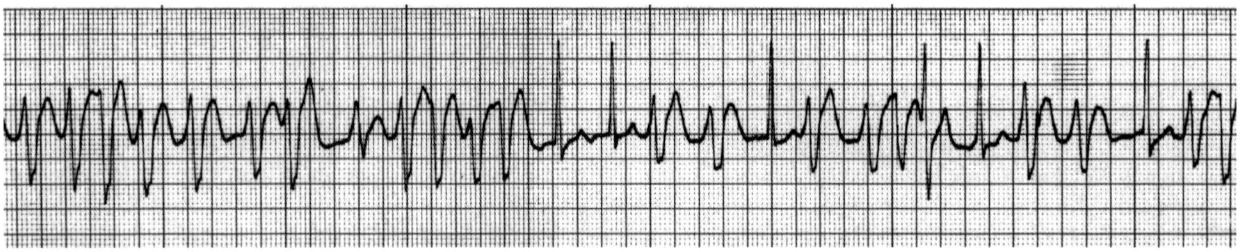

图 5.23 ■ WPW 综合征，Ⅱ导联条带，心房颤动，心室率 191 次/分，QRS 波群形态因旁路或房室结不同路径激动心室而发生变异

患有 WPW 综合征及心动过速的患者应当就诊于心脏电生理专家处；不稳定的患者或持续发作心动过速及有症状的患者则需入院治疗。心电图新发现的无症状 WPW 患者则需常规随访。

经验与教训

- WPW 综合征患者的心电图可能会类似心肌缺血心电图的 QRS 波群、ST 段及 T 波改变，delta 波在这些异常表现中可能会难以识别。
- 心室率超过 250 次/分应高度怀疑预激综合征。
- 避免在宽波群心动过速的 WPW 患者中应用 β 受体阻滞剂、钙通道阻滞剂以及腺苷。

Lown-Ganong-Levine 综合征
LOWN-GANONG-LEVINE SYNDROME

Laura Yoder

崔贺贺　马文英　译

临床要点

Lown-Ganong-Levine（LGL）综合征目前被认为是由于房室结传导增强而产生的。可能的机制为结内旁路或结前旁路，之前被称为 James 纤维。这种诊断已被电生理时代抛弃。传统的诊断标准包括：心电图显示短的 PR 间期（短于 0.12 s）以及正常的 QRS 波群，有间断心悸以及阵发性室上性心动过速、心房扑动或心房颤动的临床病史。

最重要的鉴别诊断是有明确治疗原则的 WPW 综合征。心电图鉴别为 WPW 综合征可有 delta 波引起的 QRS 波群，而 LGL 综合征则无。

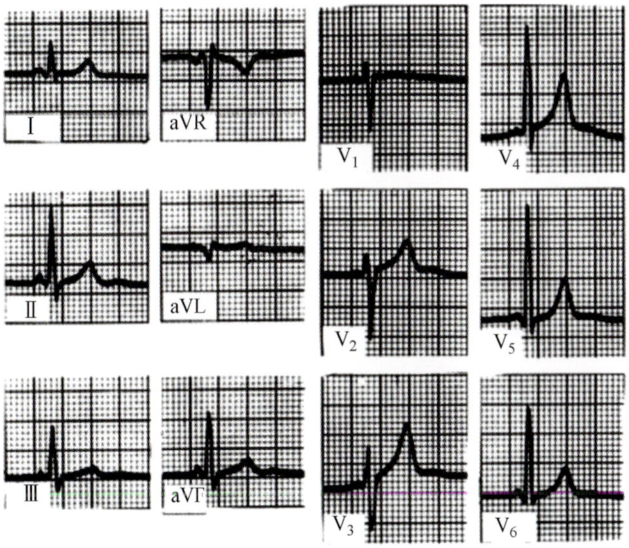

图 5.24 ■ 合并有 Lown-Ganong-Levine 综合征的心电图表现。PR 间期缩短，QRS 波群形态正常。经允许引自 Goldschlager N，Goldman MJ. Principles of Clinical Electrocardiography. 13th ed. Originally published by Appleton & Lange. Copyright . 1989 by The McGraw-Hill Companies，Inc

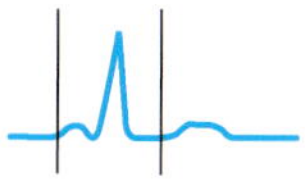

图 5.25 ■ 短 PR 间期，正常 QRS 波群但 PJ 间期缩短（LGL 综合征）。经允许引自 Goldschlager N，Goldman MJ. Principles of Clinical Electrocardiography. 13th ed. Originally published by Appleton & Lange. Copyright © 1989 by McGraw-Hill

急诊处理

如果患者既往有该诊断，那么其心动过速应和其他心动过速一样治疗，同样需区分窄波群及宽波群心动过速。不稳定患者应行急诊同步心脏电转复。对于窄波群的心动过速，应用腺苷以诊断及试验性治疗。宽波群心动过速首先应按室性心动过速治疗，直到排除室性心动过速诊断。

经验与教训

- LGL 综合征主要是一种历史性诊断，患者既往行电生理检查后，可能会有房室结传导增强的诊断，由此产生的心电图表现在之前则用以诊断 LGL 综合征。
- 异常的 QRS 波形态及 delta 波的出现则应考虑 WPW 综合征可能，并且应按照 WPW 综合征的治疗原则进行治疗。

房性心动过速

多源性房性心动过速

Atrial Tachycardias

MULTIFOCAL ATRIAL TACHYCARDIA

Jennifer Mitzman

崔贺贺　马文英　译

临床要点

当至少三个非窦性心房起搏点起搏冲动经房室结下传时，产生多源性房性心动过速（AT）。在心电图上表现为 QRS 波群前至少三种迥异的 P 波形态。因为房室结及希氏束-浦肯野纤维的心室传导部正常传导，故为窄 QRS 波。其与游走心房起搏的心律不同，必须超过 100 次/分时才能满足多源性房性心动过速的标准。

多源性 AT 最常见于慢性肺病患者，并且通常主

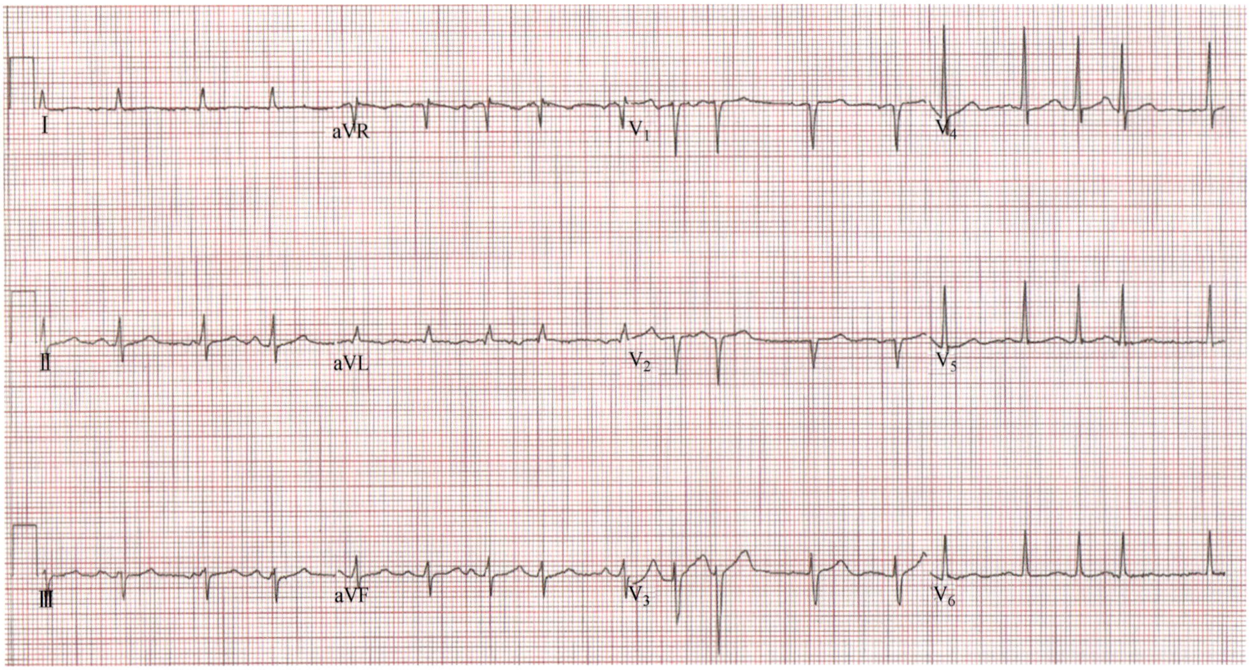

图 5.26 ■ 心电图显示多源性房性心动过速（MAT）。这种绝对不齐的节律且心率大约 105 次/分符合 MAT 的诊断标准，在Ⅱ导联上可以看到三个不同的 P 波

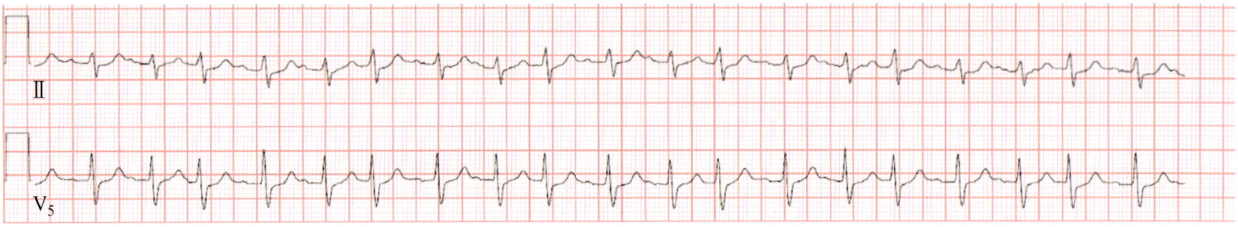

图 5.27 ■ Ⅱ导联和 V_5 导联的条带显示为多源性房性心动过速。拉长导联条带对于识别房性心动过速的多个起源点有用，因为可以看到多种 P 波形态的变化

诉为呼吸困难加重。但因为心率增快，患者还可能表现为心悸、头晕或晕厥。在有其他心肌缺血危险因素的患者中，还可能发生心肌梗死或急性充血性心力衰竭。此外还可以记录到代谢紊乱、脓毒症休克以及茶碱中毒的病史。

急诊处理

治疗多源性房性心动过速首先应识别以及寻找潜在的病因。低氧相关的慢性并发症是最常见的独立病因，应首先予以处理。当原因不明时，维拉帕米 5 mg 静脉注射被认为是一线治疗方案，但在低血压患者中应慎用。美托洛尔也有效，但是有支气管痉挛的副作用。

经验与教训

- 在所有心律绝对不齐的患者中都应考虑多源性房性心动过速的诊断。最常被误诊为心房扑动或心房颤动。
- 多源性房性心动过速很少需要电复律。如果血流动力学不稳定需要电复律，则应以同步 50～100 J 的能量电击。

异位（单起源）房性心动过速
ECTOPIC (UNIFOCAL) ATRIAL TACHYCARDIA

David M. Cline

崔贺贺　马文英　译

“房性心动过速”（AT）的概念中包含了起源于心房（右或左）的多种类型不常见的心动过速，心律失常过程并不需要房室结参与。这些心动过速通常有着不同的心律失常机制并且通常与解剖结构异常相关。机制包括异常自主性、触发活动以及微小折返。

临床要点

局灶性 AT 或者异位 AT 的心房率在 130～250 次/分。发作年龄通常在 10～39 岁。年轻患者的心率更快。如果可以获得既往心电图，那么通过比较可以发现其 P 波形态通常与窦性节律不同，且在心动过速时 P 波会出现轴向变化。容易混淆的原因是异常心房起搏点可能由于自主神经张力升高并且随着活动有所变化，使其在临床上难以与窦性心动过速鉴别。患者可有多种症状，比如心悸、头晕、胸痛、呼吸困难、乏力以及晕厥。

异位房性心动过速的主要心电图表现为心房率＞100 次/分，P 波形态与窦房结产生的 P 波不同，至少连续三个异位 P 波，通常形态不正常或 P 波电轴（一般是下壁导联 P 波电轴）发生改变。通常 V_1 导联中正常时倒置的 P 波在心动过速时为直立；下壁导联中正常时直立的 P 波在心动过速时为倒置。

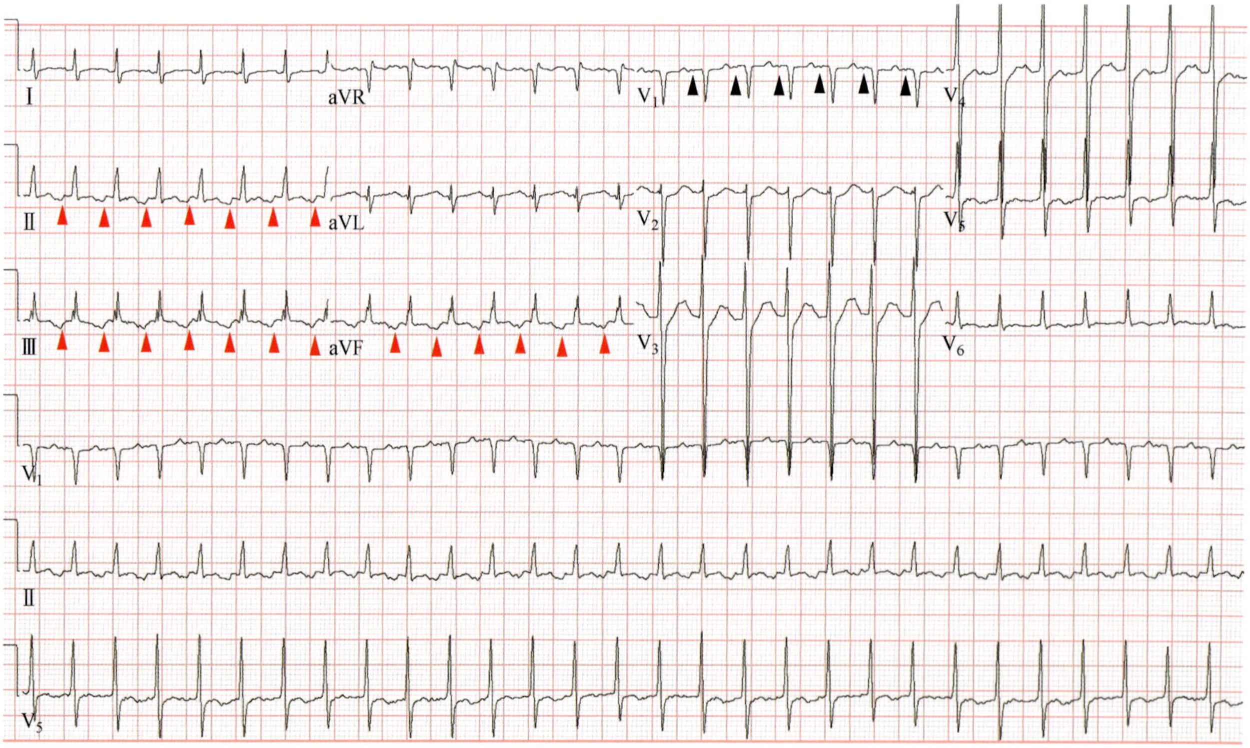

图 5.28 ■ 心电图表现为异位房性心动过速或局灶性房性心动过速，心率 176 次/分。注意 V_1 导联的 P 波部分直立，部分倒置（黑色三角箭头所示）。注意在下壁导联的 P 波（红色三角箭头所示）主要是倒置。阅读该患者后来的心电图（见下图）可以确证 P 波的改变对于此心动过速是特异的，提示异位房性心动过速

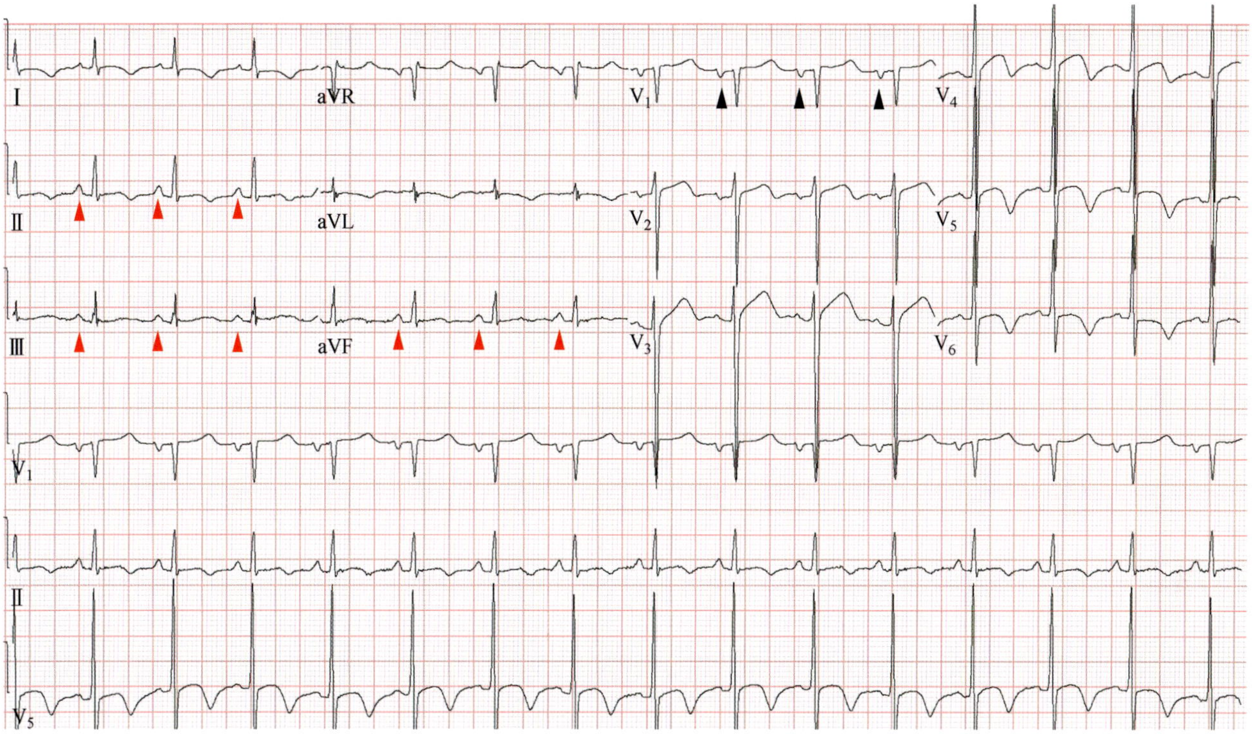

图 5.29 ■ 与上图同一患者，在静脉注射 β 受体阻滞剂终止异位 AT 之后即刻的心电图。将上图与此图比较，发现正常 V_1 导联 P 波（黑色三角箭头所示）主要是反向的，提示慢性的左心房增大；下壁导联的 P 波（红色三角箭头所示）主要是正向的。基线心电图以及在图 5.28 中心动过速时记录的心电图的差异支持异位房性心动过速的诊断。电生理学检测可以确证该诊断

急诊处理

异位房性心动过速的患者的药物治疗效果与其他类型的室上性心动过速并不相同。迷走神经刺激可能无效。对于继发于触发电位或微折返的异位房性心动过速，腺苷、钙通道阻滞剂以及 β 受体阻滞剂可能有效。同步电复律对不稳定的 SVT 患者可能有效，然而在异位房性心动过速中可能并不奏效。可用阻断房室结传导的药物减慢节律并改善血流动力学，直到心内科医生处理。由于异常自主性增高引起的异位 AT 可能对于药物治疗效果不佳，可寻求心内科医生会诊解决。

经验与教训

- 传统针对 SVT 的药物或电复律治疗并不能终止异位 AT 患者的心动过速；然而，β 受体阻滞剂或钙通道阻滞剂可以减慢节律并改善患者症状。
- 急诊治疗效果不佳的最常见异位房性心动过速的机制是异常自律性增高，约占异位房性心动过速患者总体的 20%。
- 最常见异位房性心动过速的机制是微折返，药物或电复律治疗通常有效。

心房扑动

ATRIAL FLUTTER

J. Stephan Stapczynski

崔贺贺　马文英　译

临床要点

心房扑动是一种有规律心房除极速率（在 240～400 次/分）的心律失常，通常合并房室结传导阻滞，往往是 2∶1 下传或更多。最常见的类型（Ⅰ型，或者说典型）是由于围绕三尖瓣环的逆时针折返。在这种常见类型中，心房率一般在 250～350 次/分，产生明显的下斜形偏折，下壁导联可见负向的“扑动波”，V_1 导联为正向扑动波。另一个类型相对少见，是由于顺时针大折返引起的，在下壁导联产生正向扑动波，在 V_1 导联上产生负向扑动波。但是，根据心电图表现通常不能判断折返方向，专家也不能对哪种扑动波是正向，哪种是负向达成一致。已知的新发心房扑动原因通常包括开胸手术（通常有心房切口），大量摄入酒精（“节日心脏综合征”），低氧，以及肺栓塞。

急诊处理

不稳定患者应立刻予以同步电复律治疗，从 100 J 开始，如果时间允许可以药物镇静。对于血流动力学稳定的患者如果心房扑动短于 48 h，考虑同步电复律，可将 95％的患者转为窦性心律。通常，转复仅需较少能量，可低至 50 J。增加成功率的措施如下：①采取双向波形；②采用宽的电极间隔（右前和左后位），③紧压电极板以减少胸壁阻抗。

采用伊布利特静脉注射的化学转复可在 60％新发心房扑动患者中成功复律。伊布利特可引起 QT 间期延长以及尖端扭转型室性心动过速，因此患者在注射过程中以及给药后 4 h 应持续心电监护。

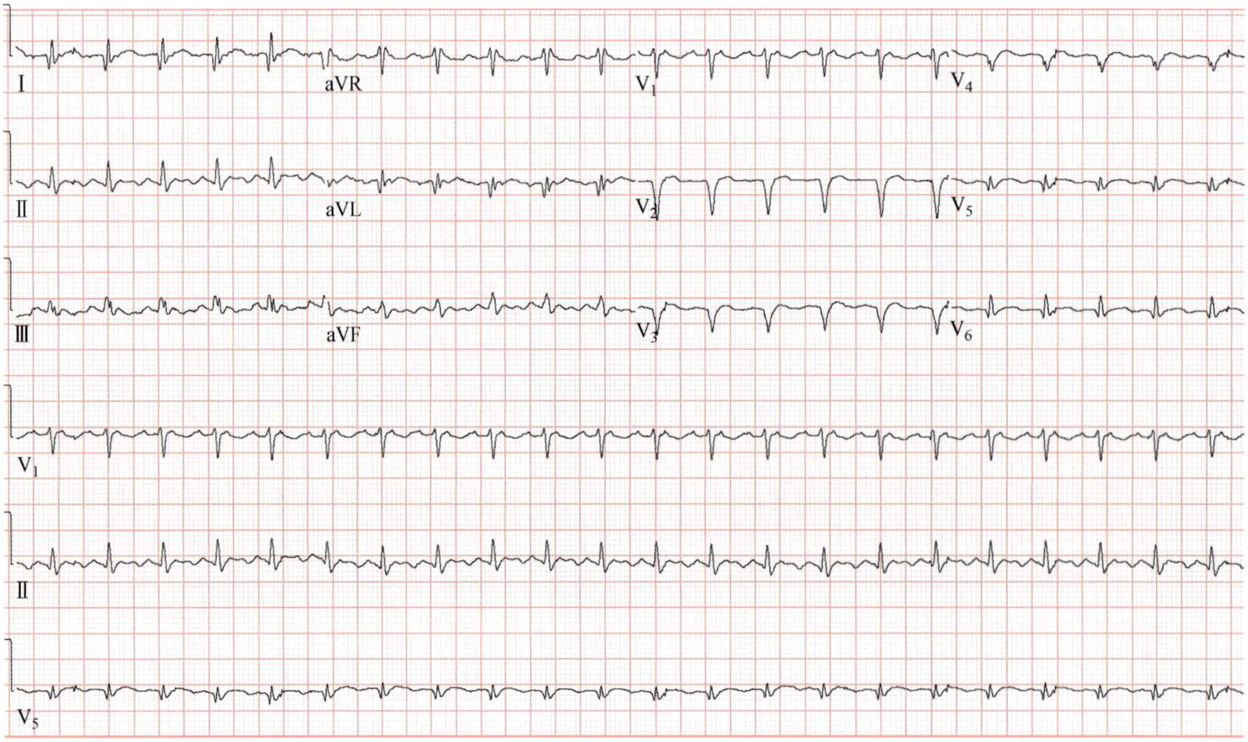

图 5.30 ■ 心电图显示心房扑动伴 2∶1 下传，心室率为 136 次/分。扑动波在下壁导联最明显。患者以 100 J 电复律。心律为双心室起搏心律。该患者在电生理检查中确诊为“典型”逆时针折返性心房扑动

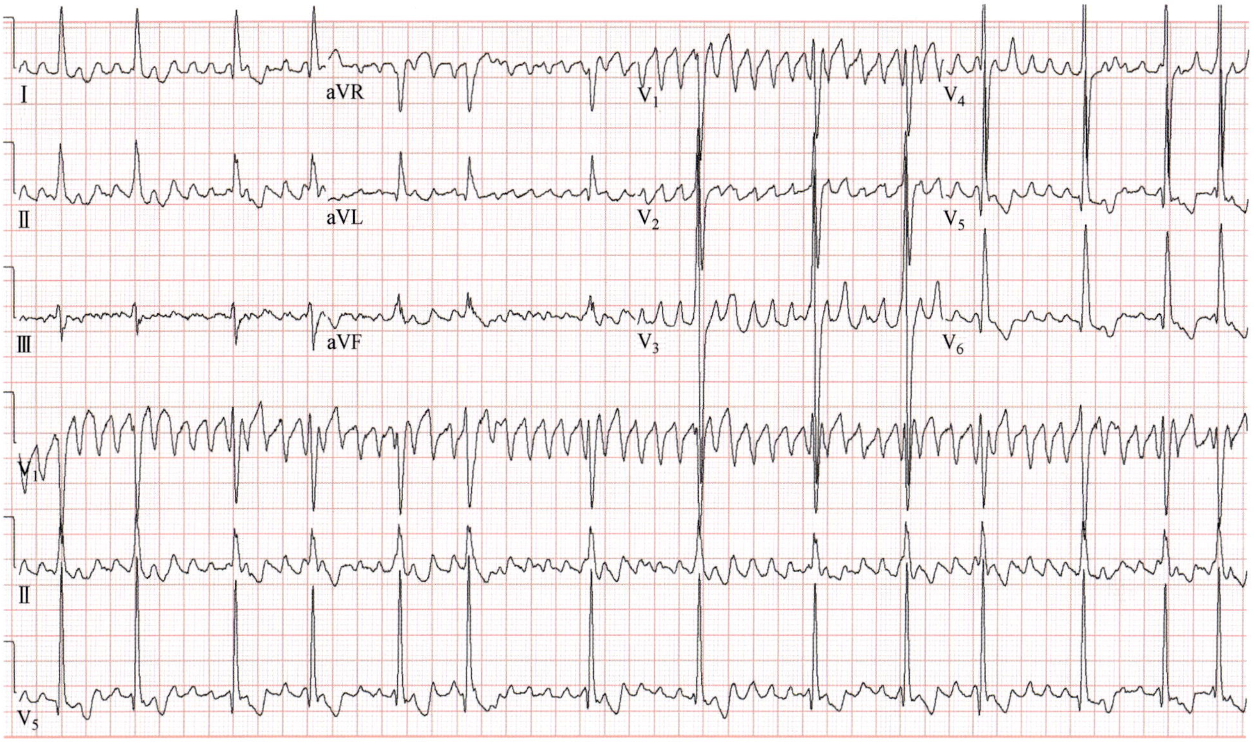

图 5.31 ■ 心电图显示心房扑动伴可变房室传导阻滞，心室率为 82 次/分。该心电图是一个 19 岁患者，婴儿时曾行三尖瓣闭锁修复术。心房率超过 300 次/分

对于不确定发作间期或超过 48 h 的心房扑动，则予以静脉药物抑制房室结以减慢心室率。如维拉帕米、地尔硫䓬或β受体阻滞剂。当充分控制节律以及症状缓解后，患者可收入病房并且过渡为口服药物维持治疗。如果转复发生于静脉给予房室传导阻滞剂时，则应停止静脉注射并监测以防复发。如果无复发患者可于数小时后出院。如果心房扑动已持续大于 48 h，则需口服抗凝药。对于持续性或者阵发性心房扑动的患者，如果危险评分工具提示该患者为系统性栓塞高危，则应长期服用抗凝药物。选择性射频消融能在心房扑动折返环内产生永久性传导阻滞，既可以终止心动过速也可以预防复发（95%成功率）。

经验与教训

- 心房扑动伴 2：1 房室传导阻滞可产生类似窦性心动过速的表现。
- 复律后并发临床栓塞的风险与异常节律的时间相关。心房颤动时长在 48 h 内风险大约为 1%，当时程更长时风险为 5%～7%。

心房颤动伴/不伴快速心室率及差异性传导

ATRIAL FIBRILLATION WITH/WITHOUT RVR, WITH ABERRANCY

J. Stephan Stapczynski

崔贺贺　马文英　译

临床要点

心房颤动是一种由不规整的、无组织的心房电活动导致的心律失常，引起心房无规律收缩。心电图特征为快速的振动或颤动波形，其在大小、形态以及时程上各异，频率在 300 次/分以上，通常在 V_1 导联观察最好。快速而无规则的心房冲动下传到房室结，但是因为房室结不应期的限制，产生绝对不齐的室律。治疗前心室率通常波动在 160～180 次/分。心室率低于 120 次/分提示房室结传导受损，可能与药物、老龄或疾病相关。心室率超过 250 次/分提示房室传导增强，有时在 WPW 综合征中出现（见 WPW 综合征相关章节）。如果结下传导系统在下一个冲动到达之前不能完全恢复，那么可能会有差异性传导，经常表现为右束支传导阻滞（RBBB）形态。

心房颤动的常见症状包括心悸以及低心排血量相关的症状，比如头晕目眩、晕厥以及呼吸困难。如果因快速心室率引起的需氧量超过了冠状动脉灌注的能力，那么可能会发生缺血性胸痛的症状。并发症包括体循环栓塞和心力衰竭。

急诊处理

不稳定的患者，比如那些循环休克合并急性肺水

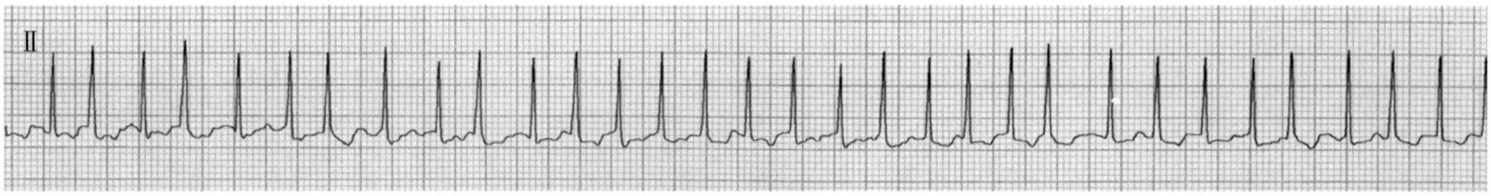

图 5.32 ■ Ⅱ 导联条带显示心房颤动，心室率 208 次/分。仔细观察可确定该节律绝对不齐，即为心房颤动的特征

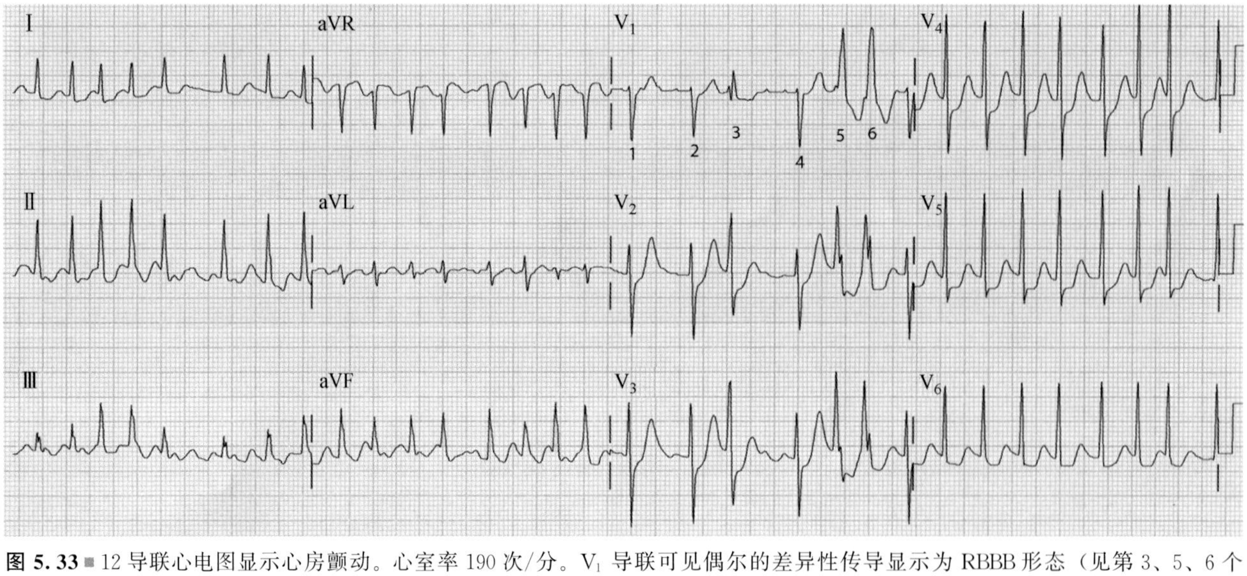

图 5.33 ■ 12 导联心电图显示心房颤动。心室率 190 次/分。V_1 导联可见偶尔的差异性传导显示为 RBBB 形态（见第 3、5、6 个 QRS 波群）

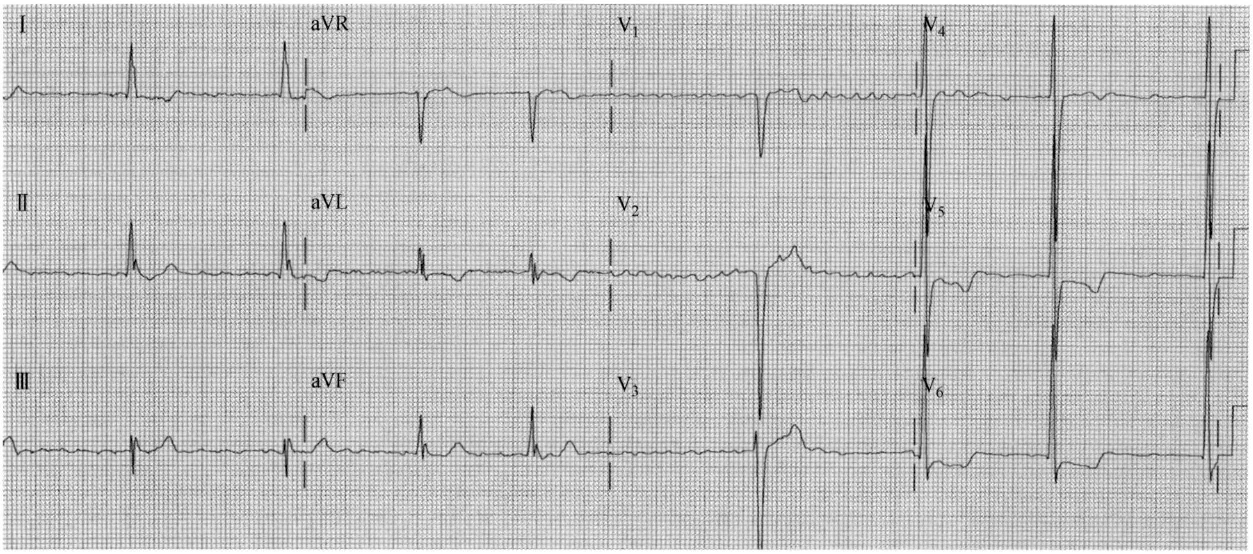

图 5.34 ■ 12 导联心电图显示心房颤动。心室率变慢，仅 49 次/分，提示房室结传导功能受损，可能与药物、老龄或疾病相关

肿或急性缺血性胸痛的患者，应当立刻予同步电复律治疗，从 100 J 开始，如果时间允许予以药物镇静。

在稳定患者中，可予以静脉地尔硫䓬、β 受体阻滞剂或地高辛等控制心室率（低于 100 次/分）。当充分控制节律以及症状缓解后，患者可收入病房并且过渡为口服药物维持治疗。如果转复发生于静脉给予节律控制药物时，则应停止静脉注射并监测以防复发。如无复发患者可出院。

对于没有明显左心室功能不全、二尖瓣疾病或既往栓塞的患者，心房颤动发作时间小于 48 h，可以尝试应用抗心律失常药物或同步电复律恢复窦性心律。可以用于化学转复心房颤动的药物包括普鲁卡因胺、伊布利特、普罗帕酮、氟卡尼、胺碘酮和维纳卡兰。

如果心房颤动持续时间大于 48 h，一个选择是进行经食管超声以评估是否有左心房血栓形成。如果影像证据没有显示血栓存在，那么可行电复律。另一个选择是先行心室率控制，全身抗凝 4 周后再尝试转复。

经验与教训

- 心室率很快的心房颤动可以心律齐，影响诊断。
- 新发心房颤动自发转复为窦性心律较常见，在急诊室此类心律失常占 30%～60%。
- 在新发心房颤动患者中检查促甲状腺素水平；甲亢发生率可高达 10%。
- 复律后并发临床栓塞的风险与心房颤动的时间相关。心房颤动时长在 48 h 内风险大约为 1%，当时程更长时风险为 5%～7%。

心房内差异性传导

Ashman 现象，心房颤动伴期前室上性差异性传导

Aberrant Atrial Conduction

ASHMAN PHENOMENA，ATRIAL FIBRILLATION WITH PREMATURE SUPRAVENTRICULAR ABERRANT BEATS

Scott Goldston

崔贺贺　马文英　译

临床要点

Ashman 现象是一种室上性差异性传导引起宽 QRS 波群的现象，最常在心房颤动时发生。Ashman 现象通常有长-短规则：房性期前收缩（PAC）在 RR 周期中出现得越早，以及前一个 RR 周期越长，PAC 越有可能发生差异性传导。该现象之所以发生是因为不应期跟心动周期长短，也就是心率是成比例的。心动周期越长，心率越慢，传导系统的恢复时间越长。而且在大多数人中，右束支要比左束支恢复得慢；因此，一个在时间过程上提前出现的 PAC 更有可能按照 RBBB 差异的模式传导，其次才是左束支传导阻滞（LBBB）的模式。生理学机制表明在较长的 RR 周期之后，如果 PAC 在目前的周期中出现较早，那么其更有

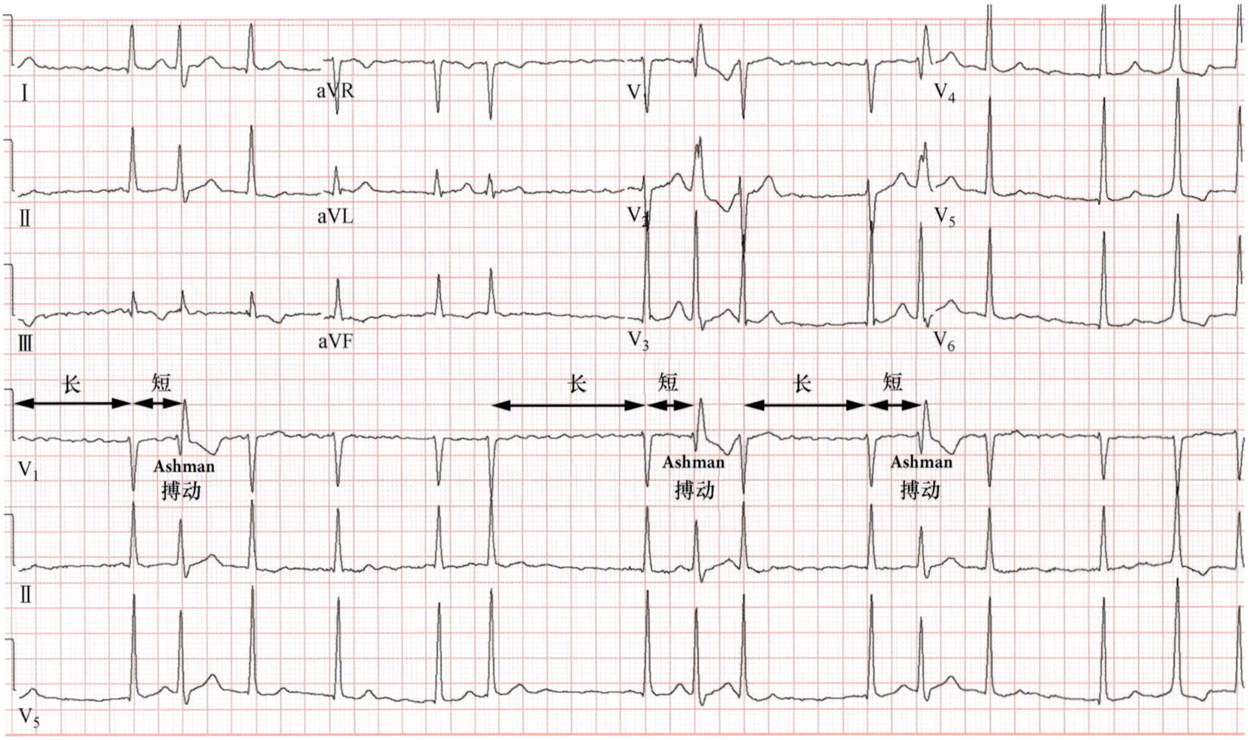

图 5. 35 ■ 心电图显示心房颤动合并三个 Ashman 现象搏动。注意 Ashman 搏动发生于继一个较长的 RR 间期之后的短 RR 间期后，同样注意差异性传导为右束支传导阻滞（RBBB）图形，在 V_1 导联为高 R 波

可能按 RBBB 差异传导的模式下传。

急诊处理

正如之前所述，因为其心律经常变化，因此该节律最常在心房颤动中出现。这可以在任何类型的 SVT 中发生，尤其是心率忽然增快的情况下。其最易混淆的是室性期前收缩（PVC）及逸搏。相反的，如果病因起源于心室，那么异常 QRS 波群会经常不止一次地出现，并且其偶联间期固定。本现象无需治疗。

经验与教训

- Ashman 现象是常在心房颤动时发生，因为 RR 间期可变（长到短原则，PAC 随后差异性传导）。
- Ashman 现象通常为 RBBB 表现，因为右束支比左束支有更长不应期。

交界性心律

交界性逸搏心律

Junctional Rhythms

JUNCTIONAL ESCAPE RHYTHM

Jennifer Mitzman
David M. Cline
崔贺贺　马文英　译

临床要点

交界性节律起源于心脏传导通路的房室交界处。当窦房结自律性功能停止或冲动不能下传时，交界性逸搏发生。虽然理论上所有心脏细胞都能产生节律，但是最常见的逸搏心律还是来源于交界性或是房室结。房室结细胞产生 35～60 次/分的节律。因该冲动产生于心室的上方，因此可以引起正常心室收缩，QRS 波群较窄且看起来正常，除非合并既往束支传导阻滞。

房室结冲动逆向传导可能引起心房收缩。心房收缩与心室收缩同时开始，因此，P 波可能埋藏在 QRS 波群中，导致其并不可见，或者在某些导联中可在其他表现正常的 QRS 波群的前后看到倒置 P 波。在因缺血、药物作用或电解质异常引起的异常房室结自律性升高的情况下，加速性交界心律可能出现，心率为 60～100 次/分（超过 100 次/分的节律被称为交界性心动过速，但发生机制仍然可能相同）。在此节律下可能发生房室分离。心动过缓可能是偶然被发现的，或者因出现了头晕、乏力、疲劳、呼吸困难或晕厥等症状而发现。

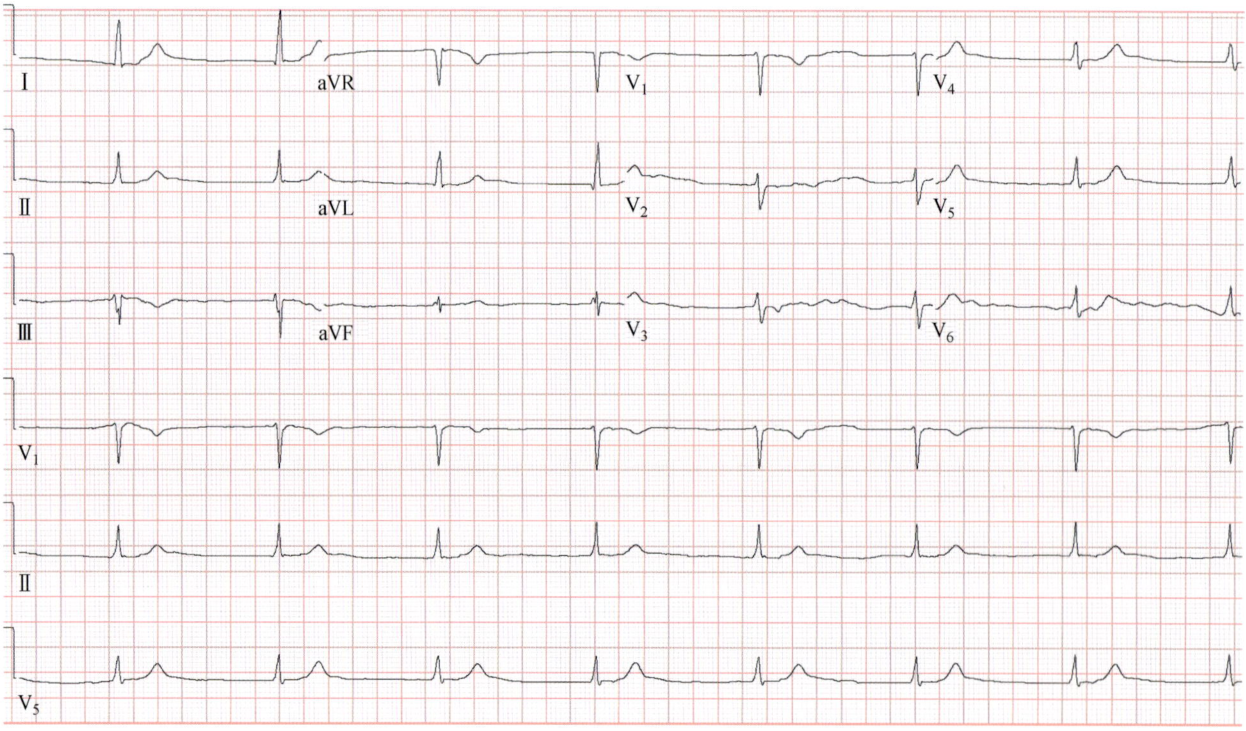

图 5. 36 ■ 心电图显示交界性逸搏心律。QRS 波群为正常间期（96 ms），心室率为 46 次/分，并且无 P 波，是窦房结传导缺失引起交界性逸搏心律的典型特征

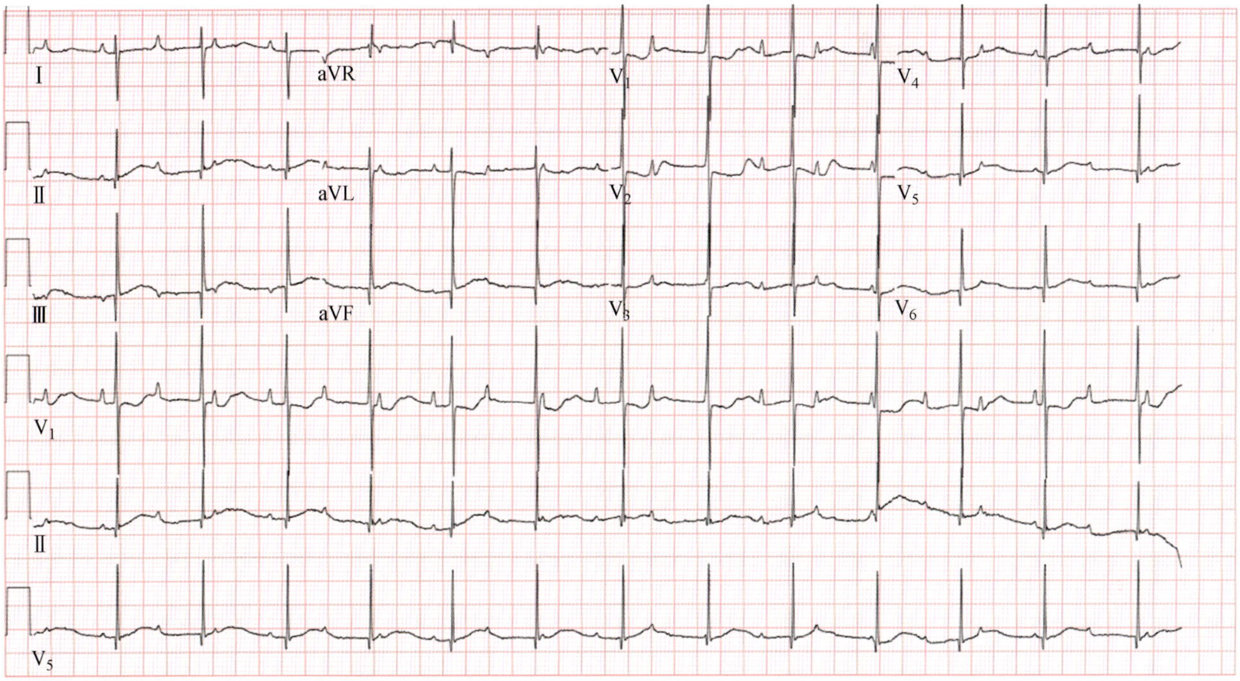

图 5.37 ■ 这份儿科心电图显示的是加速性交界心律。房室分离，窦性（或房性）心动过速。交界性心率为 78 次/分，房性心率为 120 次/分。P 波与窄的 QRS 波群之间似乎并无相关。P 波在Ⅰ导联和Ⅱ导联上直立，提示 P 波起源似乎为窦性，然而，P 波在 V_1 导联为直立，这在窦性起源中并不常见

急诊处理

交界心律可被认为是缓慢性心律失常的结果。在处理这些心律紊乱时识别原发性心动过缓的病因极为重要。药物通常是最常见的病因，比如 β 受体阻滞剂、钙通道阻断剂、洋地黄类以及锂剂。心肌梗死可能引起窦房结缺血导致其不能产生完全的心脏节律，其他情况比如术后、感染、年龄相关的病态窦房结综合征也是应考虑的病因。阿托品对增加交界性心律的频率方面有效。如果急诊药物干预失败，那么可能需要经皮或经静脉超速起搏干预。加速交界性心律通常无需治疗，然而，仍需确定及治疗引起该节律的潜在病因。

经验与教训

- 交界性心律应该被认为是一种症状，而不是一个诊断；需确定及治疗引起窦房结功能抑制导致交界性逸搏或引起房室结自律性升高导致加速交界性心律的潜在病因。

交界性心动过速

JUNCTIONAL TACHYCARDIA

David M. Cline

崔贺贺　马文英　译

临床要点

名词“交界性心动过速”在医学文献中的应用并不严谨，应当与发生机制中包括房室结的其他类型SVT区分。本章将讨论两种少见的节律，但是在儿童中相对常见且频繁持续（超过每日的10%时间出现）：永久（持续性）交界区反复性心动过速（PJRT）以及交界性异位心动过速（JET）。PJRT是由房室折返机制引起的，房室结作为前向传导径路，而慢传导旁路作为逆向传导径路。患儿心动过速可能

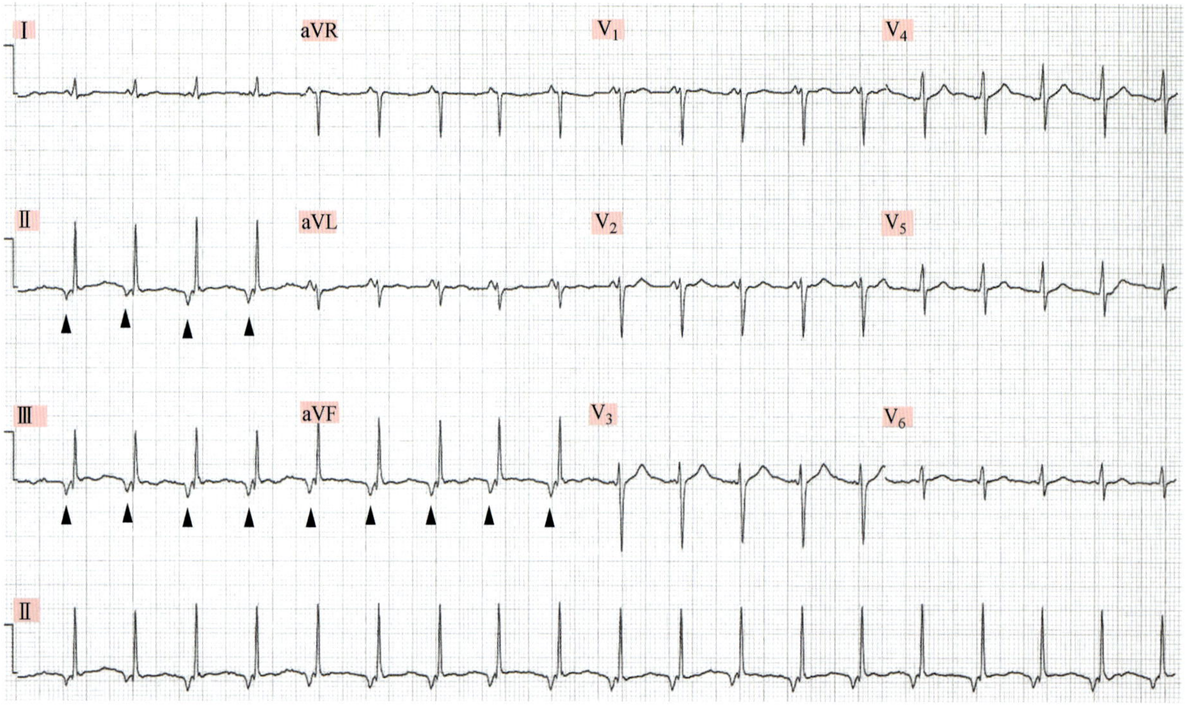

图 5.38 ■ PJRT患者心电图。注意为窄波群心动过速，心率在115次/分，且下壁导联P波倒置（黑色三角箭头所示）。RP间期（从R波到下一次P波）超过RR间期的50%，符合长RP间期诊断标准

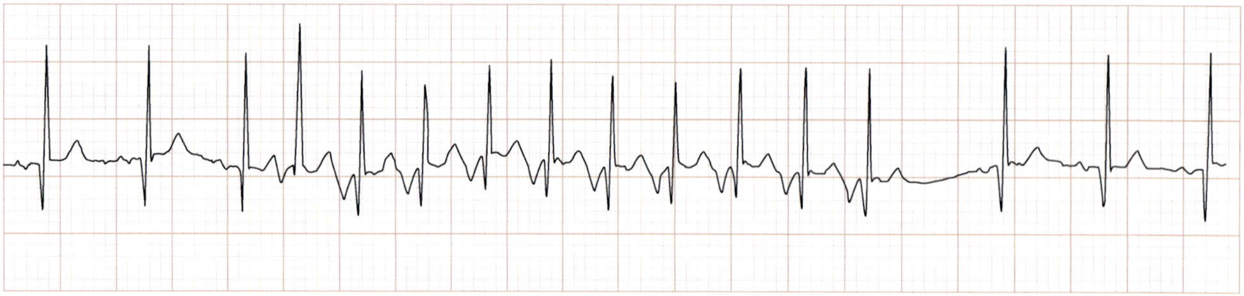

图 5.39 ■ PJRT。节律条带显示间歇性的窄波群心动过速，由交界性期前收缩触发。RP间期变长（见文中）。经允许引自Chapter 10. Arrhythmias. In：Artman M，Mahony L，Teitel DF，eds. Neonatal Cardiology. 2nd ed. New York，NY：McGraw-Hill；2011

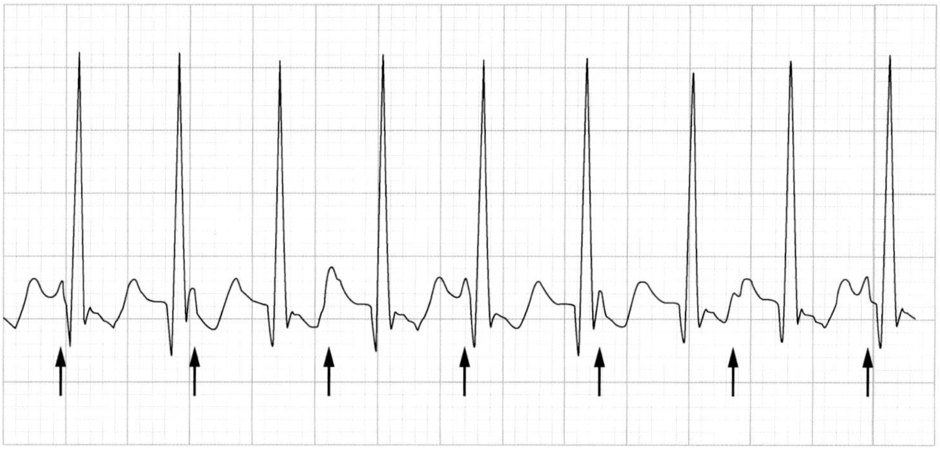

图 5.40 ■ 交界性异位心动过速。可见房室分离。箭头所示为 P 波。心房率为 135 次/分，心室率为 185 次/分。经允许引自 Chapter 10. Arrhythmias. In：Artman M，Mahony L，Teitel DF，eds. Neonatal Cardiology. 2nd ed. New York，NY：McGraw-Hill；2011

引起心肌病。心功能损伤的程度直接与心动过速发作频率及发作时心率相关。发作时心电图通常表现为窄波群 SVT 并且 RP 间期延长，Ⅱ、Ⅲ、aVF 导联 P 波负向。在窦性心律时，体表心电图为正常，没有预激表现。与大多数折返性心动过速相比，该节律心率变异较大，因为构成回路的双支均受自主神经的影响。

JET 有两种类型，一种是先天性心脏病型，出生后数周内即可表现；另一种是术后型，通常多发于先天性心脏病（先心病）修补手术的并发症。JET 的机制被认为是起源于房室交界区的异常自律性增高。JET 通常是逐渐起病，缓慢恢复，心率可变。心电图特征是：①窄 QRS 波群伴房室分离及窦性夺获心律，或 1∶1 室房关系；或②宽 QRS 波群伴房室分离及窦性夺获心律，且在心动过速、窦性夺获心律，或窦性心律中可见相同的宽 QRS 波。

急诊处理

PJRT 和 JET 以常见的抗 SVT 药物治疗均难以奏效。对于 PJRT 来说，最有效的抗心律失常药物是普罗帕酮以及氟卡尼；然而β受体阻滞剂、维拉帕米以及胺碘酮也可以应用。节律控制通常可以缓解症状。对于 JET 来说最有效的药物是胺碘酮。腺苷通常不能终止 PJRT 及 JET 的异常节律，但是可以在短暂的慢心律时帮助识别异常节律。同步电复律在复苏时可能会需要，但是仅仅能暂时缓解心动过速。初治以及射频消融等决策通常需与心内科（如果年龄小于 18 岁则需儿科）会诊。

经验与教训

- PJRT 及 JET 均难以控制，同步电复律可能会有效，适宜的器械植入治疗同样有效。
- 心率直接影响着 PJRT 和 JET 的预后；有时药物及射频消融手术不能控制心率时，可致患者死亡。如果心率控制较好并且患者耐受良好，那么患者甚至无需有创干预。

室性心律失常

室性期前收缩

Ventricular Arrhythmias

PREMATURE VENTRICULAR CONTRACTIONS

Erin Boyd

崔贺贺　马文英　译

临床要点

室性期前收缩（PVC）是最常见的室性心律失常之一。心电图诊断标准即大多数导联 QRS≥0.12 s。可能会看到逆行 P 波，但是这非常罕见。PVC 的电活动往往不会经由房室结传到心房，因此，窦房结的冲动发放不会受影响（但是典型 PAC 可以重置窦房结节律，与上述的不同）。因此，PVC 后通常有一个代

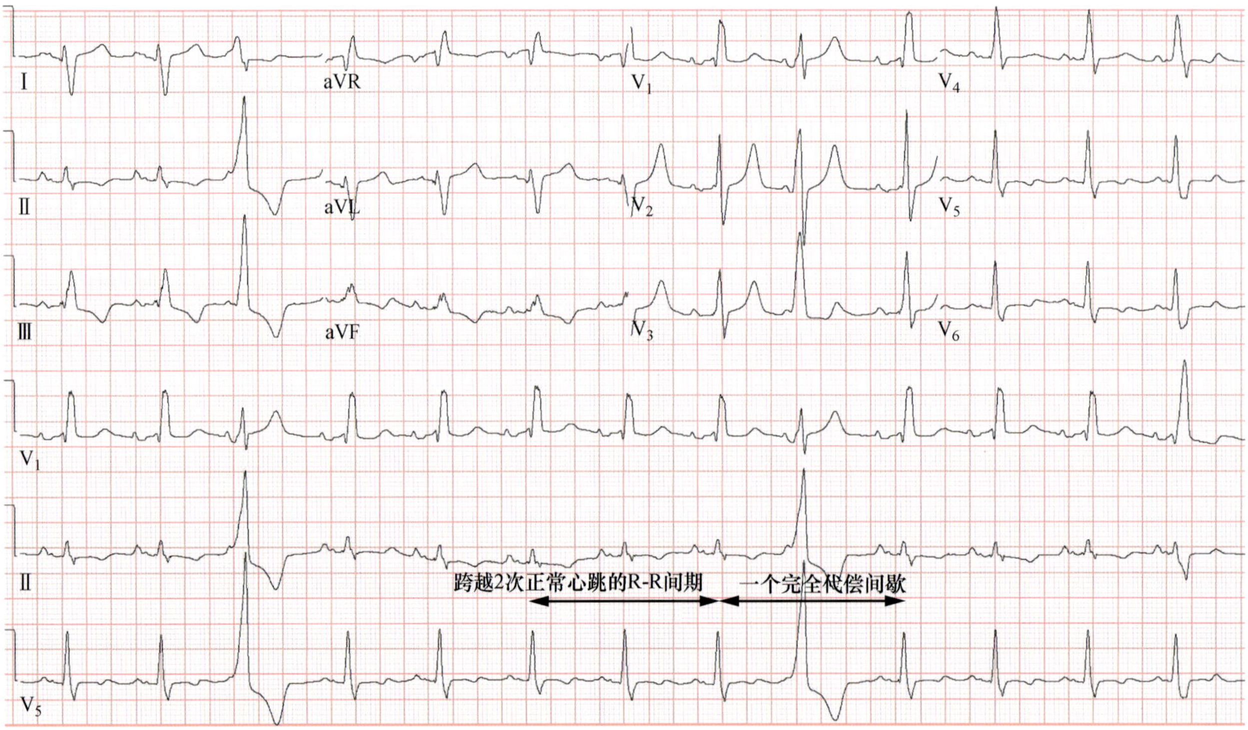

图 5.41 ■ 心电图显示 PVC 及代偿间歇。注意横跨正常波两侧 RR 间期与横跨 PVC 两侧的 RR 间期相等，即完全代偿间歇

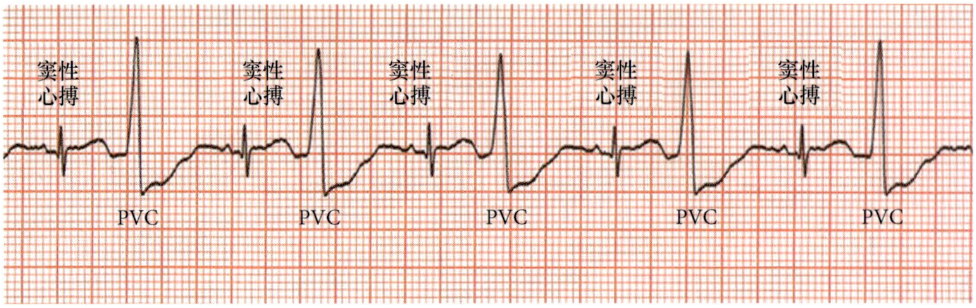

图 5.42 ■ 节律条带提示二联律。注意每一个窦性波都与一个 PVC 成对出现：二联律诊断标准

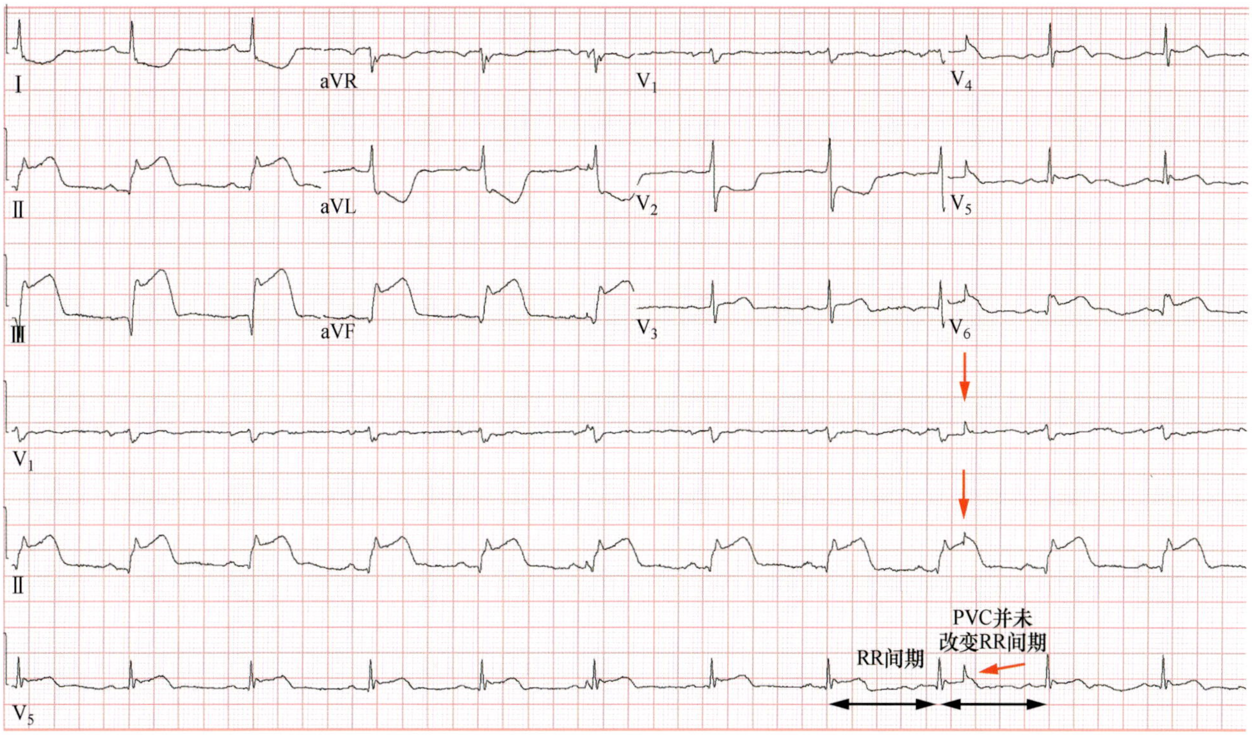

图 5.43 ■ 心电图显示下壁心肌梗死时 PVC。缺血的心肌可以产生 PVC（见红色箭头）。注意 PVC 并未改变正常 RR 间期（双向黑箭头）。该图显示了无间歇的例子，PVC 不经过房室结向窦房结传导

偿间歇，即在正常窦性心律中，横跨工常波两侧 RR 间期与横跨 PVC 之间的 RR 间期相同。PVC 通常孤立出现，但是有时以一定模式出现。二联律是指一个窦性波与一个 PVC 成对出现，三联律是指两个窦性波与一个 PVC 成组出现。

PVC 在大多数健康人中非常常见，当然其在有潜在心脏疾病的患者中也很常见。症状多种多样，可以没有症状，也可以发生严重的心悸、胸痛、呼吸困难或晕厥，这取决于病因。典型病因是心室局部自主性增强，通常由肾上腺素能神经激活，例如应用咖啡因、紧张、应用拟交感药物，以及甲亢。其他常见原因包括心肌缺血、电解质异常尤其是低钾血症及低镁血症，以及某些药物（例如洋地黄类）毒性。

急诊处理

对 PVC 患者治疗及处理最重要的方面即治疗潜在病因。心脏结构正常以及无症状的 PVC 无需进一步治疗（但仍然需要随访）。有症状的患者需在急诊进行进一步检查以寻找潜在的器质性病因，可能需要完善心肌酶、钾镁水平、洋地黄水平以及甲状腺激素。如果发现相关异常，则对因治疗。

经验与教训

- PVC 落到前一个波群的 T 波上叫作“R-on-T”现象，可能会诱发室性心动过速及心室颤动。
- 多形性 PVC 通常提示潜在心脏器质性疾病。
- 急性心肌梗死情况下发生任何 PVC 应警惕心室颤动、室性心动过速或者死亡。

加速性室性自主节律
ACCELERATED IDIOVENTRICULAR RHYTHM

Joseph Hayes Calvert

赵 灿　马文英　译

临床要点

加速性室性自主节律（AIVR）是一种至少有三个连续的自主异位性室性心律。AIVR由规律的宽QRS波构成。AIVR频率在30次/分左右，可由融合波诱发，其频率快于心室逸搏心律（20～40次/分），但一般不会超过100次/分。AIVR通常只有一个起源点，但某些情况下也可以有多个起源点，比如心肌炎。AVIR可由心肌缺血、地高辛中毒、电解质异常诱发。出现AVIR的危险因素包括心肺复苏、可卡因中毒、麻醉、先天性心脏病、心脏再灌注和心肌炎。AIVR患者的血流动力学及生命体征通常是稳定的，只有严重心脏疾病患者发生AIVR时会出现低血压。

由于窦性心律和AIVR存在竞争，心电图有时候会看到心律不齐。最常见的AIVR频率是80～100次/分，与窦性心律相近。心电图上可见三个或以上室性节律，QRS波时限大于>120 ms。

急诊处理

在大多数情况下，AIVR是不需要紧急处理的，具有自限性，当窦性心律超过AIVR时即可恢复。阿托品可用于加速潜在的窦性节律。最重要的急诊处理是查找AIVR的病因，心肌酶和电解质检测可以识别潜在的心肌缺血及电解质紊乱。测定地高辛浓度及肾功能可以识别地高辛中度。AIVR时如果给予利多卡因可导致心脏停搏。AIVR患者应该给予心电监护或行Holter检查。

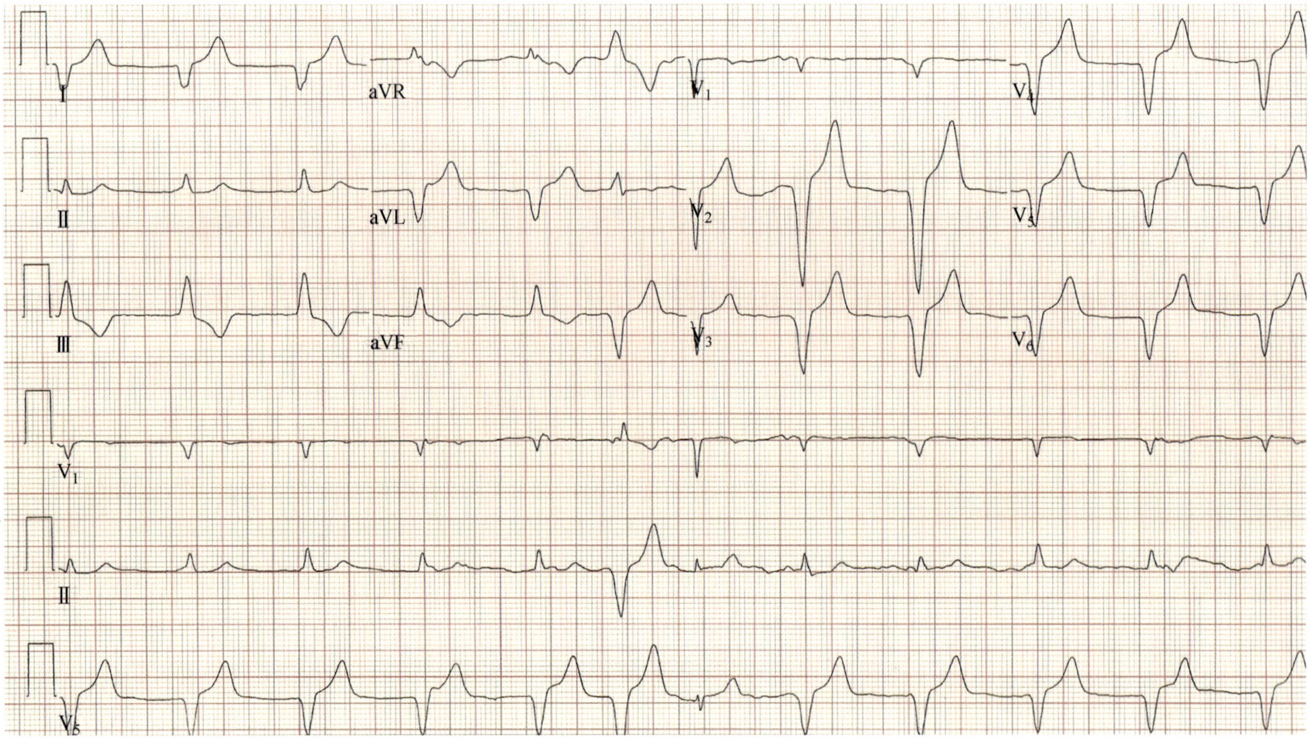

图 5.44 ■ AIVR心电图，频率73次/分，可见到融合波，QRS波宽度延长至142 ms

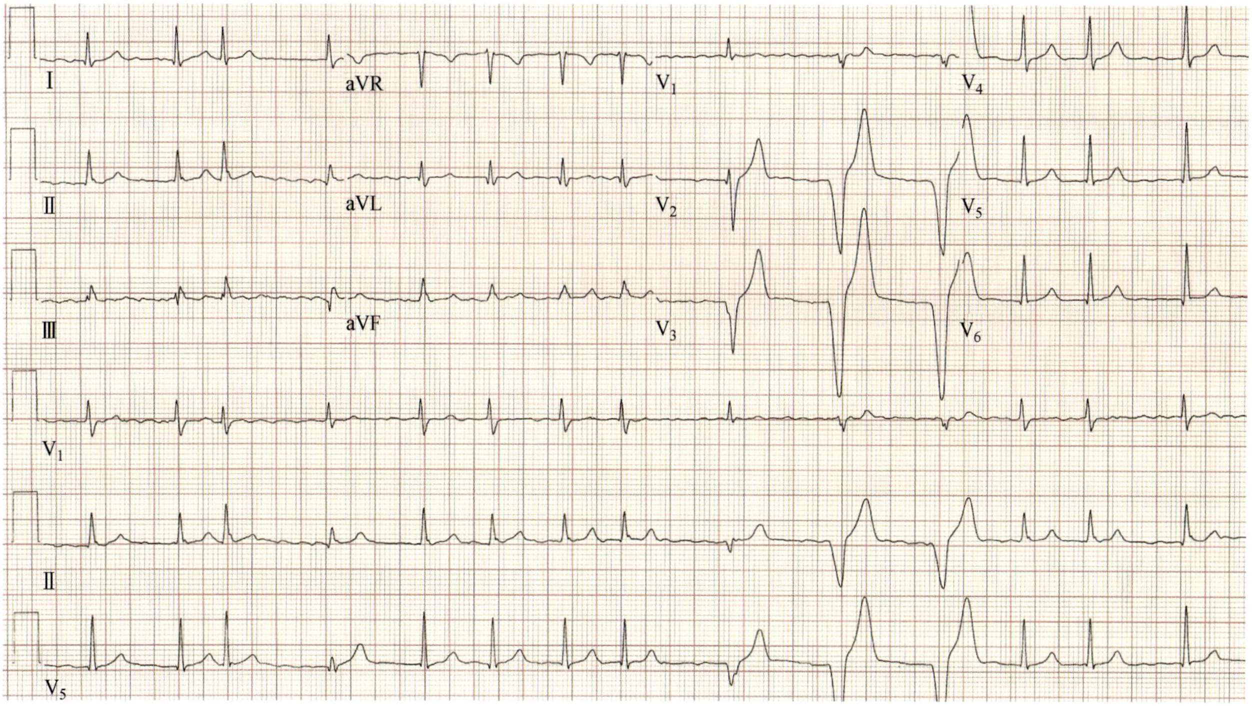

图 5.45 ■ 心房颤动心电图，频率 87 次/分，可见到室性期前收缩和三个 AIVR

经验与教训

- AIVR 一般不会引起室性心动过速和心室颤动。
- 最有效治疗 AIVR 的方法是寻找 AIVR 的原因。
- AIVR 是自限性疾病，绝大多数情况下不需要急诊干预。
- AIVR 时如果使用利多卡因可导致心脏停搏。

单形性和多形性室性心动过速
VENTRICULAR TACHYCARDIA INCLUDING POLYMORPHIC，MONOMORPHIC

Joseph Hayes Calvert

赵 灿　马文英　译

临床要点

在人群中，室性心动过速（室速，VT）占宽QRS波心动过速的80%，定义为三个或以上室性期前收缩（室早）连发，频率大于100次/分，典型的室速节律规整，QRS波大于140 ms，呈RBBB形态，或者QRS波大于160 ms并呈LBBB形态的节律。我们经常可以看到房室分离伴室性融合波（当室上性和室性冲动同时发生时）。VT可以是单形性，也可以是多形性的。单形性VT起源点单一，QRS波群形态单一。多形性室速QRS形态不一致，也可以表现为所谓的尖端扭转型室速（TdP；详见142页）。心肌缺血和心肌梗死可引起VT，其他原因包括地高辛中毒、电解质异常、缺氧、胸部钝性伤、二尖瓣脱垂、碱中毒、肥厚型心肌病。TdP常见于长QT综合征患者（见“长QT综合征”部分）。VT危险因素有年龄大于35岁，心脏病史如心肌梗死，充血性心力衰竭（CHF）。患者可有胸部疼痛、呼吸困难、继发于低灌注的晕厥，当然VT亦可能导致心脏性猝死。

急诊处理

急诊治疗在于有效终止VT并阻止进一步的心血管事件，其中最重要的是认清血流动力学是否稳定。对于无脉或血流动力学不稳定的患者应行电除颤。无脉性VT可以行非同步除颤，对于不稳定的有脉性VT可以行同步电除颤。如果血流动力学尚稳定，可

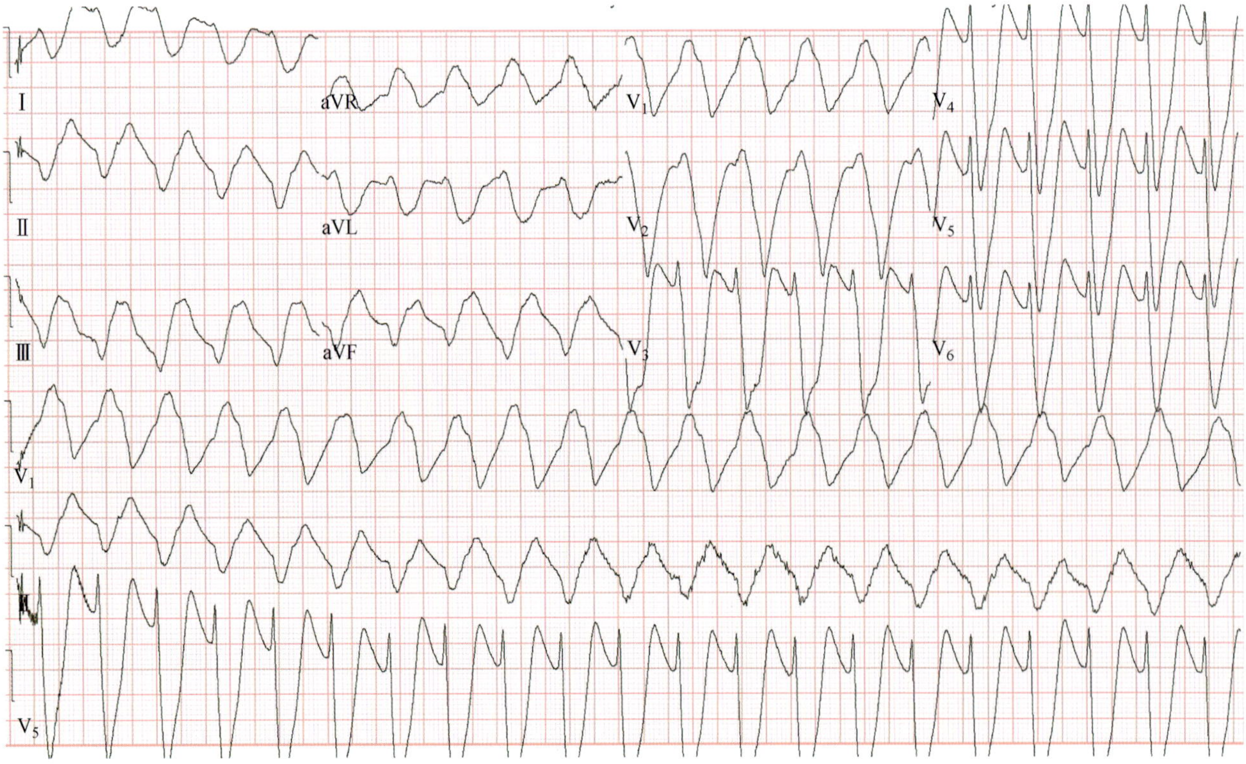

图5.46■频率142次/分的室性心动过速，QRS波宽达184 ms

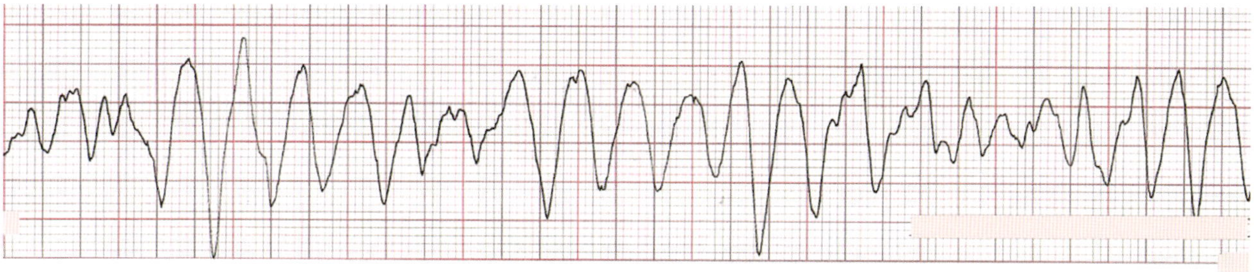

图 5.47 ■ 间断扭转型室性心动过速心电图

以静脉注射普鲁卡因胺、胺碘酮、利多卡因。对于尖端扭转型室速（TdP）可以静推硫酸镁，或者以 90～120 次/分的频率超速驱动起搏（见“尖端扭转型室性心动过速”部分和第四章“经皮起搏器”部分）。急诊处理应该确定引起 VT 的潜在原因。这些患者需要考虑紧急血运重建，因为心肌梗死是常见的诱因。急诊处理时也应该明确电解质（尤其是血钾）、地高辛浓度和心肌酶是否异常。所有发生 VT 的患者都应该收入院做进一步检查评估。

经验与教训

- VT 可以是单形的也可以是多形的心律失常。
- 表现为 VT 的患者，要考虑心肌梗死和心肌缺血。
- 对于无脉或血流动力学不稳定的患者应行电除颤。无脉性 VT 行非同步除颤，对于不稳定的有脉性 VT 行同步电除颤治疗。
- 普鲁卡因胺、胺碘酮是治疗 VT 的一线药物。
- TdP 可以考虑硫酸镁注射和（或）超速起搏。

尖端扭转型室性心动过速

TORSADES DE POINTES

Mary A Wittler

赵 灿　马文英　译

临床要点

尖端扭转型室性心动过速（TdP）是一种多形性室速（VT），特点是 QRS 电轴围绕等电位线扭转，并且 QT 间期延长。TdP 可发展为心室颤动或猝死。发生长 QT 综合征和 TdP 的危险因素包括药物（ⅠA、ⅠC、Ⅲ类抗心律失常药，抗抑郁药，抗精神病药物，抗生素，阿片类镇痛剂比如美沙酮），高龄，电解质紊乱，心脏病和心动过缓。TdP 的症状包括心悸，晕厥，惊厥或猝死。

QT 间期是指从 QRS 波起始到 T 波结束的时间，因为 QT 间期会随着心动过速而缩短，当心动过缓时会延长，所以应该评估校正后的 QT 间期。

急诊处理

对于不稳定的 TdP 或心室颤动，电复律或电除颤是必要的。对于稳定 TdP，初始治疗可用硫酸镁和起搏治疗。一线治疗方法是硫酸镁 2 g 静脉注射，5～15 min 后可重复，不需考虑血镁的水平。另外起搏可有效终止 TdP 并防止复发，因为加快心率可以缩短复极时间，减少心动过缓发生。推荐心房起搏，目标心率 100 次/分左右。同时，异丙肾上腺素和 α 受体阻滞剂也可以应用以达到同样的目的；但是长 QT 综合征（LQTS）的患者是绝对禁忌的，上述药物需要小心使用，作为准备起搏前临时应用。如果有电解质紊乱需首先纠正。应避免使用能引起 QT 间期延长的

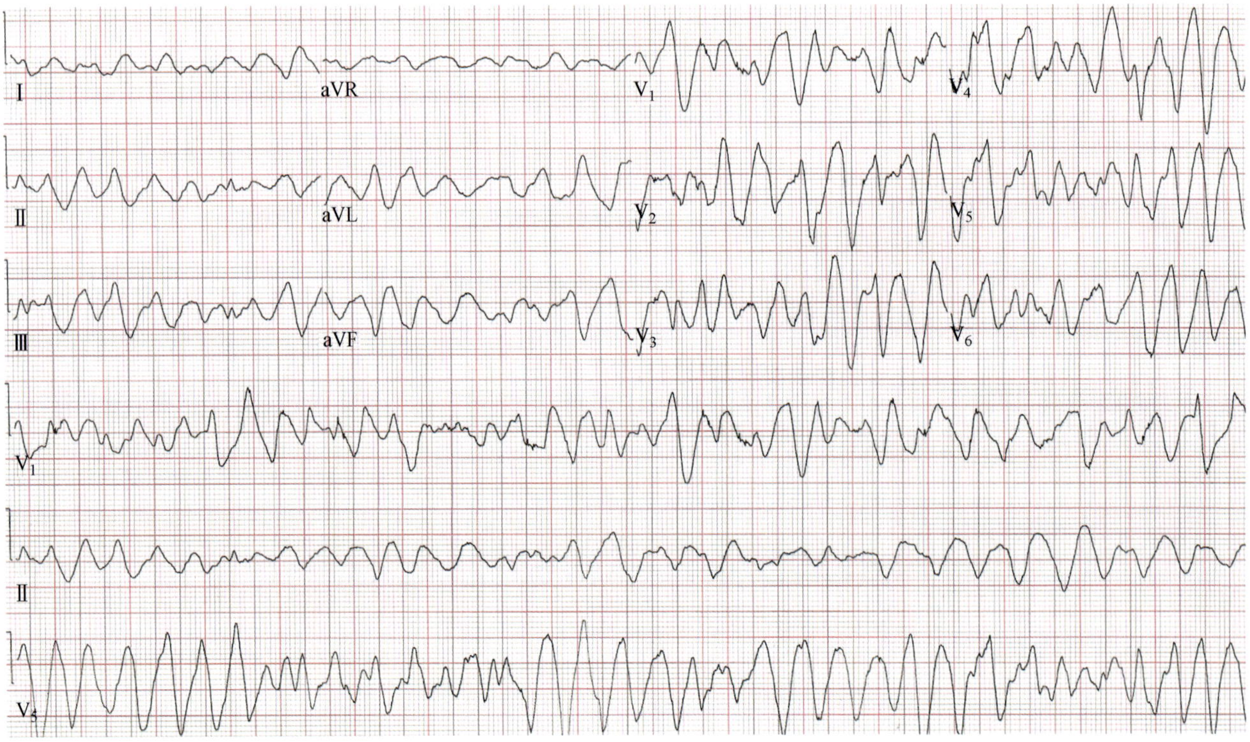

图 5.48 ■ 心电图显示 TdP。注意心电图条带上电轴扭转或改变

药物，比如ⅠA、ⅠC、Ⅲ类抗心律失常药。利多卡因和苯妥英可以尝试使用，但通常不会终止 TdP。500 ms 以上的继发性长 QT 间期应该严密观察直到 QTc 恢复正常。www. qtdrugs. org 这个网址可以查看最新的能延长 QT 的药物。所有情况下，应紧急请心脏科医生会诊，收患者入院并持续心脏监测，并随时做好除颤的准备。

经验与教训

- TdP 是伴有长 QT 间期的多形性室性心动过速。
- 一线治疗方案是静脉注射硫酸镁 2 g，无论血镁水平。
- 起搏对于终止和（或）防止 TdP 再发可能有帮助。
- 不稳定的 TdP 需要除颤和复律。
- 消除 TdP 的恶化因素（电解质异常，能导致心律失常的药物等）。
- 对于继发性长 QT 综合征，伴 QTc 大于500 ms 的患者应该持续监护直到正常。
- 收患者入院，持续心电监护，做好除颤准备并紧急请心内科专科医师会诊。

心室颤动

VENTRICULAR FIBRILLATION

Benjamin C. Smith Ⅲ

赵 灿 马文英 译

临床要点

心室颤动（VF）是一种可以导致心室不协调的随机收缩，泵衰竭，灌注不良的心律失常。心搏骤停患者常被发现有 VF，也是导致猝死的重要原因。VF 发生前常没有预兆，多数情况晕厥是唯一的症状。然而先兆表现也可以为胸痛、呼吸困难、疲劳感、心悸或近乎晕厥表现。

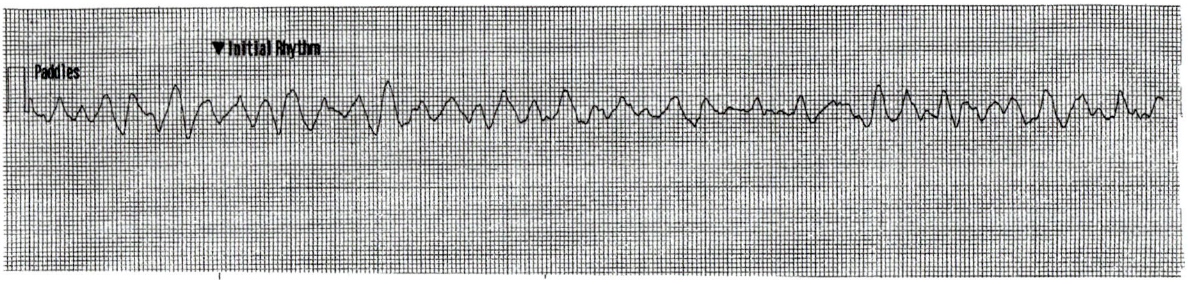

图 5.49 ■ 心室粗颤

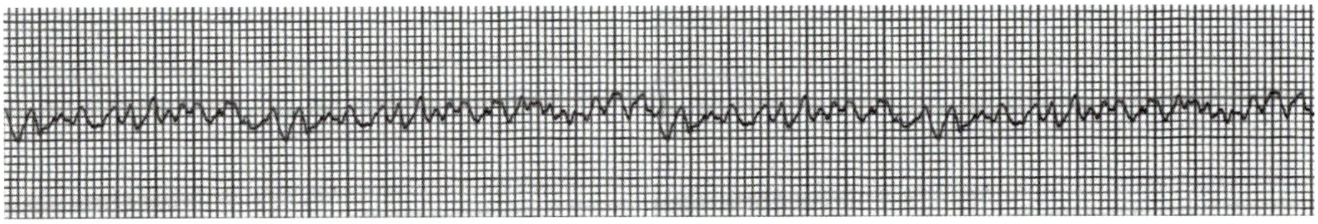

图 5.50 ■ 心室细颤

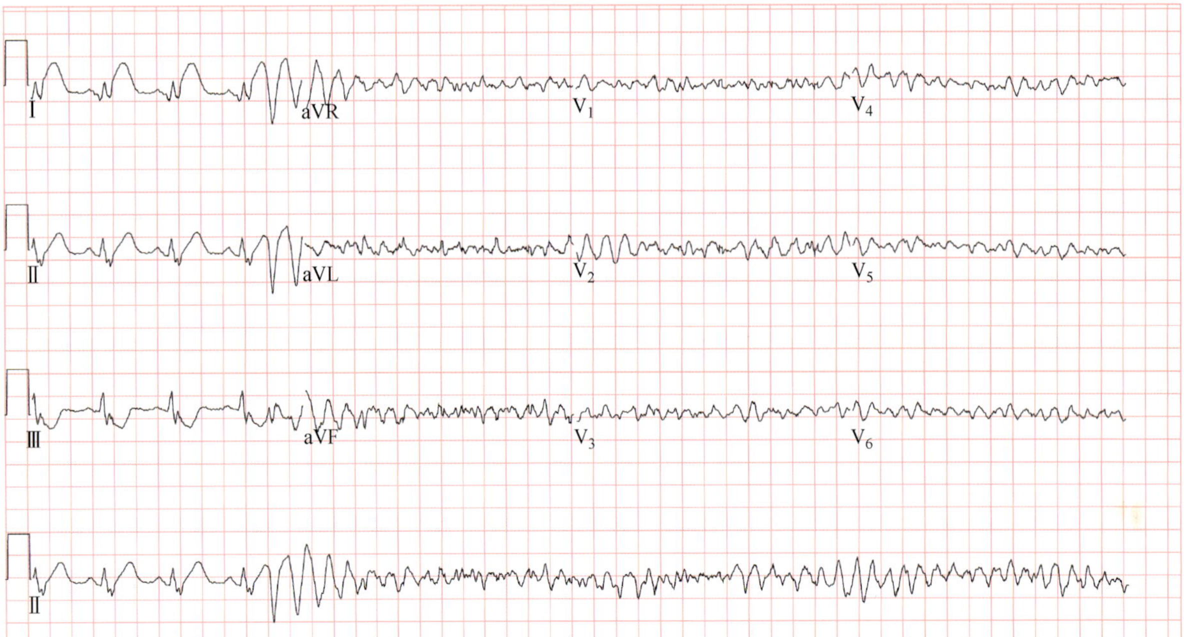

图 5.51 ■ STEMI 引发 VF

心电图或节律条带可以诊断 VF。典型的表现是由心室随机的收缩活动导致的电活动紊乱。如果一个患者发生 VF 并经历心肺复苏，那么应怀疑是否有急性冠脉综合征包括 ST 段抬高型心肌梗死（STEMI），并完全排除此种原因。

急诊处理

一旦发生 VF 应尽快进行电除颤，电除颤是给予心脏巨大的电脉冲使不一致的心肌细胞收缩，恢复一致性，使心脏细胞协调收缩恢复固有心律。

如果心搏骤停发生在送往医院的过程中，应该应用自动复律除颤器（AED），如果没有 AED，应该进行持续的心肺复苏（CRP），直至急救医疗服务（EMS）到达。

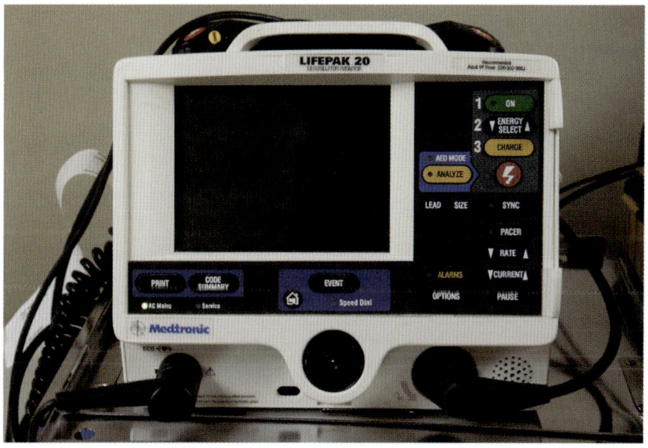

图 5.52 ■ 按钮式除颤仪：开机，能量选择、充电、放电

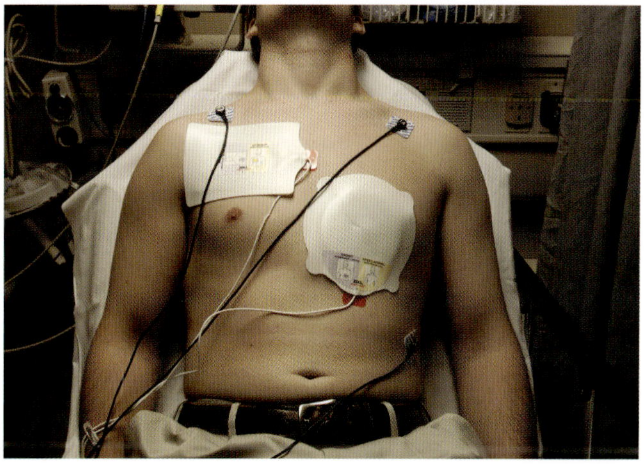

图 5.53 ■ 前胸除颤垫的位置

如果 VF 发生于医疗机构，按照高级心脏生命支持指南，应该即刻进行除颤，除颤间歇应持续心肺复苏。非同步电击应尽快进行，通常从 200 J 单相波除颤开始。如果不成功，应将除颤能量调高至 360 J。双相波除颤的优势是可以选择较低的能量，减轻心肌损伤，应该使用双相波除颤仪器生产商推荐的能量。

对于除颤无效患者，考虑胺碘酮 300 mg 静推和利多卡因 1.5 mg/kg 静推。所有 VF 心搏骤停后自主循环恢复（ROSC）的患者都应该住院监护行进一步检查。

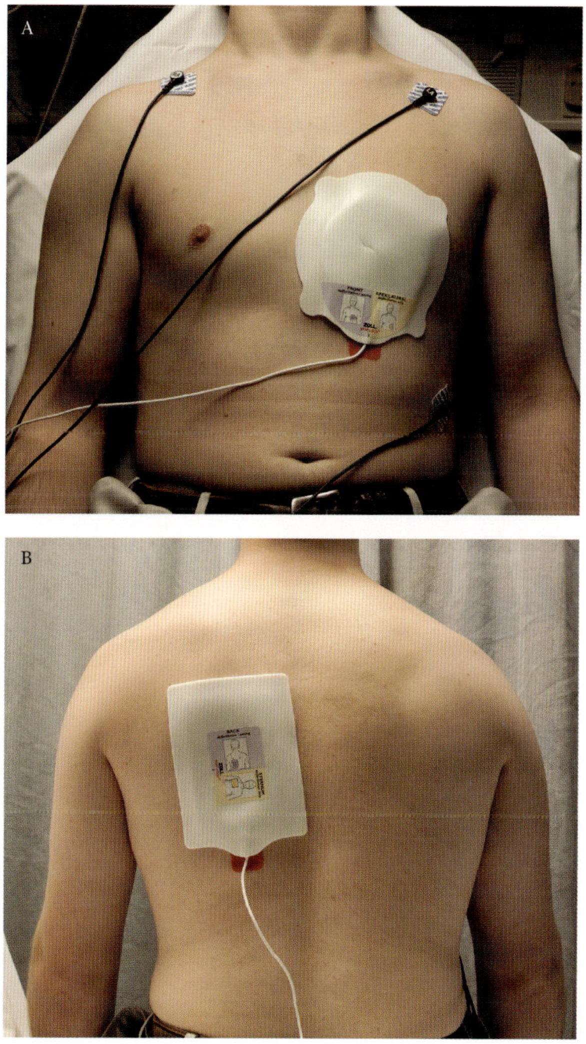

图 5.54 ■ 前胸（A）和后背（B）的除颤垫位置

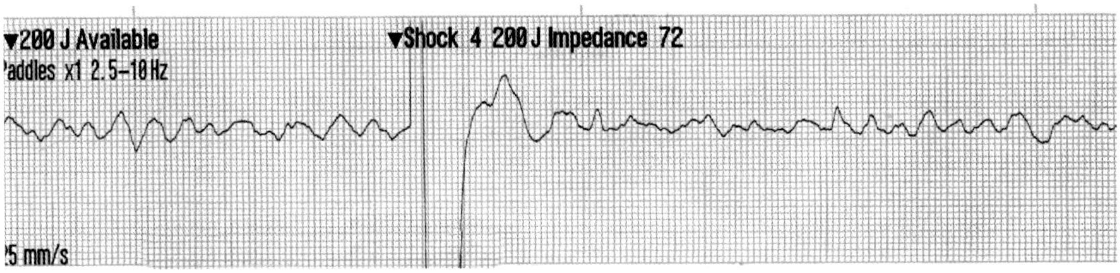

图 5.55 ■ 除颤未成功

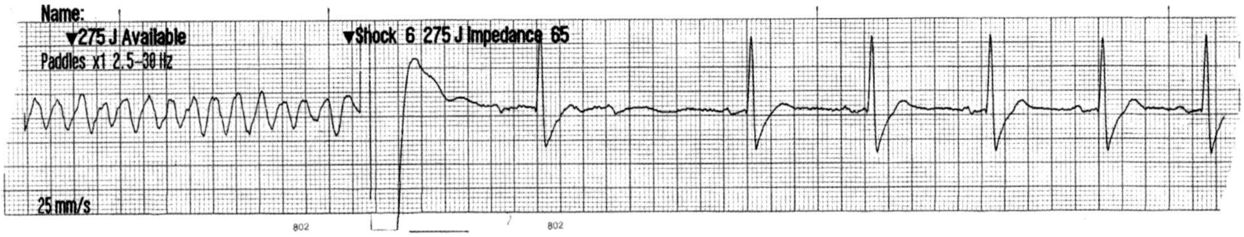

图 5.56 ■ 成功除颤

经验与教训

- 确保除颤电极连接有效而且无噪声。心电监护的表现应该符合 VF 临床特征：无脉或意识丧失。
- VF 患者可能有癫痫样发作表现（抽搐晕厥）。
- TdP 与 VF 容易混淆，如果 VF 能自行恢复，应考虑可能为 TdP。
- 如果 VF 患者已经 4～5 min 没有进行过心肺复苏了，那么建议在除颤之前先进行 1～3 min 的心脏按压。
- VF 心肺复苏后仍要连接除颤仪备用做好随时除颤的准备，因为 VF 的原因未明之前仍有再发 VF 的风险。

Brugada 综合征
BRUGADA SYNDROME

Ron Buchheit

赵 灿　马文英　译

临床要点

Brugada 综合征是基因突变性疾病，绝大多数突变位点在心肌钠通道 SCN5A 上。这种突变会引起心肌细胞化学梯度的变化而发生室性心律失常。可卡因、酒精中毒、发热、迷走神经张力增高、电解质异常会触发或使 Brugada 综合征恶化加重。患者几乎都是平均年龄 41 岁的健康亚洲男性。Brugada 综合征临床上特征表现为不明原因的晕厥、室性心律失常或者猝死。有猝死家族史的患者可以帮助其识别处于高危状态。

Brugada 综合征心电图表现为 $V_1 \sim V_3$ 导联的 ST 段抬高和伪性右束支传导阻滞。分为三型：经典的Ⅰ型为 ST 段抬高 2 mm，或者更多是自 J 点后逐渐下降到反转的 T 波，成穹窿型；Ⅱ型 ST 段抬高 1 mm，更多的呈马鞍型；Ⅲ型 ST 段抬高小于 1 mm 呈马鞍型或穹窿型。

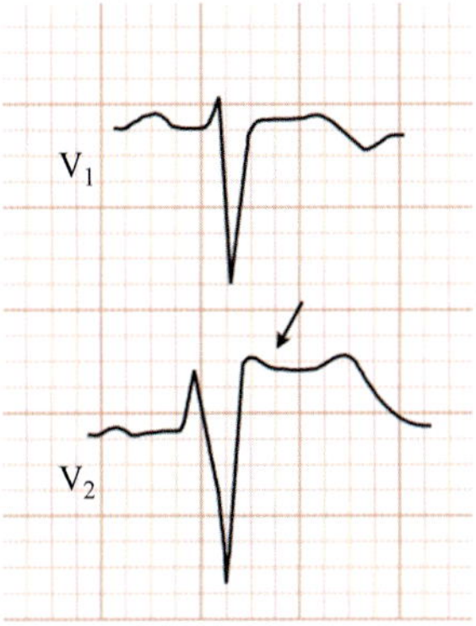

图 5.58 ■ Ⅱ型 Brugada 综合征，V_1 和 V_2 导联显示 BrugadaⅡ型心电图，ST 段抬高 1 mm 呈马鞍型

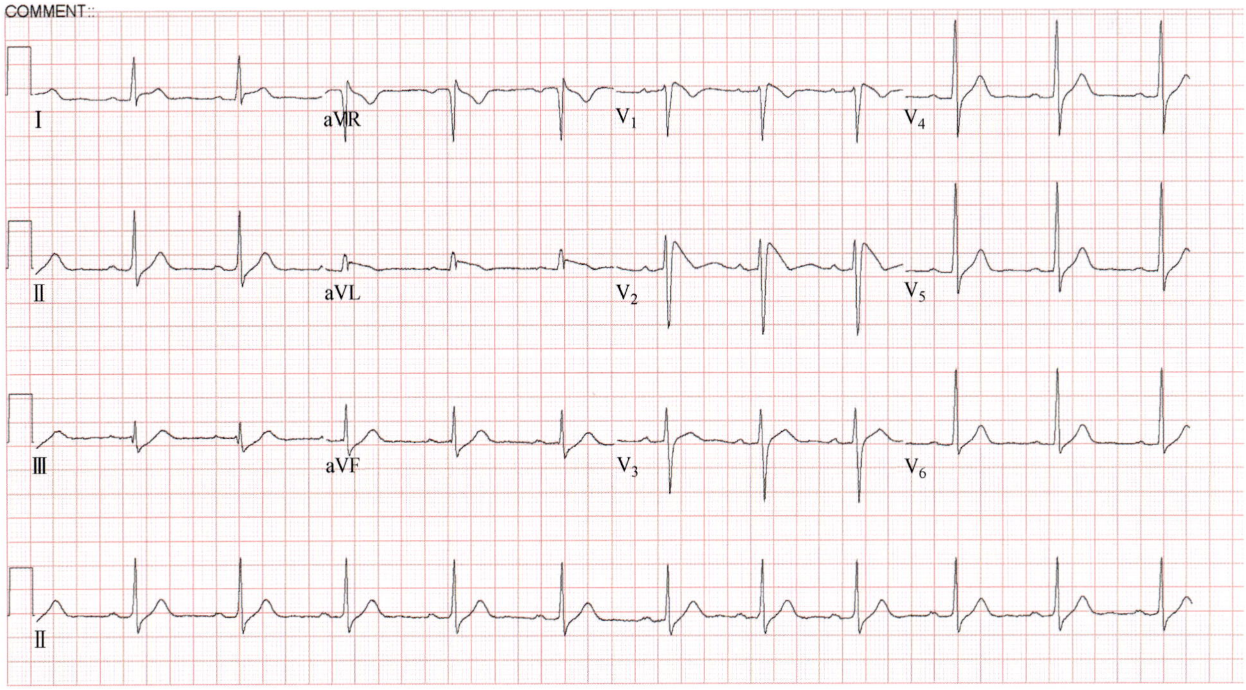

图 5.57 ■ Ⅰ型 Brugada 综合征。12 导联心电图显示 BrugadaⅠ型心电图。注意 V_1 和 V_2 导联 ST 段抬高，J 点至倒置 T 波呈穹窿型

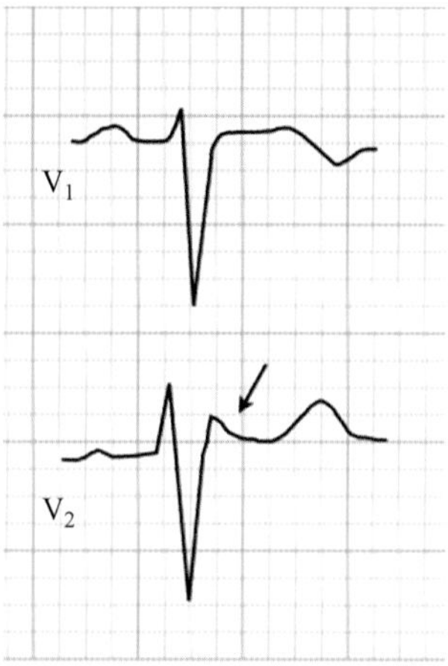

图 5.59 ■ Ⅲ型 Brugada 综合征，V_1 和 V_2 导联显示 BrugadaⅢ型心电图，ST 段抬高小于 1 mm，呈马鞍型

急诊处理

急诊处理是排除其他疾病，并咨询心脏科专科医生。Brugada 综合征心电图表现类似于 STEMI，应该查心肌酶。Brugada 综合征的心肌酶是阴性的，一定注意心电图有无变化，警惕 ST 段是否有进一步抬高，确保心脏科专科医生来进一步评估。在心脏科专科医生接诊前，Brugada 综合征患者应避免使用可卡因、乙醇、抗心律失常药物、α 受体阻滞药、抗心绞痛药物、吩噻嗪类药物、抗精神病药物、钙通道阻滞剂、选择性 5-羟色胺再摄取抑制剂、茶苯海明。

经验与教训

- 对于晕厥的年轻患者，应仔细观察心电图心前区导联，判断是否符合 Brugada 综合征表现。
- 怀疑 Brugada 综合征的患者应请心脏科专科医师评估。
- Brugada 综合征患者应限制活动——会因增加迷走神经张力而造成恢复和静息时室性心律失常的增多。

传导阻滞
一度房室传导阻滞
Conduction Disorders
FIRST-DEGREE ATRIOVENTRICULAR BLOCK

Stacie Zelman

赵 灿　马文英　译

临床要点

一度房室传导阻滞（AVB）是用来描述房室传导延迟的术语。AVB 分三型（Ⅰ型、Ⅱ型和Ⅲ型），一度 AVB 是房室传导变慢，为窦性心律，没有未下传的心房波。传导延迟表现为 PR 间期延长，超过 200 ms，甚至延长至 300 ms。

在大多数病例中，室内传导延迟发生在房室结。但缓慢传导亦可发生于心房、希氏束、希氏束以下传导系统。一度 AVB 如果 QRS 波正常，那么传导延迟一般发生于房室结及以上。宽 QRS 波意味着阻滞发生于房室结或以下，包括希氏束和左右束支。宽 QRS 波可能存在两个区域传导阻滞，而且有可能会发展成高度传导阻滞。一度 AVB 的病因很多，大部分是先天性的，也有继发因素存在，比如使用药物（抗心律失常药物、地高辛等），电解质紊乱（低钾血症），感染（心肌炎、感染性心内膜炎等），急性心肌梗死，迷走神经张力增高，冠心病（CAD）。

急诊处理

一度 AVB 通常不需要紧急处理，重要的是识别病因，比如心肌梗死和心肌炎。一般情况不需要起搏治疗，除非有进展为高度 AVB 的可能。对于所有新发现的 AVB 患者，其首诊医生或心脏专科医生都应该对其进行随访。

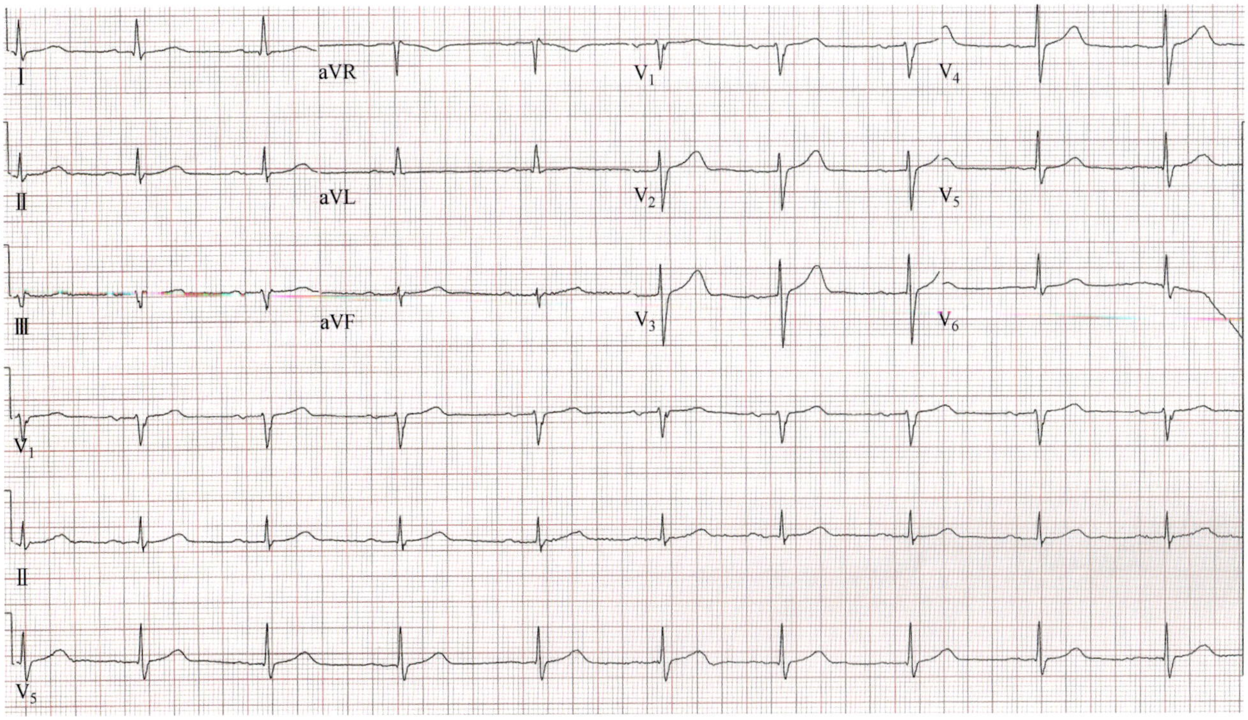

图 5.60 ■ QRS 波正常的一度 AVB

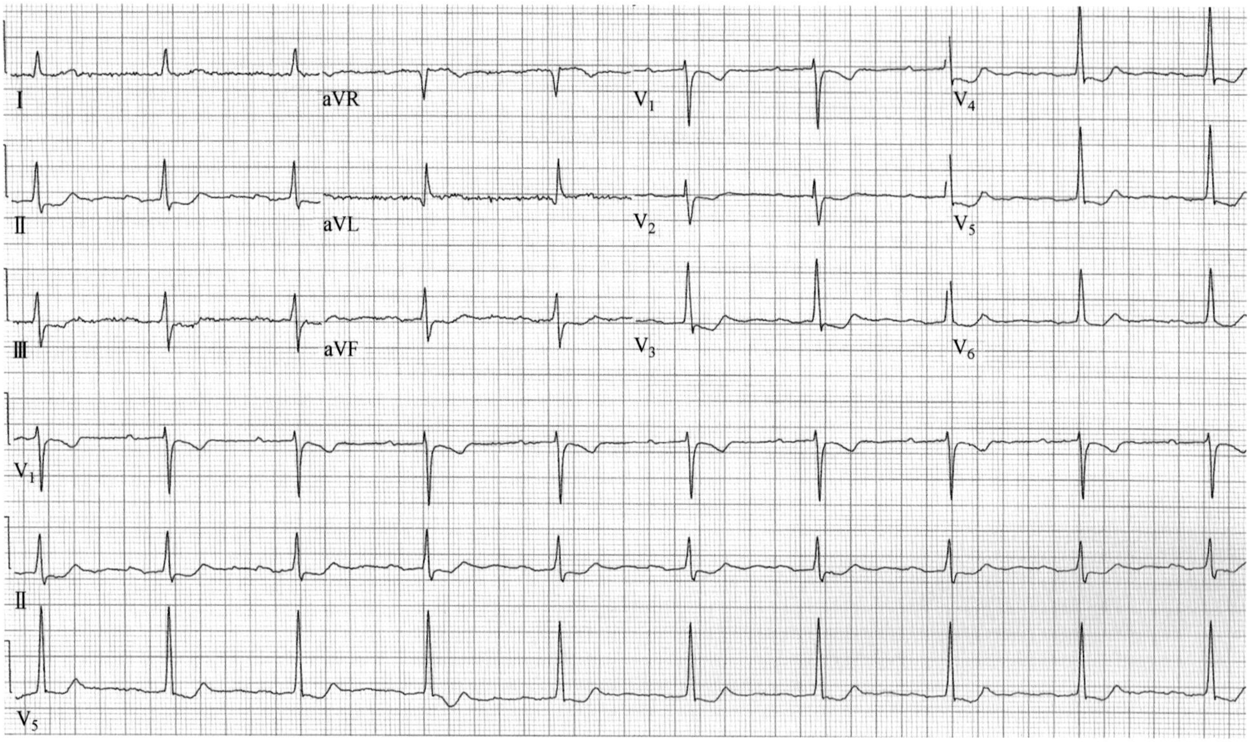

图 5.61 ■ QRS 波正常的一度 AVB

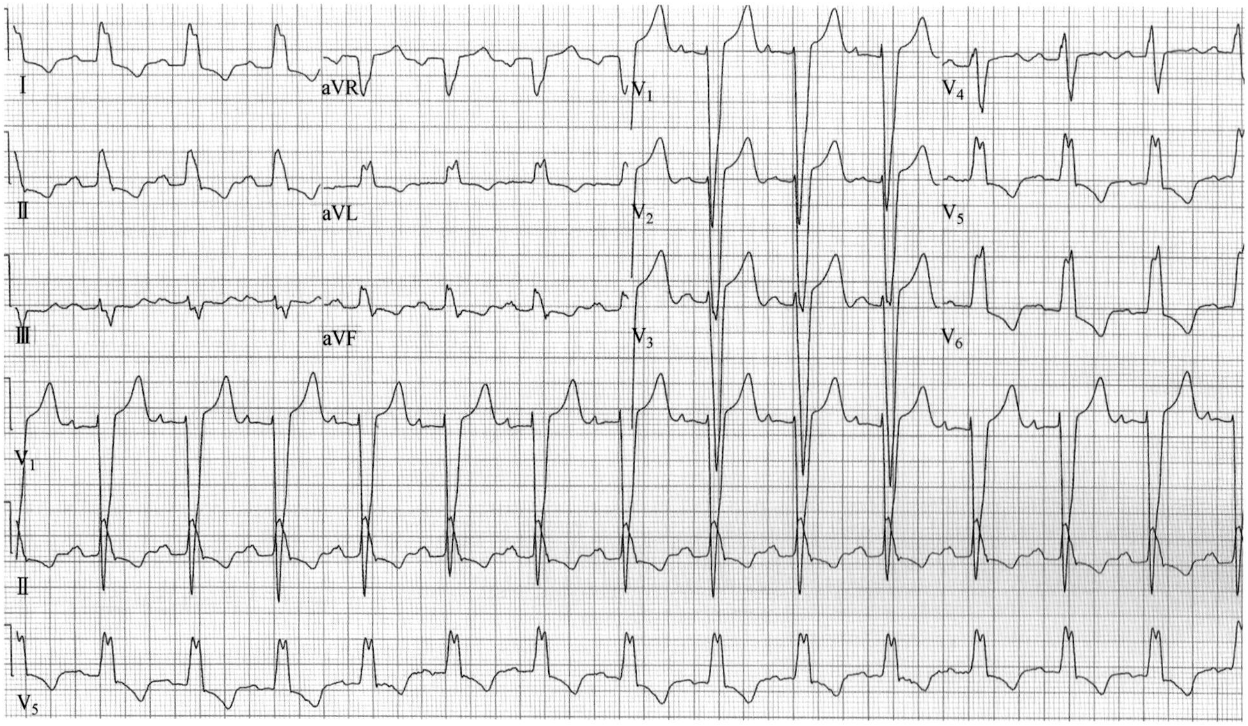

图 5.62 ■ 宽 QRS 波的一度 AVB

经验与教训

- 心肌梗死后出现 AVB 往往提示下壁心肌梗死，而且院内死亡率高。
- 很多一度 AVB 是良性的，但是日后进展为心房颤动的风险高甚至需要安装起搏器。
- 健康青年（尤其是运动员）在急诊被发现患一度 AVB 一般无需过度关注，他们可以安全出院，转诊给他们的初级保健医师。

二度房室传导阻滞莫氏Ⅰ型

SECOND-DEGREE-ATRIOVENTRICULAR BLOCK, MOBITZ TYPE I

Kim Askew

赵 灿 马文英 译

临床要点

二度 AVB 患者（莫氏Ⅰ型或文氏）由于病因和心排血量的不同，临床表现可多种多样。静息心率慢或者迷走神经紧张（比如运动员）的患者可能没有明显临床症状，某些患者可以感觉到心律不齐，某些心排血量明显减少的患者可能会感觉虚弱、头晕、晕厥或者近乎晕厥。最后，如果是由于缺血导致的 AVB，患者可能会有胸痛或者呼吸困难等表现。因此二度 AVB 没有特别典型的临床表现。

二度Ⅰ型 AVB 在心电图上表现为 PR 间期逐渐延长至 QRS 脱落。其他表现包括 RR 间期缩短，一组连续可传导下来的心跳。另外，没有下传的 P 波前后的 RR 间期小于在它之前 RR 间期的两倍。

二度Ⅰ型 AVB 病因很多，如药物（地高辛、钙通道阻滞剂），急性下壁心肌缺血或梗死，固有房室结病变，心脏外科手术后并发症，还有感染过程比如心肌炎。

急诊处理

根据患者的症状、稳定程度和可能的病因采取不同的评估和治疗方法。我们应该查找是否有可能会导致 AVB 的药物。对于有症状的患者我们应该查电解质水平，包括镁、钙。如果考虑心肌缺血，应该查心肌酶。如果没有症状，可能限制了我们发现潜在的病因。

如果患者血流动力学稳定，除了不能使用房室结阻滞剂外不需要其他处理。然而，如果患者有低灌注的表现（低血压、精神状态的改变、缺血性胸痛、心力衰竭），可以用阿托品提高房室传导（0.5 mg 静推

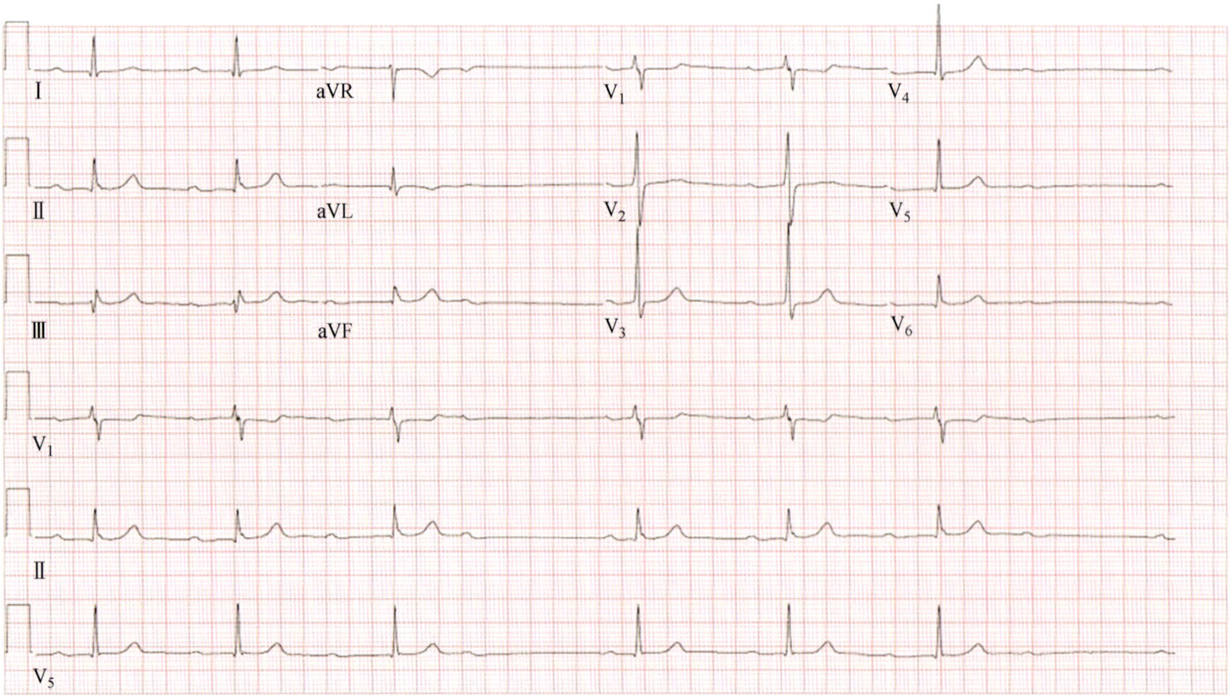

图 5.63 ■ 二度Ⅰ型 AVB。QRS 脱落之前 PR 间期逐渐延长，三个下传的 P 波后有一个未下传的 P 波，连续出现 2 次

3～5 min 重复一次，最大剂量为 3 mg）。如果阿托品无效，可以经皮体外起搏增加心排血量。如果考虑缺血，那么我们应该启动急性冠脉综合征的治疗方案。

处理方案与患者病情稳定程度相关，并且要查找病因。无症状的患者心肌缺血的可能性比较小，对于无症状患者应该密切随访。然而对于有症状、需要治疗或者怀疑有潜在病因的患者，应该查找病因咨询心内科医生，必要时收入院进一步治疗。

经验与教训

- 在确诊心电图是否是二度Ⅰ型 AVB 的时候要考虑其他类型的 AVB。
- 许多患者不需要治疗，但是需要查找病因。
- 回顾患者用药，确定不是药物或补充物质导致的二度Ⅰ型 AVB。

二度房室传导阻滞莫氏Ⅱ型

SECOND-DEGREE-ATRIOVENTRICULAR BLOCK, MOBITZ TYPE II

Mary A Wittler

赵 灿　马文英　译

临床要点

二度 AVB 是因为房室传导出现问题，部分但不是全部心房冲动被阻滞。莫氏Ⅱ型与房室结以下退行性变和（或）浦肯野纤维缺血相关。急性前壁心肌梗死初期可能出现完全性房室传导阻滞，临床表现可有晕厥，包括晕厥（前）、眩晕、头昏、运动能力下降、思路混乱、跌倒或虚弱。

莫氏Ⅱ型心电图上诊断标准为：窦性心律（PP 间期）规整，未下传的心房冲动（P 波）前后的 PR 间期恒定；至少可见两个连续的 P 波。PR 间期一般正常且恒定，但也可以长于 0.2 s。下传的 QRS 波通常是窄的，但存在房室结以下传导阻滞时也可以表现为宽 QRS 波。莫氏Ⅱ型也可间断出现，也可以固定的频率出现。2∶1 房室传导阻滞点可以在房室结或结下而且仅仅根据心电图很难判断是莫氏Ⅰ型还是Ⅱ型（因为在阻滞前只有一个 PR 间期）。莫氏Ⅱ型阻滞部位不同其临床预后也不尽相同，遇到 2∶1 的 AVB 应该首先考虑莫氏Ⅱ型，除非有充分证据证实为其他类型的心律失常。另外，如果连续两个或以上 P 波未下传，那就是进展型或高度二度 AVB。

急诊处理

由于迷走神经对希氏束-浦肯野系统的影响小，兴奋迷走神经并不能改变莫氏Ⅱ型 AVB 的传导。不推荐使用阿托品，因为阿托品对房室结以下传导阻滞没有改善作用，莫氏Ⅱ型 AVB 可能会突然进展为三度 AVB，甚至导致猝死。所有的患者都应该经皮有效

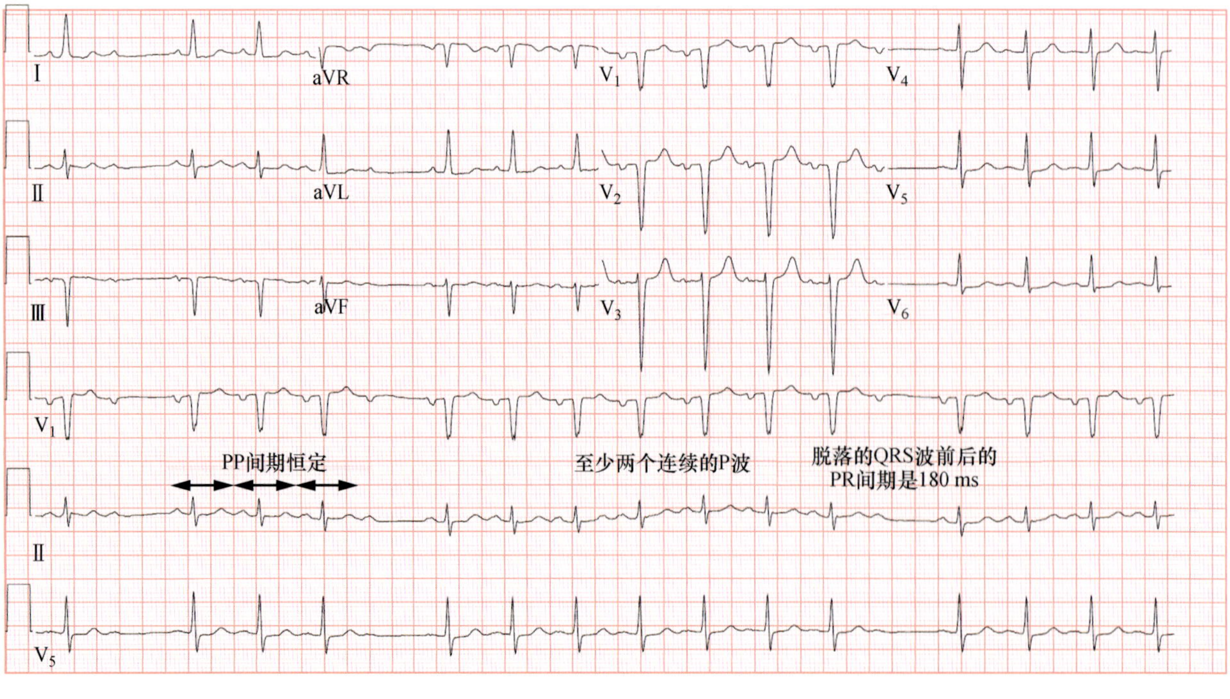

图 5.64 ■ 心电图显示莫氏Ⅱ型二度 AVB。这份心电图符合莫氏Ⅱ型二度 AVB 诊断标准：间歇未下传的 P 波；未下传的心房冲动（P 波）前后的 PR 间期恒定（180 ms），PP 间期恒定

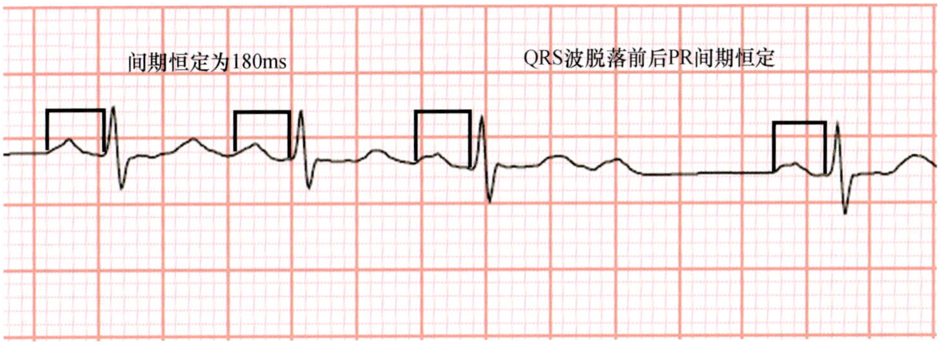

图 5.65 ▪ 图 5.64 中 V_1 导联放大图。注意在未下传的 P 波前后是恒定的 PR 间期，为 180 ms

起搏，并测试以确保夺获。有症状的心动过缓或退行性变可以行经皮或经静脉起搏。持续或间断的莫氏Ⅱ型 AVB 是行起搏治疗的适应证。急诊处理应该请心内科专科医师会诊且收入院行床旁监护。

经验与教训

- 心电图上显著特点是恒定的 PR 间期后面出现未下传的 P 波。
- 莫氏Ⅱ型 AVB 可突然进展成完全性心脏传导阻滞（CHB）。
- 2∶1 AVB 可以是房室结或结以下出现问题，会有不同的临床进展，在不知道具体阻滞之前，我们最好把它归类为进展型二度 AVB。
- 所有莫氏Ⅱ型或进展型二度 AVB 患者都应收入院，应该床旁监护，必要时经皮或静脉起搏，急请心内科专科医师评估病情。

三度房室传导阻滞

THIRD-DEGREE ATRIOVENTRICULAR BLOCK

Kathleen Hosmer

赵灿　马文英　译

临床要点

三度 AVB 就是我们所知道的完全性房室传导阻滞，没有传导通过房室结。窦房结仍然发放冲动产生心房波，但没有相关的 QRS 波。61%的阻滞发生在希氏束以下，还有 39%的病例阻滞分别发生在房室结和希氏束。阻滞位点与心率相关。尽管心房冲动不能下传至心室，但心室会代偿性地以自身固有的频率收缩。心室率远低于心房率，心房率会由于低心室率带来的低血压而加快。阻滞发生在房室结以下最多见，心室率一般小于 45 次/分，如果阻滞发生在房室结，心率一般在 45～60 次/分。

三度 AVB 往往心动过缓，心率甚至可低至十几次/分。心动过缓可导致低血压，患者可有头晕、晕厥和（或）全身劳累和虚弱症状。

急诊处理

根据患者的血流动力学和阻滞部位的不同，三度 AVB 的处理方法也不同。如果阻滞发生在房室结，心率一般在 45～60 次/分，在血流动力学稳定的情况下一般不需要紧急处理，阿托品对这类患者仍有效。然而，如果阻滞发生在房室结以下，阿托品是无效的，这类患者往往需要起搏治疗。体外起搏可暂时纠正低血压，但是在没有条件行永久起搏的情况下，还是应该尽快经静脉起搏。

尽快查找引起三度 AVB 的潜在病因也是非常重要的，如果能找到可逆因素，很可能就不需要放置起搏器。很多药物可引起三度 AVB，比如钙通道阻滞剂、α 受体阻滞剂、房室结阻滞剂和地高辛。代谢紊乱的患者如高血钾、甲状腺功能减退或者低氧等也可

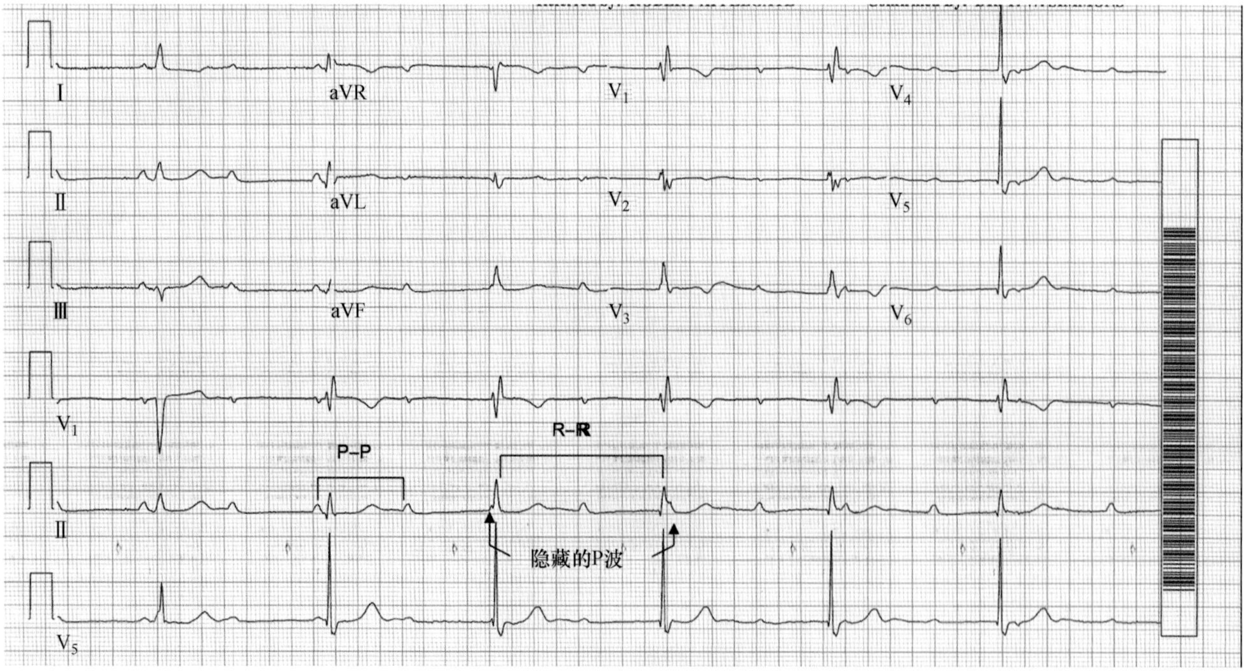

图 5.66 ■ 三度 AVB。心房率 70 次/分，心室率 39 次/分。心率提示是房室结以下的阻滞

以导致三度 AVB。最后，一些急性下壁或前壁心肌梗死会导致新发的三度 AVB。心电图快速识别急性 STEMI 并进行再灌注可纠正三度 AVB 而避免起搏治疗。

经验与教训

- 三度 AVB 的 PP 间期和 RR 间期是规整的，尽管心房心室固有率是不同的。如果 PP 间期和 RR 间期都不规整的话，要考虑二度 AVB 的可能性。
- 仔细评估患者的用药情况查看是否有引起心率慢的可逆性因素，在行经静脉起搏前应先治疗可能的药物过量引起的三度 AVB。
- 如果考虑是急性心肌梗死引起的三度 AVB，那么应立即启动你所在机构的 STEMI 诊治流程，让心内科专科医生评估和进行可能的再灌注治疗。

双束支传导阻滞
BIFASCICULAR BLOCK

Ahren Shubin

赵 灿　马文英　译

临床特点

双束支传导阻滞是右束支传导阻滞合并左前分支阻滞或左后分支阻滞（见第二章“正常心脏传导”的图示）右束支合并左前分支阻滞的诊断标准是：

（A）QRS 波延长至 0.12 s 或超过 0.12 s

（B）V_1 导联呈 RSR′，R′波增宽有切迹

（C）Ⅰ、V_5、V_6 导联 S 波增宽有切迹

（D）电轴左偏至−90°至−30°

（E）Ⅱ、Ⅲ、aVF 导联呈 rS

右束支合并左后分支阻滞的诊断标准除了上面的 A、B、C 还有以下几点：

（D）电轴右偏至+90°甚至更偏右，Ⅰ导联可见负向 QRS 波，Ⅱ、Ⅲ导联 ORS 波朝上

（E）Ⅰ导联可见 rS 波，Ⅲ、aVF 导联可见 QR 波

右束支传导阻滞改变了心室的除极方式。电传导需先经过传导比较慢的肌纤维，改变了冲动传导的方向，因此心室收缩不同步，心排血量下降。双束支传导阻滞的症状可表现为：头晕、晕厥、胸痛或者气促，也有很多人没有症状。双束支传导阻滞的病因包括：缺血性心肌病、高血压、大动脉硬化、前壁心肌梗死、传导系统疾病、先天性心脏病、神经肌肉疾病、高血钾、使用减慢传导或增加不应期的药物。慢性双束支传导阻滞可进展为完全性房室传导阻滞。

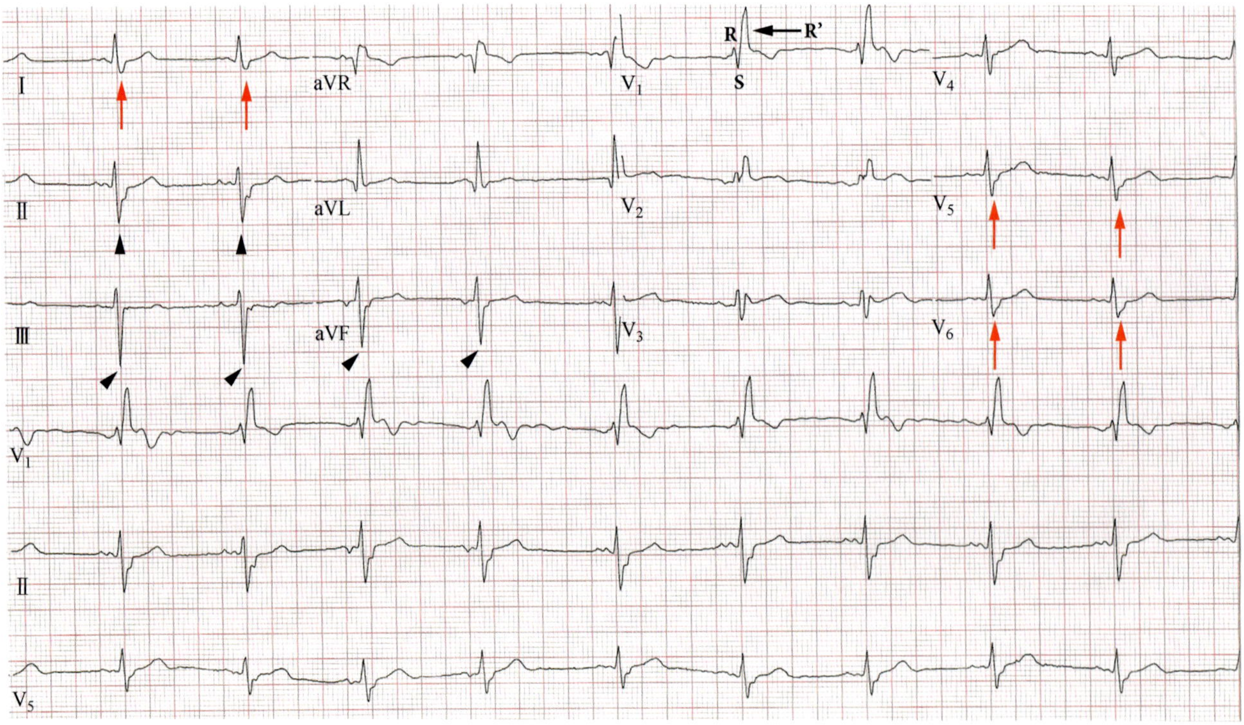

图 5.67 ■ 右束支传导阻滞合并左前分支阻滞，QRS 波大于 0.12 s，V_1 导联呈 RSR′，R′波有切迹，Ⅰ、V_5、V_6 导联 S 波增宽有切迹（红色箭头处），由Ⅰ导联正向 QRS 波，Ⅱ、Ⅲ导联负向 QRS 波可看出电轴左偏，Ⅱ、Ⅲ、aVF 导联呈 rS 型

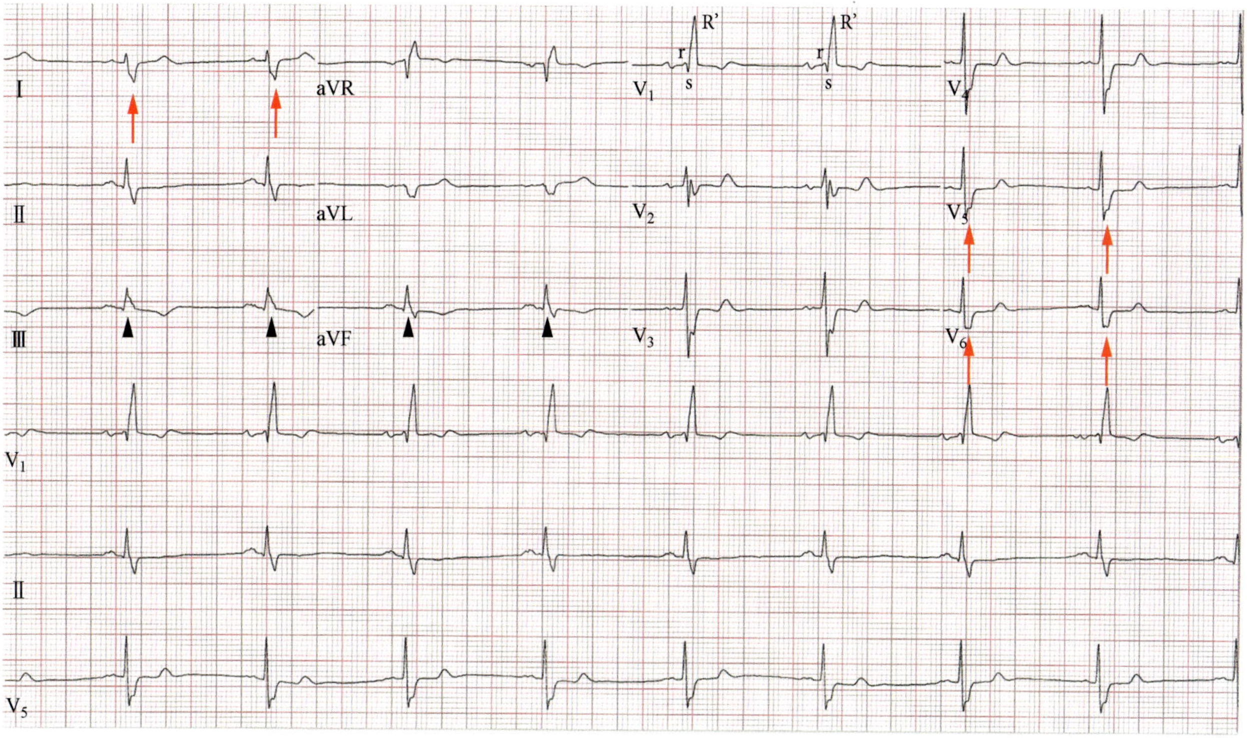

图 5.68 ■ 右束支传导阻滞合并左后分支阻滞，QRS 波大于 0.12 s，V_1 导联呈 RSR′，R′波有切迹，Ⅰ、V_5、V_6 导联 S 波增宽有切迹（红色箭头处），由Ⅰ导联负向 QRS 波，Ⅱ、Ⅲ导联正向 QRS 波可看出电轴右偏，Ⅰ导联可见小 r 波和大 S 波，Ⅲ、aVF 导联可见小 q 和大 R 波（黑色三角箭头）

急诊处理

在急性心肌梗死初期，新发的或老年退行性的伴 PR 间期延长的双束支传导阻滞有发展为高度房室传导阻滞的风险。需要考虑临时行经静脉（或者经皮）起搏。治疗双束支传导阻滞应纠正潜在病因，比如心肌缺血、停止使用影响传导的药物。如果纠正了可逆因素双束支传导阻滞仍不能恢复，可行永久起搏治疗。

经验与教训

- 小部分双束支传导阻滞有进展为完全性房室传导阻滞的可能，其高危因素包括晕厥、肾功能不全、QRS 波大于 140 ms。
- 急性梗死引起的双束支传导阻滞进展为完全性房室传导阻滞的可能性增高。
- 双束支传导阻滞治疗包括纠正可逆性因素，对于不能纠正的双束支传导阻滞行永久起搏治疗。

左前分支阻滞

LEFT ANTERIOR FASCICULAR BLOCK

Ahren Shubin

赵 灿　马文英　译

临床要点

左前分支阻滞（LAFB）是左束支的前分支或周围心肌出现传导障碍引起的（见第二章“正常心脏传导”部分）。左前分支由左前降支（LAD）发出的间隔支或 RCA 发出的房室结动脉供血。没有合并结构性心脏病的孤立 LAFB 是良性的，可能和年龄相关，LAFB 往往没有明显的临床症状。

LAFB 的心电图特点：①电轴左偏至－90°至－45°，Ⅱ、Ⅲ、aVF 导联 QRS 波朝下，Ⅰ导联 QRS 波朝上。②aVL 导联呈 qR 型。③aVL 导联 R 波起始到峰值的时间大于 45 ms。④QRS 波时限少于 120 ms。aVR 导联可见 R 波，V_1～V_3 导联可见 r 波。电轴左偏是 LAFB 最常见的心电图特点，常继发于冠心病、高血压性心脏病。这些心电图特点不适用于有 LAD 病变的先天性心脏病患者。

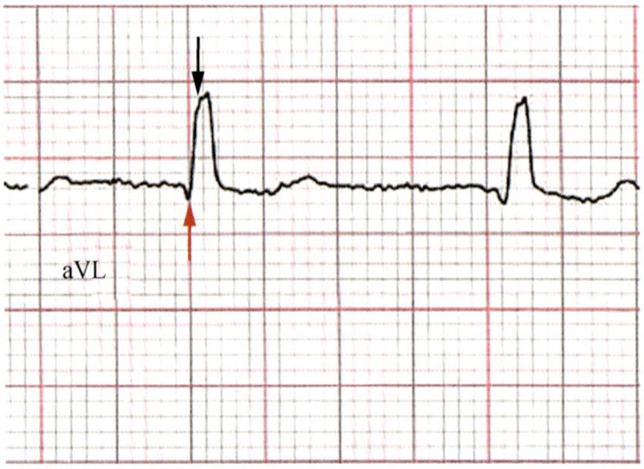

图 5.70 ■ 图 5.69 中的 aVL 导联放大后的图。红色箭头所指为 aVL 导联的小 q 波，黑色箭头所指为 aVL 导联高 R 波。R 波可见切迹。R 波起始到峰值的时间约 80 ms；QRS 波总共接近 100 ms，符合 LAFB 诊断

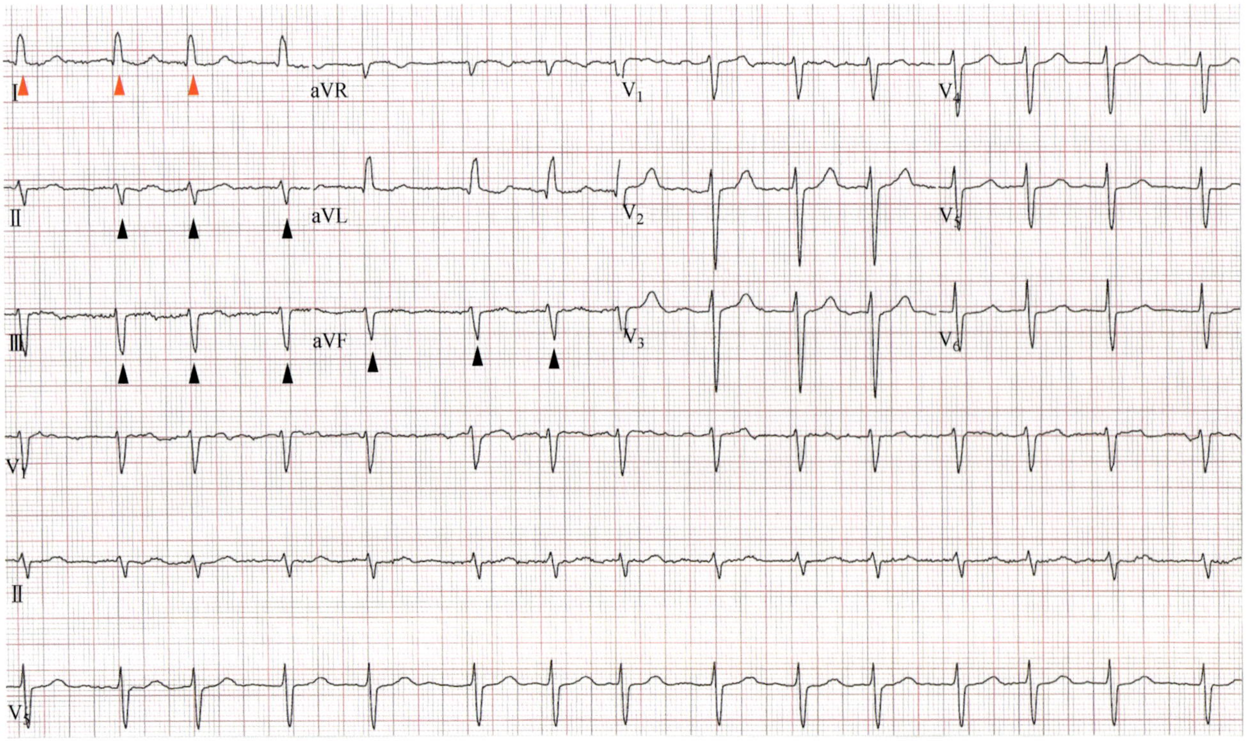

图 5.69 ■ 心房颤动伴左前分支阻滞。Ⅰ导联红色三角箭头处为主波朝上的 QRS 波。Ⅱ、Ⅲ、aVF 导联黑色三角箭头所指处为主波朝下的 QRS 波。（见图 5.70 左前分支阻滞时 aVL 导联的特点）

急诊处理

孤立的 LAFB 没有症状，不会导致死亡率增加，不需要治疗，但是神经肌肉疾病和新发束支传导阻滞除外，这类患者可能突然快速进展为传导系统疾病而需要安置起搏器，因此，需要转诊给心内科专科医师，虽然不是特别紧急。无症状的 LAFB 应由首诊医师负责随访，定期健康查体。

经验与教训

- LAFB 可能与累及 LAD 的冠心病相关，如果下壁心肌梗死的患者出现 LAFB，说明 LAD 可能也有问题，可能为多支病变且左心室收缩功能下降。
- 孤立的 LAFB 没有症状，不需要治疗，除非合并神经肌肉疾病。

右束支传导阻滞
RIGHT BUNDLE BRANCH BLOCK

Erin Boyd

赵 灿 马文英 译

临床要点

右束支传导阻滞（RBBB）发生于经过右束支的传导被阻滞或右心室除极延迟时，QRS 波大于 0.12 s，V_1 导联呈 RSR′，V_5、V_6 和Ⅰ导联呈宽 S 波。引起 RBBB 的原因有传导系统退行性变，肺栓塞导致右心室负荷增加，慢性阻塞性肺疾病伴肺动脉高压，肺动脉瓣狭窄，急性前壁心肌梗死，房间隔缺损，心脏手术。

RBBB 与心率相关，往往发生于长短 RR 间期之后。一旦出现这种情况，如果冲动由左束支进入右束支并形成循环折返，那么 RBBB 可能会持续。这种现象可见于心房扑动。

RBBB 患者通常没有症状，如果合并急性肺栓塞或心肌缺血就会有相应的症状。肺血管疾病患者可能会有胸痛、头晕、晕厥症状。

急诊处理

RBBB 的处理取决于病因及患者的症状。如果患者被发现有 RBBB 但没有症状，则合并心脏疾病的概率比较低，这就需要首诊内科医师随访，但是如果有胸痛、头晕、晕厥的症状或者是新发的 RBBB，找出引起 RBBB 的原因就非常重要。如果遇到心率相关的 RBBB，比如心房扑动伴 RBBB，则患者需要药物控制心率和电复律，如果血流动力学不稳定最好转诊给心内科专科医师。

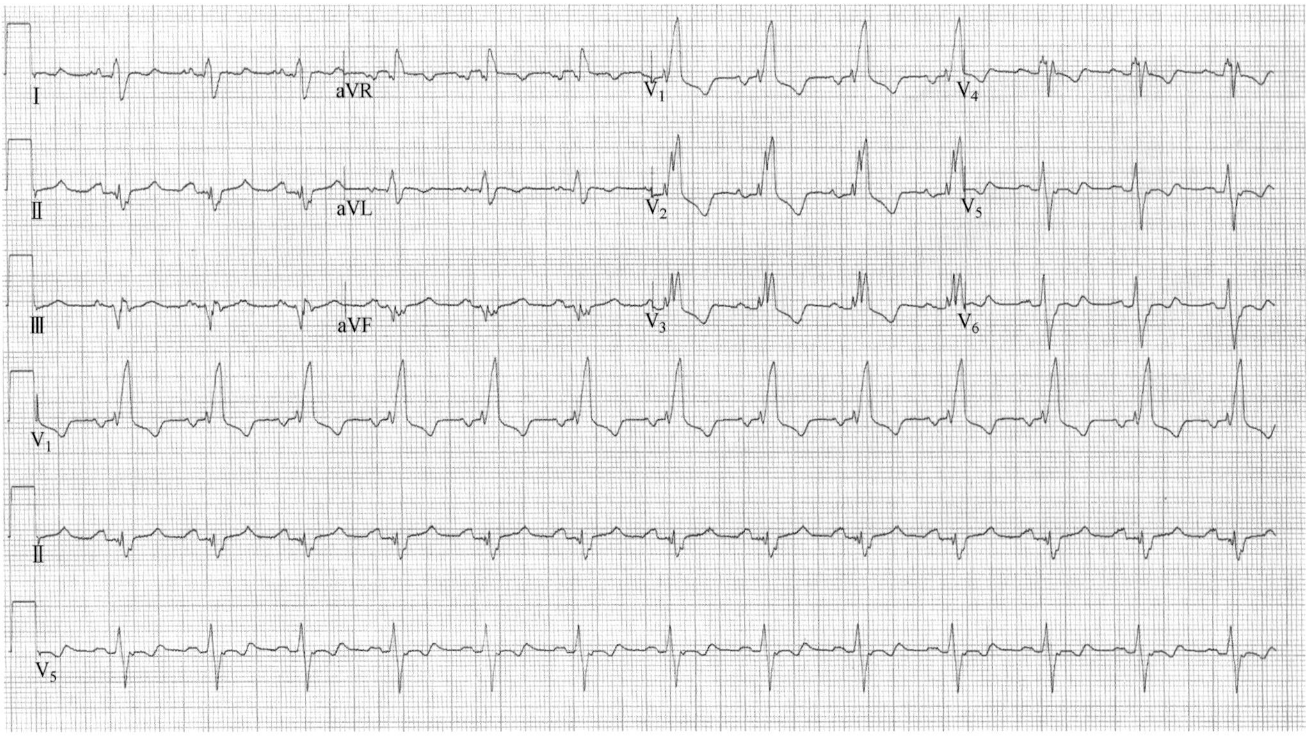

图 5.71 ■ RBBB 心电图。QRS 波宽度 170 ms。V_1 导联 R′波；RSR′波在 V_2 导联最明显，可见大 R′波；V_6 和Ⅰ导联呈宽 S 波

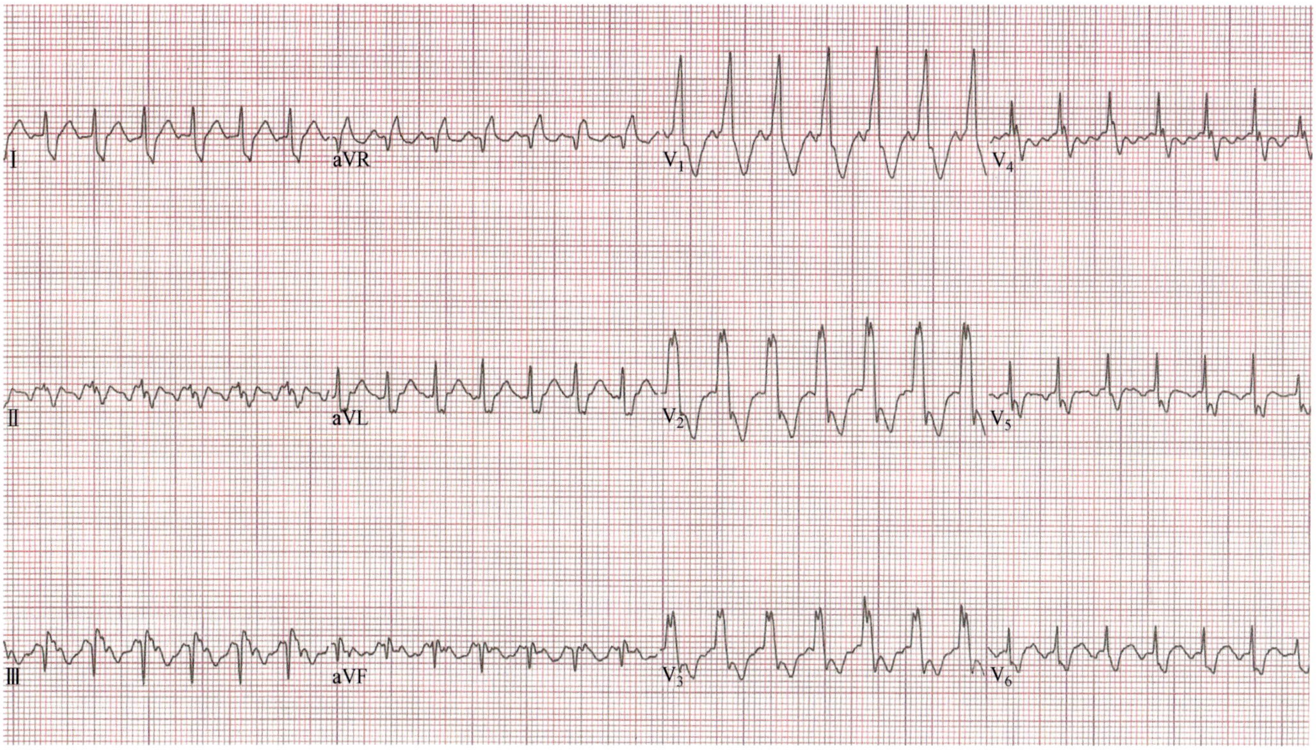

图 5.72 ■ 心房扑动 2∶1 下传后出现 RBBB，Ⅱ导联可见扑动波，QRS 波宽度 128 ms，V_1、V_2 导联呈 RSR′波，V_6 和Ⅰ导联呈宽 S 波。治疗心房扑动后，RBBB 恢复为窦性心律

经验与教训

- RBBB 需要与 Brugada 综合征鉴别（伪性 RBBB），Brugada 综合征会有室性心律失常和猝死的风险。
- 形态呈 RSR′但小于 0.10 s 的窄 QRS 波，V_1 或者 V_1～V_2 导联出现小的终末 R′波属于正常变异。

左束支传导阻滞
LEFT BUNDLE BRANCH BLOCK

Kathleen Hosmer

赵 灿 马文英 译

临床要点

左束支传导阻滞（LBBB）见于房室结后传导系统阻断。LBBB常发生于有心脏病的老年人。LBBB的症状与其发生时机没有明显的关系，它是传导系统进行性疾病。LBBB的QRS波比较宽，因为冲动没有经过希氏束-浦肯野系统下传。LBBB的特征性心电图表现在V_5、V_6和Ⅰ导联上，QRS波≥0.12 s，没有心肌病理改变。Ⅰ和V_6导联QRS主波朝上，V_1导联QRS主波朝下。在Ⅰ、V_5、V_6导联没有q波。节律表现为室上性心律；另外，宽的QRS波可能是VT或者其他室性节律。最后，T波与QRS波相反。

急诊处理

LBBB大部分没有症状，通常无需紧急处理。重要的是清楚LBBB是否是新发的，因为这决定是否需要介入干预。对于已经诊断冠心病的患者，LBBB往往预示全因死亡风险高，急性心肌梗死患者如果出现左束支传导阻滞预示着短期和长期死亡率均较高。

如果LBBB为新发，而且患者有胸痛、呼吸困难、大汗或者有急性心肌缺血的其他症状，那么该患者需要紧急心脏专科医师会诊确定是否为急性心肌梗死及是否需要再灌注。LBBB可以掩盖急性缺血引起的ST段抬高、压低或倒置。

经验与教训

- LBBB中侧壁导联T波倒置并不能诊断心肌缺血，因为LBBB中T波方向与QRS波相反。
- 如果患者有胸痛症状，T波方向与QRS波一致应该考虑心肌缺血。
- 新发的LBBB可能预示急性ST段抬高型心肌梗死，应该紧急处理。
- 如果Ⅰ和V_6导联有Q波提示可能有陈旧性心肌梗死。

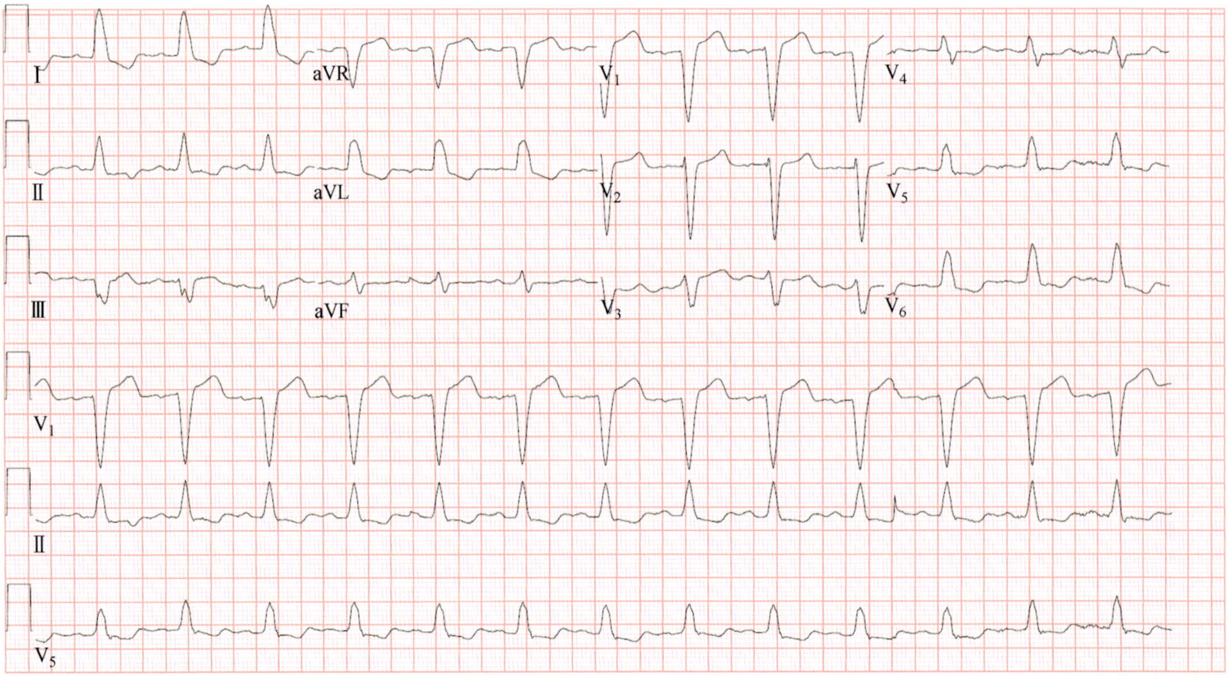

图 5.73 ■ 典型的LBBB图形：QRS≥0.12 s，Ⅰ、V_5和V_6导联QRS波朝上，V_1导联QRS波朝下，T波与QRS波方向相反

长 QT 综合征
LONG QT SYNDROME

Laura Yoder

赵 灿　马文英　译

临床要点

长 QT 综合征（LQTS）常常在无症状患者因其他原因行心电图检查时被发现，QTc（根据心率校正的 QT 间期）延长超过 0.44 s 时称为 QT 间期延长。长 QT 综合征患者可有心悸、晕厥、晕厥前症状、惊厥样发作（通常导致晕厥）、猝死。如果患者有症状，那么心电图可能已经提示心律失常，在急性心肌缺血、脑血管病患者也能发现 LQTS，LQTS 如果恢复，说明疾病也改善了。

在未成年人中发现运动或情绪紧张相关的 LQTS 往往是先天性的，一些基因突变可以导致先天性 LQTS，其中一种可以导致先天性耳聋。LQTS 也可以后天获得，比如一些药物（胺碘酮、氟哌啶醇、抗肿瘤药物、抗真菌药），电解质紊乱（低镁血症、低钾血症最常见），或者多因素综合引起的。

LQTS 是引起 TdP 的高危因素，可能会进一步导致心脏性猝死。LQTS 应与非心源性 QT 间期延长引起的室性心动过速和惊厥鉴别。

急诊处理

如果患者有 LQTS 病史并且生命体征不稳定，那么有可能会发展为 TdP 或 VT 而需要紧急除颤。如果患者生命体征稳定但心电图提示 TdP，那么需要静脉注射硫酸镁（2 g 静推）。如果不能纠正，则需要经皮超速驱动起搏，在起搏之前，可能需要静滴异丙肾上腺素，但是获益证据不足。

如果晕厥患者中发现 LQTS，或者心电图发现有异位搏动，那么对该患者行远程心电监护，同时停用一切可能致 QT 间期延长的药物（患者进行心电监护），纠正所有电解质紊乱。如果是偶发的轻度延长（0.47 s 以下），或者正在服用延长 QT 间期药物，且

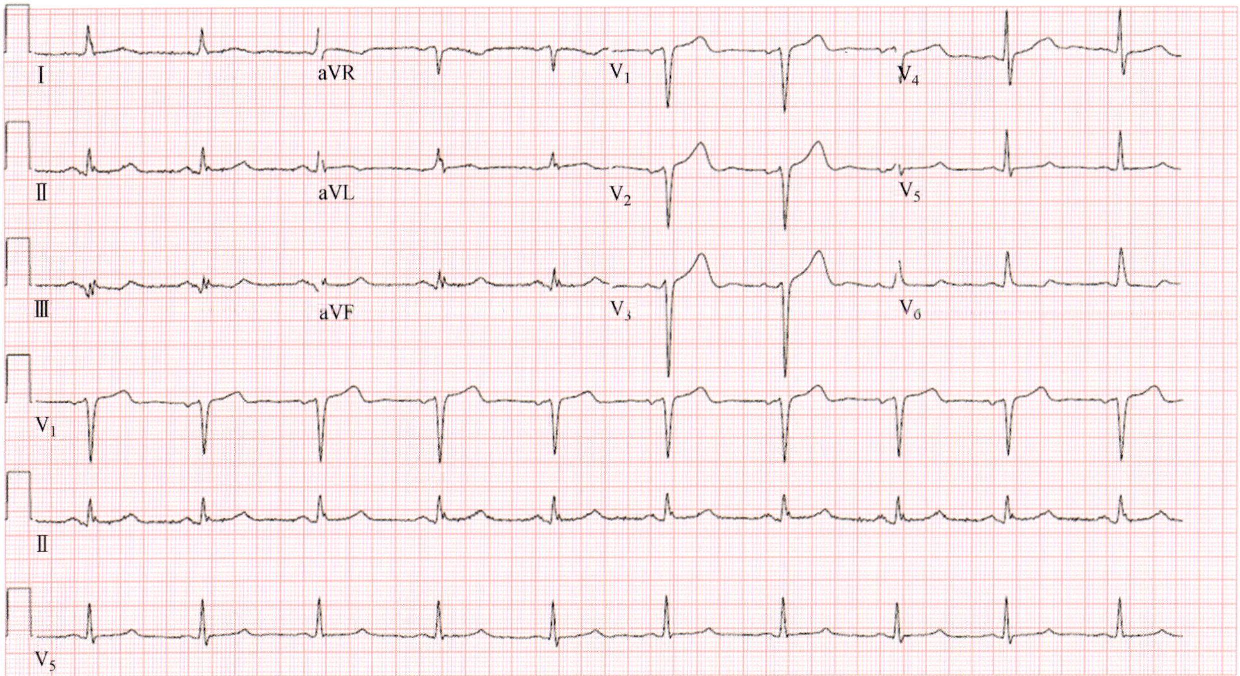

图 5.74 ■ QTc 延长心电图，QTc=0.510 s

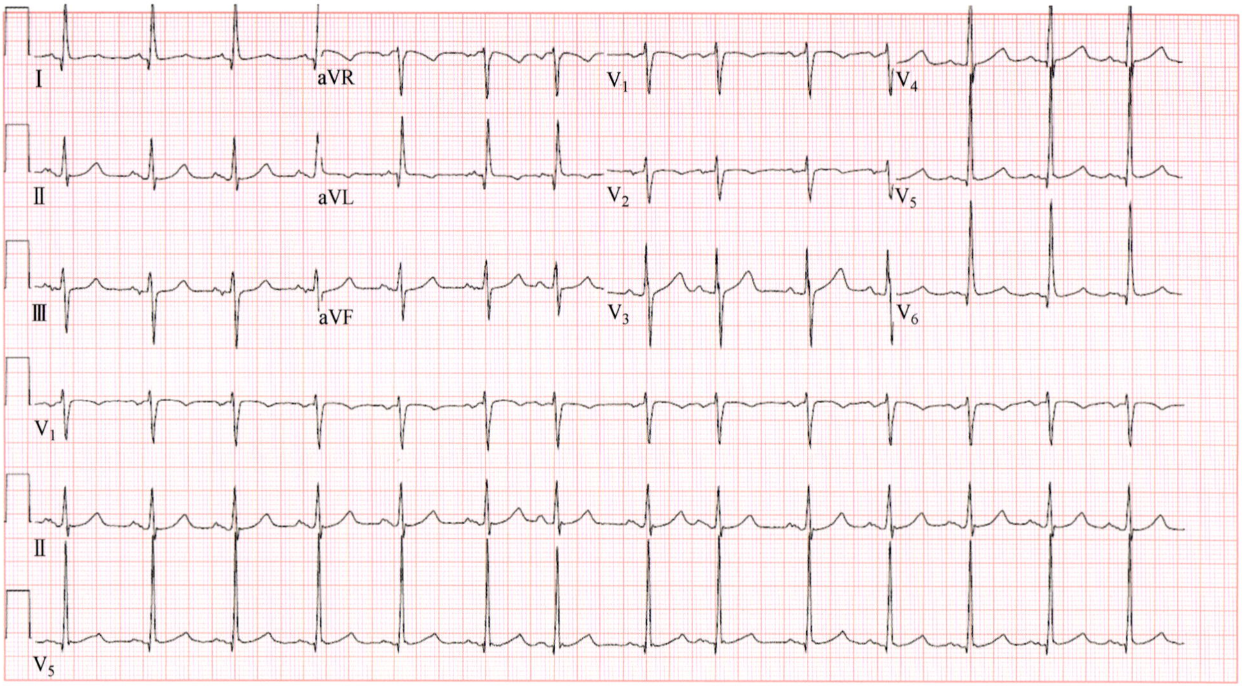

图 5.75 ■ 另一例 QTc 延长心电图，QTc＝0.550 s

患者没有症状或近期发生晕厥，则不需要紧急处理。应告诉患者如果未来需要更换可能致 QT 间期延长的药物，应该进行监护。如果青少年患者中发现 LQTS，应该考虑是否有先天性 LQTS，其所有家属应该行心电图检查，因为大部分的 LQTS 是没有症状的。

经验与教训

- 当 QTc 超过 0.47 s 时应该关注其潜在的心律失常风险。
- 把所有 LQTS 伴有晕厥病史或者心电图提示异位搏动的患者收入院，关注其可能发生的心律失常。
- 对于惊厥抽搐、晕厥患者首先行心电图检查排除是否有 LQTS，尤其在儿童患者中。
- 服用重复剂量氟哌啶醇的精神病患者应该监测其 QT 间期。

起搏心律

起搏心律的心电图解读

Pacemaker Rhythms

ECG INTERPRETATION OF PACED PHYTHM

Bryon E. Rubery
Glenn M. Brammer
赵 灿　马文英　译

临床要点

起搏患者的心电图表现取决于起搏的类型（心房、心室、双腔和双心室），起搏的位置（电极发放冲动的位置），患者的固有频率（没有起搏时），起搏的模式（决定了自身节律与起搏节律的相互影响）。本部分简单介绍起搏的基础，双腔起搏既有右心房电极也有右心室电极，双心室起搏有三个电极，包括右心房、右心室和经冠状窦进入的左心室电极，双心室起搏应用于进展型心力衰竭患者的再同步化治疗。

如果自身心率快于起搏心率，则无起搏心律，表现为自身节律。如果自身心率慢，则表现为起搏节律。起搏时我们可以在 P 波或 QRS 波前看到起搏钉。起搏的心房波形态可以正常也可以异常。右心室心尖起搏心电图看起来像左束支传导阻滞。

仅有心房起搏而无心室起搏，在心电图上表现为 P 波前可以见到起搏钉，其后会有一个正常的 QRS 波。如果心室起搏的话，我们会见到宽 QRS 波前有起搏钉。

双腔起搏（起搏电极一个在右心房、一个在右心室）可以感知起搏心房和心室，心房心室顺序起搏图形与设定的心率和参数相关。心房电极可以感知自身心房（窦性）节律而顺序起搏心室，起搏心室的频率取决于自身的心房率。如果自身心房率快于设定的起搏心率，比如大于 200 次/分心房扑动，起搏器会模式转换以设定的频率起搏心室而不是按心房率起搏心室，直到心房率降至设定频率以下。

双心室起搏的 QRS 波形态取决于左右心室起搏的时间，心电图 V_1 导联上常表现为 R 波高尖，及 I 导联可见起始 Q 波或 QS 波。

起搏器故障

起搏器故障分为三种基本类型。①起搏不良：当心肌在去极化的时候出现，即起搏钉后无 P 波或 QRS 波。②感知低下：不能感知自身电活动，在 P 波或 QRS 波过程中或之后不适当起搏或者起搏与自身心脏活动无关系。③感知过度：感知过度发生于感知到非生理信号而起搏抑制。在应该起搏的时间看不到起搏钉。

急诊处理

起搏器故障并且生命体征不稳的患者应该经皮起搏，如果患者出现低血压应该静脉滴注液体和使用强心剂。对于所有有症状的起搏器功能障碍患者，都应该立刻请心内科专科医师治疗。

经验与教训

- 看患者的起搏器卡明确起搏器的型号和模式来协助判定心电图。
- 之前心电图和胸部 X 线检查可以帮助评估起搏器故障。
- 对于有症状的起搏器故障患者应转诊给心内科专科医师。

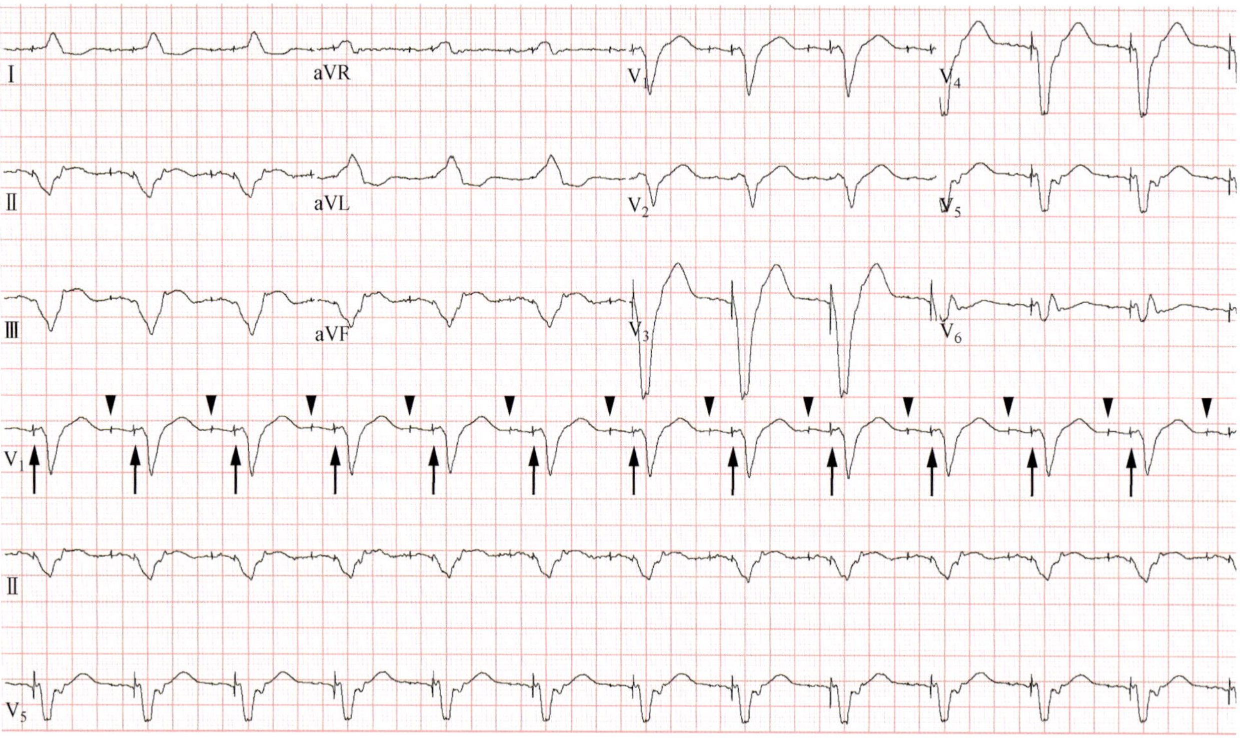

图 5.76 ■ 右心室心尖部起搏，心电图呈 LBBB 图形（QRS 波大于 120 ms，V_1 导联呈 rS 型，V_6 导联呈 RsR′型）。该患者的心房波也是起搏波（三角箭头所示是心房起搏钉），出现于心室起搏钉（箭头）之前，心室起搏波与心房起搏波相关

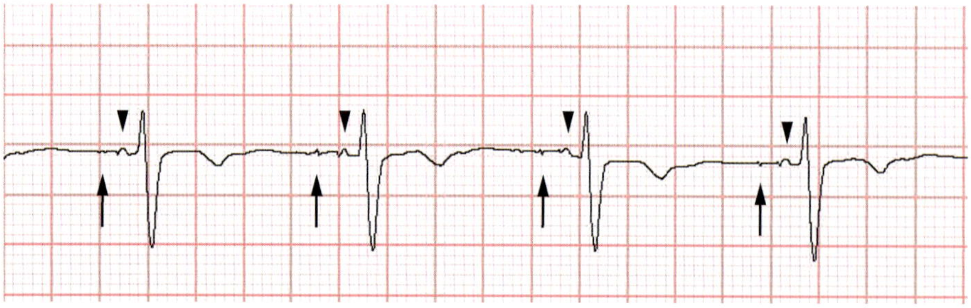

图 5.77 ■ Ⅱ导联心房起搏节律。心房起搏钉（箭头）之后出现 P 波（三角箭头），QRS 波宽度 102 ms，起搏钉较小，这是双极起搏

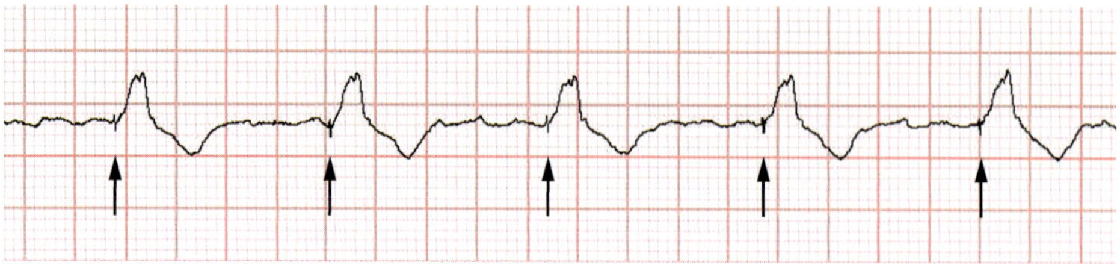

图 5.78 ■ Ⅱ导联心室起搏，箭头所指是起搏信号

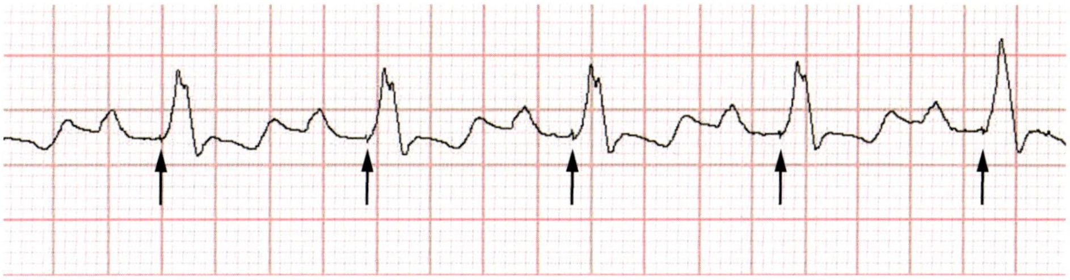

图 5.79 ■ Ⅱ导联双腔起搏，起搏钉（箭头处）后为起搏的心室波，跟随窦性节律

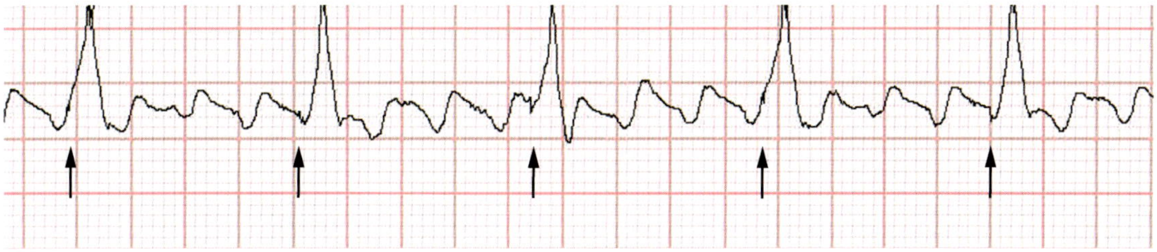

图 5.80 ■ 与图 5.79 是同一个患者。心房扑动后出现起搏波（箭头示起搏钉），心室按设定的 60 次/分起搏，起搏器并没有按照心房扑动的心率（250 次/分）来起搏心室

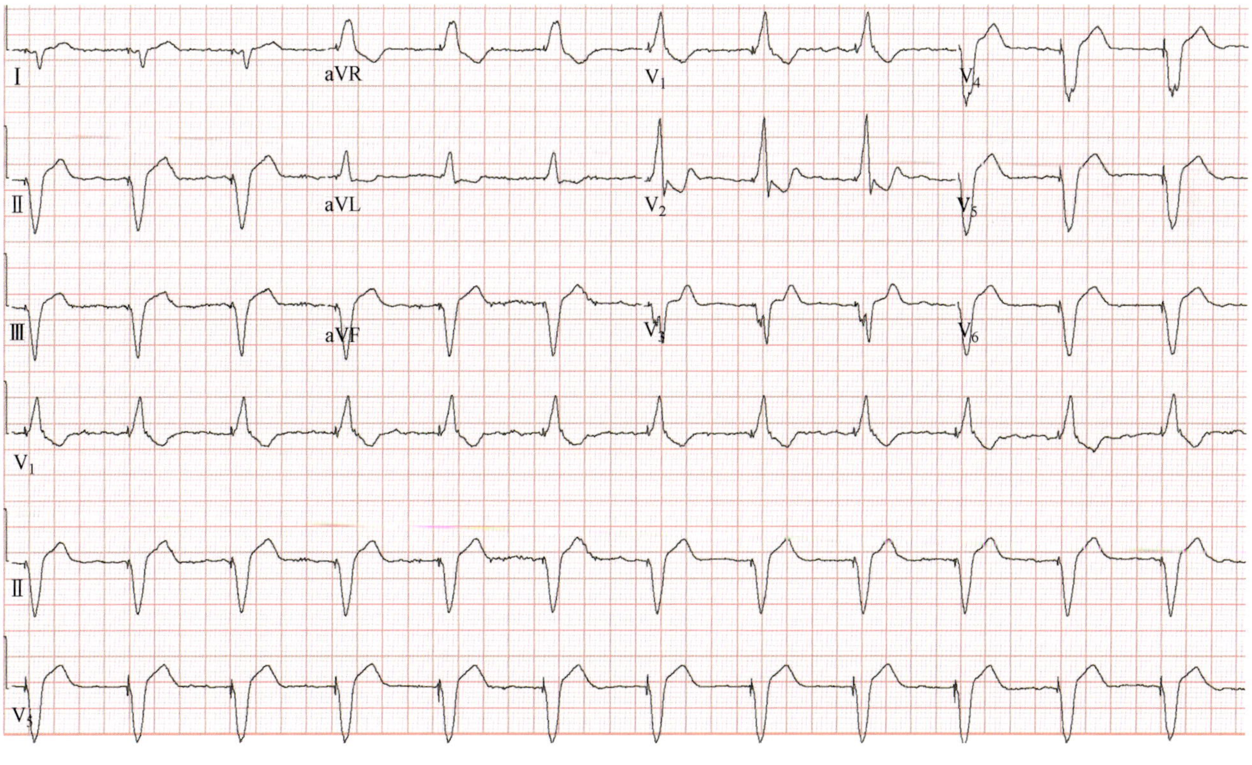

图 5.81 ■ 双心室起搏。V_1 导联呈 R 波，Ⅰ导联呈 QS 波

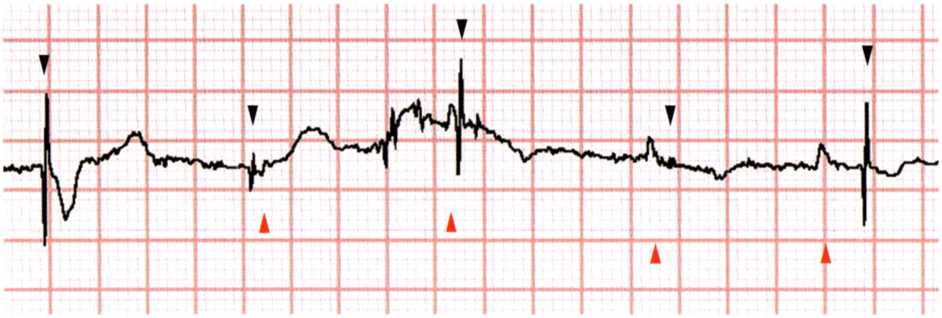

图 5.82 ■ Ⅱ导联感知不良心电图。第一个起搏钉处（第一个黑箭头）起搏信号夺获 T 波导致出现起搏的 QRS 波。可见自身节律（红色箭头），但其中仍可见起搏钉（黑色箭头处）。第一个自身 QRS 波（第一个红色箭头处）的最高点处的起搏钉后没有起搏 QRS 波，可见到其后紧接着出现三个自身的 QRS 波

第六章

血管疾病

Chapter 6 VASCULAR DISEASE

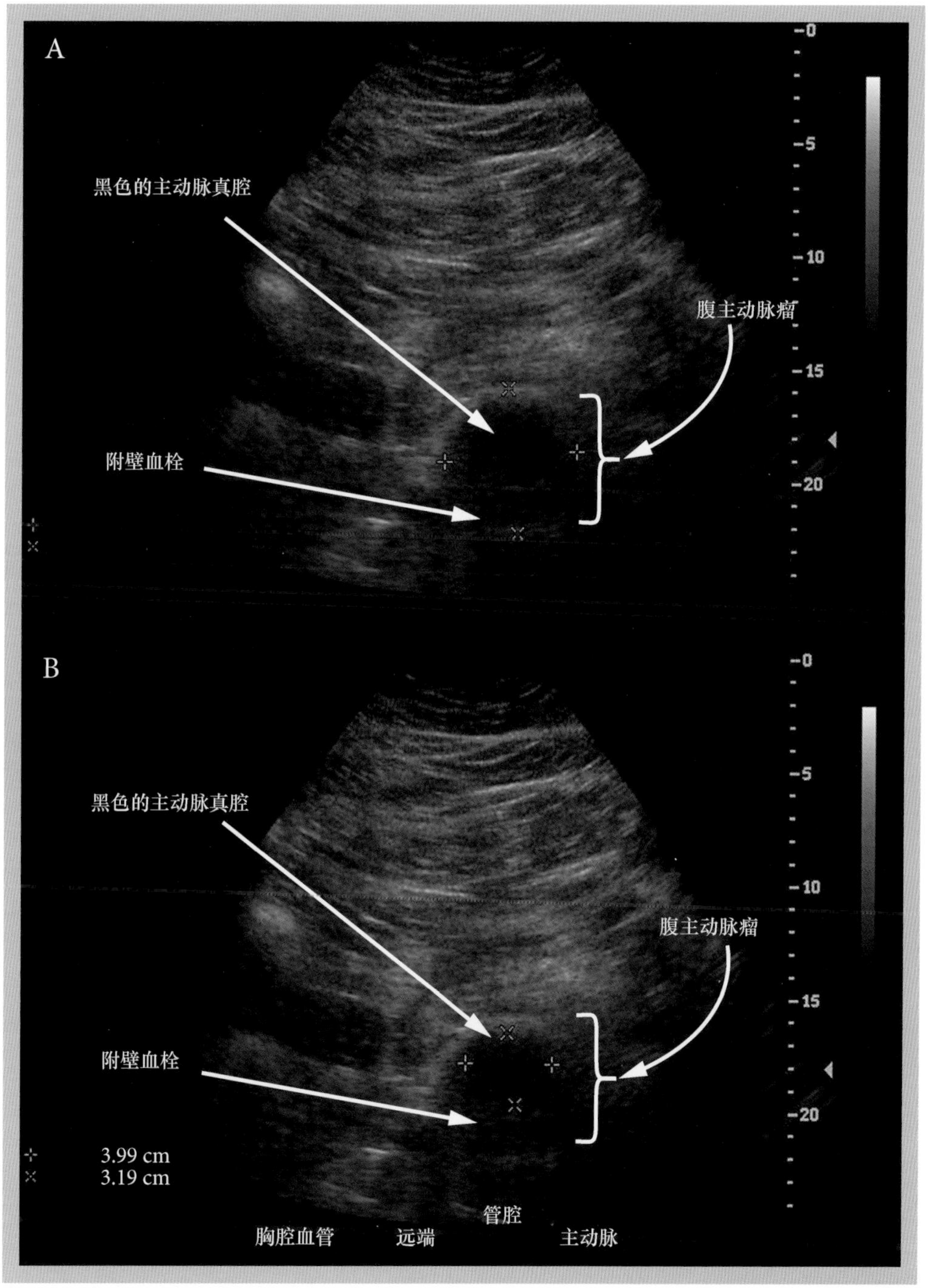

腹主动脉瘤

ABDOMINAL AORTIC ANEURYSM

Joshua S. Broder

刘锐锋　赵慧强　译

临床要点

腹主动脉瘤（abdominal aortic aneurysm，AAA）定义为腹主动脉的直径大于或等于 3 cm。当主动脉壁的弹性结缔组织损害变得脆弱时，就会导致主动脉扩张出现主动脉瘤。造成主动脉瘤的危险因素包括：男性，高血压，吸烟，年龄增长，以及家族史。当主动脉的直径增加时，其破裂的风险也随之增加。当前的主流观点认为，当腹主动脉瘤的直径≥5.5 cm 时，就需要对其进行修复。主动脉瘤破裂，会即刻造成致命性的出血性休克。主动脉瘤破裂的临床症状和体征包括：晕厥，心搏骤停，腹痛或后背痛，头晕，低血压等。查体时，搏动性肿块是一个经典的体征；但是缺乏这一体征，并不能排除腹主动脉瘤的诊断。更加敏感的临床表现包括：四肢和腹股沟区疼痛，以及一些与脊髓低血流灌注有关的神经系统症状。

在美国，腹主动脉瘤破裂是 60 岁以上人群的前 15 位死亡原因之一。早期腹主动脉瘤破裂的死亡率约为 90%（包括医院外死亡），其中 20%～30%接受了手术修复治疗。如果不接受手术治疗，1/8 的患者将在到达医院的两小时内死亡。

急诊处理

当怀疑腹主动脉瘤破裂时，紧急复苏步骤包括：建立大静脉通路，手术前实验室检查（包括为手术大量输血准备的血型和交叉配型检查），以及对可疑患者的外科会诊。对于不稳定的患者，在确诊之前，应当考虑手术治疗。

床旁超声可用于评估是否存在腹主动脉瘤。因为超声对腹主动脉瘤的破裂相对不敏感，所以对出现症状的腹主动脉瘤患者应当高度怀疑破裂。在进行超声检查时，整个腹主动脉（从剑突到脐水平线的髂分叉）和近端髂动脉都应当进行探查。大多数腹主动脉瘤都会累及肾动脉以下。应当注意识别血管内的附壁

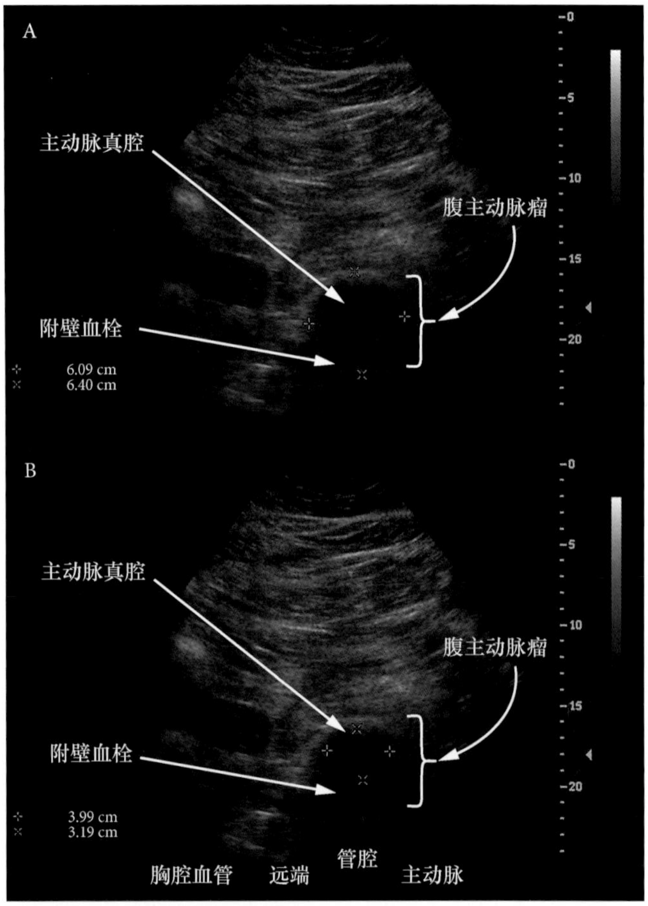

图 6.1■（**A**）超声影像检查对急性腹主动脉瘤的正确测量，包括附壁血栓在内，其完整直径为 6 cm；（**B**）该图测量值约为 4 cm，低估了腹主动脉瘤的直径，因为它仅仅测量了腹主动脉瘤真腔（未包括血栓）

血栓，在测量主动脉直径时，血栓应该包括在内。如果附壁血栓没有被识别，或者血栓被认为是主动脉壁的一部分，那么主动脉的直径将会被低估，因而主动脉瘤的诊断也会被漏诊。

血流动力学稳定的患者可以考虑尽快行计算机化断层扫描（computer tomographic，CT）评估。CT 平扫（不含造影剂的 CT 扫描），可以发现腹主动脉瘤

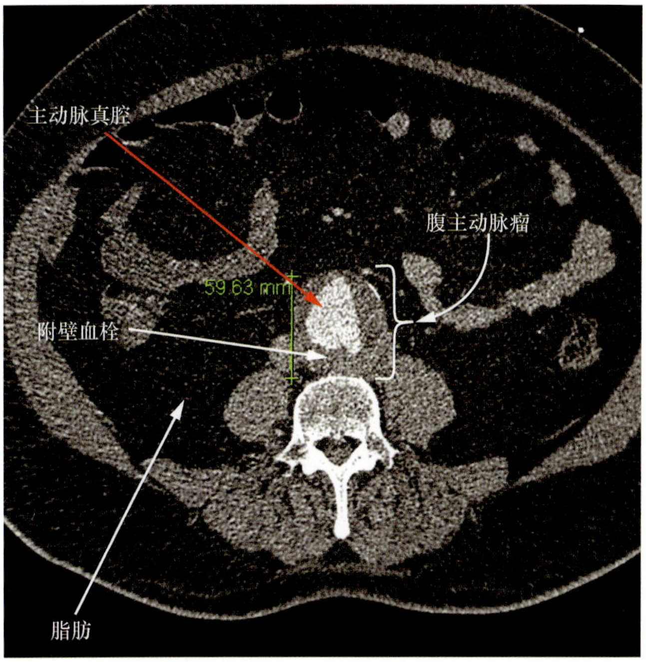

图 6.2 ■ 使用静脉造影剂后，CT 血管造影显示主动脉瘤真腔为白色影像。在这个水平主动脉真腔周围可见附壁血栓。主动脉瘤的直径是 6 cm，该主动脉瘤没有破裂，周围有脂肪组织包绕

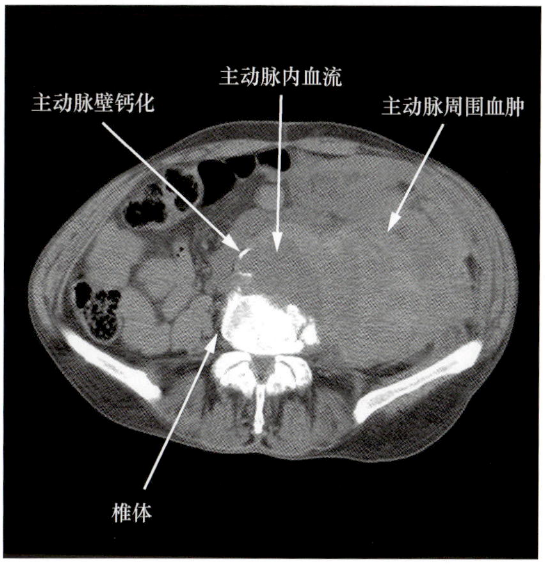

图 6.3 ■ CT 平扫显示破裂的腹主动脉瘤。在这个层面的图像上，主动脉已经无法显示，但是主动脉预期出现的位置，也就是脊椎的前位，可以看到主动脉壁的钙化（钙化是腹主动脉瘤的一种常见特征）。但没有静脉注射造影剂时，主动脉腔内的血液呈现为暗灰色。在行 CT 检查之前已经从主动脉内漏出来的血液，部分已经凝固，并呈现为浅灰色

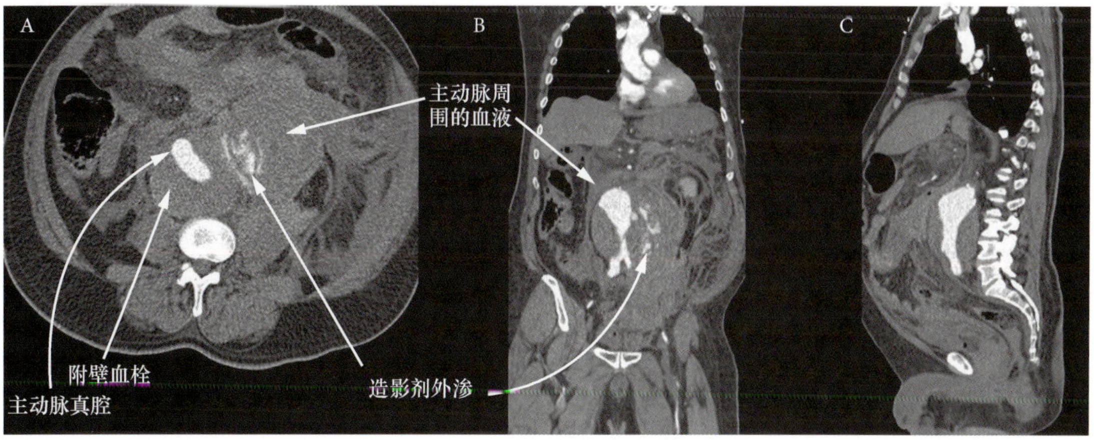

图 6.4 ■ 破裂的腹主动脉瘤在增强 CT 重建图像上的表现：（**A**）轴位，（**B**）冠状面，（**C**）矢状面。在轴位层面，主动脉腔内的血液为亮白色，从破裂的主动脉腔内渗漏出来的血液也呈现为白色，因为其中含有随血液渗漏出来的造影剂。主动脉内的附壁血栓呈现为灰色。在静脉注射造影剂之前，已经从主动脉内泄漏出来的血液则呈现为灰色

和腹主动脉瘤破裂。CT 增强扫描（静脉注射造影剂）可以帮助发现微小的腹主动脉瘤破裂和主动脉夹层等血管内并发症。口服造影剂对诊断并无必要，而且还可以导致潜在的致命的诊断延误。

经验与教训

- 腹主动脉瘤破裂和肾绞痛，它们的定位和疼痛的严重程度非常相似，在医疗护理方面，尽量

不要把肾绞痛误认为腹主动脉瘤破裂。

- 在怀疑腹主动脉瘤破裂时，要立即请外科会诊，不要为了等待明确诊断而延误病情。
- 立即准备手术，开放大静脉通路，准备大量输血。
- 利用超声影像检查评估整个腹主动脉，包括从剑突到脐部。为了避免低估腹主动脉瘤的严重程度，在进行腹主动脉瘤的直径测量时，应当将附壁血栓计算在内。

主动脉夹层
AORTIC DISSECTION

David James Story

刘锐锋　赵慧强　译

临床要点

主动脉夹层（aortic dissection）是一种少见的疾病过程，有较高的致残率和死亡率（27.7%）。其多见于男性，非洲裔美国人，50 岁到 60 岁年龄段的人群。主动脉夹层的形成过程：首先是主动脉内膜出现损伤，随后血液经由此损伤处进入主动脉壁内，形成一个假腔，即主动脉夹层。

主动脉夹层可以累及升主动脉、主动脉弓（Standford A 型），和（或）降主动脉（Standford B 型），因其位置不同而有不同临床表现。典型临床表现为突发的、严重的胸骨中部的撕裂样疼痛，并向后背放射，常伴恶心、呕吐和晕厥。如果主动脉夹层累及主动脉的分支，或者腹主动脉，可以出现颈部、颌部、上臂或腹部的疼痛。20%以上的患者可以出现神经系统表现，包括脑血管突发事件、霍纳（Horner）综合征、四肢无力或感觉异常，以及精神状态异常等。如果主动脉夹层起源于主动脉瓣附近，则可能会出现心包积液，以及心脏压塞所导致的低血压。如果主动脉夹层延伸至冠状动脉，则可能会同时出现心肌梗死。体格检查时可以发现高血压、低血压、脉压增宽、肢体血压不对称、舒张期杂音、肺部爆裂音、心音低沉、颈动脉杂音，以及神经系统异常等。

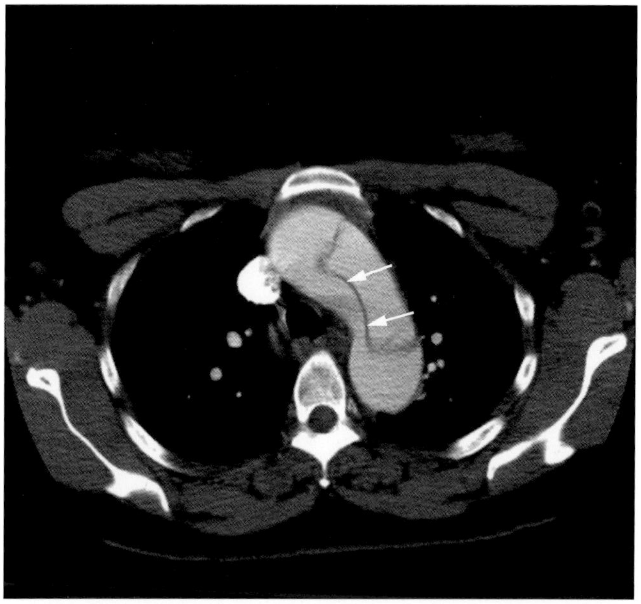

图 6.5 ■ 胸部 CT 扫描主动脉弓的轴位面，可见清晰的内膜片（箭头）将主动脉分为真腔和假腔

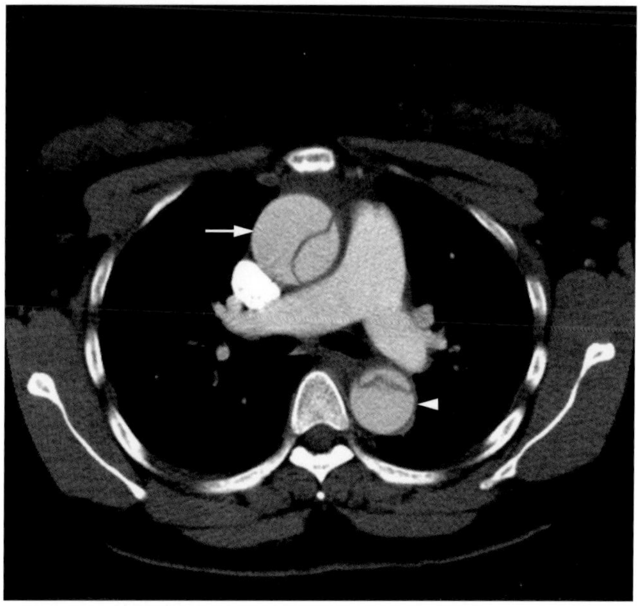

图 6.6 ■ 胸部 CT 扫描右肺动脉水平的轴位面，可见夹层累及升主动脉（箭头）和降主动脉（三角箭头）

急诊处理

影像学检查可以确诊主动脉夹层。实验室检查和心电图检查一般用于排除具有相似临床表现的其他疾病。对于大多数主动脉夹层患者，胸部 X 线检查可以发现异常表现，但是这些异常都不具备诊断意义，如纵隔增宽。在稳定的主动脉夹层患者中，CT 血管造影和磁共振成像（magnetic resonance imaging，MRI）对这种灾难性血管事件的识别具有高度的敏感性和特异性。对于不稳定的主动脉夹层患者，床旁经

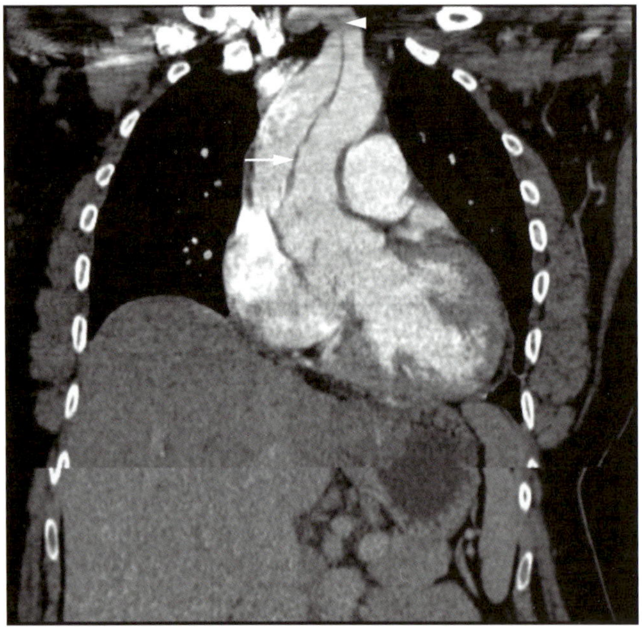

图 6.7 ■ 胸部 CT 扫描冠状面可见升主动脉夹层（箭头），夹层已延伸到头臂动脉（三角箭头）

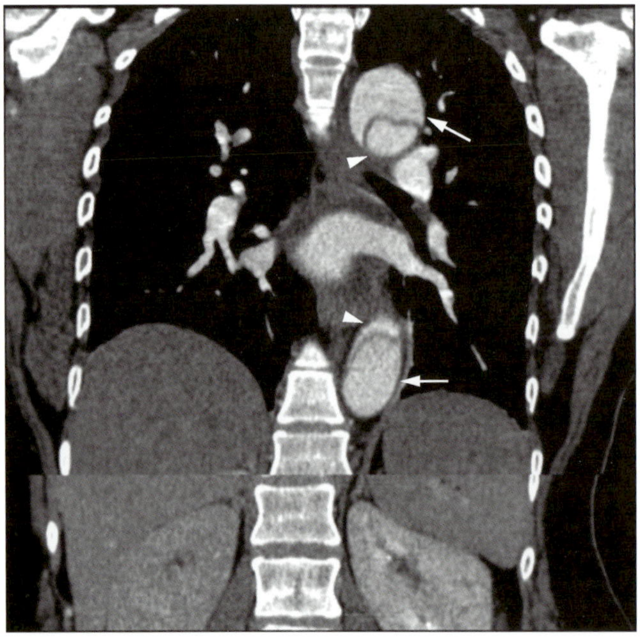

图 6.8 ■ 胸部 CT 扫描冠状面，扫描到降主动脉急性夹层的两个横断面。该病变较典型，真腔（三角箭头）明显小于假腔（箭头）。在主动脉的远端可以看到，真腔的形状常为新月形，而假腔是椭圆形或者圆形的

食管超声检查（transesophageal echocardiography，TEE）可以作为一种较好的替代诊断方法。

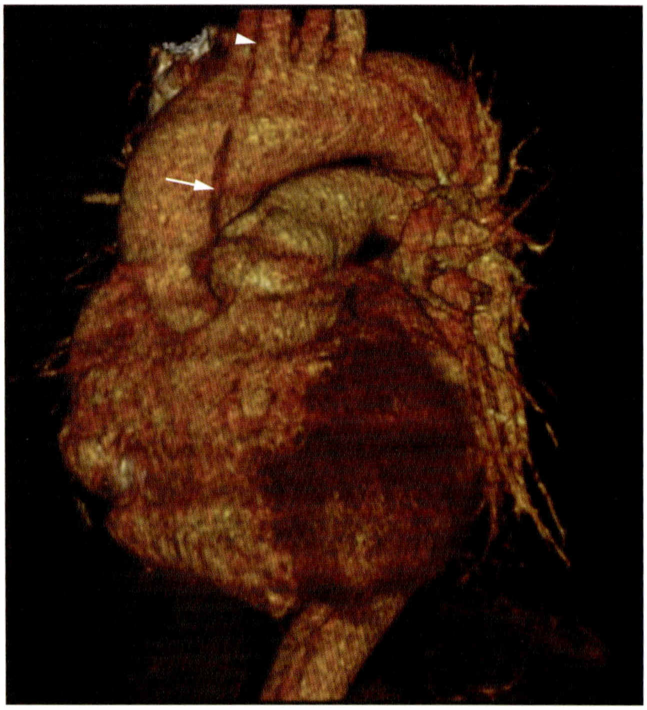

图 6.9 ■ 胸部 CT 扫描三维重建显示的 Standford A 型主动脉夹层。该主动脉夹层的起源部位在升主动脉（箭头），逐渐延展到头臂干（三角箭头），并继续扩展到降主动脉

紧急治疗重点是控制血压，降低血流剪切应力。在主动脉夹层的药物治疗中，β 受体阻滞剂艾司洛尔和拉贝洛尔是控制血压的一线药物。艾司洛尔是一种选择性的 β 受体阻滞剂，它主要通过静脉途径给药，能够根据滴定的速度随时调整降压效果，它往往需要后续的血管扩张药物（如硝普钠）治疗，从而达到降压治疗的目标血压。拉贝洛尔同时具备 α 受体阻滞剂和 β 受体阻滞剂的作用，它可以作为单一药物治疗，其给药方式主要是静脉推注和静脉滴注。主动脉夹层降压的目标：在维持脏器正常的血流灌注前提下，最低限度地降低收缩压。所有的胸主动脉夹层患者都建议胸心外科会诊。累及升主动脉的患者，应当进行手术治疗；而对于累及降主动脉的患者，大多数情况以药物治疗为主，手术适用于经积极控制血压病情仍不稳定的患者。

经验与教训

- 硝苯地平，一种钙通道阻滞剂，不推荐应用于主动脉夹层的血压控制，因为它能够增加交感

活性和提高血管壁的剪切应力。

- 四肢检查应该包括脉搏和四肢血压，这些检查可以帮助发现动脉血流的明显差异。
- 在诊断主动脉夹层时，需要高度警惕和怀疑的态度，因为其临床表现差异巨大，疼痛的部位和伴随的症状均有很大的差异。

急性动脉闭塞

ACUTE ARTERIAL OCCLUSION

David James Story

刘锐锋　赵慧强　译

临床要点

急性动脉闭塞（acute arterial occlusion）有较高的致残率（13%截肢率）和死亡率（10%）；发病是由于供应躯体外周末端（通常是四肢）的血供突然阻断。导致这种血管损害的原因包括血栓形成（50%）和栓塞事件（50%）；常累及的部位包括：股动脉（28%），肱动脉（20%），腹主动脉与髂动脉的交界部位（18%），以及腘动脉（17%）；危险因素包括：外周血管疾病、心房颤动、卵圆孔未闭、血液高凝状态、外源性雌激素使用、静脉吸毒，以及吸烟等。

急性动脉闭塞主要依靠临床诊断。典型的临床表现包括：阻塞血管远端部位的疼痛、苍白、无脉或者脉搏减弱，并且可能存在感觉异常、麻痹和温度变化（在这种情况下，肢体通常发凉），即提示肢体缺血的“6P”症状。

当肢体远端触及不到血管搏动时，应当利用多普勒超声来评价远端的血流供应情况。感觉异常和麻痹通常是在疾病晚期时所出现的症状，与闭塞时间较长和病情加重有关。血管闭塞的时间大于 4～6 h 后，救治缺血部位的成功率就会降低。踝臂指数测试（ABI）是一项敏感的床旁检查。使用血压袖带充气压迫上臂，同时在此处利用多普勒超声记录肱动脉收缩压。利用同样原理，测量胫后动脉和足背动脉的压力。踝臂指数是指最高的踝部血压除以最高的上臂血压，踝臂指数的正常值为 0.9 以上。在肢体严重缺血时，踝臂指数低于 0.41。

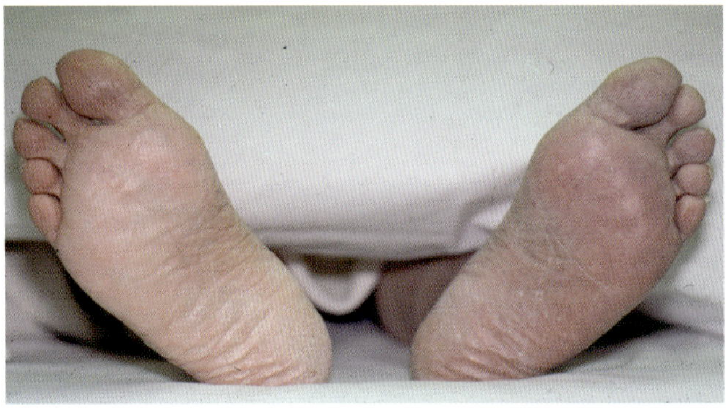

图 6.10 ■ 动脉栓塞。该患者右足苍白（符合急性动脉栓塞表现），为继发于股动脉闭塞。图片提供者：Lawrence B. Stack, MD. 经允许引自 Chapter 12. Tubbs RJ, Savitt DL, Suner S. Extremity conditions. In: Knoop KJ, Stack LB, Storrow AB, Thurman R, eds. The Atlas of Emergency Medicine. 3rd ed. New York, NY: McGraw-Hill; 2010

急诊处理

如果临床怀疑急性肢体缺血，在进行确诊性影像学检查以前，应当立即请血管外科急会诊，并应完善手术前的血液常规化验。血管造影检查是诊断血管闭塞的金标准，可以用来帮助明确血管闭塞的病因。CT 和磁共振成像（MRI）同样可以用于确诊血管闭塞。超声检查是一项无创检查，但对于指导手术方式而言，它所能提供的信息量较少。

急诊科的主要治疗是肝素的全身抗凝治疗。无论是何种原因，都应当进行血管外科会诊。一般需要立即进行血栓切除术或者栓子切除术，以挽救缺血的肢体。识别栓子的来源对于预防再次出现血管闭塞非常关键。作为紧急手术的替代方案，动脉内溶栓治疗有潜在的益处，但是需要经过培训的血管介入治疗专家。

经验与教训

- 当主动脉夹层累及远端血管时，可以出现类似于急性血管闭塞的临床症状，不要漏诊主动脉夹层的诊断。
- 应当注意，腹主动脉瘤可以是远端肢体栓塞的栓子来源。
- 静脉血栓疾病病史并不直接引起急性动脉闭塞，除非存在凝血功能障碍和卵圆孔未闭。
- 滥用动脉系统注射药物可以导致急性动脉闭塞。

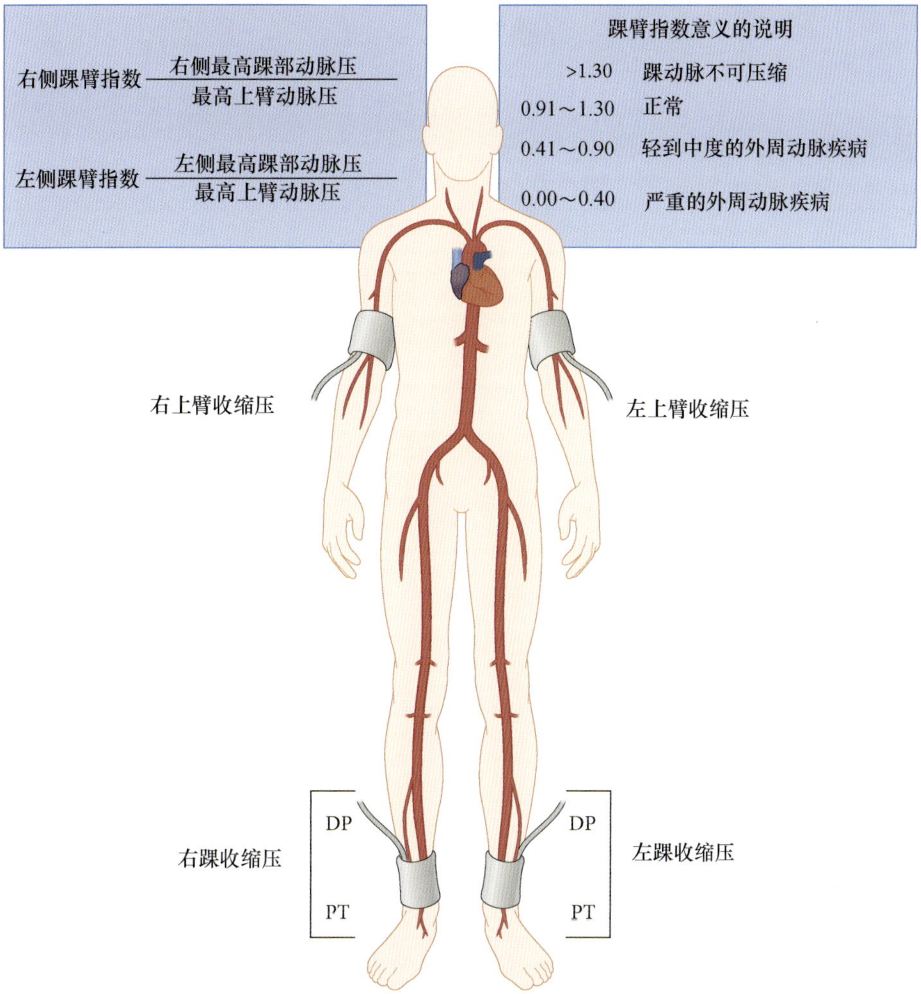

图 6.11 ■ 踝臂指数的测量：利用多普勒超声测量双侧上臂和双侧踝部收缩压，每侧踝部有两个测量点，包括足背动脉（DP）和胫后动脉（PT）。计算时选择上臂动脉较高一侧的血压（左侧或者右侧），同时选择踝部较高的血压（DP 或 PT）。左侧或者右侧踝臂指数的计算方法是：一侧最高踝部血压除以最高上臂部血压。踝肱指数的范围和其临床意义见上图。踝动脉不可压缩的情况，通常有血管钙化，无法测得该部位的真实血压值，因而需要利用其他可以替代踝臂指数的检查来诊断外周血管疾病。表现为跛行的患者，其踝臂指数范围一般为 0.41～0.90；下肢严重缺血患者的踝肱指数通常小于 0.41。经允许引自 Chapter 64. Chopra A，Carr D. Occlusive arterial disease. In：Tintinalli JE，Stapczynski J，Ma O，Cline DM，Cydulka RK，Meckler GD，eds. Tintinalli's Emergency Medicine：A Comprehensive Study Guide. 7th ed. New York，NY：McGraw-Hill；2011

深静脉血栓形成：上肢/下肢，股白肿，股青肿

DVT：UPPER/LOWER，PHLEGMASIA ALBA DOLENS，PHLEGMASIA CERULEA DOLENS

Derick M. Wenning

刘锐锋　赵慧强　译

临床要点

深静脉血栓形成（deep vein thrombosis，DVT）的主要临床表现包括：患肢疼痛、发红、肿胀、温度升高和压痛。遗憾的是，前述症状并不能可靠地预测患者是否有深静脉血栓形成，而多种危险因素的存在可以用于判断某位患者是否有潜在深静脉血栓形成。静脉血栓形成的高危因素包括：静脉血栓形成病史、新近发生的创伤、长期制动、近期旅行、恶性肿瘤，以及遗传性易栓症——最常见的是V因子Leiden变异（见表6.1）。体格检查结果因人而异，并且和静脉血栓阻塞的部位有关。股青肿是一种罕见的临床表现，主要与髂静脉股静脉交界处大量血栓形成有关；这些患者的临床表现包括：远端肢体的广泛肿胀、疼痛，以及发绀；在这种情况下，血凝块的负荷可以减少供应足部的远端血流，引起足部起泡和坏疽。股白肿同样也是与髂静脉股静脉交界处大量血栓形成有关，在该种情况下，远端肢体的苍白是继发于动脉痉挛。股白肿通常与妊娠密切相关。

表6.1 ■ 深静脉血栓形成的危险因素

获得性危险因素	遗传性危险因素
近期经历大型手术，特别是需要制动的骨科手术	凝血系统V因子Leiden变异
口服避孕药或者口服激素替代治疗	抗血栓治疗不充分
创伤	蛋白C缺乏
深静脉血栓形成病史	蛋白S缺乏
高龄	抗磷脂抗体
肾病综合征	
近期旅行	
吸烟	

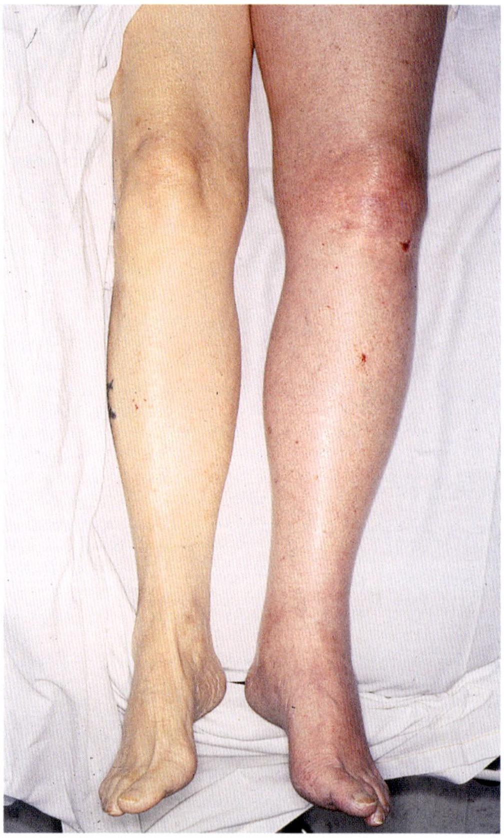

图6.12 ■ 股青肿的深静脉血栓形成患者，左下肢远端肿胀和变蓝。经允许引自Chapter 12. Tubbs RJ，Savitt DL，Suner S. Extremity conditions. In：Knoop KJ，Stack LB，Storrow AB，Thurman R，eds. The Atlas of Emergency Medicine. 3rd ed. New York，NY：McGraw-Hill；2010

深静脉血栓形成的鉴别诊断包括：充血性心力衰竭、蜂窝织炎、肌炎、骨折、浅静脉血栓性静脉炎、淋巴水肿，以及腘窝囊肿破裂。

急诊处理

双功能超声检查是诊断深静脉血栓形成最为广泛接受的检查方法。D-二聚体（D-dimer）的定量检查仅用于筛查低危患者的深静脉血栓形成。深静脉血栓形成的其他检查方法包括：阻抗体积描记法、放射性核素显像检查、CT血管成像，以及磁共振血管成像。传统造影剂血管造影检查被认为是探查深静脉血栓形成的金标准，但是因为它是有创检查，并且其诊断准确性并不比其他检查要高，所以在临床上很少使用。深静脉血栓形成的治疗重点是预防血栓栓塞——主要是肺栓塞。目前主流的治疗方案是，先用肝素或者低分子肝素（low-molecular-weight heparin，LMWH）抗凝治疗，并逐渐桥接过渡为口服华法林抗凝治疗。低分子肝素可以每日一次的频率给药，所以可用于某些经选择的深静脉血栓形成患者的门诊治疗，用药效果可以预期，除非有肾功能不全，一般不需要常规的血液化验。对于有抗凝禁忌的患者，推荐行下腔静脉滤器置入术。

经验与教训

- 对于不明原因出现深静脉血栓形成的患者，建议门诊筛查隐性的恶性肿瘤性疾病。
- 华法林在初始给药时可以促进凝血，是因为它可以抑制蛋白C和蛋白质S，所以肝素或者低分子肝素的桥接治疗是必需的。
- 静脉输液治疗和单侧肢体的长期静脉通路是上肢深静脉血栓形成的危险因素。
- 深静脉血栓形成的前提是至少存在Virchow三联征中的一种：血流淤滞、内皮损伤，以及高凝状态。

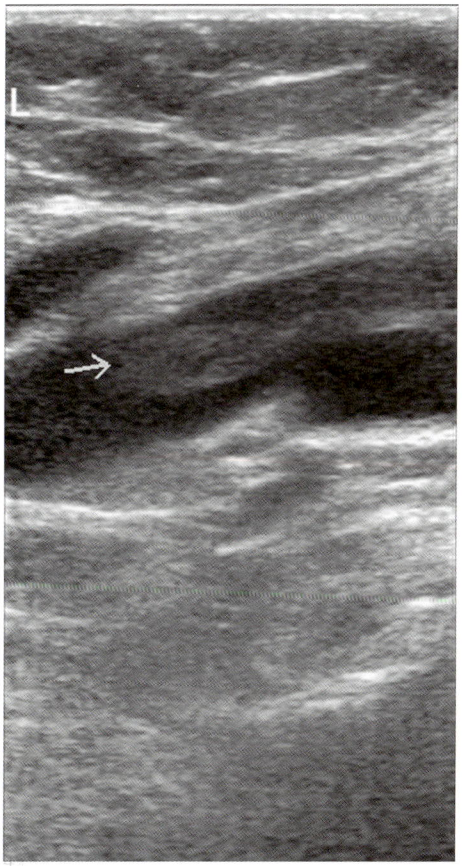

图 6.13 ■ 深静脉血栓形成的静脉多普勒超声。在腘静脉的长轴切面上，可以看到管腔内的血栓回声

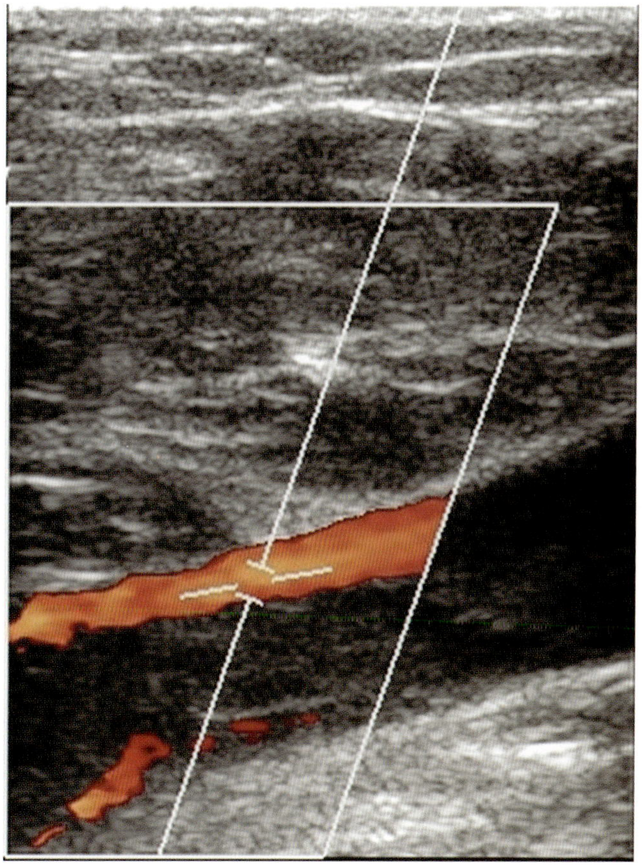

图 6.14 ■ 静脉多普勒超声的彩色血流图。在该图上可以看到，静脉血栓阻塞了流经股静脉的血流

肺栓塞
PULMONARY EMBOLISM

James C. O'Neil
刘锐锋　赵慧强　译

临床要点

肺栓塞（pulmonary embolism，PE）发生的过程是：静脉系统内（主要是下肢静脉系统）形成凝血块，这些凝血块被挤压脱落并随血液循环回流经过心脏，最终进入并停留于肺动脉及分支。每年约有25万人因肺栓塞住院，三个月内死亡率为10%，有20%的患者以猝死为初发临床表现。每个患者的临床危险程度是有差异的，主要取决于肺栓塞的位置、栓子的大小、合并症，以及机体对这种循环系统压力变化的代偿能力。肺栓塞的危险因素包括：近期经历手术、制动、使用外源性雌激素，以及家族性凝血功能障碍。肺栓塞的典型临床表现有：胸痛、呼吸困难，偶尔出现咯血。当血栓负荷过大引起心脏循环应力明显增加时，可以发生晕厥，有时晕厥可以是患者的唯一主诉。不幸的是，肺栓塞的临床表现常常比较模糊不典型，比如仅有胸痛或者呼吸困难。

心电图很少能诊断肺栓塞，多表现为窦性心动过速。心电图上发现右心负荷增加时，应该警惕肺栓塞，包括胸前导联的T波倒置、右束支传导阻滞、SⅠQⅢTⅢ（Ⅰ导联出现S波、Ⅲ导联出现q波，以及Ⅲ导联T波倒置）。

已有多种临床判定标准来评估肺栓塞的风险，包括Wells标准、Wicki标准（日内瓦规则），以及肺栓塞排除标准（PERC）评分。对于低风险患者，可以进行实验室检查，以血D-二聚体（D-dimer）进行筛查。大多数情况下，肺栓塞是在行CT肺动脉血管造影检查（CTPA）后确诊的，该检查需要静脉弹丸式注射造影剂，在造影剂进入肺动脉后的特定时间观察肺动脉。另外一种不作为首选的影像检查方法是肺通气/血流核素扫描。肺栓塞的鉴别诊断较为广泛，主要包括急性冠脉综合征、主动脉夹层、肺炎，以及气胸。确定其中某项诊断并不能除外肺栓塞，肺栓塞可以与上述疾病并发。

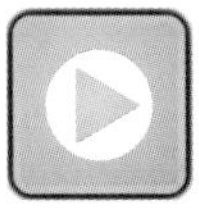

视频 6.1 ■ 胸部CT扫描显示双侧肺栓塞（红色箭头所指）。http://mhprofessional.com/sites/lefebvre

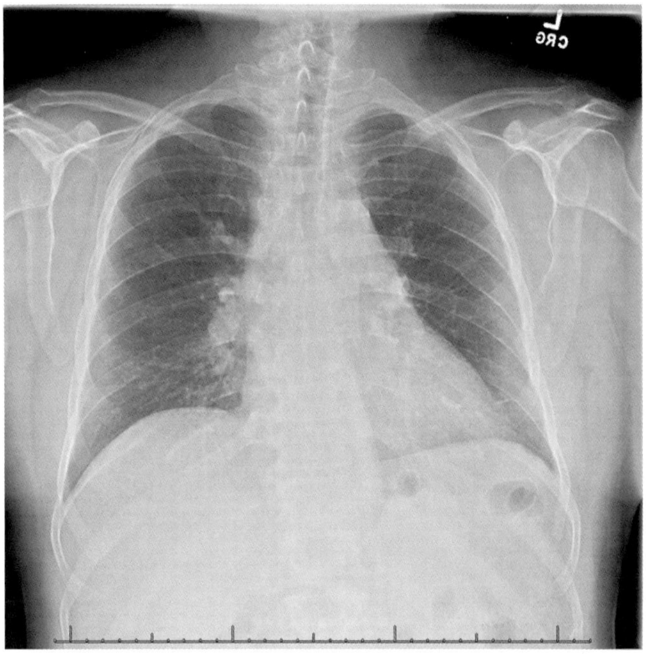

图 6.15 ■ 本节所有的影像均来自同一例双侧肺动脉广泛栓塞的患者。肺栓塞患者X线胸片通常是正常的，如该图所示，但仍可见楔形的浸润或梗死区域（Hampton征），以及扩张的右下肺动脉（Palla征）

急诊处理

肺栓塞的治疗需要终止血栓的形成。静脉使用肝素或者皮下注射依诺肝素是目前的主流治疗方案。这些药物应当持续使用，直到患者能够过渡到华法林抗凝治疗时。在下列情况下应当考虑使用组织型纤溶酶原激活剂（tPA）溶栓治疗：严重的血流动力学不稳定、超声心动图显示急性右心功能不全，以及由于心脏负荷过重所造成的心肌酶升高。未能长期抗凝并且

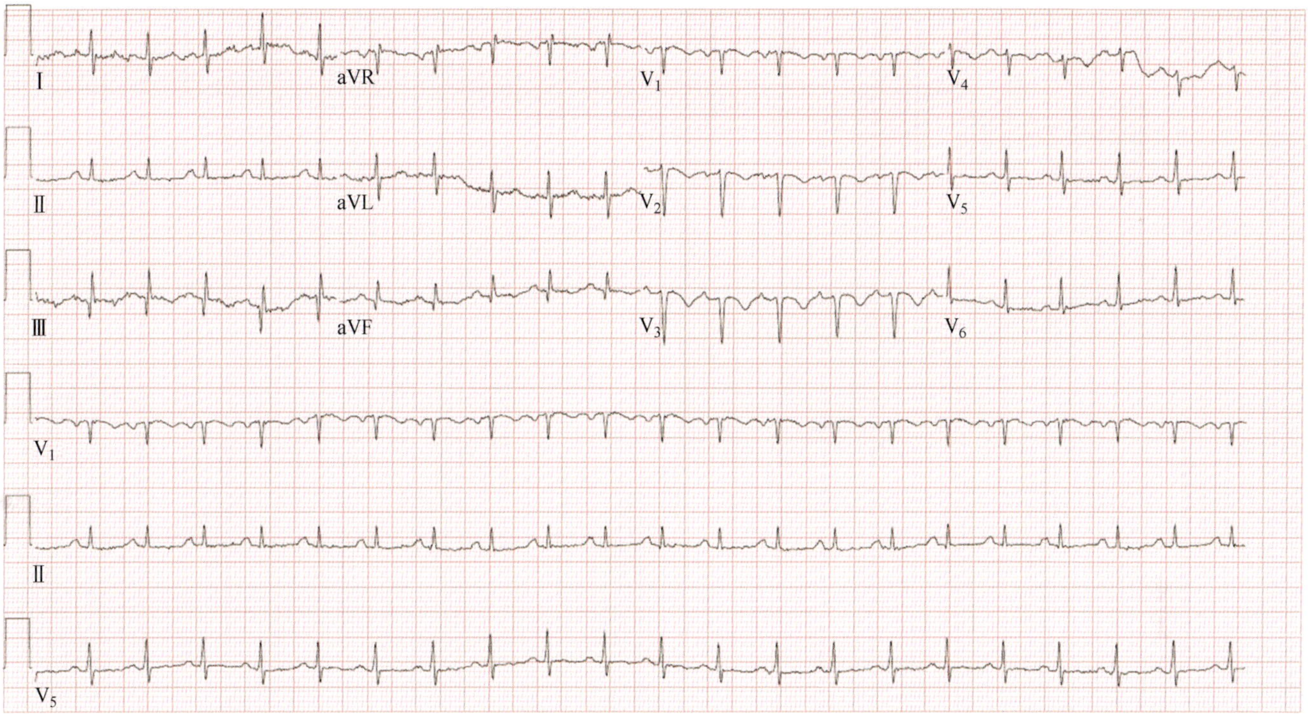

图 6.16 ■ 肺栓塞患者经常出现窦性心动过速。该心电图同时显示Ⅰ导联出现明显 S 波、Ⅲ导联出现 q 波，以及Ⅲ导联 T 波倒置（SⅠQⅢTⅢ）

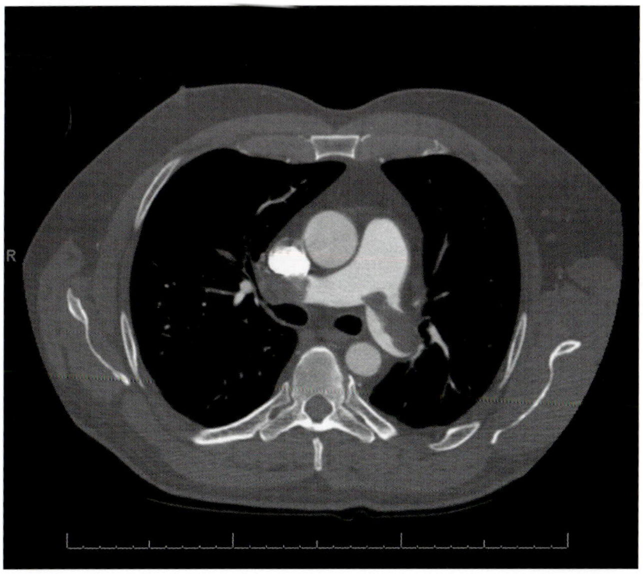

图 6.17 ■ 在该 CT 图像的肺动脉部分，可见双侧肺动脉内的血栓负荷，表现为形状不规则的暗色区域，周围有白色的造影剂环绕

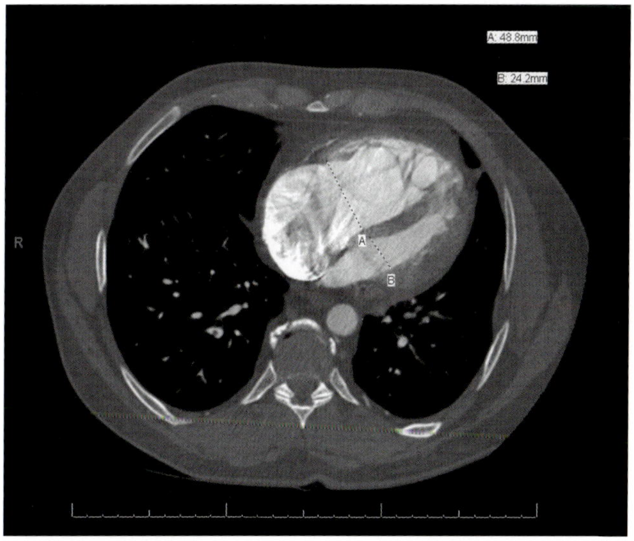

图 6.18 ■ CT 肺血管成像（CTPA）显示严重的肺栓塞，可见右心负荷过重，右心室直径为 48.8 mm

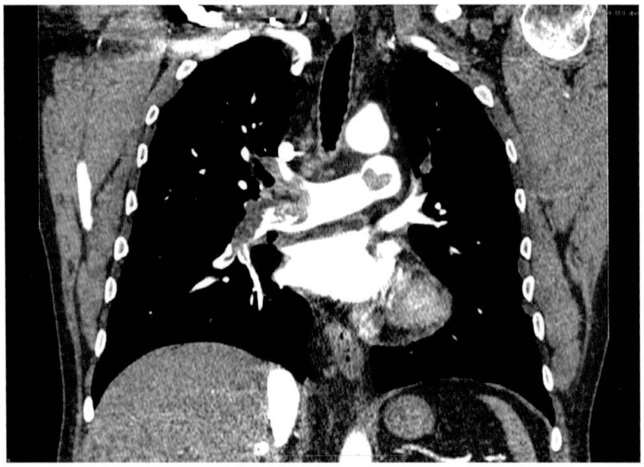

图 6.19 ■ 同一患者的冠状面图像，可见双侧肺动脉的血栓负荷，即周围有白色的造影剂环绕的形状不规则的暗色区域

可能发生第二次肺栓塞的患者，建议接受下腔静脉滤器治疗。

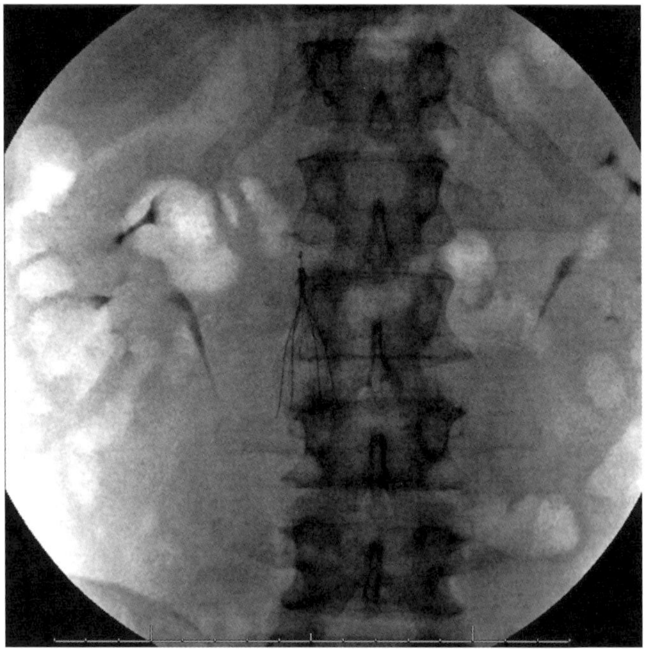

图 6.20 ■ 该患者出现过严重的肺血栓栓塞，并且在药物治疗后接受了 Greenfield 下腔静脉滤器置入治疗

经验与教训

- 当患者出现胸痛、呼吸困难或者晕厥时，应当考虑肺栓塞的诊断。仔细使用前述临床判定标准，能够帮助排除肺栓塞的诊断和筛选可疑患者行进一步检查。
- 对于有中度到重度危险发生肺栓塞的患者，D-二聚体检查不推荐作为筛选方法。
- 对于高度疑诊肺栓塞的患者，如果不能够及时行影像学检查，需要立即开始药物治疗。
- 如果需要避免射线照射和造影剂使用（如怀孕患者或造影剂过敏），内科医生可以先行下肢的多普勒超声检查，探查是否有深静脉血栓形成，因为深静脉血栓形成和肺栓塞的治疗方案是相同的。

系统性高血压和肺动脉高压
SYSTEMIC AND PULMONARY HYPERTENSION

David M. Cline

刘锐锋　赵慧强　译

临床要点

系统性高血压

系统性高血压，最常见的临床表现是轻微的头昏或者头晕眼花。部分患者有头痛或视物模糊的表现。高血压急症的患者有更多特异的表现，这些表现反映了高血压对靶器官的损害（见表 6.2）。

表 6.2 ■ 高血压急症

诊断类别	症状和体征	急性靶器官损害的证据
急性主动脉夹层	胸痛，后背痛，双侧肢体血压不等（双侧血压，相差 20 mmHg 以上）	CT 血管成像
急性肺水肿	呼吸急促	胸部 X 线检查显示肺间质水肿（见第三章“胸部 X 线成像”部分）
急性冠脉综合征	胸痛、恶心、呕吐、大汗	心电图改变（见第二章“心电图：正常心脏，急性缺血和慢性疾病”），血液生物标志物升高
急性肾衰竭	可以有收缩期或者舒张期腹部血管杂音	血清肌酐水平升高，蛋白尿
高血压视网膜病变	视物模糊	视网膜出血、絮状硬性渗出、香肠状视网膜静脉
高血压脑病	精神状态改变、恶心、呕吐、头痛、抽搐	可见视乳头水肿、视网膜病变（见前述相关章节），以及 MRI 改变
蛛网膜下腔出血	头痛、局灶性神经系统症状、呕吐、晕厥	头部 CT 改变、腰椎穿刺液可见红细胞
脑出血	头痛、新出现的神经功能障碍	头部 CT 改变
急性缺血性脑卒中	新出现的神经功能障碍	头部 MRI 或者 CT 改变

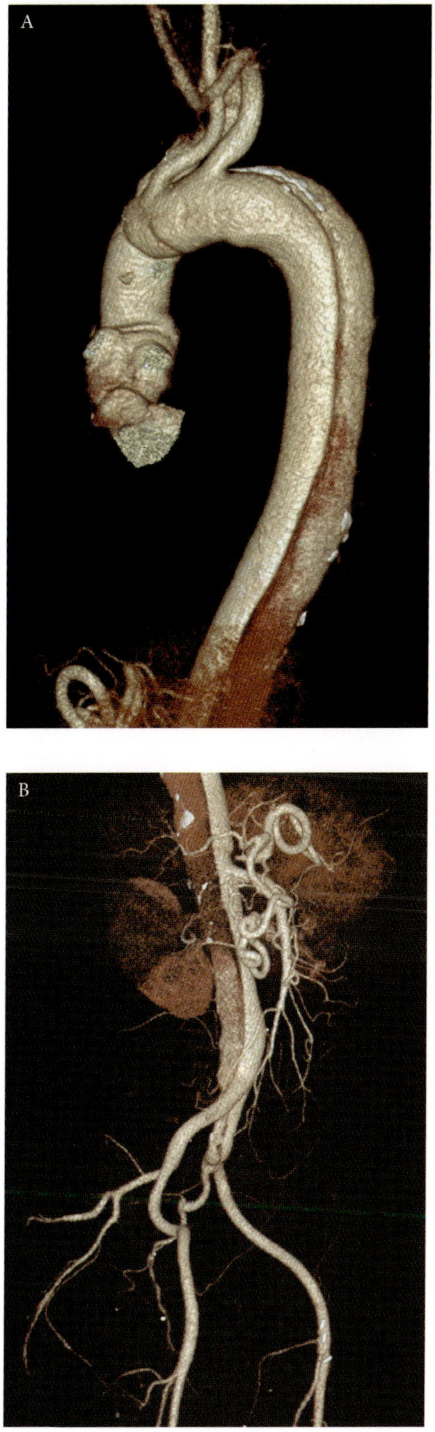

图 6.21 ■ **(A)** CT 三维血管成像，可见 Standford B 型主动脉夹层，该夹层从左锁骨下动脉远端起源，并延伸到腹主动脉。**(B)** 继续行 CT 三维血管成像，可见夹层延伸至主动脉-左髂总动脉分叉以下。该患者有严重的后背痛症状，同时血压升高（186/112 mmHg）

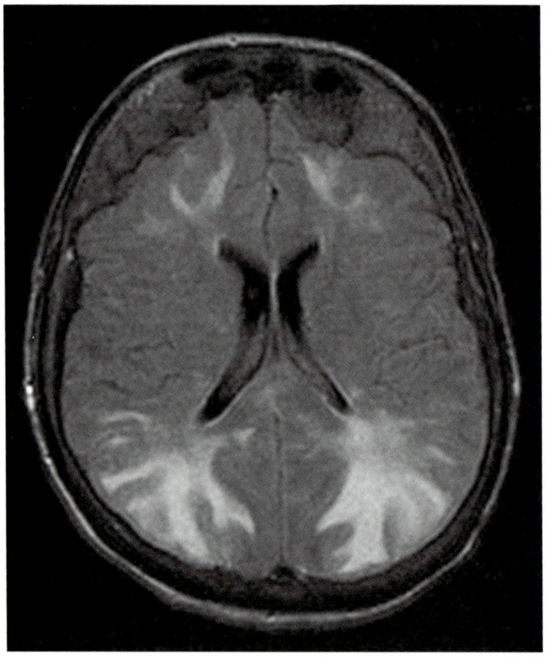

图 6.22 ■ MRI 显示双侧枕叶脑白质高信号，该患者同时存在可逆性脑病综合征（PRES）。在控制血压后患者的认知障碍得到改善。治疗数天后复查 MRI，之前的病变得到明显改善

肺动脉高压

严重肺动脉高压的患者可能有右心功能不全症状和体征的急诊危重症表现。肺动脉高压的危险因素包括：慢性缺氧性肺疾病、遗传变异、特定的毒素损伤或药物暴露、肝脏疾病、心脏瓣膜疾病、血管胶原纤维代谢异常，以及肺栓塞等。肺动脉高压最常见的症状是呼吸困难，其次是疲乏、胸痛、晕厥、端坐呼吸、夜间阵发性呼吸困难，以及外周组织水肿。对于急诊肺动脉高压患者而言，经胸超声检查是最好的初始诊断性检查，可用于评估肺动脉高压急诊患者。右心室功能下降、右心房肥厚，以及右心室肥厚提示有更严重的疾病。此外，严重的肺动脉高压患者，其超声心动图表现还包括：室间隔向左心偏移，四腔心切面图上可见舒张末期右心室内径和左心室内径比值大于 1。

急诊处理

2014 年颁布的系统性高血压治疗指南更新的治疗起始点见表 6.3。某些特殊情况下的药物治疗推荐方案见表 6.4。

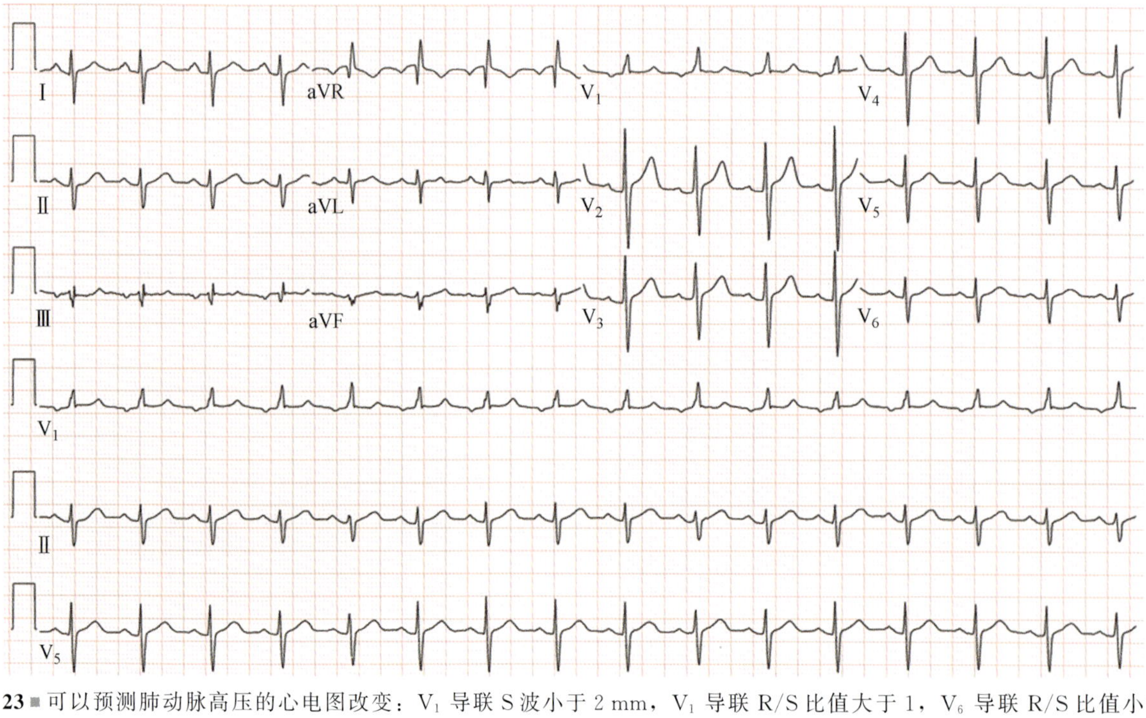

图 6.23 ■ 可以预测肺动脉高压的心电图改变：V_1 导联 S 波小于 2 mm，V_1 导联 R/S 比值大于 1，V_6 导联 R/S 比值小于 1，QRS 电轴大于 110°。经允许引自 Chapter 61. Cline DM，Machado AJ. Systemic and pulmonary hypertension. In：Tintinalli JE，Stapczynski J，Ma O，Cline DM，Cydulka RK，Meckler GD，eds. Tintinalli's Emergency Medicine：A Comprehensive Study Guide. 7th ed. New York，NY：McGraw-Hill；2011

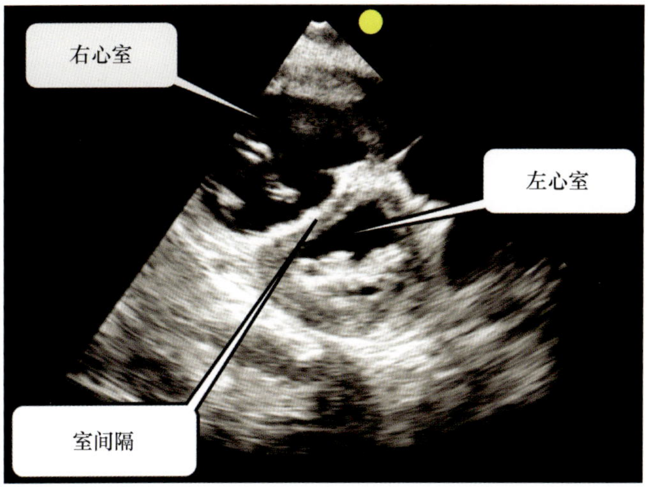

图 6.24 ■ 肺动脉高压患者经胸超声心动图，胸骨旁左心室和右心室的短轴图像：可以看到室间隔在收缩期发生受压变平，提示右心室收缩期内压升高。这种改变可以称为 D 形间隔。源自 Haney Mallemat，MD，in the Department of Emergency Medicine at the University of Maryland School of Medicine

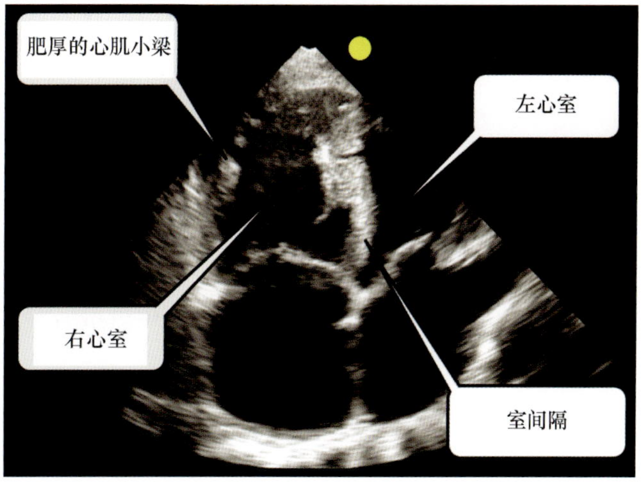

图 6.25 ■ 肺动脉高压患者的经胸超声心动图心尖部四腔心切面：该图可见右心室扩张、右心室肥厚和右心室心肌小梁，提示慢性右心室超负荷。室间隔在收缩期偏移向左心室，也提示右心室压力负荷过重。源自 Haney Mallemat，MD，in the Department of Emergency Medicine at the University of Maryland School of Medicine

肺动脉高压的治疗，首先要治疗与肺动脉高压发病有关的基础疾病。主要的治疗措施包括：吸氧、控制血管内血容量、增强右心功能、维持冠状动脉的血流灌注，以及降低右心室的后负荷。

经验与教训

- 急诊室对于系统性高血压患者的治疗，应当根据该患者的临床症状和靶器官的损害情况来决定，而不是根据血压的测量数值。
- 对于严重肺动脉高压患者，进行气管插管和正压通气，以及使用对右心功能和全身血管阻力有影响的镇静药物，可能会造成心血管系统衰竭。
- 需要警惕，反复的弹丸式静脉输注液体可以造成肺动脉高压患者的病情恶化；建议每输入 500 ml 液体后，要对患者进行重新的检查和评估。

表 6.3 ■ 慢性高血压起始治疗的界值

人群	收缩压开始治疗的界值	舒张压开始治疗的界值	临床证据强度
一般人群≥60 岁	150 mmHg	90 mmHg	A 级
一般人群 30～59 岁	同下	90 mmHg	A 级
一般人群 18～29 岁	同下	90 mmHg	E 级
一般人群 18～59 岁	140 mmHg	同上	E 级

证据级别 A 级表示强烈推荐，E 级为专家共识

表 6.4 ■ 系统性高血压的推荐治疗方案

人群	推荐治疗药物	治疗目标
非黑色人种的一般人群，包括合并糖尿病的人群	噻嗪类利尿剂，CCB，ACEI 或 ARB	见表 6.3，低于起始治疗血压
黑色人种的一般人群，包括合并糖尿病的人群	噻嗪类利尿剂或 CCB	见表 6.3，低于起始治疗血压
18 岁以上，伴随慢性肾脏疾病	ACEI 或 ARB	见表 6.3，低于起始治疗血压
主动脉夹层	艾司洛尔，拉贝洛尔，尼卡地平，硝普钠（初始和 β 受体阻滞剂联用）	收缩压 100～120 mmHg
蛛网膜下腔出血	尼卡地平，拉贝洛尔	收缩压小于 160 mmHg 防止再出血
脑出血	尼卡地平，拉贝洛尔	收缩压小于 200 mmHg 或者平均动脉压小于 150 mmHg
急性缺血性脑卒中且准备行再灌注治疗	拉贝洛尔，尼卡地平	如果计划行溶栓治疗，血压低于 185/110 mmHg
急性缺血性脑卒中未准备行再灌注治疗	拉贝洛尔，尼卡地平	血压低于 220/120 mmHg
急性高血压性肺水肿	硝酸甘油，依那普利，尼卡地平，硝普钠	血压降低 20%～30%
急性肾衰竭	拉贝洛尔，尼卡地平，非诺多泮	紧急血压降低不超过 20%
高血压性脑病	拉贝洛尔，尼卡地平，非诺多泮	降低平均动脉压 20%～25%

ACEI，血管紧张素转化酶抑制剂；ARB，血管紧张素受体拮抗剂；CCB，钙通道阻滞剂

左心室室壁瘤

LEFT VENTRICULAR ANEURYSM

Joshua S. Broder

刘锐锋　赵慧强　译

临床要点

左心室室壁瘤（left ventricular aneurysm）的形成过程：左心室发生透壁性心肌梗死后，心肌变薄，瘢痕形成，左心室心腔部分扩张并向外突出形成左心室室壁瘤。左心室室壁瘤是心电图 ST 段抬高的原因之一，与急性心肌梗死相似，需要与后者相鉴别。左心室室壁瘤所导致的 ST 段抬高是持续存在的，其分布范围和引起室壁瘤的心肌梗死的分布范围是一致的。

如果不合并下述的并发症，左心室室壁瘤通常没有症状。左心室室壁瘤的心电图改变，往往是在一些不相关的情况下被偶然发现的，比如外科手术前评估。心电图 ST 段抬高的鉴别诊断包括：急性心肌梗死、心包炎、早期复极、左心室室壁瘤，以及左心室假性室壁瘤。后者与左心室室壁瘤相似，但是后者的心肌已经完全破裂，室壁的完整性依靠心包黏附和血肿不稳定地保留。左心室室壁瘤的并发症包括：心室血栓形成（伴随或者不伴随系统性血栓栓塞）、心律失常、射血分数减低、心室游离壁破裂，以及心室游离壁破裂所导致的心脏压塞。真性室壁瘤在急性心肌梗死的急性期容易发生破裂。左心室假性室壁瘤可以在任何时间破裂，因此需要进行手术治疗。

急诊处理

如果心电图提示左心室室壁瘤，进一步行超声心动图检查可以确定诊断，同时可以与左心室假性室壁瘤相鉴别，以及明确是否存在相关的并发症，如：心室内血栓、心室游离壁破裂、心包积液或者心脏压塞。即使没有心肌缺血的临床表现，也建议评价是否存在急性心肌缺血，因为可能存在“无症状”缺血。当前的心电图表现，需要与之前的心电图进行对比，

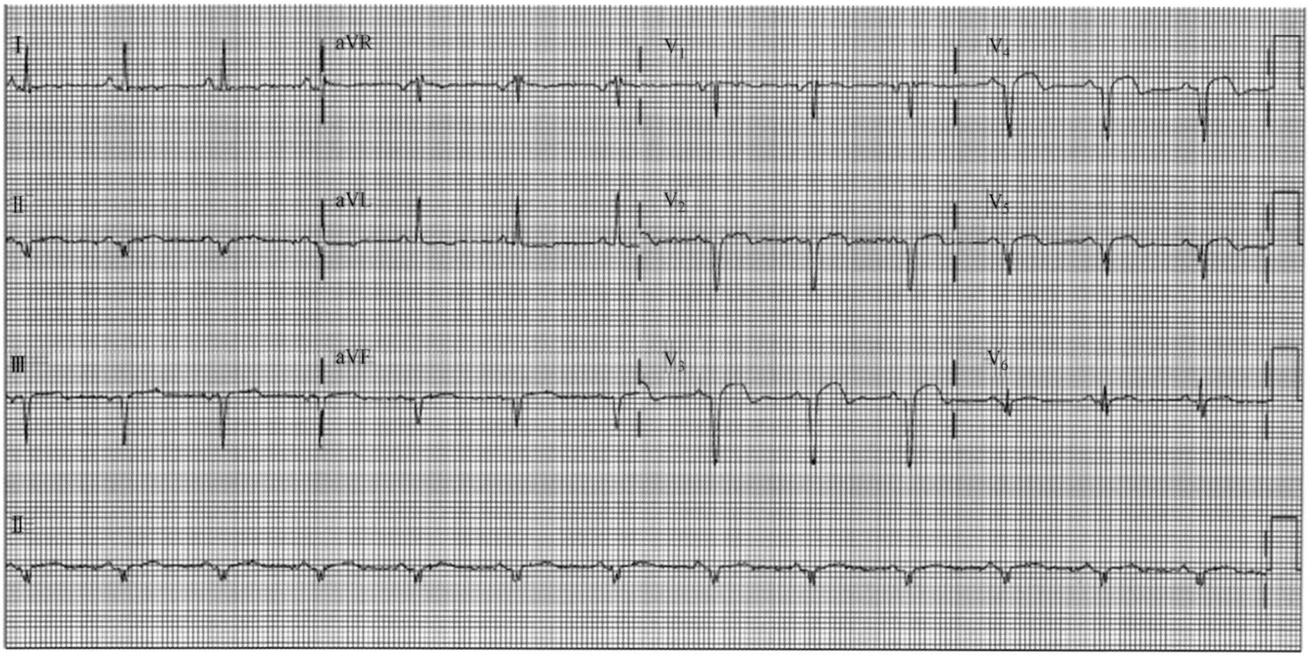

图 6.26 ■ 79 岁男性，无临床症状，在行手术前评估发现心电图 $V_2 \sim V_5$ 导联 ST 段抬高，怀疑存在急性心肌梗死。患者之前的心电图没有前述表现，血液化验结果显示心肌生物标志物阴性，超声心动图检查证实为左心室室壁瘤

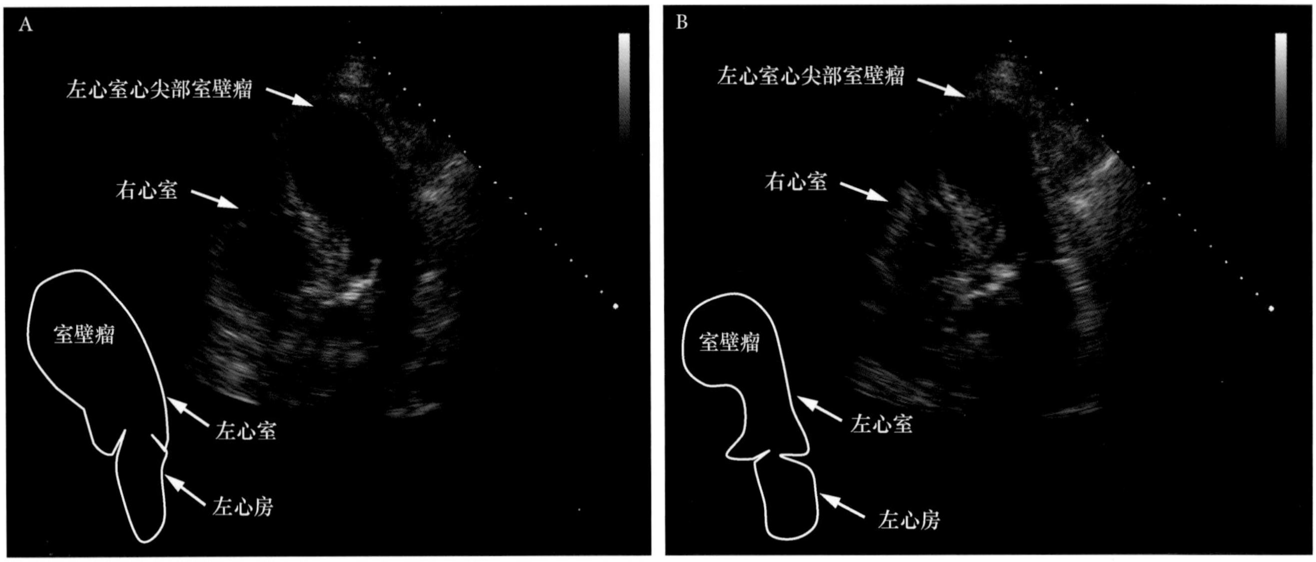

图 6.27 ■ 舒张期（**A**）和收缩期（**B**）的超声心动图。右心室收缩功能正常，因此在收缩期体积较舒张期小。左心室心尖部存在室壁瘤，因而左心射血分数严重受损。需要注意的是，如果心室腔大小在收缩期和舒张期没有明显的变化，提示心室壁存在没有收缩功能的部位

也需要与监测病情变化所做的一系列心电图进行对比。在没有急性缺血、心律失常、有症状的左心室射血分数减低，或其他严重的并发症时，慢性左心室室壁瘤不是入院或者手术治疗的指征。当超声心动图不能诊断时，建议行心脏 CT 或者心脏 MRI 进行检查评估。

经验与教训

- 当心电图上部分导联 ST 段抬高，但是没有急性心肌梗死的临床症状或者体征时，要怀疑是否存在左心室室壁瘤。
- 左心室室壁瘤的并发症包括：血栓形成、心律失常，以及心室游离壁破裂和心脏压塞。
- 当有心电图上部分导联 ST 段抬高时，首先要考虑是否存在急性心肌梗死，而不是首先考虑是否存在左心室室壁瘤。

视频 6.2 ■ 图 6.26 和图 6.27 患者的超声心动图录像。图 6.27 为右心室、左心房以及发生室壁瘤的左心室的静态轮廓图。需要注意在图像的顶部，与主动收缩的右心室和左心室近端部位相比，左心室室壁瘤周围心肌没有运动功能。View at http://mhprofessional.com/sites/lefebvre

第七章

心肌病

Chapter 7 CARDIOMYOPATHIES

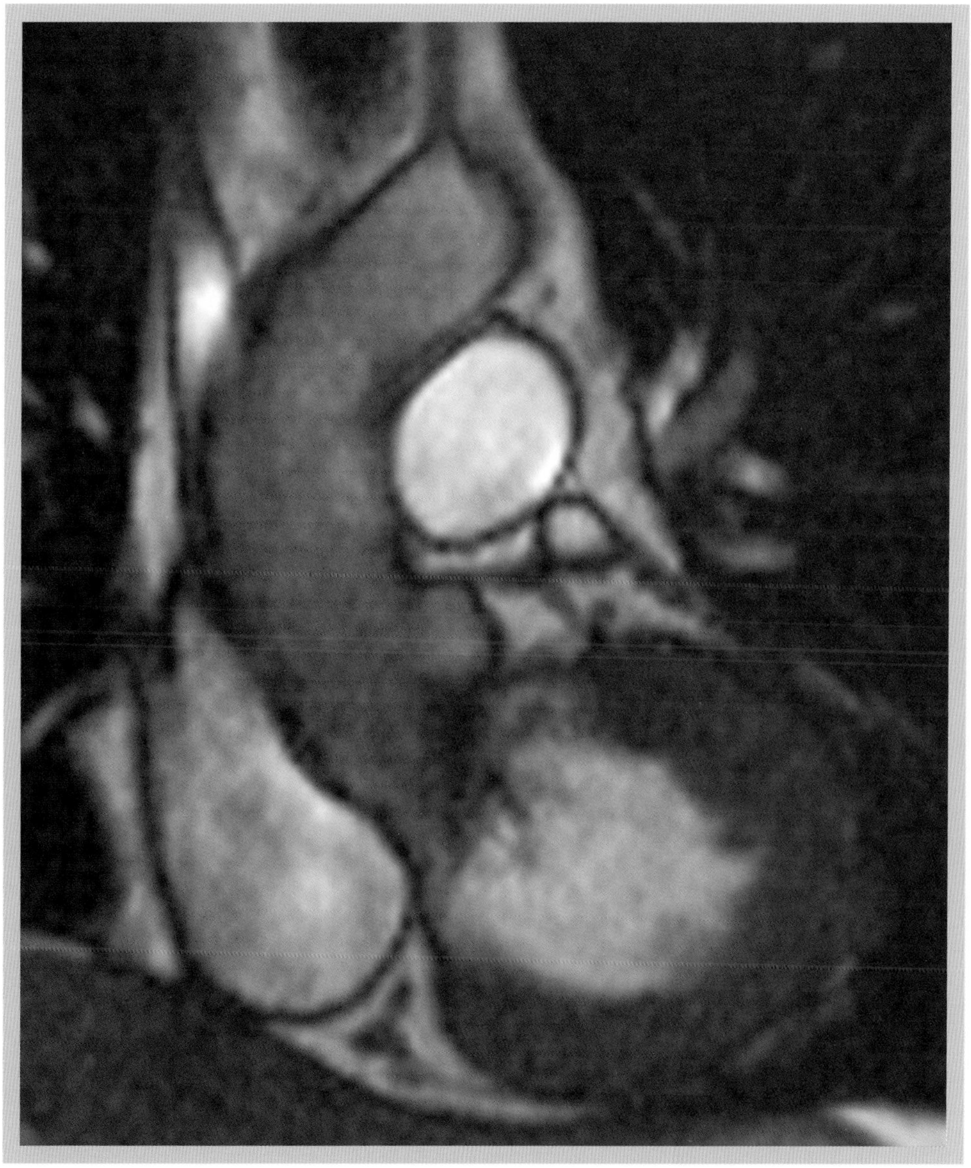

扩张型心肌病

DILATED CARDIOMYOPATHY

Jieun Kim
W. Frank Peacock

刘锐锋　沈爱东　译

临床要点

扩张型心肌病患者急性期最常见的表现是失代偿性心力衰竭（HF）。呼吸困难是最常见的主诉。其他提示心力衰竭的主诉包括：劳力性呼吸困难、端坐呼吸、周围性水肿、体重增加、夜间阵发性呼吸困难、咳嗽及疲乏。因为心肌缺血可以发生在 HF 前，因此还需要明确冠状动脉疾病的危险因素。进行鉴别诊断时，需要考虑恶化或加重 HF 的因素，包括心肌缺血、未控制的高血压、心律失常、饮食以及药物治疗依从性差。体格检查可帮助评估 HF，生命体征和气道稳定性最重要。肺部啰音、外周水肿、颈静脉充盈、肝颈静脉回流征阳性以及额外心音均提示存在容量超负荷。皮肤花斑状改变提示组织低灌注，与急性期死亡率增加密切相关。

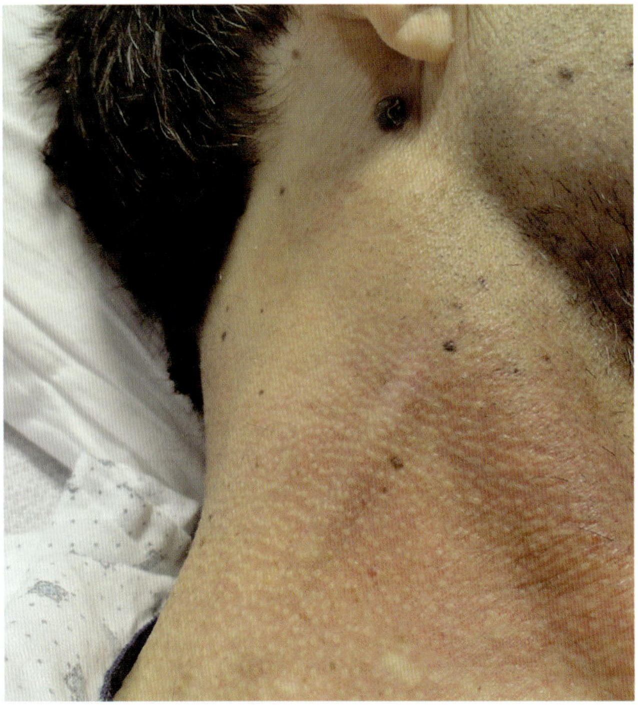

图 7.1 ■ 该图显示患者的颈静脉怒张

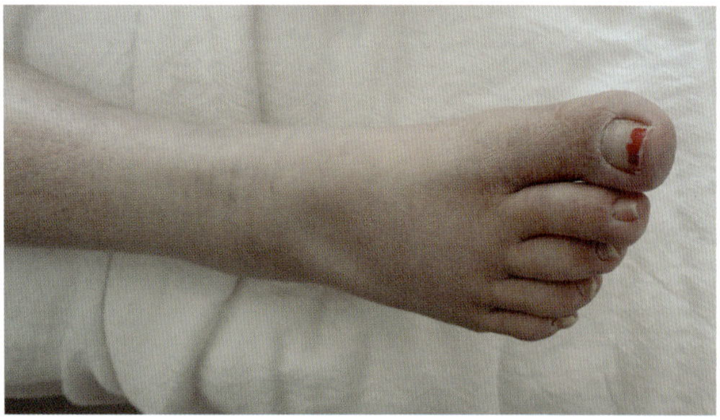

图 7.2 ■ 该患者也有位于下肢的外周性水肿，表现为轻压其脚踝远端和足背部近端外侧面，可见不易恢复的“凹陷”

适合的检查包括心电图（ECG）评估是否存在急性心肌缺血，胸部 X 线检查（CXR）评估是否存在肺水肿，以及肌钙蛋白、钠尿肽水平、肾功能、电解质及血红蛋白等实验室检查。

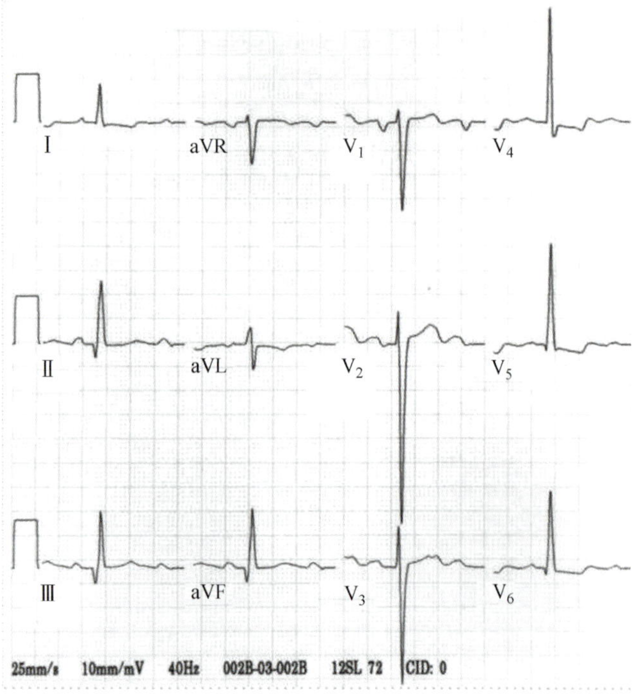

图 7.3 ■ 该心电图显示窦性心动过速，尽管有左心室肥厚的证据，但无急性心肌缺血改变

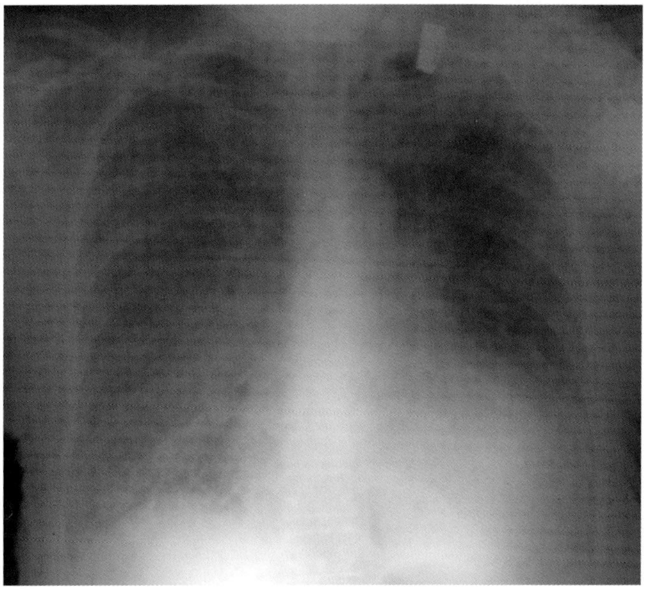

图 7.4 ■ 床旁 CXR 提示心脏扩大，测量心影的最大宽度，然后除以从右侧胸膜到左侧胸膜的最大水平胸部宽度，比例超过 0.5 符合心脏扩大的标准。该 CXR 也提示存在肺淤血，可见增宽的肺血管及其模糊的轮廓，包括中部和上部肺野的肺血管，这例患者在右侧特别明显

主要的鉴别诊断包括：其他表现为急性呼吸困难的情况（肺栓塞、慢性阻塞性肺疾病急性加重或者肺炎）、急性容量超负荷或者水肿的病理表现（如肾衰竭及肝衰竭）以及急性心肌梗死（AMI）、急性心脏瓣膜功能不全或心包疾病导致的泵衰竭。

急诊处理

一旦患者出现心力衰竭的症状，需要评估患者的气道，并考虑是否需要无创通气或者气管插管。高血压性 HF 对血管扩张药物反应非常好，可以舌下含服硝酸甘油，直到建立静脉通道（IV）。静脉给予硝酸甘油的耐受性良好，缓解症状可能需要较大的剂量。患者可能起始即为濒死状态，需要立即复苏抢救。相反，在出现症状性低血压时，可以使用正性肌力药物。对于容量超负荷的患者，在血压控制以后，可以使用袢利尿剂，但是因为袢利尿剂起效时间相对较慢，在心力衰竭症状发作时，它并不是使用的必要关键药物。

患者入住的具体病房需要根据可能涉及的处理措施来决定。如果患者需要气道管理或者需要使用血管活性药物，则需要进入重症监护治疗病房（ICU）。此外，如果出现并发症，也需要在 ICU 进行治疗。出现肾功能不全是预后不良的指征，需要对这类患者进行积极干预，肌钙蛋白升高、生命体征不稳定以及钠尿肽水平显著升高的患者同样如此。如果患者没有上述临床表现，且起始治疗时血压较高，对治疗措施反应好，则一个 24 h 短治疗单元有望取得成功。

经验与教训

- 如果不能积极地控制高血压，有可能出现呼吸停止。
- 钠尿肽阴性可以有力地排除心肌劳损。然而心室劳损可以发生在众多的情况下（如急性心肌梗死和急性肺栓塞），因而钠尿肽的上升需要结合临床背景充分考虑。在肥胖患者钠尿肽假性降低，在肾功能受损时假性升高。

限制型心肌病
RESTRICTIVE CARDIOMYOPATHIES

Kristi Colbenson
Sean Collins
刘锐锋　沈爱东　译

临床要点

限制型心肌病（RCM）表现为双侧心室舒张功能障碍，不伴随心室的扩张和肥厚。它是一种少见类型的心力衰竭，病因为心肌和心内膜内的病理炎症、血栓、浸润和纤维化。RCM分为原发性和继发性。基础疾病进展导致心室充盈受限，舒张容积减少，尽管心室收缩功能尚可，但心排血量降低。患者表现出典型急性心力衰竭的症状和体征（表7.1）。诊断学上，心电图表现包括低电压和传导功能异常。胸部X线检查（CXR）中独特的表现是早期没有心脏扩大，直到疾病晚期双侧心房增大以后才出现心脏扩大的表现。床旁超声心动图显示收缩功能保留的正常左心室。正规超声心动图上的发现包括：心室充盈受限模式（舒张早期充盈速度及等容舒张期时间缩短）和心房的贡献增加。确诊依赖于心肌活检。

鉴别诊断包括：主动脉瓣狭窄、心脏压塞、肥厚型心肌病、高血压性心脏病以及缩窄性心包炎。缩窄性心包炎和限制型心肌病的临床表现非常相似，鉴别诊断非常困难，但是因为缩窄性心包炎是一种可以通过手术治疗的疾病，因此进行鉴别是非常有必要的。RCM的钠尿肽水平升高，而缩窄性心包炎的钠尿肽水平较低。另外CXR上的钙化是缩窄性心包炎的特异性表现。

急诊处理

限制型心肌病的治疗主要是支持治疗，目前还缺乏改善长期预后的治疗方法。治疗的目的是改善舒张功能不全的相关临床症状，同时维持心排血量，控制可能出现的并发症。低剂量到中等剂量的利尿剂可以改善舒张功能障碍所导致的体循环和肺循环淤血。然而使用利尿剂必须谨慎，因为RCM患者需要较高的舒张压来维持心排血量。心室充盈压的较小波动可以显著降低心脏指数。RCM患者是否常规给予β受体阻滞剂和钙通道阻滞剂存在争议，因为它们可以降低血压和恶化右心室功能。但是当存在心动过速时，钙通道阻滞剂可以在控制心率的同时，通过改善心室松弛及增加心室充盈时间来提高心室舒张功能。

RCM心脏的解剖改变，容易使患者发生心律失常和血栓栓塞事件。心房颤动是最常见的并发症；发生心房颤动以后心房的收缩功能丧失，不能维持必要的心脏前负荷。氨碘酮是一线治疗药物，因为它可以维持心排血量。地高辛也可以使用，但是禁用于淀粉样变患者，因为可以促进该类患者心律失常的发生。

表7.1 ■ 限制型心肌病急性心力衰竭时的症状和体征

左心室舒张功能障碍	右心室舒张功能障碍	心脏指数下降	一般表现
夜间阵发性呼吸困难	腹水和外周水肿	疲乏	心绞痛：主要见于淀粉样变性导致冠状动脉的浸润性改变
端坐呼吸	颈静脉充盈	劳力性呼吸困难	心房颤动
呼吸困难	颈静脉波形的X和Y快速下降	运动耐量下降	血栓栓塞事件
第三心音	三尖瓣反流的V形波	晕厥	心律失常和传导系统异常
肺动脉高压导致的右心室充盈压增加	Kussmaul征	桡动脉脉搏减弱	血色素沉着、硬皮病或淀粉样变性所导致的临床表现
	第三心音		双侧胸腔积液：常见于淀粉样变性
	外周水肿		

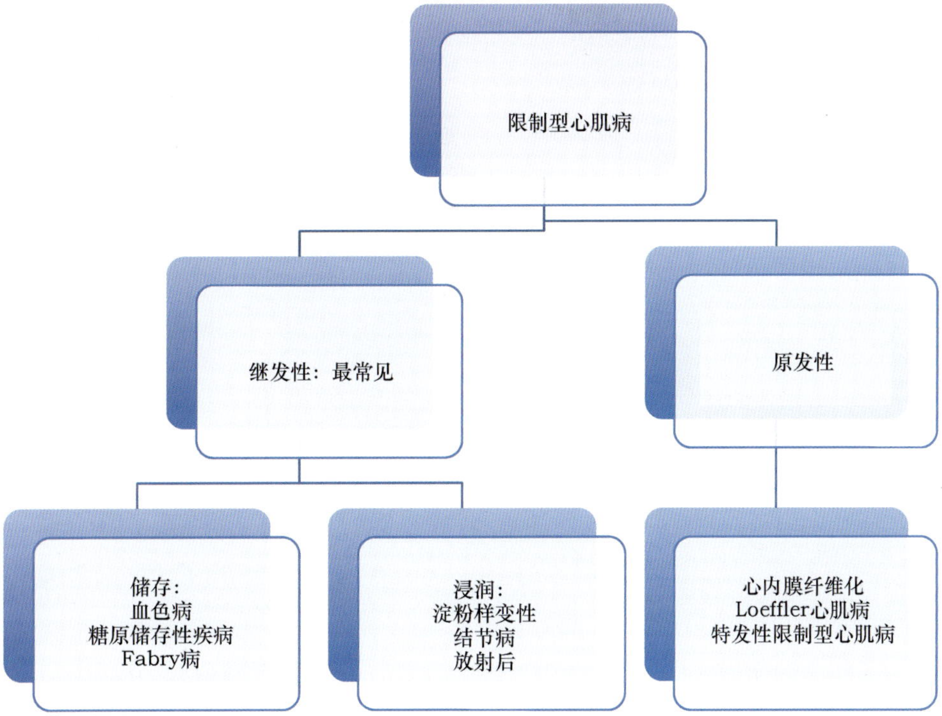

图 7.5 ■ 限制型心肌病的病因

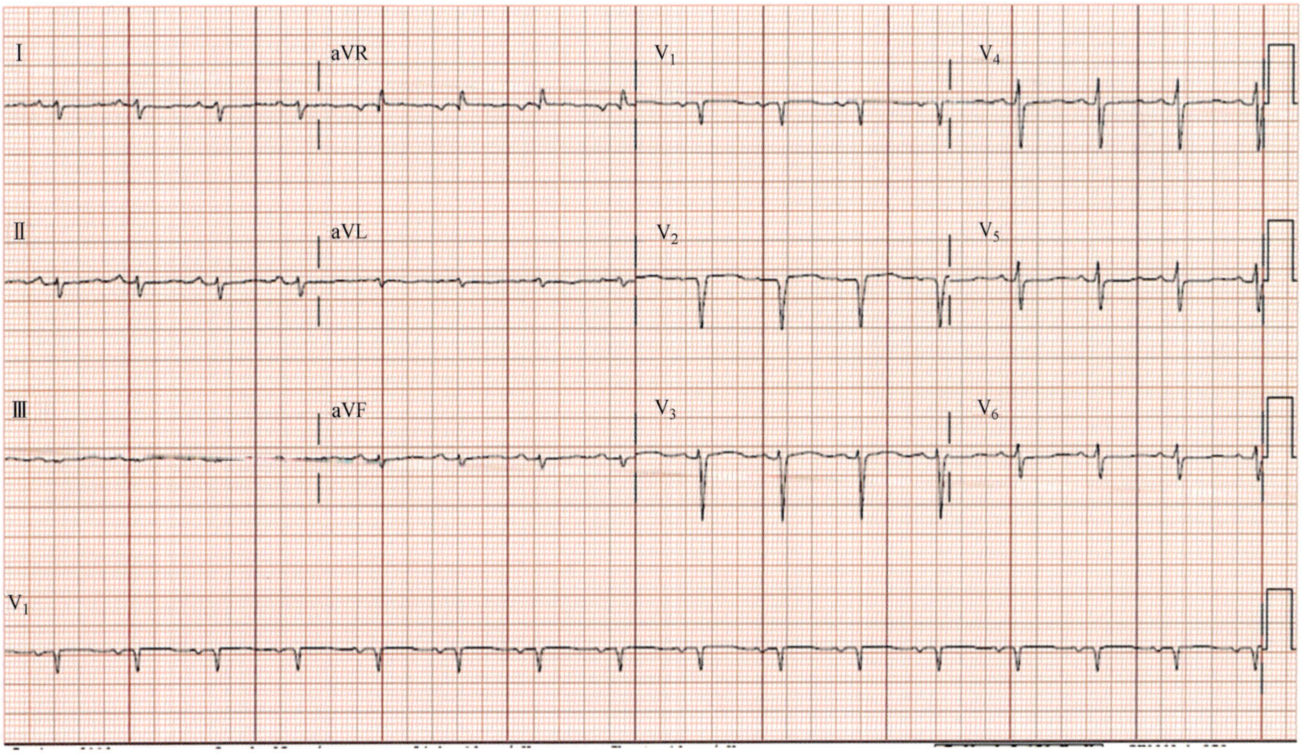

图 7.6 ■ 弥漫性心肌浸润导致的心电图低电压。其他心电图表现包括（此图未显示）：束支传导阻滞、房室传导阻滞以及传导系统浸润性改变所导致的心房或心室的节律异常。结节病的肉芽肿病变愈合可引起病理性 Q 波，心房扩大可引起 P 波高尖和增宽

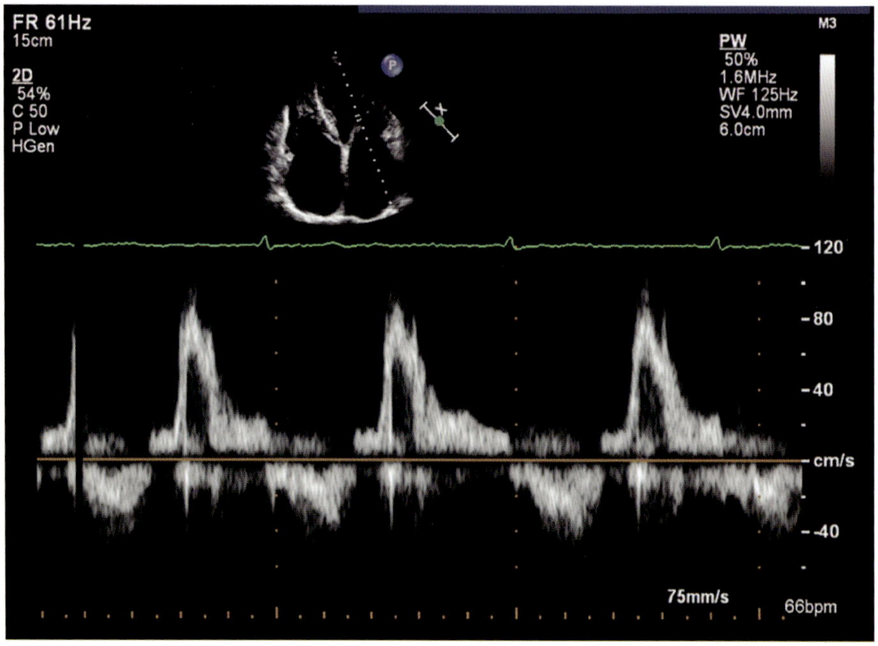

图 7.7 ■ 超声心动图心尖四腔心切面显示：双侧心房扩大，心室内径正常；二尖瓣水平 M 型超声显示存在限制性充盈受损：E 峰高尖（舒张充盈早期），E 峰减速时间缩短（快速充盈），A 峰变小（提示心房收缩对心室充盈的贡献减少），E/A 比值增加

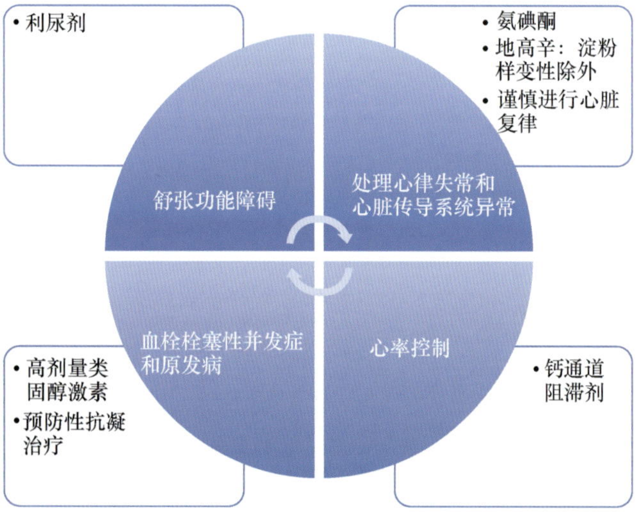

图 7.8 ■ RCM 的治疗目标包括：处理心室舒张功能障碍所导致的肺循环和体循环淤血，通过控制心脏的频率和节律尽可能提高心脏的收缩功能和心排血量，控制血栓栓塞并发症和减缓原发病的恶化

心律失常复律治疗必须谨慎使用，因为浸润性病程会损害内源性起搏点，因此心脏复律可能引起完全性心脏传导阻滞。RCM 患者心室内易形成血栓。特别的是，心内膜纤维化可导致左心室血栓形成进行性减少。最后，可以在急诊室启动对导致限制型心肌病的原发病的治疗，可以使用高剂量类固醇激素来治疗 Loeffler 综合征和结节病的潜在炎症过程。

经验与教训

- 限制型心肌病表现为急性舒张性心力衰竭。其病理生理独特，心室的收缩功能正常，并且没有心室的扩张和心肌肥厚。
- 利尿剂作为支持治疗时需要谨慎，因为维持心排血量需要较高的心脏前负荷。
- 限制型心肌病易出现心律失常，是因为存在心脏传导系统浸润性改变；正因如此，心律失常复律治疗可能会导致完全性心脏传导阻滞。

肥厚型心肌病

HYPERTROPHIC CARDIOMYOPATHY

Nicholas R. Phillips

刘锐锋　沈爱东　译

临床要点

肥厚型心肌病（hypertrophic cardiomyopathy，HCM）是急诊室中需要重点考虑的一种疾病。以前被称为特发性肥厚性主动脉下狭窄（IHSS）或者梗阻性肥厚型心肌病（HOCM），它是年轻运动员猝死最常见的原因。它被定义为左心室肥厚，但非继发于其他病因如心脏瓣膜疾病或高血压。家族性 HCM 相对常见，表现为常染色体显性遗传，大约每 500 位成年中有 1 例患者。多种不同的基因突变均可以导致 HCM，每种严重程度不同并导致不同程度异常的心肌细胞的积累。

肥厚型心肌病可能首次表现即为心脏性猝死，其他常见的症状包括：劳力性呼吸困难（最常见）、胸痛、心悸、晕厥前期以及晕厥。

肥厚型心肌病的诊断是多方面的，超声心动图检查可确诊。典型的病史、体格检查和心电图表现可以支持 HCM 的诊断。体格检查可以发现胸骨左缘粗糙的收缩期杂音，valsalva 动作可以使该杂音增强，下蹲和用力可以使该杂音减弱。其他可能的体征包括：响亮的第 4 心音，颈动脉双期迅速增强的搏动，颈静脉明显的 α 波。

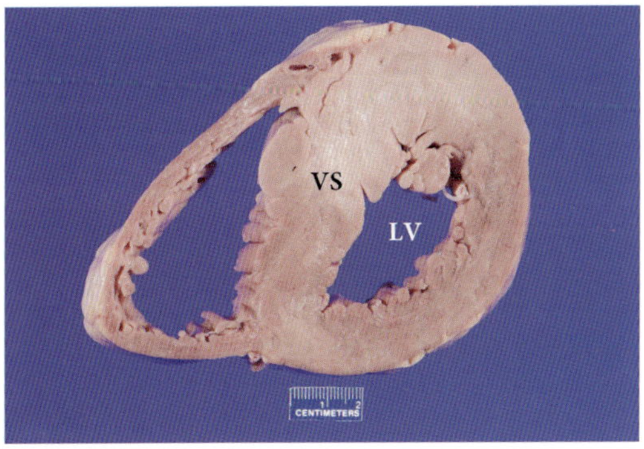

图 7.9 ■ 肥厚型心肌病（HCM）的大体标本。大体病理标本显示，HCM 特征性的左心室壁肥厚和室间隔（VS）肥厚。需要注意的是左心室（LV）腔尚维持着几乎正常的尺寸。引自 Dr. Patrick Lantz，Department of Pathology，Wake Forest Baptist Health

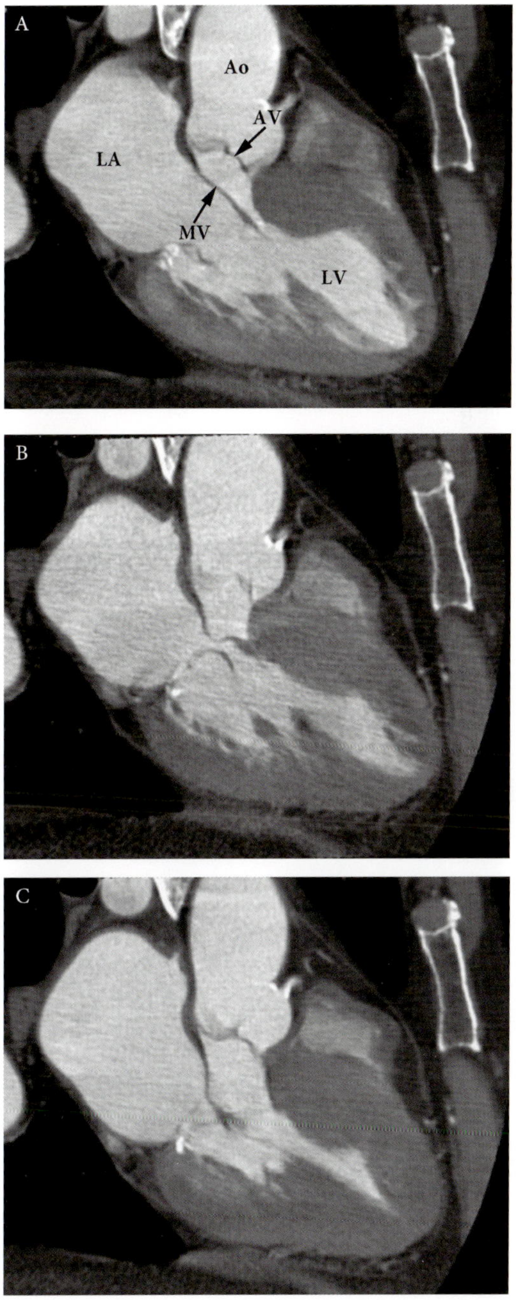

图 7.10 ■ 连续三幅 CT 影像显示了在转动的三腔心视图中梗阻性 HCM 的典型改变。（**A**）舒张期；（**B**）收缩中期；（**C**）收缩晚期。需要注意的是，图 B 清楚地显示了，收缩期二尖瓣（MV）前向运动导致左心室流出道梗阻。LA，左心房；Ao，主动脉；LV，左心室；AV，主动脉瓣。引自 Dr. Daniel Entrikin，Department of Radiology，Wake Forest Baptist Health

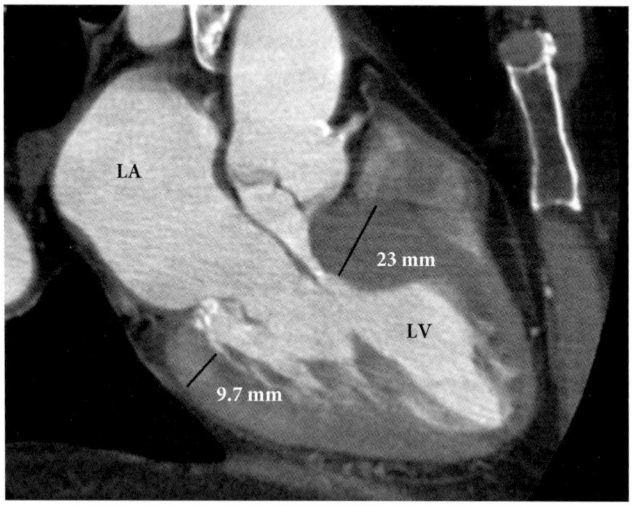

图 7.11 ■ 该图显示与左心室游离壁厚度（9.7 mm）不成比例的室间隔肥厚（23 mm）。LV，左心室；LA，左心房。引自 Dr. Daniel Entrikin，Department of Radiology，Wake Forest Baptist Health

肥厚型心肌病的心电图改变不特异，但最常见的改变包括左心室肥厚和显著的间隔部位的 Q 波。在下壁和侧壁导联上也可能看见深 Q 波、ST 段以及 T 波的变化。

确诊 HCM 需要超声心动图检查，表现为左心室肥厚，特别是室间隔部位的肥厚。心脏 CT 和心脏磁共振成像也可以用于诊断肥厚型心肌病。

肥厚型心肌病的鉴别诊断较多。首先需要除外其他原因导致的继发性心肌肥厚，此外其他类型的心肌病也需要考虑。HCM 最容易与其他导致心肌增厚的浸润性疾病相混淆，例如遗传性代谢异常疾病（如糖原累积性疾病、脂肪酸缺乏及 Fabry 病）和淀粉样变。

急诊处理

在急诊室肥厚型心肌病往往不能够确诊。因此临床医师需要对此病保持高度警惕，以防范可能出现的并发症。

当 HCM 患者出现心搏骤停时，应当立即按照高级心脏生命支持指南（ACLS）进行心肺复苏。

对于胸痛症状的治疗包括 β 受体阻滞剂或者钙通道阻滞剂。需要细致地监控患者的液体容量，因为脱

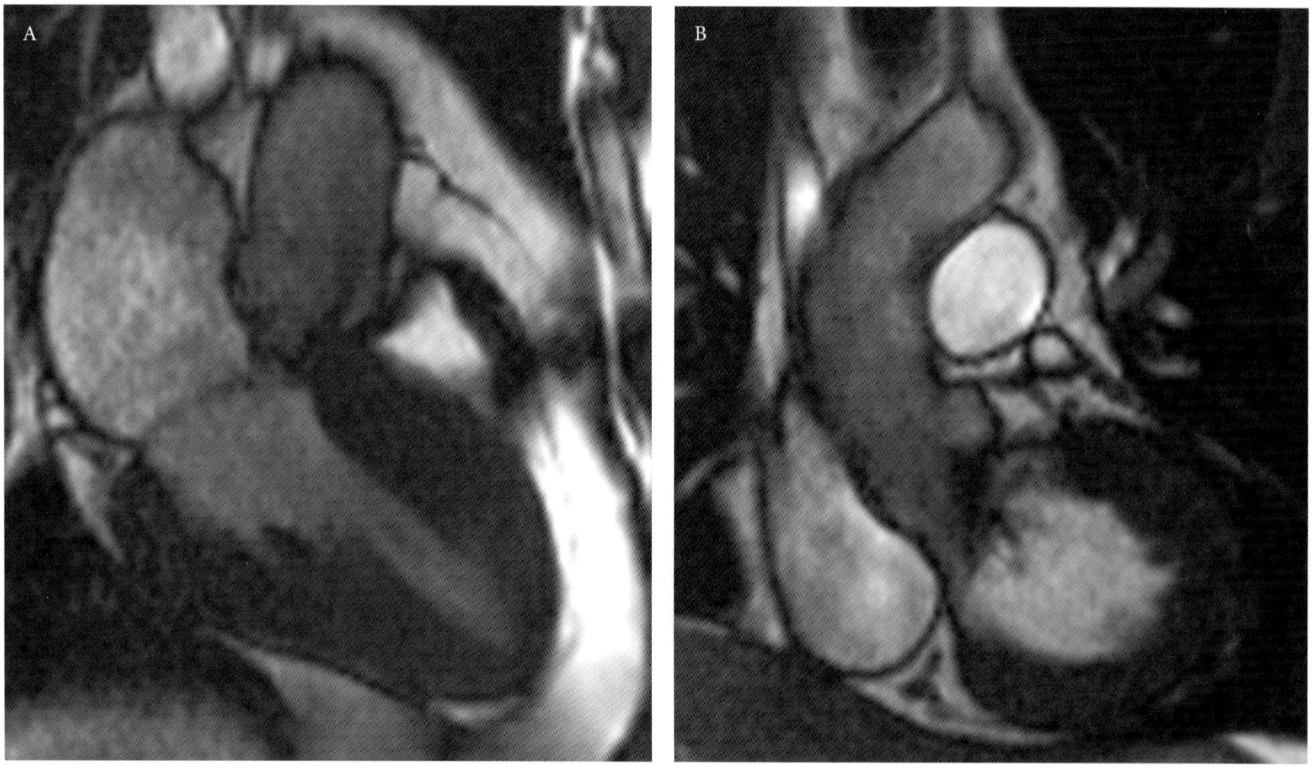

图 7.12 ■ 磁共振成像（MRI）也可以用于 HCM 和梗阻性肥厚型心肌病的诊断。（**A**）旋转的三腔心视图；（**B**）左心室流出道视图。实时 MRI 显示该患者存在二尖瓣反流。需要注意的是，钆延迟增强的 MRI 可以用于预测没有左心室流出道梗阻的高风险猝死患者。引自 Dr. Daniel Entrikin，Department of Radiology，Wake Forest Baptist Health

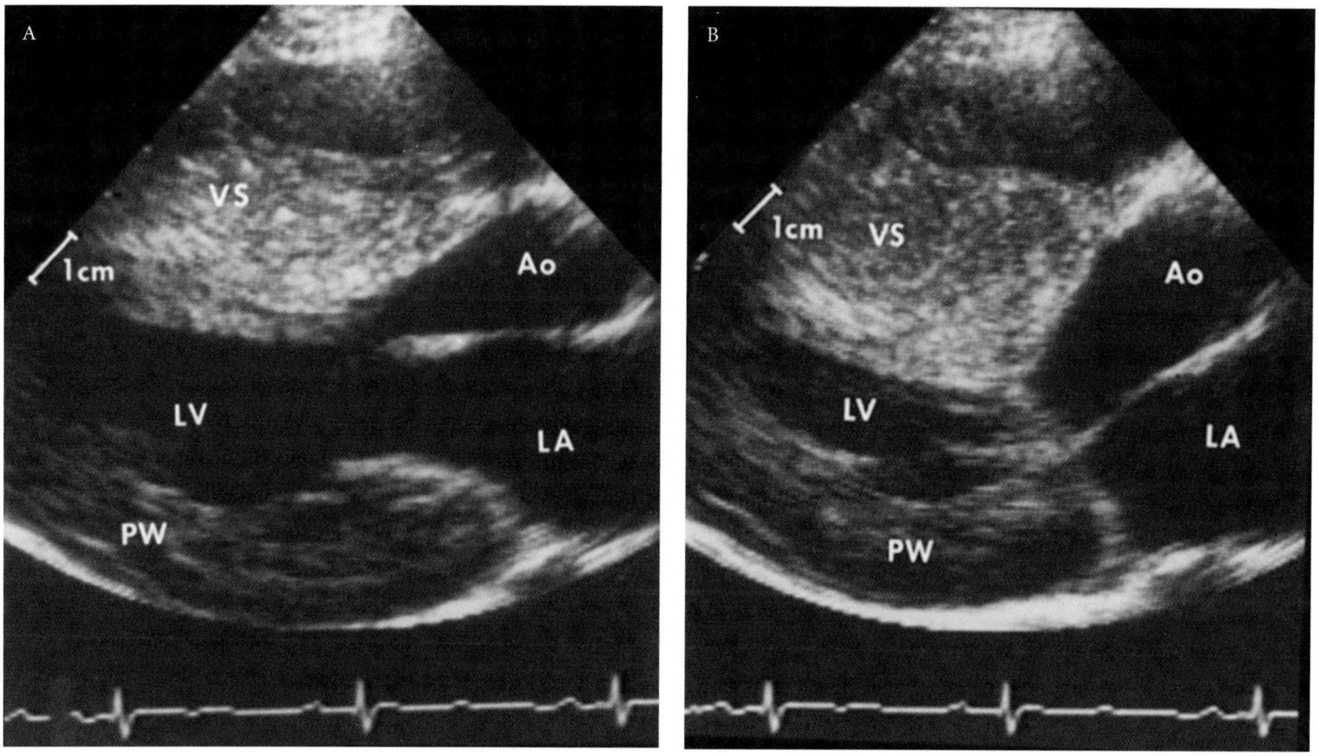

图 7.13■该图为超声心动图胸骨旁长轴切面，显示梗阻性肥厚型心肌病（HOCM）的主要诊断模式，可见室间隔（VS）的肥厚性改变。（**A**）舒张期的心脏；（**B**）收缩期二尖瓣前向运动所造成的流出道梗阻。LV，左心室；LA，左心房；Ao，主动脉；PW，后壁。经允许引自 Ommen SR，Nishimura RA，Tajik A. Chapter 33. Hypertrophic cardiomyopathy. In：Fuster V，Walsh RA，Harrington RA，eds. Hurst's The Heart. 13th ed. New York，NY：McGraw-Hill；2011

水和水过量都能恶化症状。血容量减少时心脏前负荷和每搏量降低，随之使左心室流出道梗阻加重。容量超负荷升高心脏的充盈压并加重心力衰竭的症状。

对于猝死高风险患者，应当考虑植入式心脏复律除颤器（ICD）治疗。心脏性猝死（SCD）的强预测因素包括：心搏骤停病史、劳力性晕厥、室性心动过速病史（持续的或非持续的）、左心室厚度超过 30 mm、运动后血压下降以及 SCD 家族型。

当出现难治性症状时，可考虑一些其他的治疗措施，包括手术或者基于导管的心肌切除术，最终心脏移植。

稳定的患者可以从急诊室安全出院，但是必须进一步进行以急性病为基础的心脏评估。在没有随访以前，应指导所有的患者避免过强的体力活动。比较实际的做法是，在急诊室出院前就安排患者的随访事宜。对于高危 SCD 患者，要考虑安排住院以方便检查和确诊。

经验与教训

- 在进行鉴别诊断时，对于年轻患者，如果有劳力性呼吸困难、心悸、胸痛（典型或者非典型）、头晕以及晕厥等症状，要考虑是否存在 HCM。
- 急诊室临床疑诊 HCM 时，要全面询问患者的病史、进行全面的体格检查和心电图检查，对患者进行评估。
- 引起 HCM 症状的主要原因是收缩期二尖瓣叶前向运动所造成的左心室流出道梗阻。然而在没有左心室流出道梗阻的情况下，也可以因为舒张功能障碍而出现症状。
- 75%的 HCM 患者没有左心室流出道梗阻的证据，但仍然可以因为出现心律失常而有猝死的高风险。
- 25%以上的 HCM 患者心电图表现正常。

主动脉瓣狭窄

AORTIC STENOSIS

Wiley D. Thuet
Jame C. O'Neill
刘锐锋　沈爱东　译

临床要点

主动脉瓣狭窄（aortic stenosis，AS）表现为主动脉瓣的结构异常，它限制通过主动脉瓣进入体循环的血流。对于这种层流减少和湍流增加，左心室需要克服更多的阻力，从而引起左心室反应性的向心性肥厚。在老年人当中，心脏退行性改变和瓣膜钙化是引起 AS 的最常见原因。在 75 岁及以上的老年人群中，严重 AS 的患病率估计为 3%。先天性二叶主动脉瓣（大约占总人群 2%）也容易在早期出现 AS。先天性 AS、系统性红斑狼疮以及风湿热是 AS 的少见原因。

主动脉瓣狭窄典型三联征表现为呼吸困难、胸痛和晕厥。引起症状的主要原因为左心不能提供足够的血流，从而引起左心和右心代偿性作功增强。体格检查可以发现收缩期递增递减型并向颈动脉放射的典型杂音。肺部湿啰音提示肺水肿。AS 患者的收缩压很少超过 200 mmHg。

主动脉瓣狭窄患者的心电图改变，包括左心室肥厚和偶尔出现的左侧或右侧束支传导阻滞，这些表现既不敏感也不特异。胸部 X 线检查（CXR）的表现同样不敏感和不特异，可能会发现心脏扩大。AS 的主要诊断方法是正规的超声心动图检查，但是超声心动图检查经常不需要在急诊室完成，可以留到门诊或者住院时再去完成。

急诊处理

主动脉瓣狭窄的综合治疗不属于急诊医学实践的范畴。急诊内科医生的任务是控制主动脉瓣狭窄患者的症状和安排心脏病学专家会诊。如果患者有胸痛的

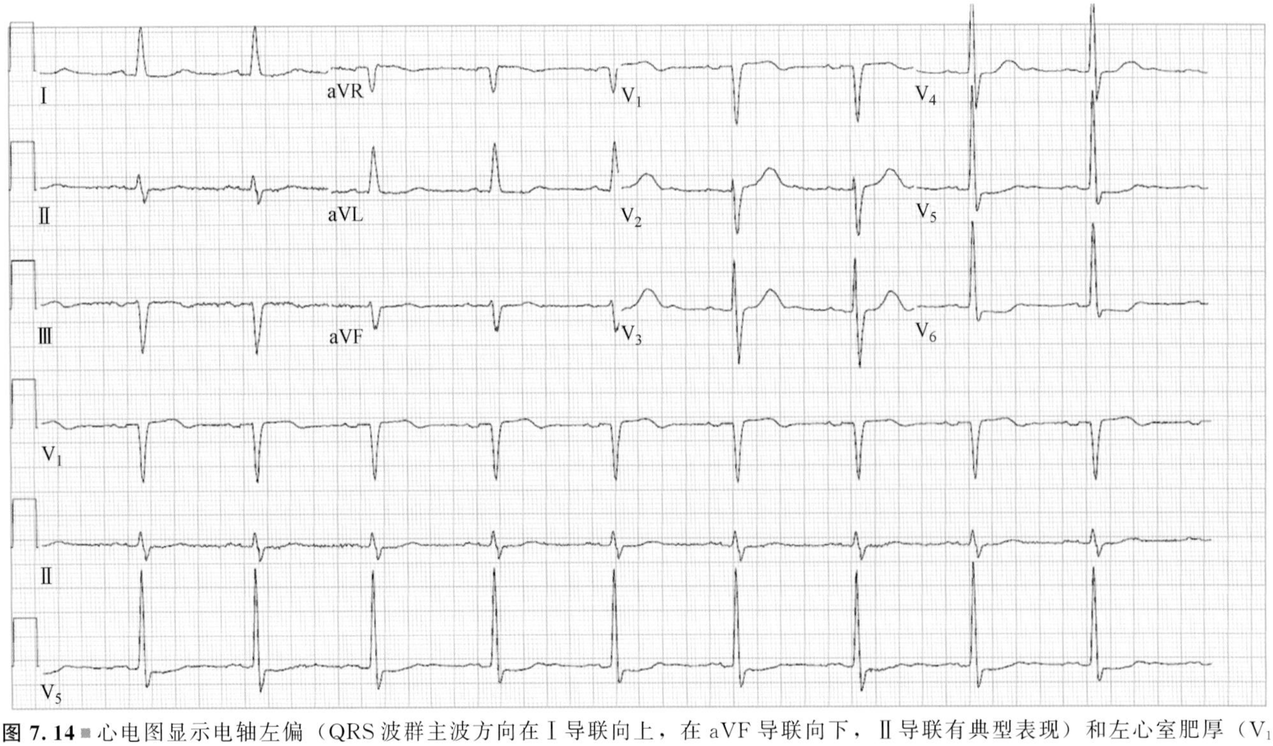

图 7.14 ■ 心电图显示电轴左偏（QRS 波群主波方向在 Ⅰ 导联向上，在 aVF 导联向下，Ⅱ 导联有典型表现）和左心室肥厚（V_1 导联的负性 S 波深度＋V_5 导联正向 R 波的高度≥35 mm）是 AS 的特征性表现。心电图上有时也可以看到心房颤动

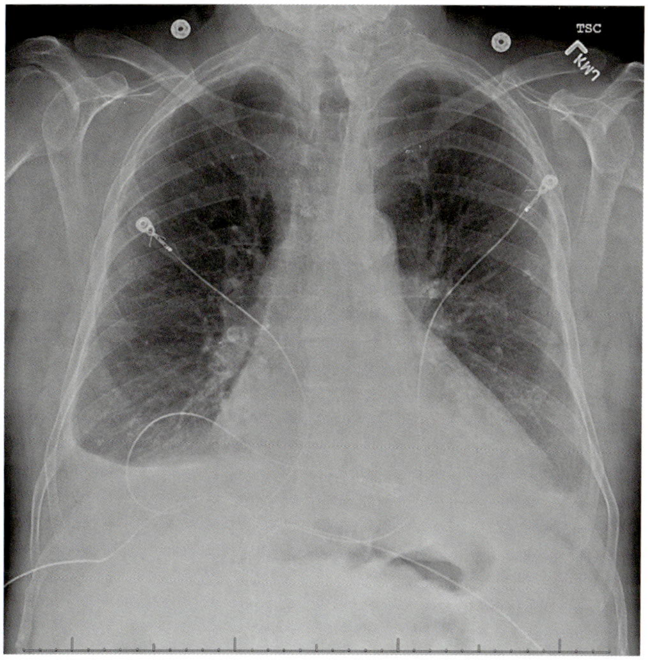

图 7.15 ■ CXR 显示主动脉瓣狭窄导致的心脏扩大、肺淤血以及胸腔积液

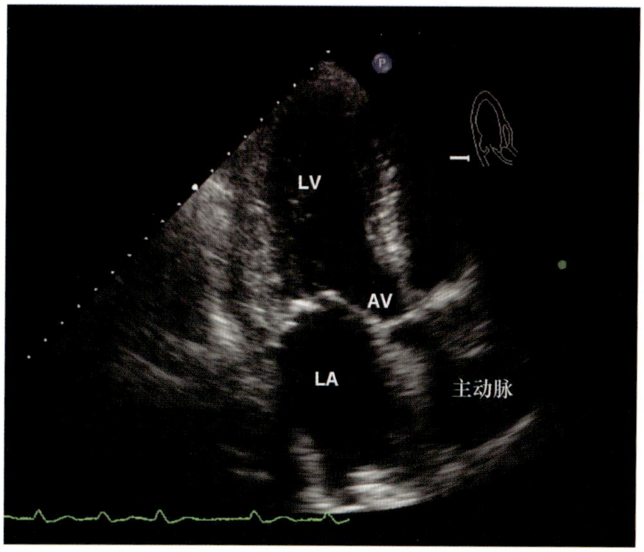

图 7.16 ■ 超声心动图心尖部三腔心图像显示增厚钙化的主动脉瓣和扩张的左心房。需要注意的是，心电监护也显示心房颤动。LA，左心房；LV，左心室；AV，主动脉瓣

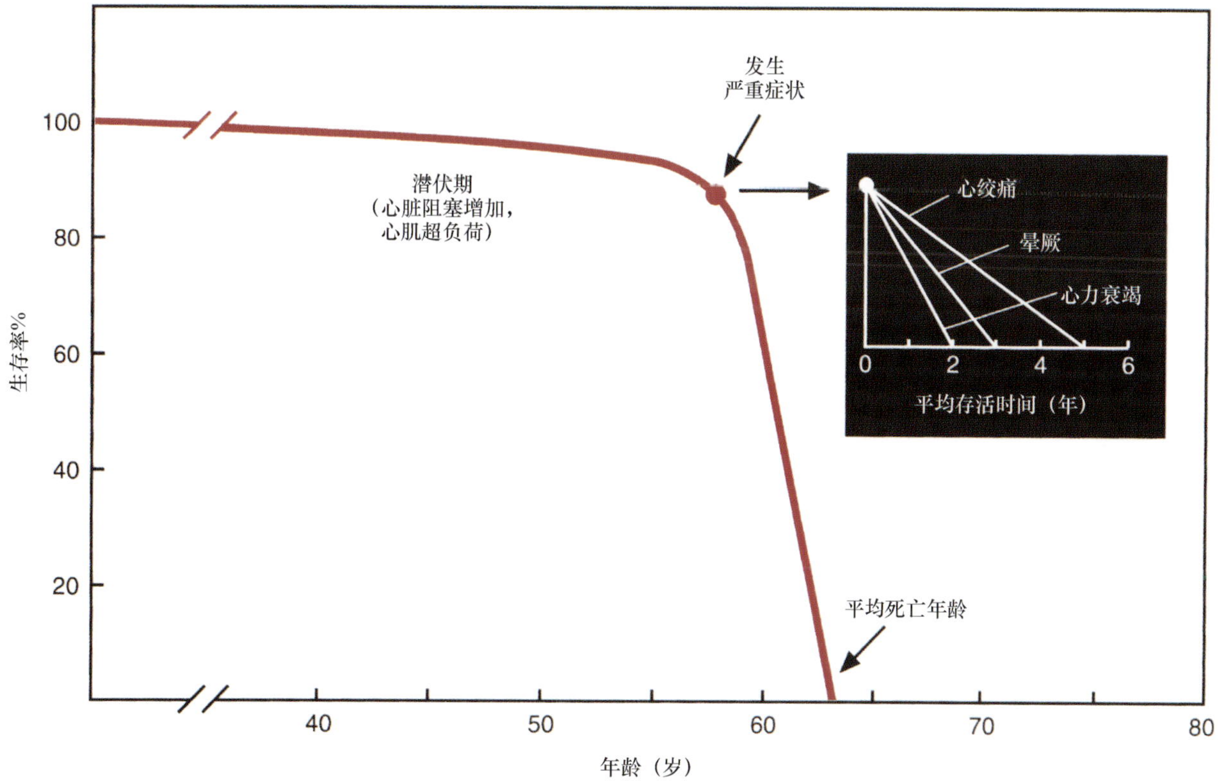

图 7.17 ■ 上图显示长期生存的无症状的主动脉瓣狭窄潜伏期。一旦因主动脉瓣狭窄而出现临床症状，则预期寿命迅速下降，出现心力衰竭症状、晕厥和心绞痛的预期寿命分别为 2 年、4 年和 6 年。经允许引自 RossJ Jr，et al. Circulation. 1968；38 [suppl V]：V-61

症状，应进行常规的心脏检查和治疗。需要注意的是，硝酸甘油经常用于处理有心绞痛症状的患者，但是对于主动脉瓣狭窄患者需要谨慎应用，因为硝酸甘油可引起血压不安全的降低，而 AS 患者依赖心脏前负荷。

高危晕厥患者应该住院以进行进一步的检查和治疗。有肺水肿存在的主动脉瓣狭窄患者，必须接受适当的呼吸支持和利尿剂治疗，并且可能需要安排住院治疗。

新发心房颤动的 AS 患者，在急诊室中需要特殊的针对性处理。应用减轻心脏前负荷或者心脏后负荷的药物，可能加重主动脉瓣狭窄患者的低血压症状。患者可能需要转复窦性心律治疗（见第九章操作的“心脏电复律/体外除颤”部分）。

经验与教训

- 应当告知主动脉瓣狭窄患者避免剧烈运动，因为这可以恶化心绞痛或者晕厥。
- 如果患者应用硝酸甘油后迅速出现血流动力学不稳，应当考虑是否存在主动脉瓣狭窄。
- 大约有 20％～60％的主动脉瓣狭窄患者同时有冠状动脉疾病，这会使心绞痛的确诊变得更加复杂。

二尖瓣狭窄
MITRAL STENOSIS

Wiley D. Thuet
Jame C. O'Neill
刘锐锋　沈爱东　译

临床要点

二尖瓣狭窄限制血流从左心房流入左心室。全球范围内二尖瓣狭窄最常见的病因是风湿性心脏病导致的进行性二尖瓣钙化。然而在发达国家中，新发二尖瓣狭窄目前少见。从急性风湿热到心脏瓣膜疾病的潜伏期可以持续几十年。随着二尖瓣狭窄的加重，其上游效应将越发明显：左心房内压力的增加导致左心房扩张；作为心房扩张的后果，心房颤动将会最终发生；上游效应进一步会导致肺动脉高压，并可进一步导致右心肥厚、三尖瓣反流以及肺动脉瓣反流。

二尖瓣狭窄患者的临床表现差异较大。在疾病早期阶段，患者没有症状。随着疾病的进展，患者首先会在心排血量增加（如运动、强体力活动以及怀孕等）的情况下出现症状。呼吸困难和运动不耐受是最常见的首要主诉。随着疾病的继续进展，患者会开始出现与肺动脉高压相关的肺部症状，如咯血、阵发性夜间呼吸困难、需氧量增加。

除肺动脉高压和肺淤血外，重要的是要记住，心房颤动及其并发症也可提示二尖瓣狭窄。患者可以表现为心悸或全身栓塞性疾病，如卒中、栓塞性心肌梗死、脾梗死或肾梗死等。

体格检查可以听见响亮的第 1 心音和舒张中期逐渐增强并接近第 2 心音的隆隆样杂音，心房颤动时杂音会更明显。二尖瓣狭窄有肺淤血的临床表现，在行肺部检查时可以听到肺底细小水泡音，同时也可以出现呼吸困难及血氧饱和度降低。

确诊需要行超声心动图检查。经食管超声心动图检查是测量二尖瓣血流和跨瓣压的最好检查方法；经胸超声心动图检查可以获得瓣膜性疾病的初步特征。心电图和 CXR 也可以提供一些有帮助的证据。心电图可以出现心房颤动、右心房扩大以及电轴右偏；

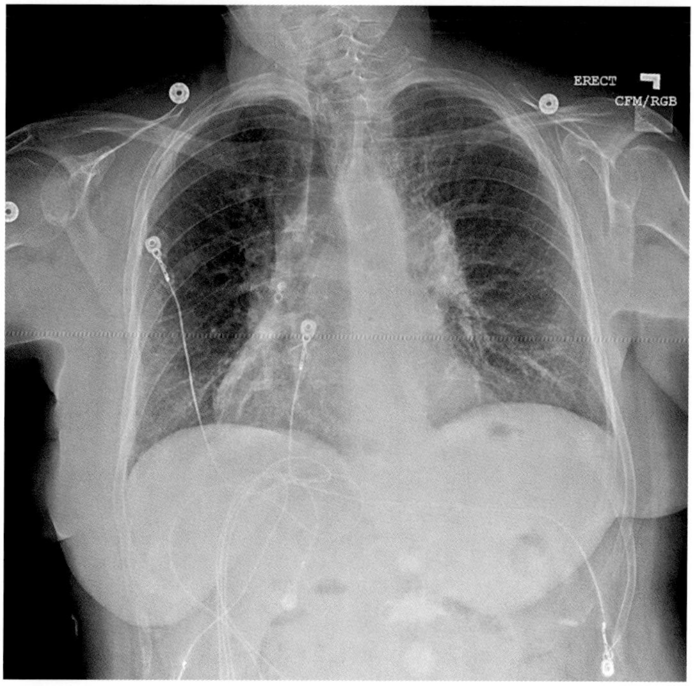

图 7.18 ■ 某二尖瓣狭窄患者的 CXR，可见右心室扩大和轻度肺淤血。需要注意的是，左心室大小基本不变

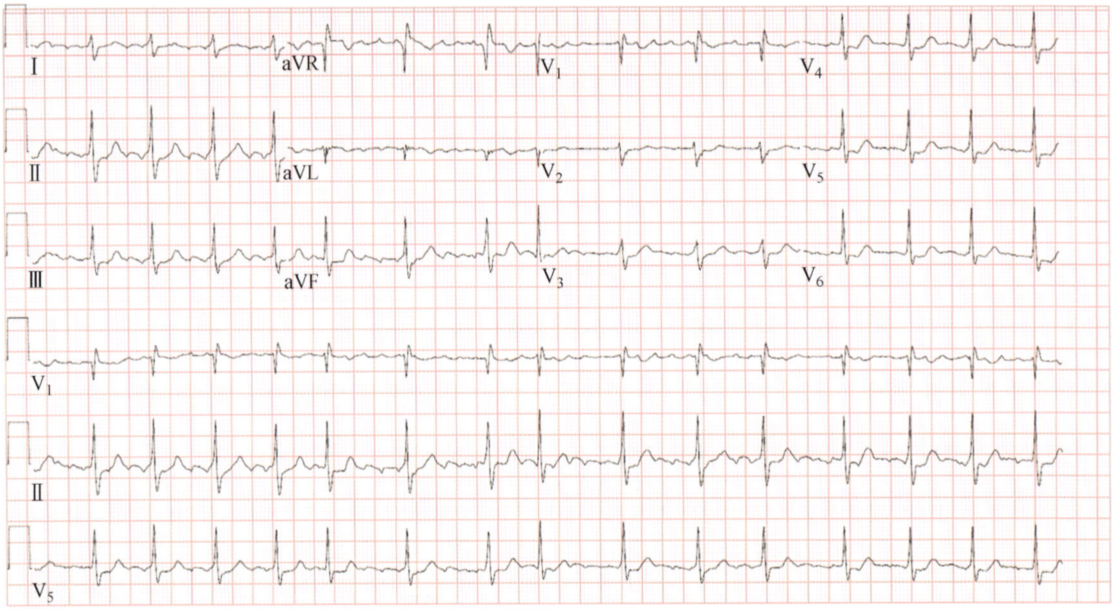

图 7.19 ■ 某二尖瓣狭窄患者的心电图表现，可见由左心房压力增加所导致的心房颤动和右心作功增加所导致的心电轴右偏（Ⅰ导联的净负电压和 aVF 的净正电压）

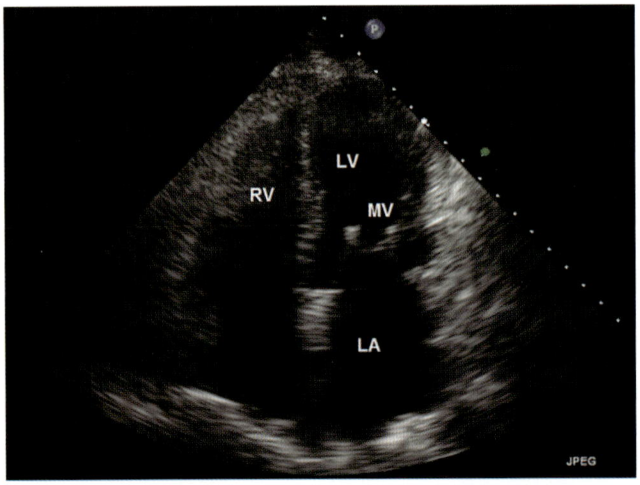

图 7.20 ■ 超声心动图心尖四腔心切面，可见狭窄的二尖瓣（MV）。注意二尖瓣存在着严重的钙化。也可以看到扩大的左心房（LA），进一步支持二尖瓣狭窄的诊断。LV，左心室；RV，右心室

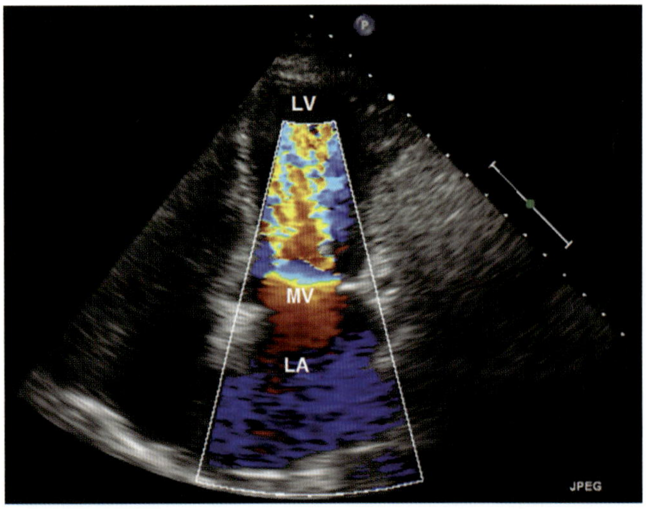

图 7.21 ■ 超声心动图心尖两腔心切面，可见舒张期充盈期间大湍流喷射进入左心室（LV）。LA，左心房；MV，二尖瓣

CXR 可以显示肺水肿、Kerlay B 线以及右心室扩大。

急诊处理

二尖瓣狭窄有效的治疗措施是经皮球囊瓣膜成形术、瓣膜修复手术或者二尖瓣置换术。急诊处理主要是通过应用利尿剂来减少肺淤血。对于心房颤动患者，应当使用钙通道阻滞剂、β 受体阻滞剂以及地高辛来控制心室率，同时抗凝治疗也应当应用。是否需要转到其他科室和是否需要会诊要根据当前症状的严重程度来决定。对于症状稳定的二尖瓣狭窄患者，可以到心内科门诊随诊。

经验与教训

- 二尖瓣狭窄逐渐趋于少见，因为未经治疗的风湿热患者很少见。
- 严重二尖瓣狭窄可以出现支气管静脉破裂大咯血。
- 二尖瓣狭窄患者的起始症状可以仅为劳力性症状（如气短和无力）。

急性主动脉瓣关闭不全

ACUTE AORTIC INSUFFICIENCY

Wiley D. Thuet
James C. O'Neill
刘锐锋　沈爱东　译

临床要点

急性主动脉瓣（AV）反流（亦称主动脉瓣关闭不全或主动脉瓣闭锁不全）是指舒张期开始后血流立即通过主动脉瓣反流。感染性心内膜炎和主动脉夹层是急性主动脉瓣关闭不全的最常见原因，其他原因包括先天性畸形的主动脉瓣破裂以及偶发的胸部钝性创伤。

不同于慢性主动脉瓣反流，急性主动脉瓣反流需要急诊手术治疗，因为心脏没有足够的时间通过缓慢增加左心室容积这种机制来代偿。

当出现急性主动脉瓣反流后，患者随即就会出现突发的呼吸困难。原发疾病引起的临床表现可能是患者的主要主诉来源（如急性主动脉夹层的撕裂样胸痛，或者感染性心内膜炎的发热）。体格检查可以发现由于左心室输出崩溃所造成的典型的心源性休克表现。低血压、血管收缩造成的外周苍白以及大汗是常见的临床表现。心脏听诊可以发现第二心音后低调的舒张期杂音，然而当患者出现心源性休克时，因为主动脉瓣跨瓣压的减低，此时可以没有明显的杂音。

当临床怀疑主动脉瓣反流时，可以通过超声心动图迅速确定诊断。CXR 可显示肺水肿，心脏不像慢性主动脉瓣关闭不全时有明显扩大。急诊床旁超声心动图见到大量的主动脉瓣反流血流束，也有助于诊断。和大多数瓣膜性疾病类似，正规的超声心动图是急性主动脉瓣关闭不全诊断的金标准。当怀疑急性主动脉瓣反流继发于主动脉夹层时，胸部 CT 可能是必需的检查。

急诊处理

急性主动脉瓣反流是急诊手术指征，即使经过治疗其死亡率也非常高。死亡多继发于肺水肿、室性心

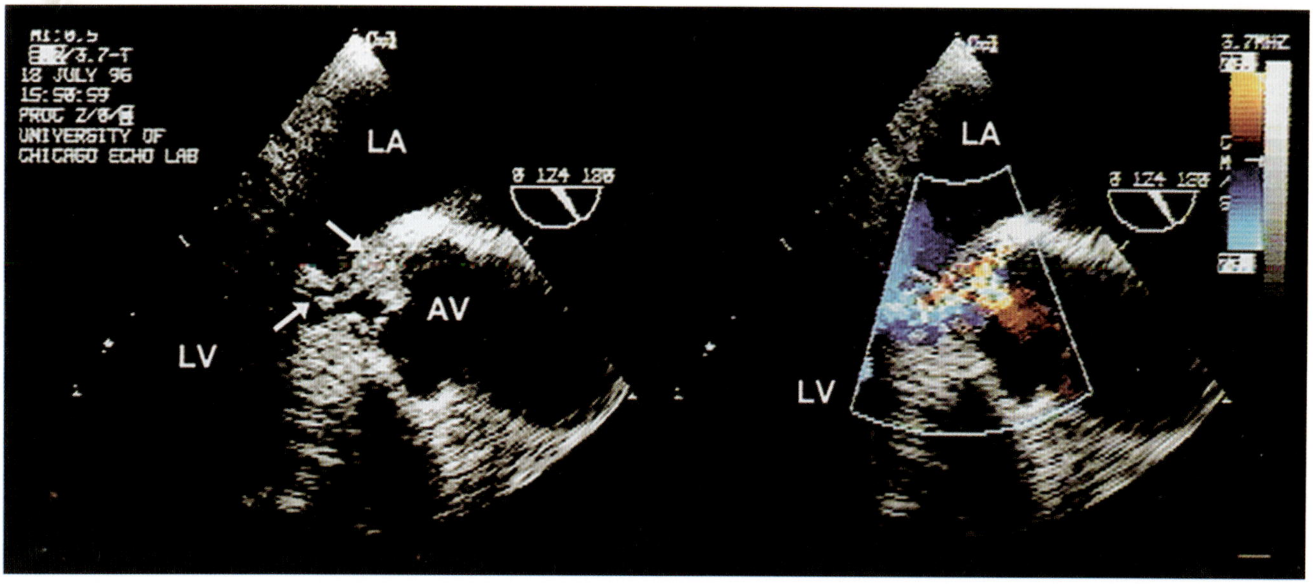

图 7.22 ■ 继发于感染性心内膜炎的主动脉瓣反流。经食管超声显示一较大的可移动的从主动脉瓣（AV）延伸到左心室（LV）的赘生物。多普勒超声提示从主动脉到左心室有明显的反流。LA，左心房。经允许引自 Sorrentino MJ. Chapter 29. Valvular heart disease. In：Hall JB，SchmidtGA，Wood LH，eds. Principles of Critical Care. 3rd ed. New York，NY：McGraw-Hill；2005

律失常或者循环衰竭。急诊内科医生的治疗目标是为外科手术争取时间。鉴于急性主动脉瓣反流患者快速进展的肺水肿，气道管理非常重要。降低心脏后负荷和增加心肌收缩力有助于改善血液循环。对于不适合单用硝普钠的严重休克患者，硝普钠应该和正性肌力药物（如多巴胺和多巴酚丁胺）配合使用。禁忌使用主动脉球囊反搏，因为它会增加舒张压和增加主动脉瓣反流。患者需要在配备心胸外科医生的医院住院治疗。对血流动力学不稳定患者任何手术延误都应慎重权衡，因为对于继发于急性主动脉瓣反流的心源性休克患者，包括活动期瓣膜感染，很少有相关的手术禁忌证。

经验与教训

- 当患者出现急性主动脉瓣反流时，需要注意是否存在胸主动脉夹层。
- 急性主动脉瓣反流，往往没有慢性主动脉瓣反流的体征，包括脉压增大、水冲脉以及 Traube 征等。

二尖瓣反流和急性二尖瓣功能不全

MITRAL REGURGITATION AND ACUTE MITRAL INSUFFICIENCY

Wiley D. Thuet
James C. O'Neill
刘锐锋　沈爱东　译

临床要点

二尖瓣反流（亦称二尖瓣关闭不全或二尖瓣闭锁不全）包括两种不同的临床类型：急性二尖瓣反流和慢性二尖瓣反流。因为二者的临床表现、生理机制以及治疗方案都不相同，因而很有必要做这种区分。

慢性二尖瓣反流

超声心动图检查可观察到高达70%的健康成年人至少存在微量的二尖瓣反流。大多数这种情况称为生理性反流，无特殊的临床意义。然而，如果这种二尖瓣反流在几年内逐渐进展或者加重，那么有可能出现慢性二尖瓣反流。慢性二尖瓣反流最常见的原因是二尖瓣本身的退行性改变。另一种重要的原因是感染性心内膜炎。

慢性二尖瓣反流患者的临床表现多种多样。患者可以主诉劳力性呼吸困难或者疲乏（伴或者不伴有肺水肿），或者由于心房颤动导致心跳不规律。这些症状的产生是由于左心室血反流到左心房，因而增加了肺血管甚至其上游循环的压力。对慢性二尖瓣关闭不全患者体检时，可以在心尖部听到全收缩期的响亮的吹风样杂音。

超声心动图可以显示二尖瓣反流束，并且有助于和缺血性疾病（节段性室壁运动减弱区域）、退行性疾病以及感染性心内膜炎（巨大的瓣膜赘生物）等相鉴别。CXR可以发现显著增大的左心房和左心室，以及肺水肿和肺淤血。心电图可显示左心房增大和心房颤动、左心室增大以及心电轴左偏。

急性二尖瓣反流

急性二尖瓣反流最常见的原因是，心肌梗死时累及后降支动脉，继而导致腱索或乳头肌断裂。急性二尖瓣反流的典型症状一般出现在急性心肌梗死后2～7天。感染性心内膜炎引起急性断裂较少见，创伤所导致的断裂也有个案报道。

一般而言，急性二尖瓣反流的患者很快进入失代偿期。快速增加的肺水肿可以导致急性呼吸困难和心动过速。如果患者出现上述临床表现，并且心电图上提示下壁心肌梗死或者后壁心肌梗死，则应当警惕急性二尖瓣关闭不全。另外在CXR上，和慢性心脏病相比，虽然都可以有肺水肿的表现，但是急性二尖瓣反流时心影并没有显著增大。结合这些发现，完善床旁超声心动图或者正规超声心动图检查来确诊。

急性二尖瓣反流超声心动图的典型表现包括右心室扩张和左心室强有力的快速跳动。多普勒超声可以显示通过二尖瓣的巨大反流束。左心室内也可以看到因为断裂而不规则活动的腱索和乳头肌。

急诊处理

慢性二尖瓣反流

对于没有症状的慢性二尖瓣反流，一般不需要急诊处理。如果有肺淤血，可以考虑使用利尿剂。寻找细菌性感染性心内膜炎的症状和体征是很重要的，一旦明确了病原微生物或进行了充分的血培养后，应当尽快启动相应的治疗措施。严重的二尖瓣反流最终需要心胸外科手术进行二尖瓣置换。

新发的心房颤动、可疑感染性心内膜炎或者低氧性肺水肿患者需要住院治疗。然而，单纯的慢性二尖瓣反流患者不需要住院，对于大多数这样有症状的患者，安排他们到心脏专科门诊随访观察是合理的。

急性二尖瓣反流

急性二尖瓣反流的患者需要进行开胸手术修复或者替换二尖瓣。因为其复杂的生理学机制，药物治疗很难稳定症状。降低左心室后负荷是限制肺淤血的关

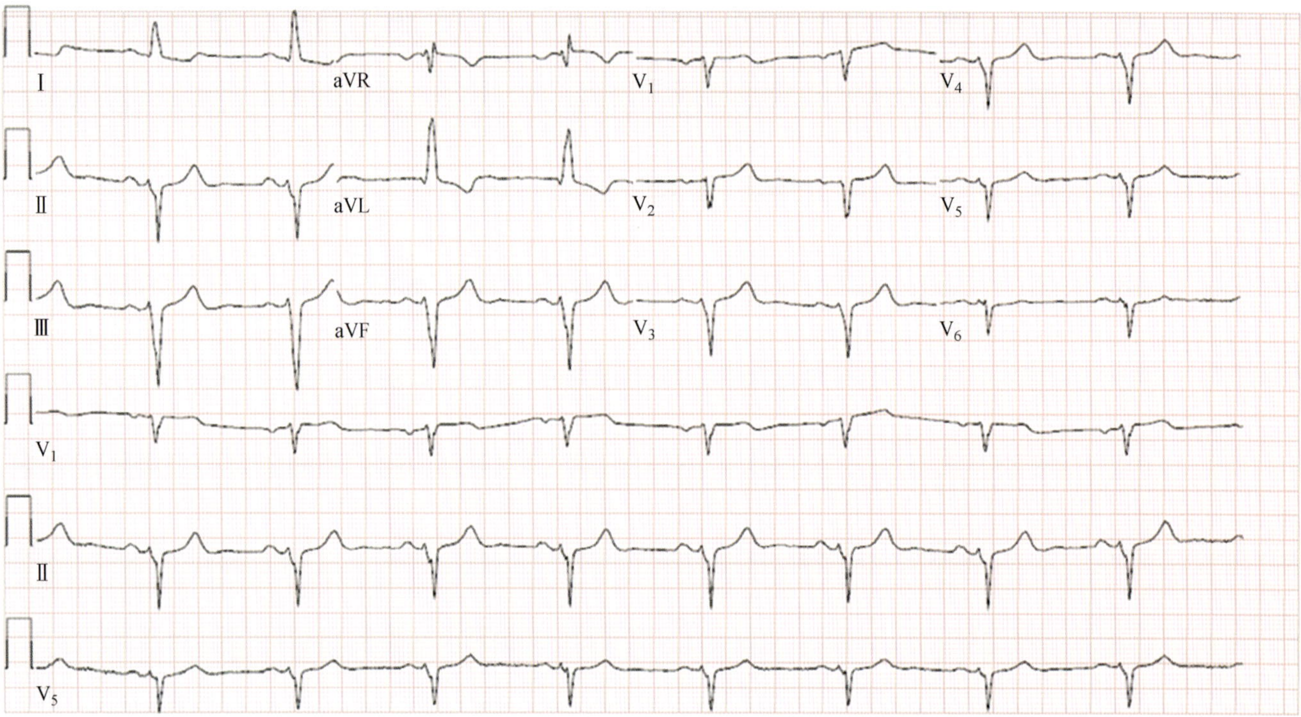

图 7. 23 ■ 心电图显示左心室肥厚（该患者的诊断标准是 aVL 的 R 波≥11 mm）和继发性复极过程异常。同时可见左心房扩大（Ⅱ导联可见双峰 P 波）。尽管以上表现都是非特异性改变，但是它们支持二尖瓣关闭不全的诊断

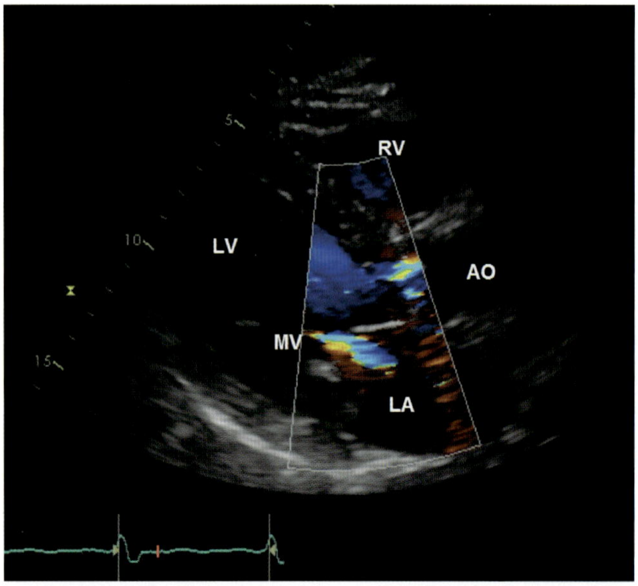

图 7. 24 ■ 超声心动图胸骨旁长轴切面可见反流入左心房（LA）的血流束。多普勒超声显示二尖瓣（MV）右侧高速的血流束。需要注意的是，心电监护显示，上述反流束发生在收缩期。LV，左心室；AO，主动脉；RV，右心室

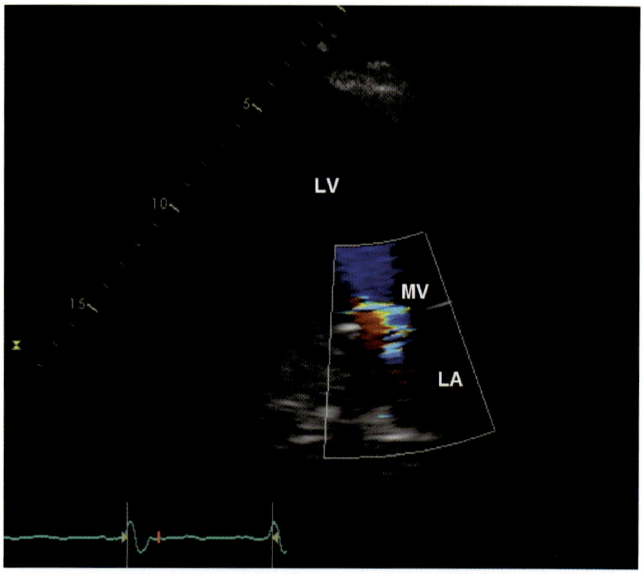

图 7. 25 ■ 超声心动图心尖部二腔心切面显示收缩期反流入左心房（LA）的相同的高速反流束。MV，二尖瓣；LV，左心室

键，保证足够的氧合和通气。如果患者的血压能够耐受，硝酸酯类和利尿剂可以用于降低左心室后负荷。如果左心室到主动脉的输出量严重受损，那么就会给临床治疗提出严峻的挑战。静脉大量补液作用有限，而且还会增加心脏后负荷。对于严重低血压的患者，多巴胺作为一种正性肌力药可能有效。对于病情危重的患者，主动脉球囊反搏可以考虑使用，以更好地维持体循环血压，同时最大可能减少反流量。

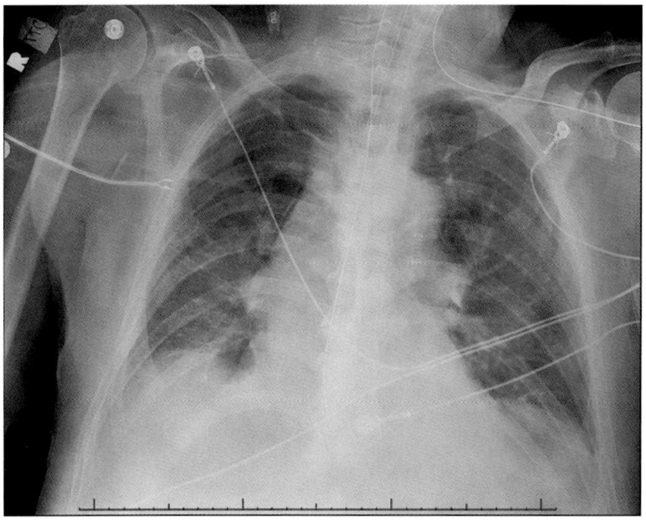

图 7.26 ■ 严重二尖瓣反流的气管插管患者的 CXR。注意该患者除有心脏增大外，同时有肺淤血和少量胸腔积液。上述改变都是非特异性的，但可以提示二尖瓣狭窄

经验与教训

- 在评价近期因心肌梗死出院的患者时，应高度警惕急性反流。
- 对于急性二尖瓣反流的患者，尽快行超声心动图检查对于确定诊断非常关键。
- 即使二尖瓣反流患者的血压正常，也可以应用硝普钠，在维持体循环血压的前提下，有利于降低心脏的后负荷。

第八章

小儿心脏病

Chapter 8 PEDIATRIC CARDIOLOGY

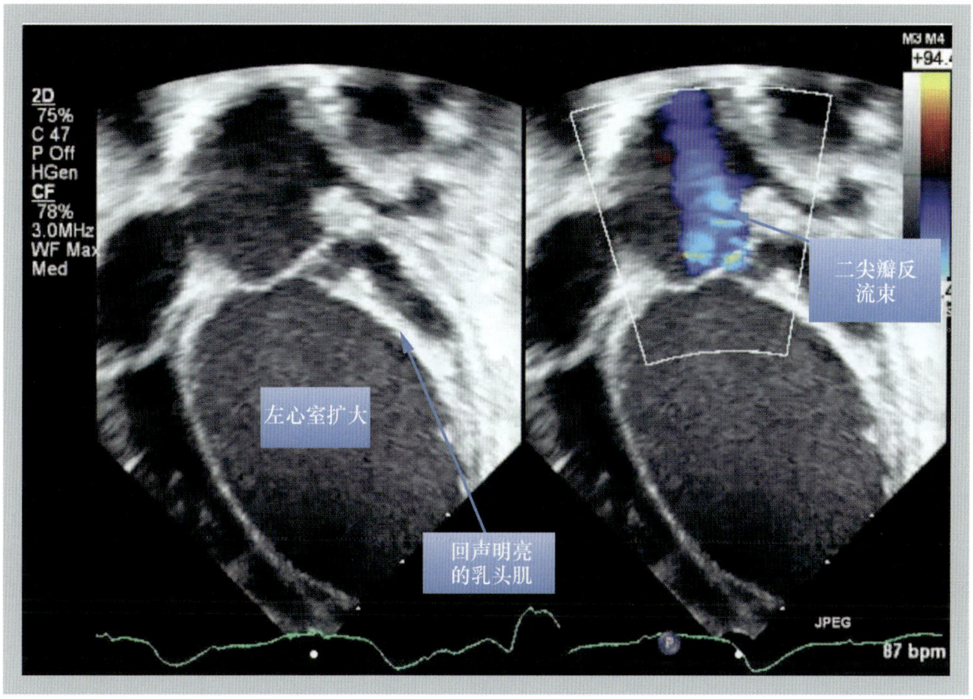

小儿心电图标准

不同年龄段（新生儿、1 个月、3 个月、12 个月、3 岁、5 岁、8 岁、13 岁）的正常心电图表现

Pediatric Electrocardiogram Norms

NORMAL ECG AT AGE INTERVALS (NEWBORN, 1MO, 3MO, 12MO, 3Y, 5Y, 8Y, 13Y)

Derick M. Wenning

苏 文　李卫萍　译

临床要点

以各种不同临床表现到小儿急诊科就诊的患者都需要进行心电图评估，包括常见主诉如胸痛、晕厥、心悸、接触药物、电击伤。对于婴儿和新生儿，心电图评估可能提示出营养不良，缺氧发作，或者一些危及生命的急性事件。儿童的正常心电图表现存在着年龄相关的明显改变（表 8.1），所以在解读小儿心电图时，第一步应该注意到患儿的年龄。新生儿到 6 月龄婴儿的正常心率范围是 125～145 次/分，直到青少年才能达到成年人的平均静息心率 80 次/分。新生儿由于胎儿体循环的存在，右心室占优势，导致婴儿心电图正常情况下电轴右偏。心脏较小也导致 PR 间期和 QRS 间期较短。较小儿童的 PR 间期是 0.08～0.15 s，青少年的 PR 间期是 0.12～0.2 s。8 岁以下患儿的 QRS 间期不应超过 0.08 s，青少年的 QRS 间期是 0.1～0.12 s，后者与成年人正常 QRS 间期的范围相同。婴儿 QT 间期略长。由于 QT 间期随心率快慢变化，推荐计算校正的 QT 间期。婴儿 QT 间期的正常上限是 490 ms，6 月龄后降至 440 ms。此外，直到 6～8 岁患儿才会出现正常成年人具有的 R 波递增现象。

小儿心电图中的 T 波变化并不具有特异性，并且随年龄改变的确切规律也并不清楚。胸导联（V_1～V_3）T 波在出生后第一周应该是直立的，而在之后的儿童期应该是倒置的。如果大于 1 周的小儿 V_1 和 V_2 导联出现直立 T 波，应高度警惕右心室肥大，并需要做进一步检查。V_1～V_3 导联 T 波倒置可持续至 6～8 岁，偶尔也可见于青少年。

表 8.1 ■ 小儿心电图正常值

年龄	心率（次/分）	QRS 电轴（°）	PR 间期（s）	QRS 间期（s）	V_1 导联 R 波（mm）	V_1 导联 S 波（mm）	V_6 导联 R 波（mm）	V_6 导联 S 波（mm）
第 1 周	90～180	60～180	0.08～0.15	0.03～0.08	5～24	0～18	0～12	0～10
1～3 周	100～185	45～160	0.08～0.15	0.03～0.08	3～21	0～16	2～15	0～10
1～2 月	120～185	30～135	0.08～0.15	0.03～0.08	3～18	0～15	5～21	0～9
3～5 月	105～185	0～135	0.08～0.15	0.03～0.08	3～19	0～15	6～22	0～9
6～11 月	110～170	0～135	0.07～0.16	0.03～0.08	2～20	0.5～18	6～23	0～7
1～2 岁	90～165	0～110	0.08～0.16	0.03～0.08	2～18	0.5～21	6～23	0～7
3～4 岁	70～140	0～110	0.09～0.17	0.04～0.08	1～16	0.5～23	4～26	0～5
5～7 岁	65～135	0～110	0.09～0.17	0.04～0.08	0.5～14	0.5～23	4～26	0～4
8～11 岁	60～130	−15～100	0.09～0.17	0.04～0.09	0～12	0.5～25	4～25	0～4
12～15 岁	65～120	−15～100	0.09～0.18	0.04～0.09	0～10	0.5～21	4～23	0～4

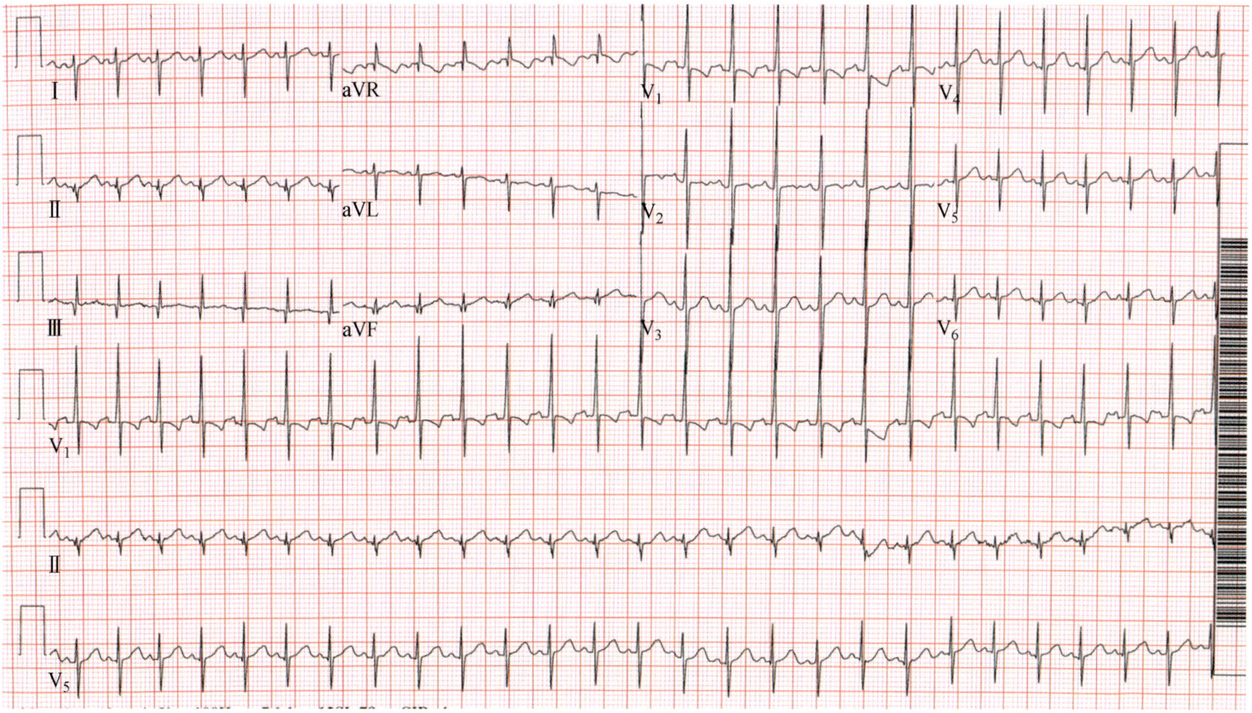

图 8.1 ■ 2 周龄小儿的正常心电图，显示有电轴右偏和 V_1、V_2 导联上 T 波倒置

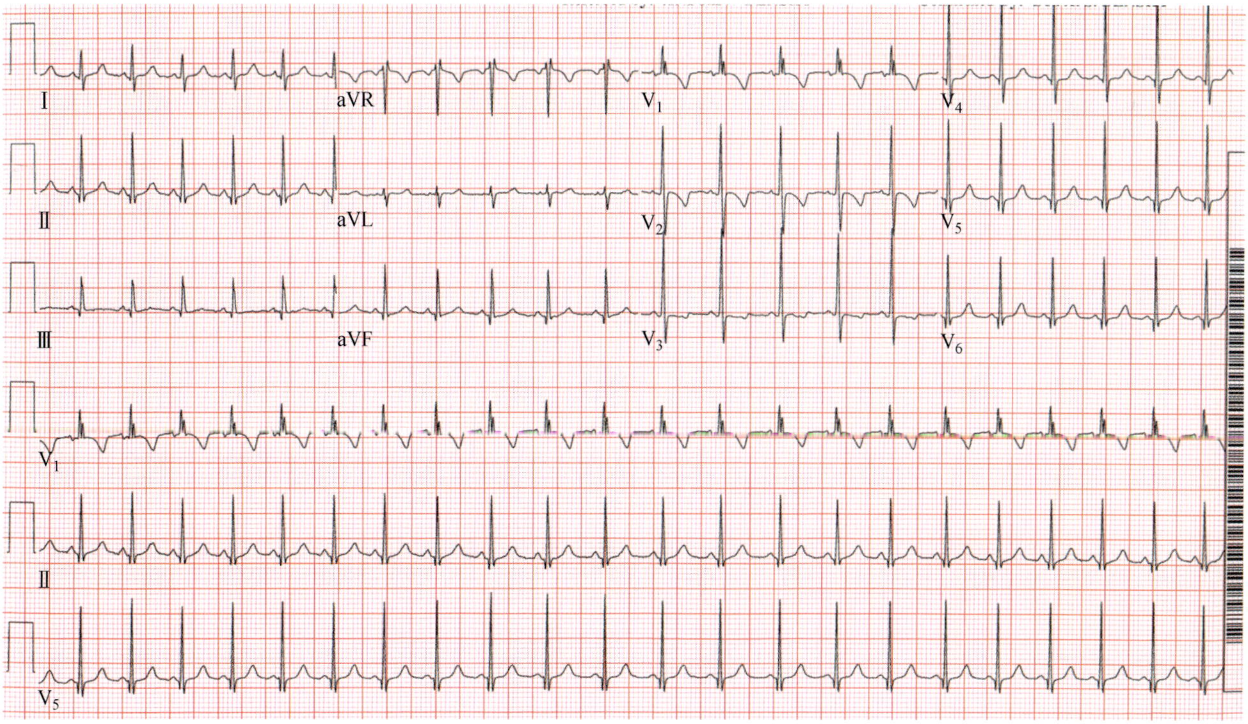

图 8.2 ■ 4 周龄小儿的正常心电图，显示有正常电轴、心率、QRS 间期、QT 间期，和 V_1、V_2、V_3 导联上 T 波倒置

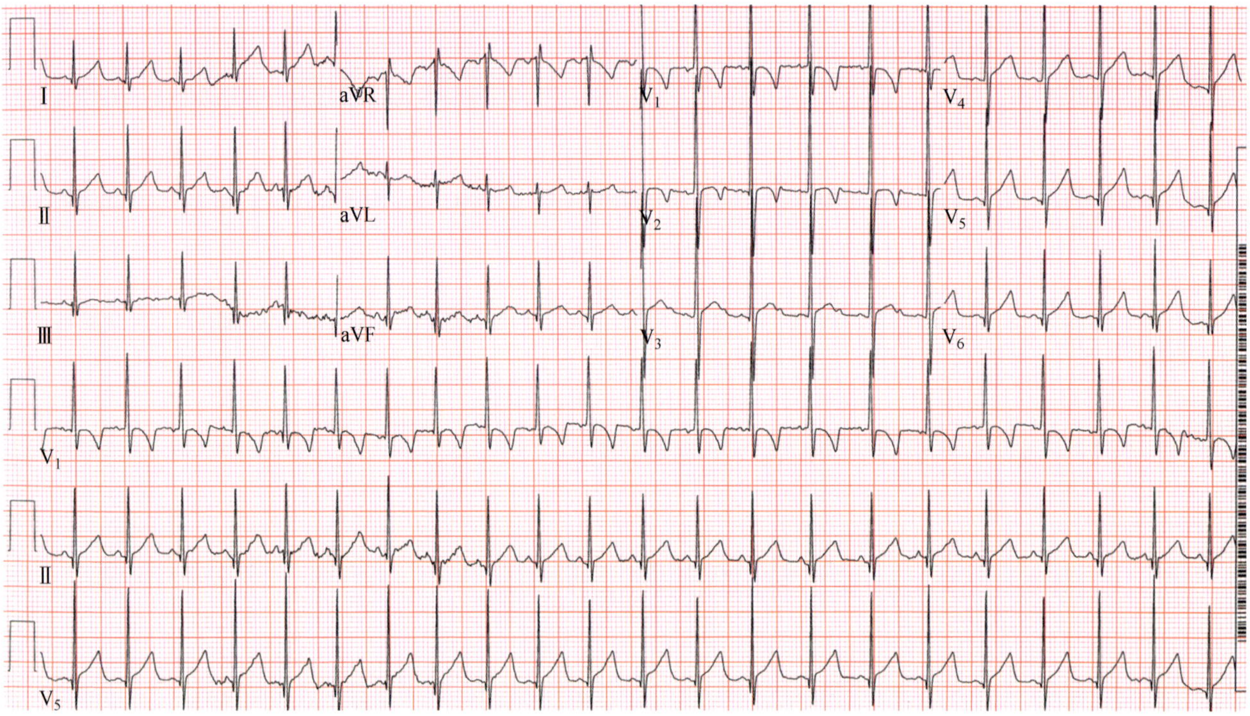

图 8.3 ■ 3 月龄小儿的正常心电图，显示有正常电轴、右胸导联 R 波高、T 波倒置。Ⅱ、Ⅲ、aVF、V_5、V_6 导联上有很小 Q 波，是正常的，并非病理性改变

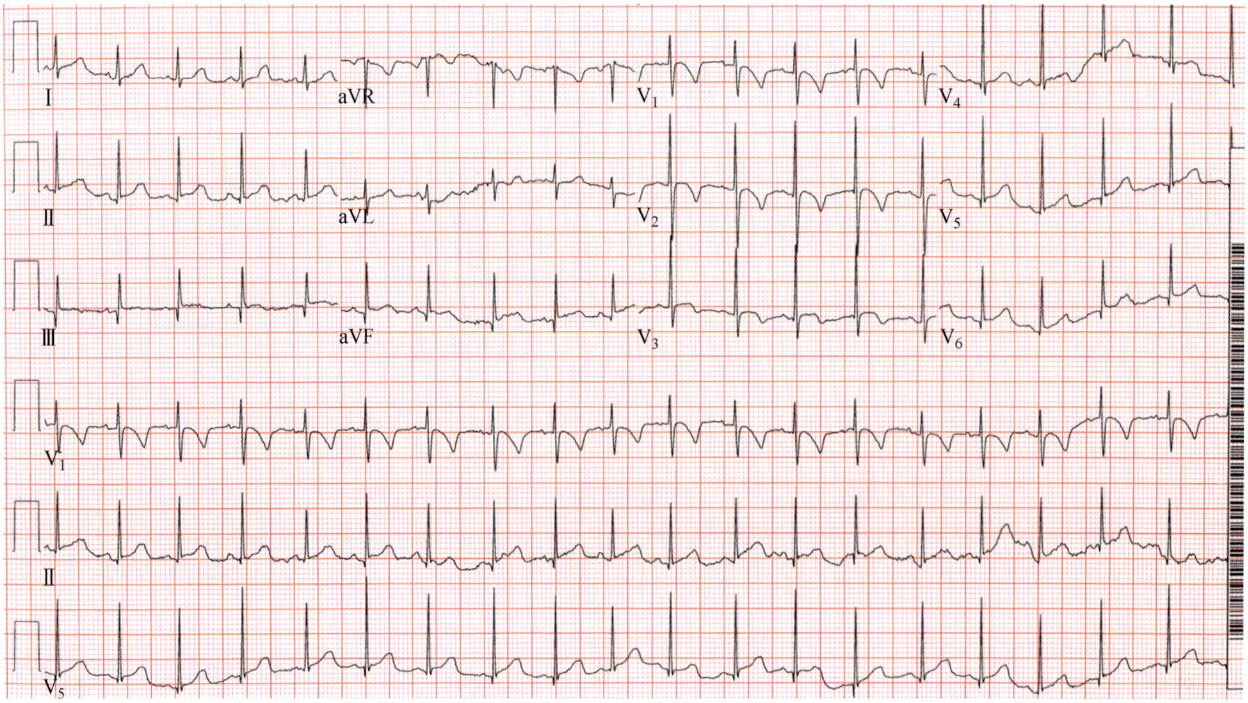

图 8.4 ■ 1 岁小儿的正常心电图。PR 间期和 QRS 间期分别是 0.1 s 和 0.06 s，与年龄相符。下壁（Ⅱ、Ⅲ、aVF）和侧壁（V_5、V_6）导联上可见非病理性小 Q 波

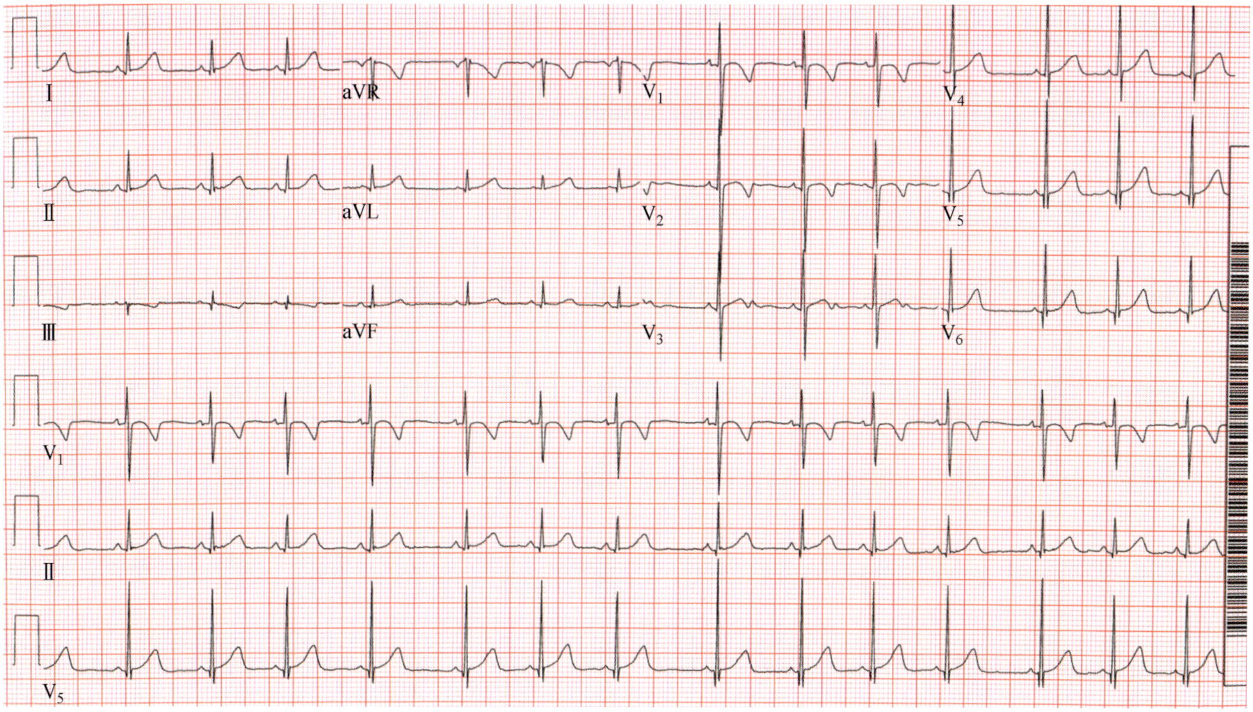

图 8.5■2 岁小儿的正常心电图。这张心电图上有正常的短暂窦性停搏。PR 间期 0.1 s，QRS 间期 0.06 s，校正的 QT 间期近 0.4 s。V_5、V_6 导联上可见非病理性小 Q 波

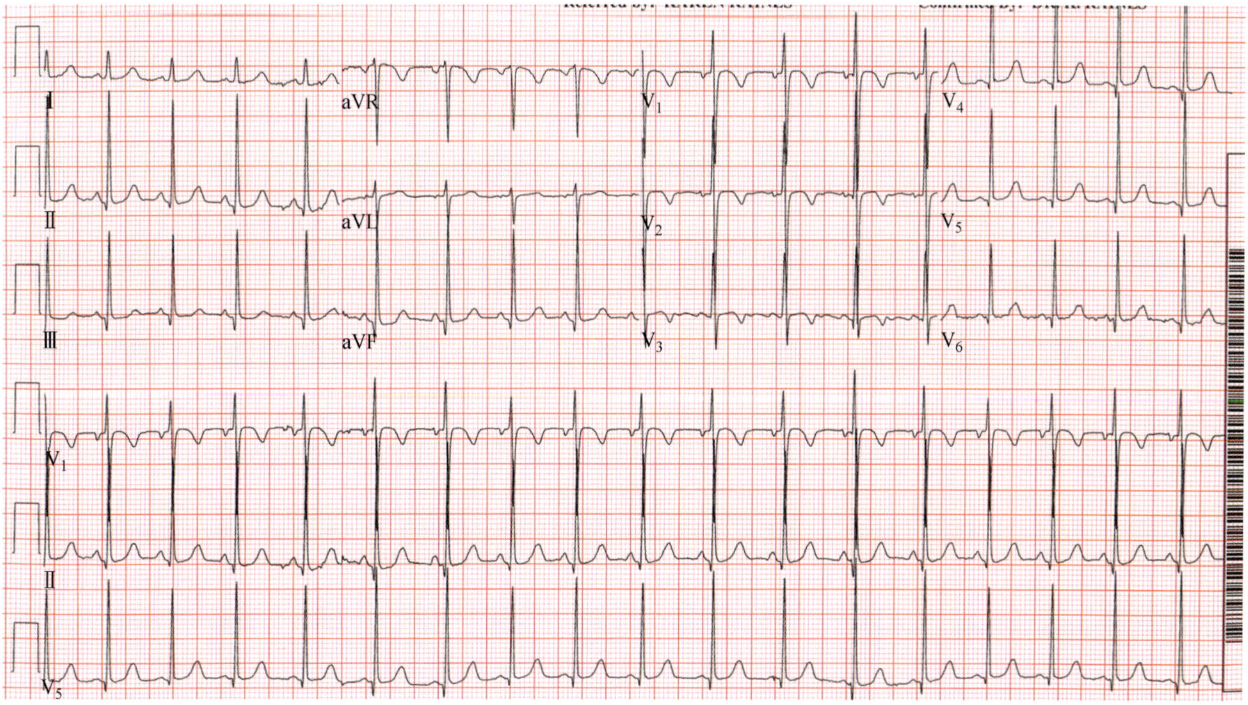

图 8.6■4 岁小儿的正常心电图。心率 106 次/分，电轴正常，PR 间期 0.1 s，QRS 间期 0.07 s，校正的 QT 间期 0.43 s。V_1、V_2、V_3 导联上仍存在正常反转的 T 波

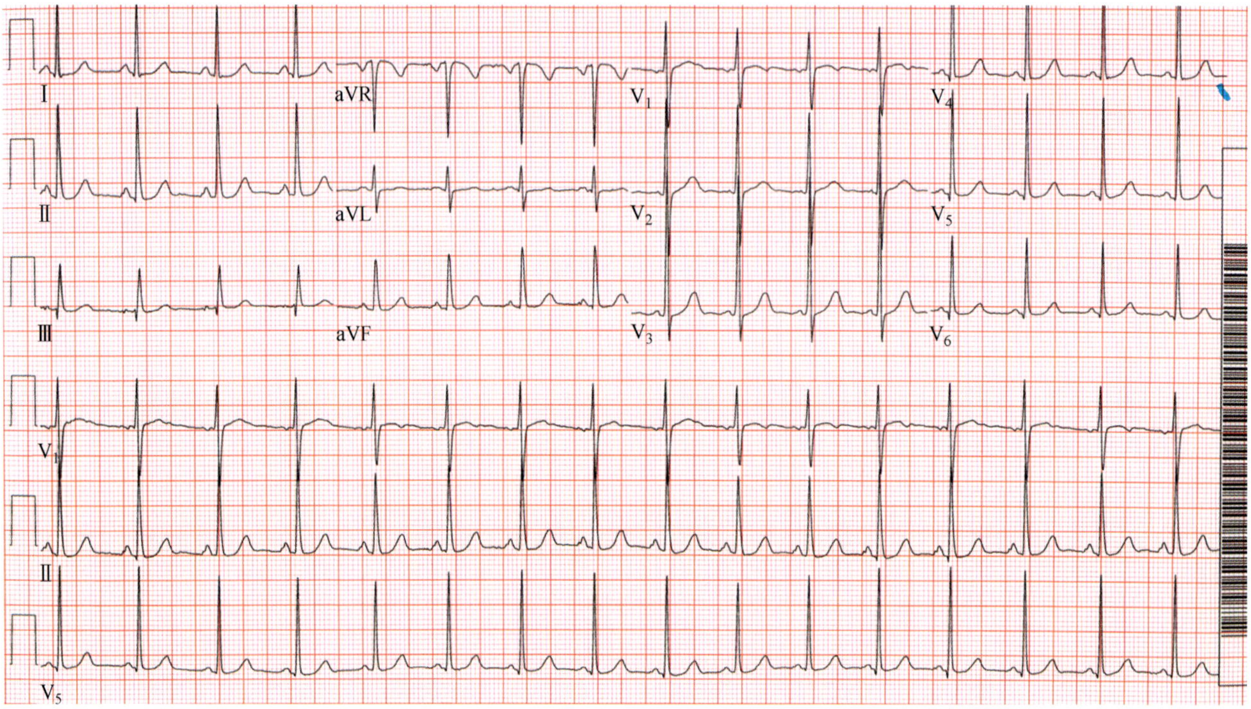

图 8.7 ■ 6 岁小儿的正常心电图。患儿右胸（V_1、V_2）导联上 T 波已变为直立

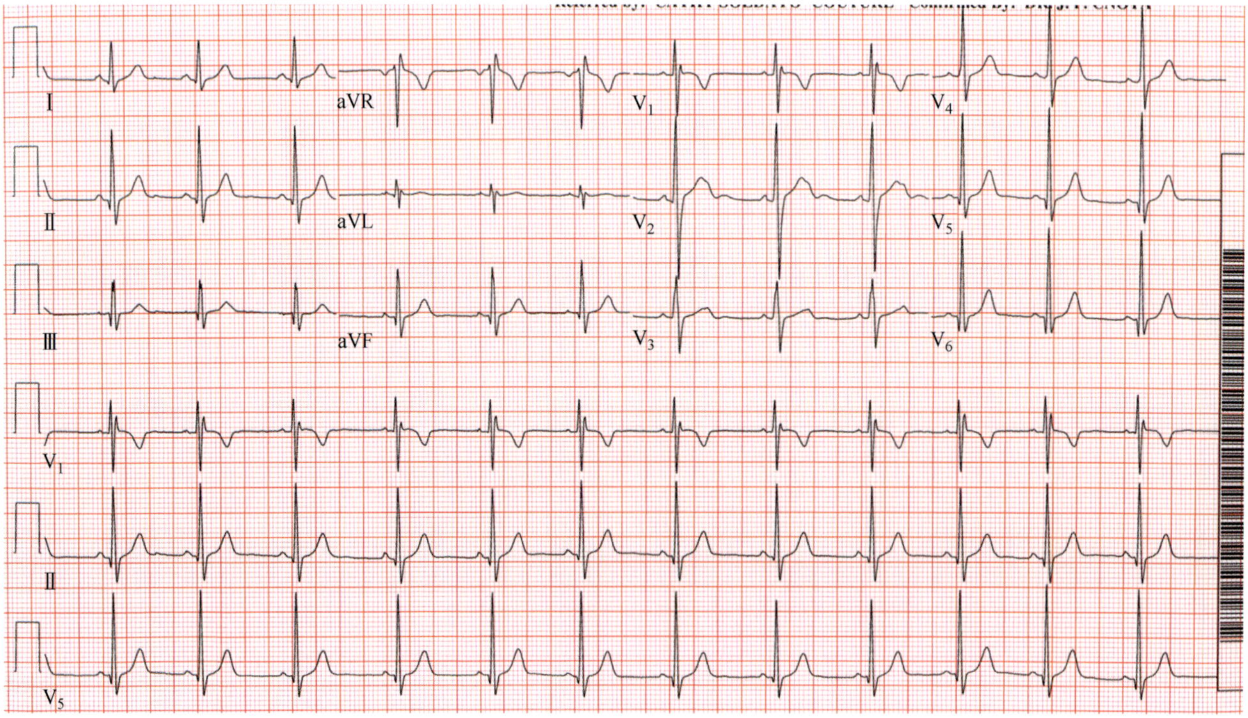

图 8.8 ■ 8 岁小儿的正常心电图。该患儿 V_2 导联 T 波直立，但 V_1 导联 T 波倒置，这是一种正常的演变，因为 T 波变直立的导联顺序依次是 V_3-V_2-V_1

急诊处理

心电图上发现的任何异常都应视作可能的病因进行探讨，但是，正常心电图并不能完全排除潜在的心源性疾病（表8.2）。急诊处理时可根据临床表现严重与否，以及其他实验室和影像学检查结果，酌情请心内科急会诊或收入院治疗。

表8.2 ▪ 小儿患者心律的正常变异

- 窦性心律不齐
- 窦性停搏<1.8 s
- 一度房室传导阻滞
- 莫氏Ⅰ型二度房室传导阻滞
- 交界性心律
- 室性或室上性期前收缩（早搏）

经验与教训

- 右心室肥大是最常见的先天性心脏疾病。对婴儿可加做右胸导联（V_{3R}和V_{4R}）以提供右心室相关的更多信息。
- QT间期的校正可使用Bazett公式，即用测量的QT间期除以前一个RR间期的平方根（$QTc=QT/\sqrt{R\text{-}R}$）。
- Ⅰ、Ⅱ、aVF导联的P波应直立，这些导联出现其他P波方向提示非窦性节律。
- 儿童的下壁和侧壁导联正常情况下可以有Q波。

先天性心脏病

新生儿先天性心脏病

Congenital Heart Disease

NEONATAL CONGENITAL HEART DISEASE

Michael J. Walsh

苏 文　李卫萍　译

此章的视频获取网址 http://mhprofessional.com/sites/lefebvre

临床要点

新生儿先天性心脏缺陷的发生率约 8/1000，是新生儿最常见的出生缺陷。随着胎儿和初生婴儿超声心动图学的进展，越来越多的新生儿在离开医院前被诊断有先天性心脏缺陷。但是，对于那些有心脏疾病但出院时没被发现的患儿，准确及时的诊断对于降低发病率和死亡率是极其重要的。

严重先天性心脏病患儿通常存在动脉导管关闭，临床状态会很快变差。正常婴儿的动脉导管通常在出生后第一天关闭，最晚可以到出生后 90 天关闭，但比较罕见。尽管超声心动图可以提供确切诊断，但经常在明确诊断前就需要开始治疗。当没有超声心动图时，临床医生必须充分利用体格检查、胸部 X 线检查、心电图、四肢血压、导管前和导管后的脉氧等来缩小诊断范围（表 8.3）。

对于依赖动脉导管提供体循环血流的患者，导管的关闭会引起心排血量的显著下降，因此影响氧气供应，导致酸中毒和休克。此时，股动脉搏动减弱或消失。严重主动脉狭窄（CoA），主动脉缩窄，主动脉弓离断，以及左心发育不良综合征是最常见的依赖动脉导管提供体循环血流的例子。

当肺循环血流依赖动脉导管时，动脉导管的关闭会引起明显发绀，这在右心阻塞性病变，如肺动脉狭窄或肺动脉闭锁时尤为明显。吸氧无法缓解的发绀通常提示存在心源性病因。发绀也可能是存在并行循环，如大动脉转位的最常见表现。严重肺水肿可以由肺血流量增加引起，如永存动脉干，或者由肺静脉回流受阻引起，如全肺静脉异位引流。单纯心室缺陷，如左心室双入口和三尖瓣闭锁，可以出现以上任意一种表现，取决于主动脉和肺动脉是否开放以及其他心内因素。

表 8.3 ■ 新生儿先天性心脏病的常见表现

休克
左心发育不良综合征
主动脉缩窄
主动脉弓离断
严重主动脉狭窄
肺血流量减少引起的发绀
严重肺动脉狭窄
法洛四联症
肺动脉闭锁
三尖瓣下移畸形
肺血流量正常或增加引起的发绀
大动脉转位
永存动脉干
呼吸窘迫
大的左向右的分流（室间隔缺损、动脉导管未闭、房室管畸形）
永存动脉干
全肺静脉回流异常

急诊处理

快速识别和稳定病情，对于降低发病率和死亡率是极其重要的。如果怀疑存在心脏疾病，应当尽快安排患儿转院至三级医院，以备可能需要进行的外科或导管介入手术。通常在完善超声心动图明确诊断前就需要开始治疗。

治疗此类患者的主要药物是前列腺素 E1［0.03～0.1 μg/（kg·min)］，可以挽救动脉导管缺陷、大动脉转位患者的生命。有一小部分先天性心脏病，包括阻塞性全肺静脉异位引流的患者，前列腺素治疗反而会加重病情。临床医生必须考虑到药物导致的呼吸暂停、低血压等副作用，假如需要转运患者，在转运前要考虑到开放气道和建立静脉通路。

左心阻塞性病变在动脉导管关闭后可以出现严重心力衰竭，此时儿茶酚胺药物，如多巴胺、肾上腺素可起到关键作用，同时必须纠正代谢性酸中毒。对于充血性心力衰竭引起的呼吸窘迫，可以给予静脉利尿剂（如呋塞米 1 mg/kg 静注）。

对于室间隔完整、卵圆孔局限的大动脉转位患儿，单纯药物治疗经常不够，球囊房间隔造口术能促进血液充分混合。对于这些患儿，应立即转院至三级医院，以完善超声心动图提供确切诊断，并且由心胸外科医生酌情进行保守治疗或手术修复。

经验与教训

- 先天性心脏病在新生儿中非常常见，并且临床表现多种多样。发绀，单一第二心音，股动脉搏动减弱，以及低灌注可以帮助鉴别先天性心脏病与其他新生儿疾病。
- 如果临床高度怀疑先天性心脏病，应请儿科心脏病专家会诊，并尽快开始前列腺素 E1 的治疗，而不需要明确诊断后才开始治疗。

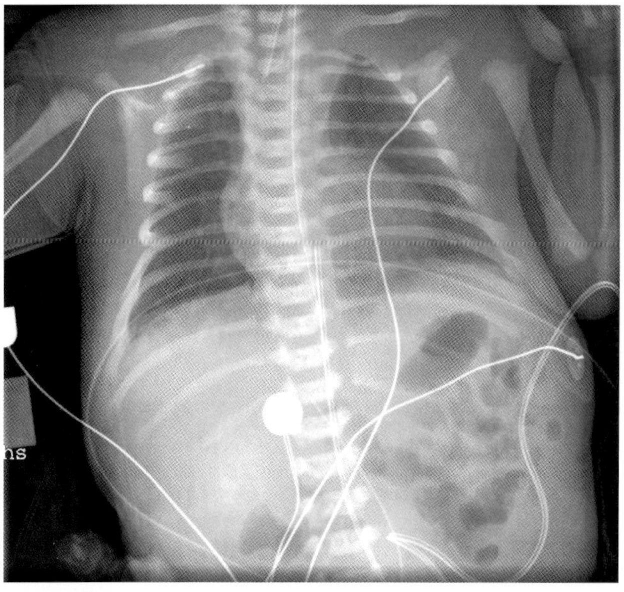

图 8.9 ■ 患大动脉转位的新生儿。正位胸片上可见由于大动脉转位造成的狭窄纵隔，伴随纵隔压力增高引起的胸腺发育停滞和肺过度膨胀，心脏呈斜置蛋形

- 如果需要转运，在转运前要考虑到开放气道和建立静脉通路。需注意持续静脉输注前列腺素 E1 可能引起呼吸暂停。

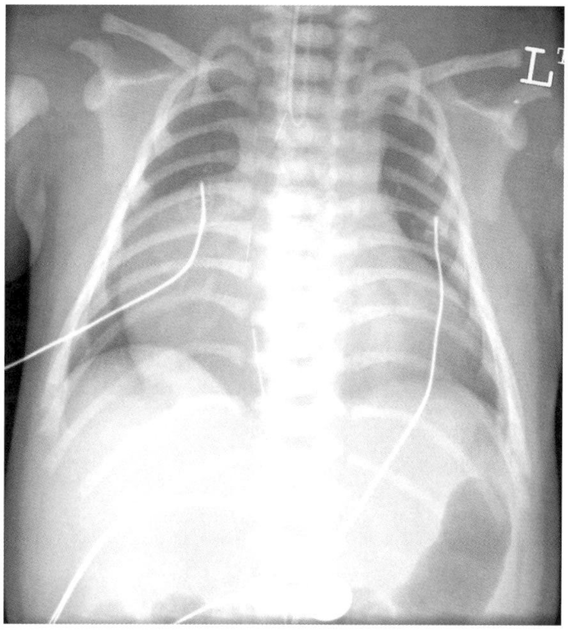

图 8.10 ■ 患三尖瓣下移畸形的新生儿。严重三尖瓣反流引起右心房明显扩大，正位胸片上常可见到呈团块样扩张的心脏轮廓

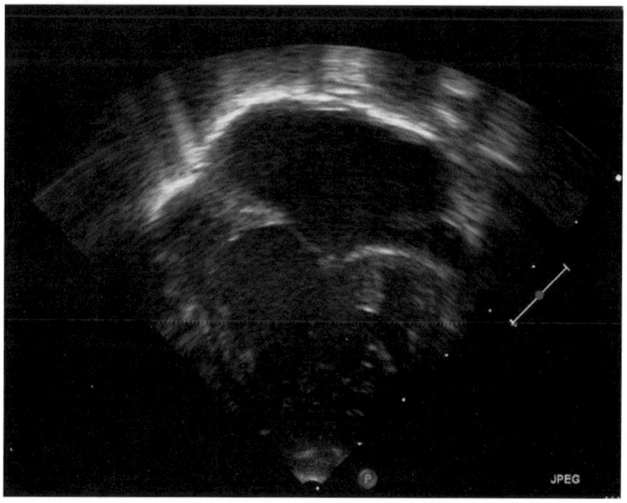

图 8.11 ■ 左心发育不良综合征。从心尖角度可以看到明显的右心室扩张和三尖瓣扩大，左心室很小，二尖瓣开放不明显，室间隔肌部缺损

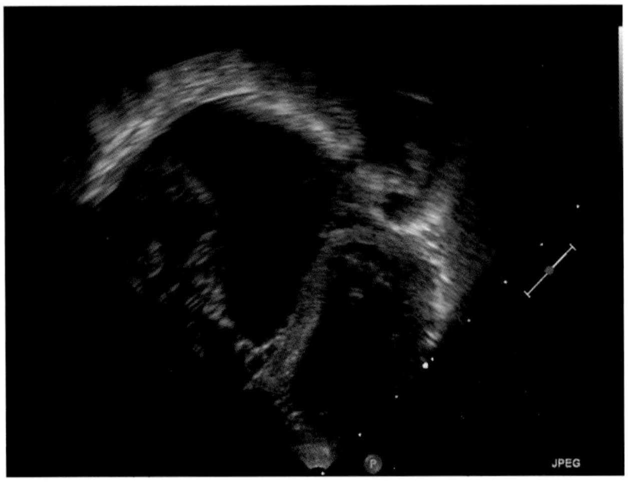

图 8.12 ■ 三尖瓣下移畸形。可以看到三尖瓣相比二尖瓣明显下移，右心房扩张，右心室的大部分发生“心房化”，有效的右心室腔很小

视频 8.1 ■ 左心发育不良综合征新生儿，左右心室的大小存在差异，可以看到室间隔缺损。流出道切面可以看到从左心室发出发育不良的主动脉。在这种发育不良的主动脉和左心室情况下，主要靠动脉导管未闭维持全身血供

视频 8.2 ■ 三尖瓣下移畸形。可以看到三尖瓣相比二尖瓣明显下移，右心房扩张，右心室的大部分发生“心房化”，右心室的实际容量很小，因此其供给肺血流量的能力受限

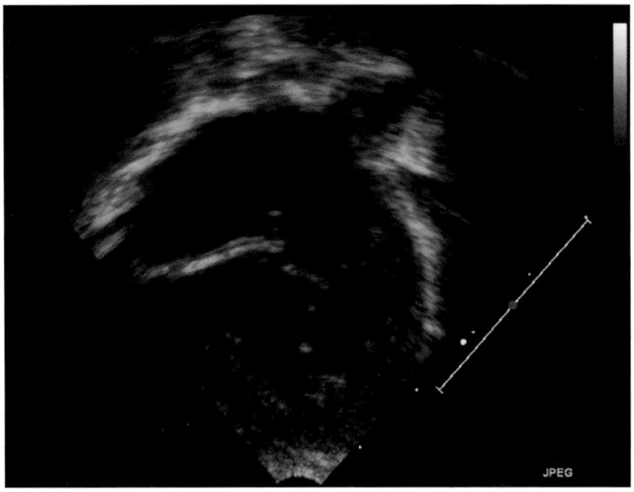

图 8.13 ■ 三尖瓣闭锁。二尖瓣、左心室正常，但是右心的房室之间没有瓣膜连接，右心室很小，由室间隔缺损供血

视频 8.3 ■ 大动脉转位新生儿的剑突下视频图，左后侧，左心室发出分叉的大血管，右前面，右心室发出主动脉

视频 8.4 ■ 三尖瓣闭锁。可见闭锁的三尖瓣，右心室很小，室间隔缺损使血流可以流向右心室。探头往前扫描，可以看到大血管（发自左心室的主动脉、发自右心室的肺动脉）。假如没有肺血流受阻，该婴儿在早期将出现心力衰竭症状

婴儿先天性心脏病
INFANTILE CONGENITAL HEART DISEASE

Michael D. Quartermain

苏 文 李卫萍 译

临床要点

婴儿和儿童先天性心脏病（先心病）大多数表现为左向右分流，左侧流出道梗阻和心肌病（表 8.4）。婴儿和儿童早期是危险期。此时由于肺血管阻力（PVR）下降使先心病的血流动力学异常变得明显。此年龄段由于心力衰竭至急诊就诊的最常见心脏缺陷是中到大的室间隔缺损（VSD），另外一种则是完全型房室管畸形，在 21 三体综合征患儿中的发病率为 40%，这种缺陷包括大的室间隔缺损，同时伴有房间隔缺损、二尖瓣及三尖瓣畸形。

孤立的动脉导管未闭（PDA）如果很大的话，可以有肺血流量增加的类似左向右分流的表现。新生儿阶段常见的主动脉缩窄（CoA），也可以出现在婴儿和儿童早期。此年龄段需要注意发自肺动脉的左冠状动脉畸形（ALCAPA）和心肌病（如病毒性、代谢性、感染性）可以表现为左心室扩张、左心室收缩功能不全。

各种各样的心脏缺陷可以表现为充血性心力衰竭或低心排血量。在体格检查时，有明显的发育不良，身高和体重不达标（第 5 百分位以下），喂养差病史。常出现心动过速和呼吸急促，伴有轻度到中度呼吸窘迫。可听到心脏杂音，伴有心前区隆起。这些患儿的其他表现还包括四肢末梢凉、毛细血管灌注不足，四肢血压可以帮助鉴别有无明显主动脉缩窄，表现为右上肢血压比下肢血压高出 20 mmHg 以上。

表 8.4 婴儿和儿童早期先天性心脏病的常见表现

室间隔缺损
共同房室通道
动脉导管未闭
严重主动脉瓣或二尖瓣反流
左心室流出道梗阻（主动脉缩窄或主动脉狭窄）
永存动脉干
ALCAPA
扩张型心肌病
心律失常

急诊处理

脉氧检测仪、四肢血压的准确测量、心电图、胸部 X 线检查是最基本的诊断工具。脉氧读数通常正常，或由于肺水肿所致脉氧略降低。心电图对于排除心律失常有重要价值，可以评估大的左向右分流时明显的左心室压力升高，鉴别左冠状动脉起源于肺动脉引起的心肌缺血。大部分心脏缺陷均会在胸部 X 线检查中表现有心脏扩大和肺水肿。推荐请儿科心脏病专家会诊，并行超声心动图检查，制定合理的治疗方案。对于室间隔缺损或动脉导管未闭导致大量左向右分流的患儿，使用利尿剂治疗是有效的，通常给予呋塞米 1 mg/kg 静脉注射。这些患儿不推荐给予吸氧治疗，因为吸氧引起的血管扩张，可能会引起肺血流量增加而加重肺水肿。住院后可以给予鼻饲和地高辛治疗。扩张型心肌病患儿通常需要更多的支持性治疗，比如机械通气，静脉使用多巴胺、米力农等药物。如果超声心动图怀疑左冠状动脉起源于肺动脉，有的医疗中心会选择在外科治疗之前，行心脏导管介入手术来明确诊断。如果存在心律失常，如室上性心动过速，则需要给予腺苷 0.1 mg/kg 静脉注射来维持窦性心律，然后住院，根据发病机制给予 β 受体阻滞剂或地高辛治疗。

经验与教训

- 婴儿或儿童出现呼吸窘迫不一定是气道疾病，须考虑到心源性病因。
- 胸部 X 线检查对于这个年龄段患儿是一种简单安全的辅助检查手段，可用于明确先心病。先心病患儿多数都存在心脏扩大、肺血管影增多。
- 股动脉搏动消失或减弱提示主动脉缩窄诊断，所有因心脏疾病或右臂高血压急诊就诊的患儿均需鉴别该病。由于心排血量低，可能没有典型的上下肢血压差。

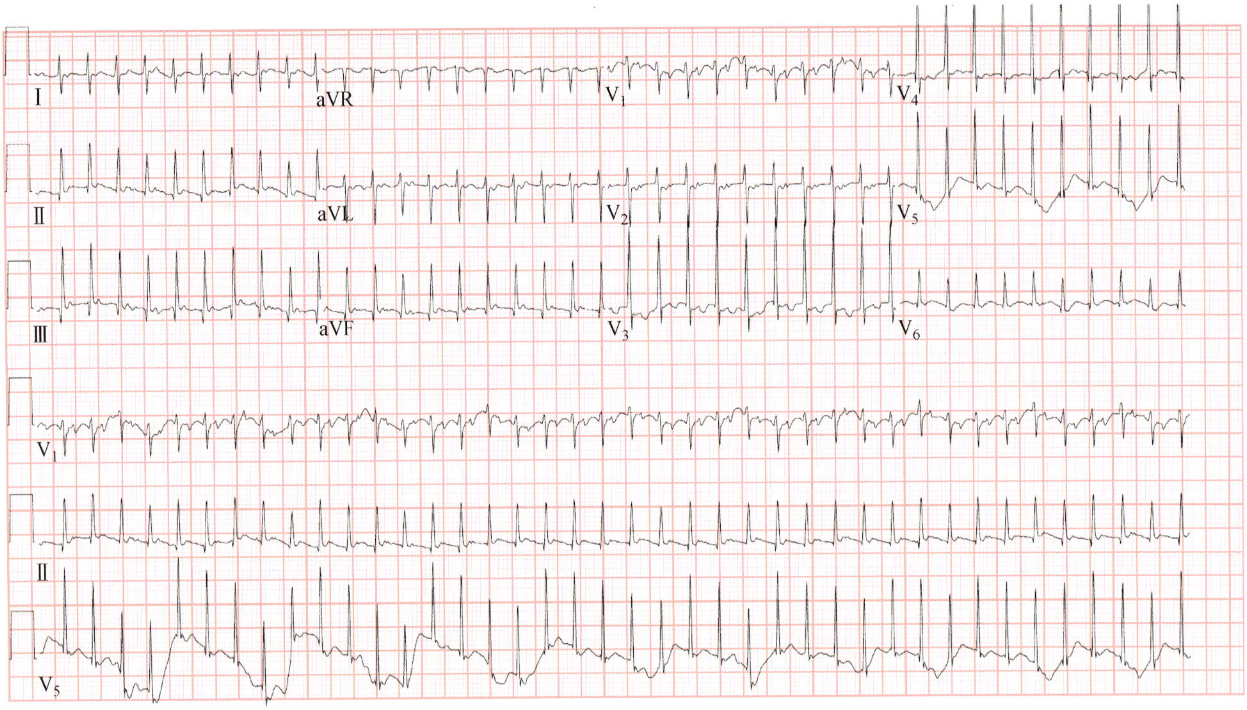

图 8.14 ■ 因心动过速至急诊室就诊的 2 月龄患儿。心电图上可见规律的窄 QRS 波心动过速，心室率 250 次/分，符合阵发性室上性心动过速表现。该患儿在给予腺苷后恢复窦性心律，示 WPW 综合征

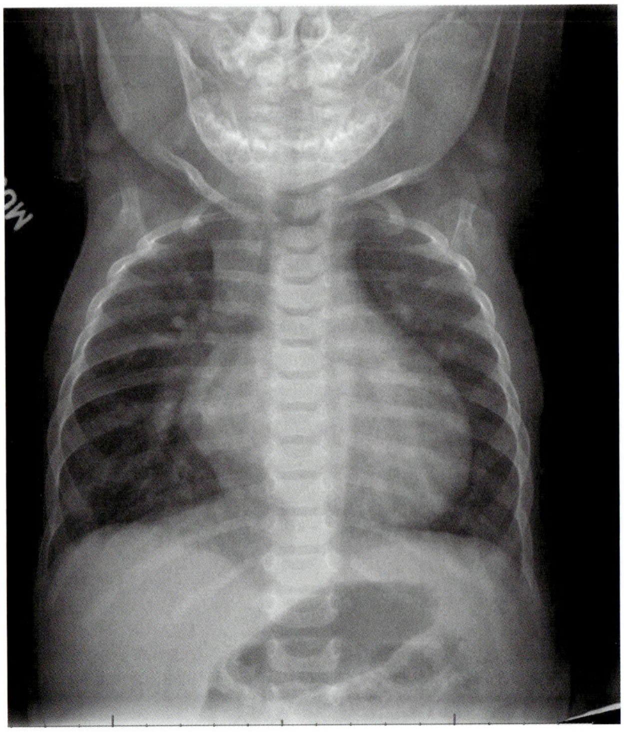

图 8.15 ■ 3 月龄室间隔缺损患儿的 X 线胸片。可见由于左向右分流引起的中度心脏扩大和肺血管影增多

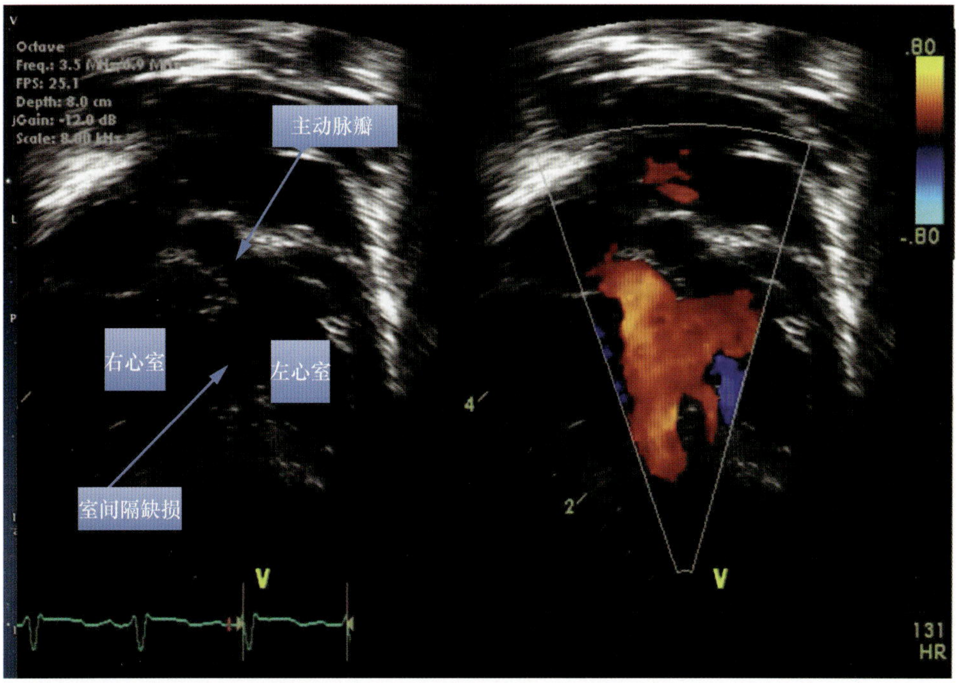

图 8.16 ■ 6 周龄患儿四腔心切面的超声心动图图像。左侧二维图像可见主动脉瓣下大的缺损（1 cm），彩色多普勒图像显示跨室间隔的左向右分流

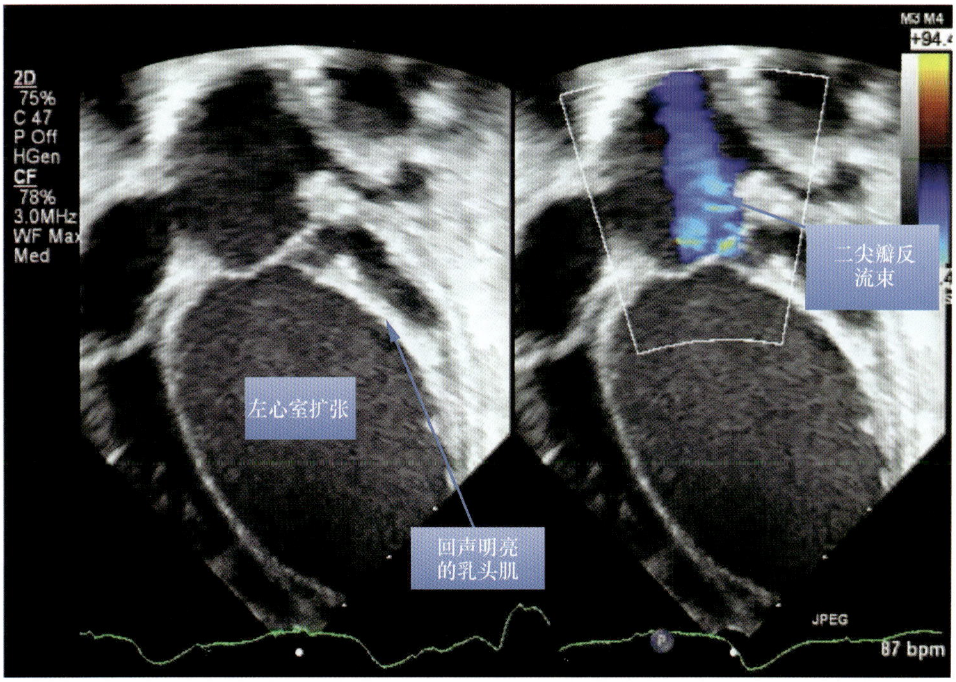

图 8.17 ■ 因进食差及呼吸急促而急诊就诊的 10 周龄男童心脏超声图像。可见严重扩张的左心室，且左心室收缩功能减弱，二尖瓣反流提示可诊断为 ALCAPA

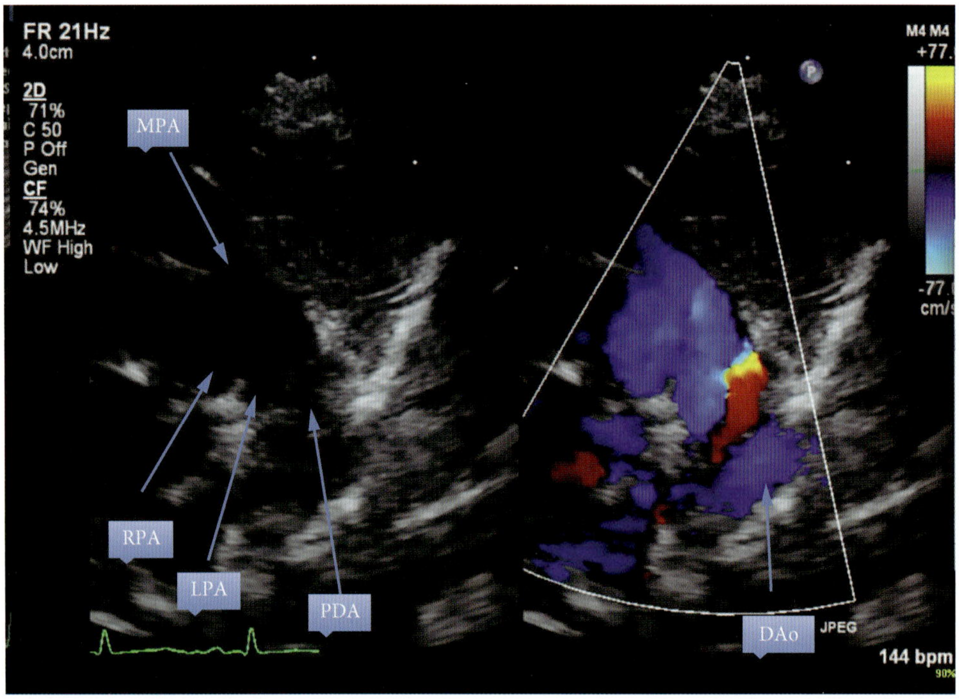

图 8.18 ■ 动脉导管未闭（PDA）的超声图像。经典切面（aka“三血管”切面）可见左右肺动脉前向（蓝色）血流，大动脉导管从主动脉到肺动脉（红色）连续血流。RPA，右肺动脉；LPA，左肺动脉；MPA，中肺动脉；DAo，降主动脉

小儿先天性心脏病

PEDIATRIC CONGENITAL HEART DISEASE

Cheryl Cammock

苏 文　李卫萍　译

临床要点

年长儿童以及青少年因心脏疾病到急诊室就诊可能源于以下疾病：①获得性心脏病和心肌病，②先天性心脏缺陷外科修补术后，③未诊断的先天性心脏缺陷病情进展。这个年龄组的患儿可能会有常见主诉，如胸痛、心悸、头晕。因此，急诊室医生面临的首要重要挑战就是判断是否存在危重心脏疾病。其他主诉如厌食、慢性咳嗽、乏力、运动诱发晕厥等比较少见，需要更加关注。

体格检查、尤其是变换体位听诊，能够帮助明确诊断和判断疾病严重程度。心力衰竭的征象包括呼吸急促、心动过速、灌注不足、四肢末端湿冷、低血压、毛细血管充盈迟缓。S4 奔马律、颈静脉怒张、周围水肿通常是病理性临床表现。心脏搏动最强点向侧方移位提示心脏扩大，在先天性心脏分流或心肌病可见。心脏震颤的出现通常伴随有左向右分流或者瓣膜疾病。胸骨左下缘收缩期杂音从坐位到立位时增强，提示可能存在梗阻性肥厚型心肌病（表 8.5）。

表 8.5 年长儿童以及青少年心力衰竭的常见病因

*后天性心脏病和心肌病	*未行手术的结构性心脏病	*手术后的结构性心脏病
川崎病	二尖瓣反流	左心衰竭
风湿性心脏病	主动脉瓣反流	系统性右心室/单心室/Fonton 手术
感染性心内膜炎	左心室流出道梗阻	缺血性心肌纤维化
马方综合征	三尖瓣下移（Ebstein）畸形	残留分流束
镰状细胞性贫血	艾森门格综合征	残留瓣膜功能不全，主动脉瓣或动脉干瓣膜
肺动脉高压		残留流出道梗阻
心律失常		右心衰竭
心肌炎		残留右室流出道或肺动脉梗阻
心肌病		肺动脉高压
		Tet 修补术后肺动脉瓣功能不全

* 列表中只包含了最常见的病因

急诊处理

急诊室医生面临的第二大挑战是稳定患儿病情和血流动力学，应当迅速评估生命体征，并根据小儿高级生命支持指南进行复苏，包括治疗危及生命的心律失常。怀疑左心衰竭的患儿，发生室性心律失常时可以使用胺碘酮（可达龙）。一旦患儿病情稳定，应尽快完善四肢脉搏触诊、血压测定、12 导联心电图、胸部 X 线检查等。对于有心脏杂音、心力衰竭症状和体征的患儿，推荐完善超声心动图。血清钠尿肽（BNP）是心室在压力或容量负荷增加时，对室壁压力升高而反应性释放到血液中的物质，能用于判断心力衰竭的严重程度。当怀疑存在心脏疾病时，应请心脏科会诊。

为了便于临床识别和指导进一步治疗，年长儿童的心力衰竭根据病理生理机制不同可以分为三类。第 1 类包括泵功能衰竭的各种疾病，例如心肌病。先天性心脏病很少出现在这类中，其心排血量不足通常由收缩力下降直接引起。这些患儿可以使用静脉呋塞米、限制液量、正性肌力药、减轻心脏后负荷药物。第 2 类包括泵功能正常、前负荷增加的疾病。外科修补心脏缺陷术后，如法洛四联症补片术后慢性肺动脉瓣、主动脉瓣功能不全是此类心力衰竭的主要原因。慢性主动脉瓣功能不全或许能耐受，但是，急性主动脉瓣功能不全则是一种需要外科处理的急症。对于此类心力衰竭，减轻心脏后负荷治疗可能缓解病情。第 3 类包括正常心肌收缩力、但心室压力增加的疾病，如主动脉瓣或主动脉瓣下狭窄，对于此类心力衰竭，不推荐使用全身血管舒张药物。

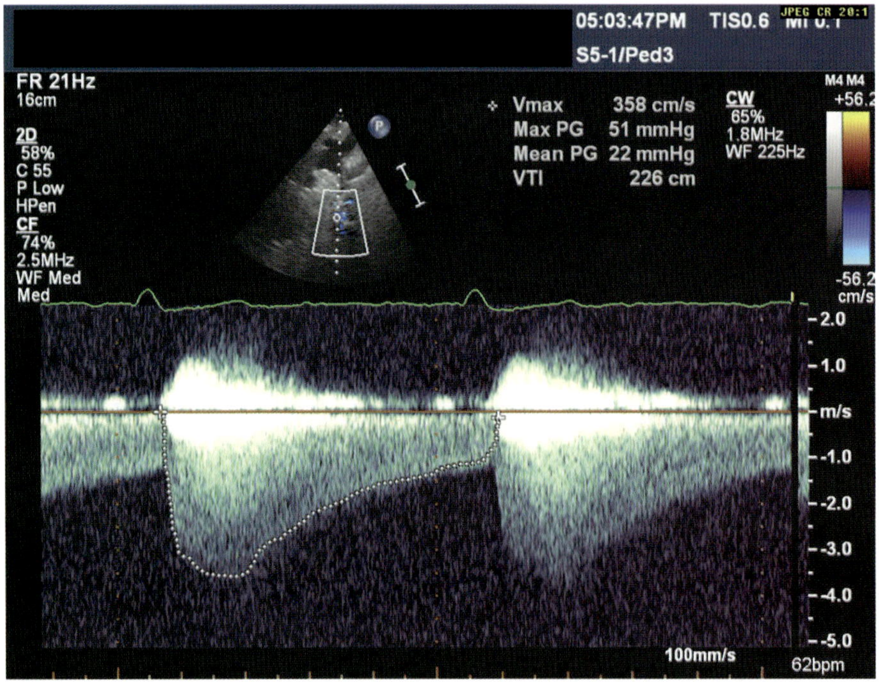

图 8. 19 ■ 主动脉弓缩窄的多普勒图像。22 岁跛行患者，足背动脉搏动不可触及，多普勒图像显示收缩期和舒张期跨主动脉弓的前向血流

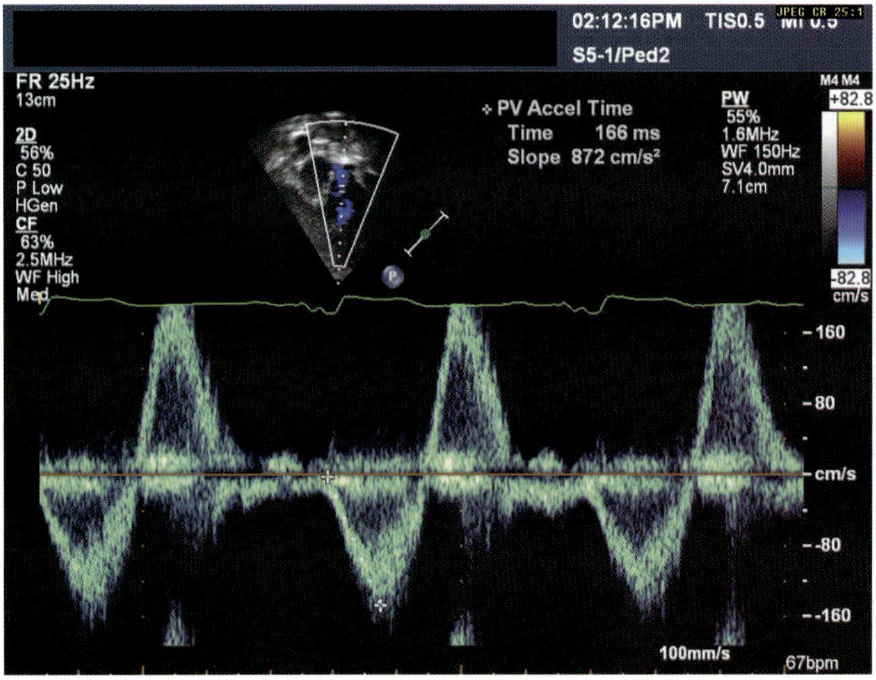

图 8. 20 ■ 严重肺动脉瓣功能不全的多普勒图像。18 岁运动诱发晕厥患者，法洛四联症修补术后，前后向血流显示了收缩期和舒张期重度的肺动脉瓣功能不全，前向血流在基线以下，反流束在基线以上

A

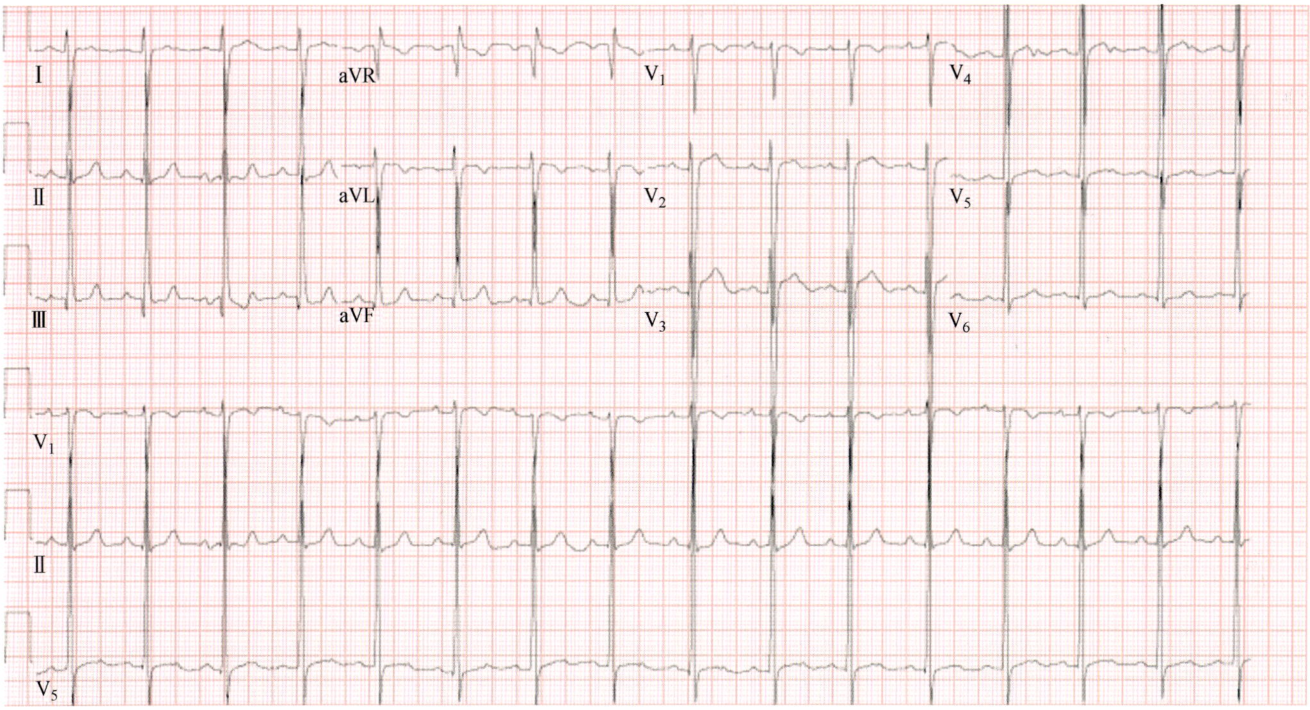

B

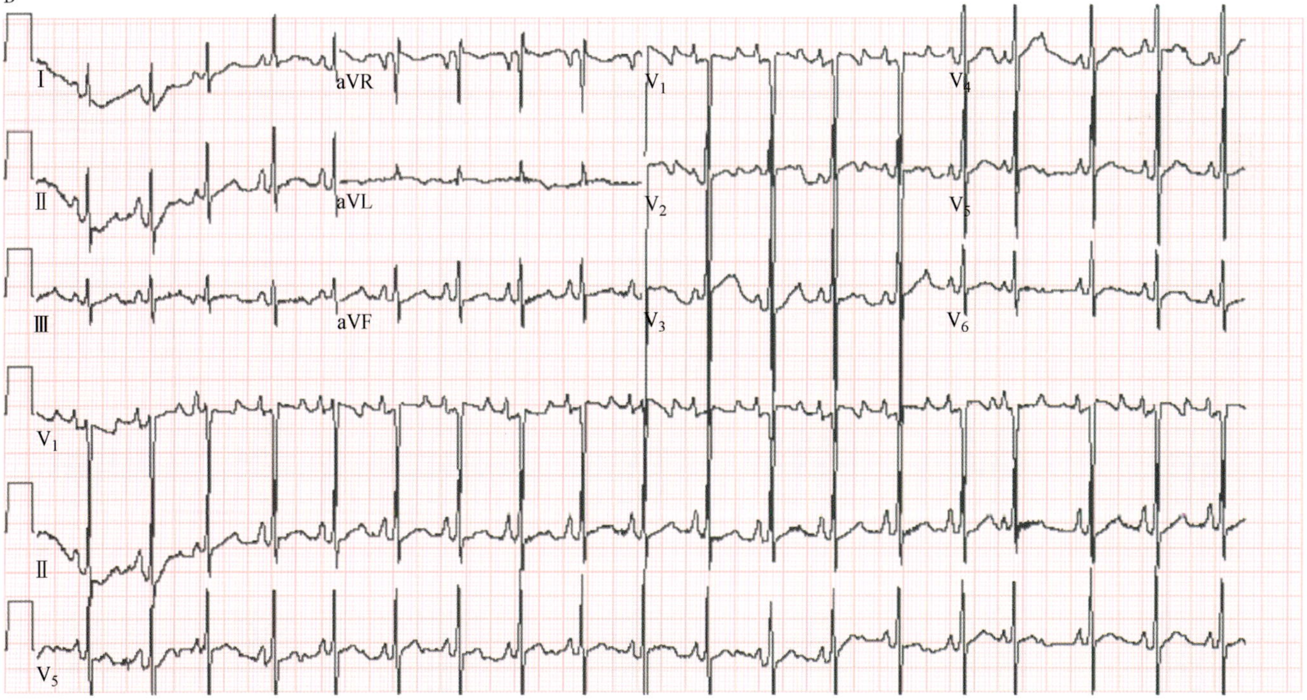

图 8.21 ■ 两位肥厚型心肌病患儿的 12 导联心电图。（**A**） 6 岁 Hunter 综合征患儿，V_5、V_6 导联 R 波电压升高，V_1 导联 S 波加深，与左心室肥厚图形一致。（**B**） 18 月龄肥厚型心肌病、肺动脉高压患儿，V_1、V_2 导联 S 波加深，提示左心室肥厚，P 波高尖提示右心房扩大

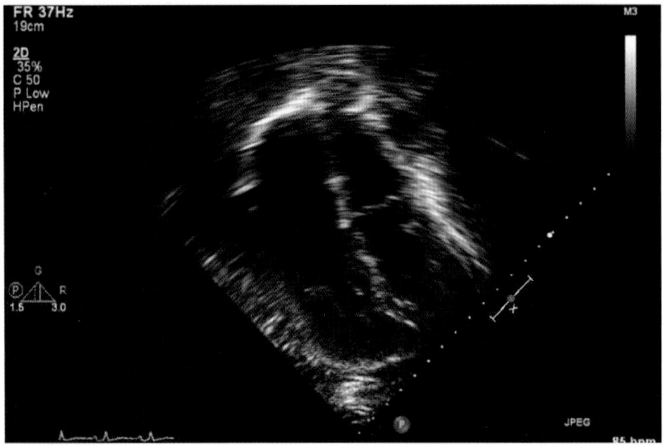

图 8.22 ■ 严重三尖瓣下移畸形图像，2D 超声上心尖四腔心切面，可见三尖瓣的隔叶瓣严重下移，心房化的右心室位于三尖瓣瓣环和三尖瓣隔叶瓣之间

经验与教训

- 患先天性心脏病的年长儿童通常不表现为泵功能衰竭，但也有例外，如急性严重瓣膜功能不全，或者先前进行过先天性心脏病外科修补术的患儿。
- 以成年人常见主诉如胸痛、心悸、头晕、乏力就诊，伴有容量超负荷表现，接诊医师应当警惕可能存在严重心脏疾病。

炎症和感染性疾病
心肌炎和心包炎
Inflammatory and Infectious Disorders
MYOCARDITIS AND PERICARDITIS

Sidney Larken Ware
James C. O'Neill
苏 文 李卫萍 译

临床要点：心肌炎

心肌炎是一种心肌的炎症，主要是淋巴细胞、浆细胞、组织细胞浸润到心肌组织。心肌炎的表现可以很轻，此时患者不会到医院就诊，也可以很重，使心肌严重受损引起心力衰竭。其常见症状是发热、心动过速。患者可表现为肝大、肺水肿、颈静脉怒张、下肢水肿，也可出现心包炎引起的胸痛、发热、肌痛。心肌炎的病原学包括柯萨奇病毒、埃可病毒、流感病毒、艾滋病毒、乙型肝炎病毒、EB 病毒。细菌病原学包括白喉棒状杆菌、脑膜炎奈瑟菌、支原体、β 溶血链球菌、莱姆病螺旋体。心电图、胸部 X 线检查、心肌酶、超声心动图能帮助明确诊断。

急诊处理

鉴别诊断包括引起心力衰竭和心脏扩大的所有疾病：缺血性心脏病、高血压性心脏病、心脏瓣膜疾病、冠心病、特发性心肌病。心肌炎的治疗主要是对症支持，对于怀疑细菌引起者需要给予抗菌治疗。心肌炎患者需要住院密切观察，如果症状进展很快，可以考虑给予体外膜肺氧合治疗。

经验与教训

- 对于与发热不相符的心动过速，需要考虑到心肌炎的可能性。
- 尽管心肌炎通常是由病毒感染引起的，但也存在细菌感染的可能性，此时需要抗菌治疗。
- 30%～40%心包炎患者都有心肌炎成分。
- 非甾体消炎药或秋水仙碱治疗无效的患者，可能有其他原因存在，如狼疮或其他自身免疫性疾病。
- 患者可能对激素有反应，但是在与心脏科专家或风湿免疫学专家会诊之前，尽量不使用激素，因为一旦激素停药，症状可能会加重。

临床要点：心包炎

心包炎是心脏周围纤维膜的炎症。患者通常主诉为逐渐加重或突然发作的胸痛，可向后背、左肩、左斜方肌放射。胸痛经常在运动或呼吸时加重，仰卧时疼痛加重，坐位前倾时缓解。患者可能会有轻度发热、气短、吞咽困难。查体时可能听到心包摩擦音，当患者前倾时在左胸骨缘或者心尖部听诊最为清晰。

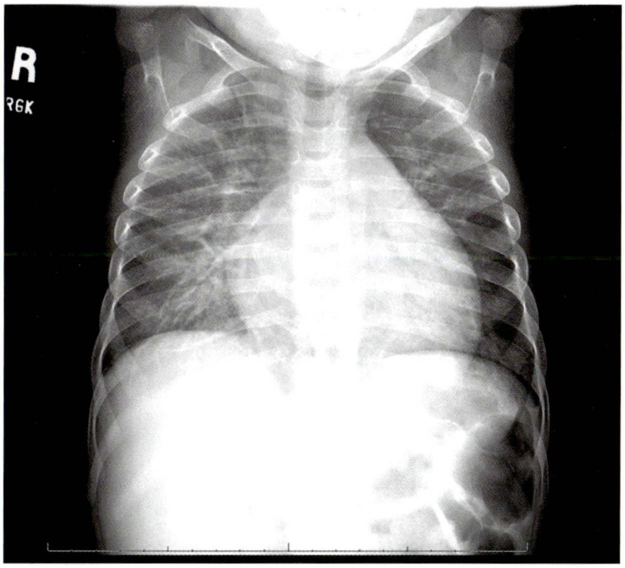

图 8.23 ■ 于急诊室拍摄的心肌炎患者的图像。肝显得较大。心肌炎患者胸部 X 线检查通常是正常的，但是这个胸部 X 线片上可以看到心力衰竭的表现，包括心脏扩大、肺水肿

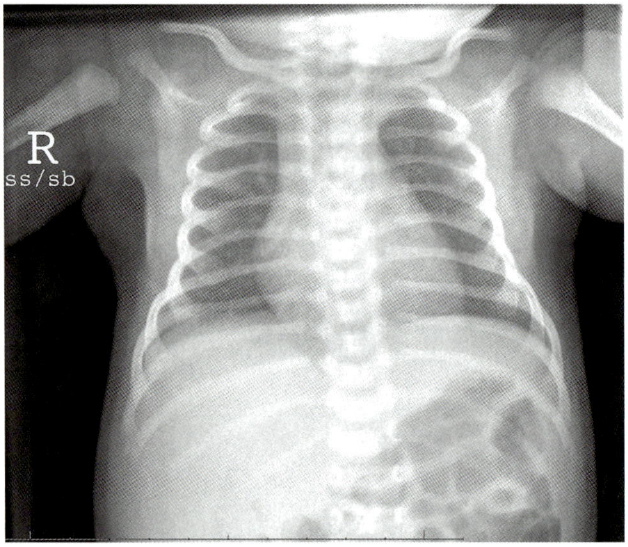

图 8.24 ■ 图 8.23 患者在诊断心肌炎 18 个月之前所拍胸部 X 线片，此时的心界在正常范围内

心包炎的病因通常是特发性，但是病毒感染如柯萨奇病毒、艾滋病毒，或细菌感染，如葡萄球菌、β 溶血性链球菌、结核杆菌也可以引起。不常见的病因包括肿瘤性，药物性（如普鲁卡因胺、肼屈嗪），狼疮，类风湿关节炎，其他风湿免疫系统疾病。心包炎也可出现在心肌梗死后、尿毒症、黏液性水肿之后。

急诊处理

常规心电图可以帮助诊断，胸部 X 线检查有时也有帮助，超声心动图可用于判断心包积液，帮助判断血流动力学是否稳定，也可以发现心脏压塞、射血分数下降，或者室壁运动减弱。心肌酶系列（通常肌钙蛋白）可以帮助发现心包炎伴随的心肌炎，发生率在 30%～40%。大多数特发性心包炎患者，应用非甾体消炎药在 7～21 天内可起效，部分患者使用秋水仙碱可能有效。如果发现特定病因，则要针对病因进行治疗。

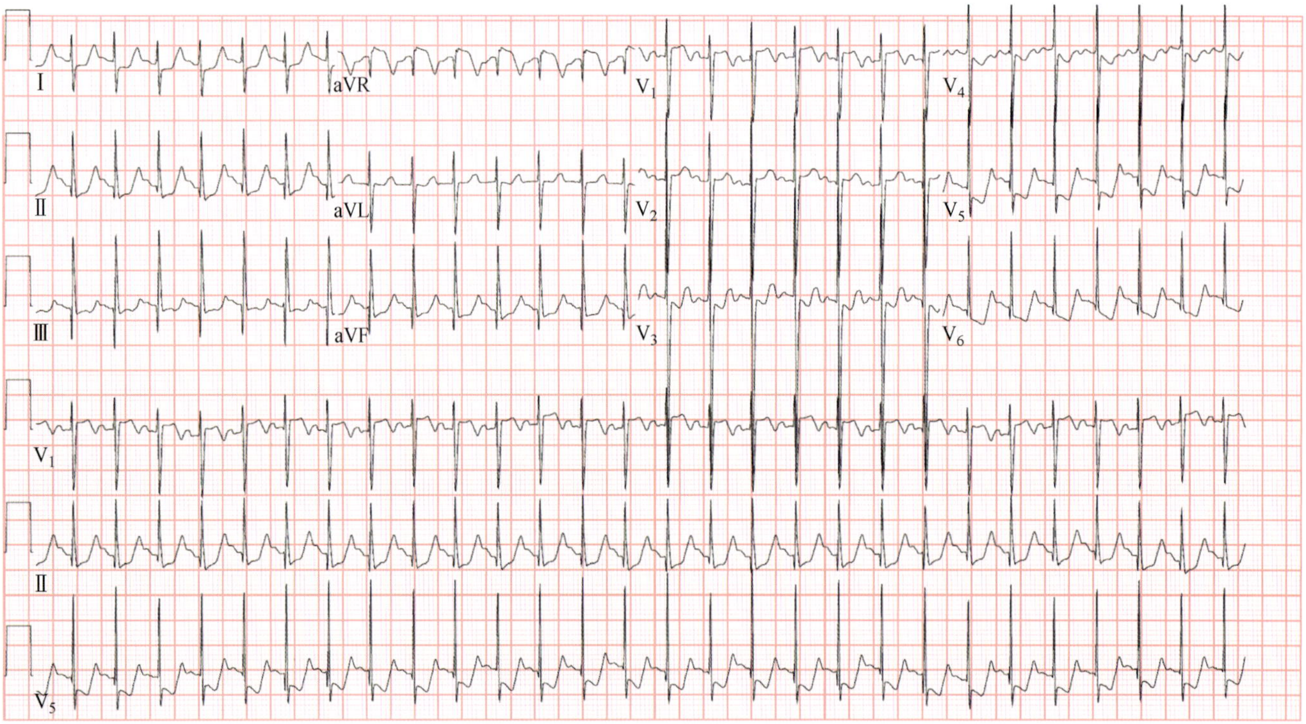

图 8.25 ■ 患者住院期间的心电图显示有窦性心动过速，下侧壁导联 ST 段压低，侧壁导联 ST 段异常、T 波倒置。该患者的肌钙蛋白从 74 ng/ml 升至 1343 ng/ml

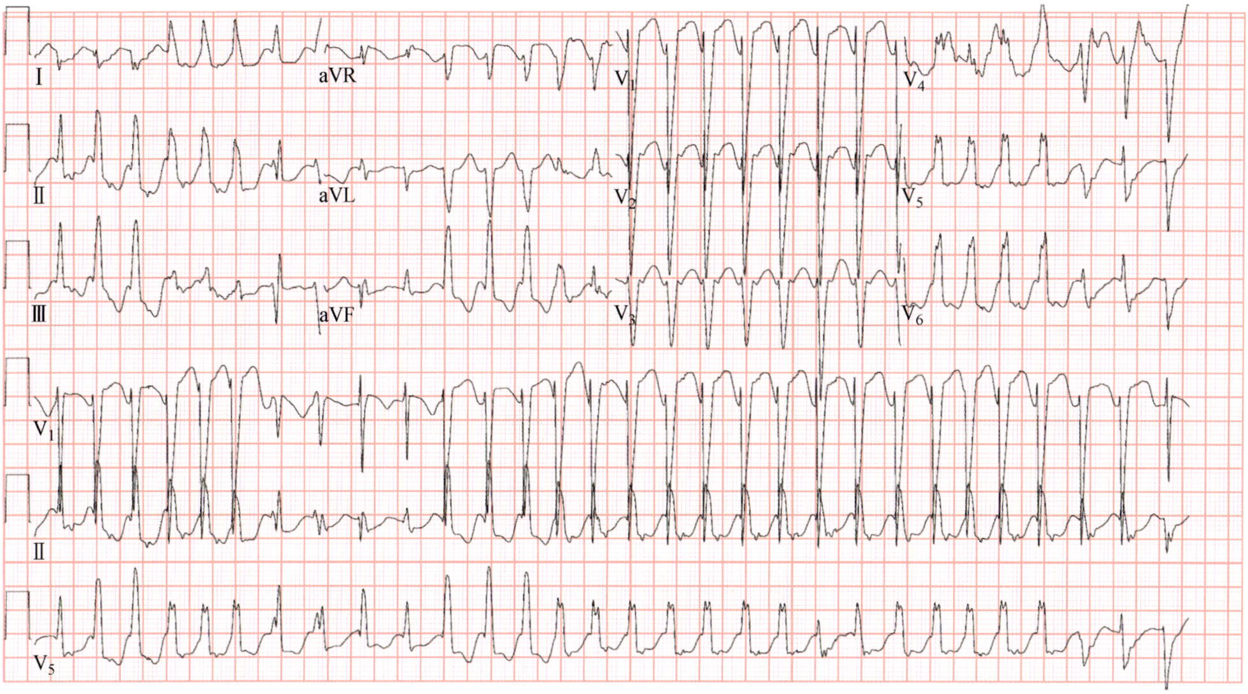

图 8. 26 ■ 患者病情进展后出现了宽 QRS 波心动过速。发生心搏骤停后，此患者需行体外膜肺氧合治疗

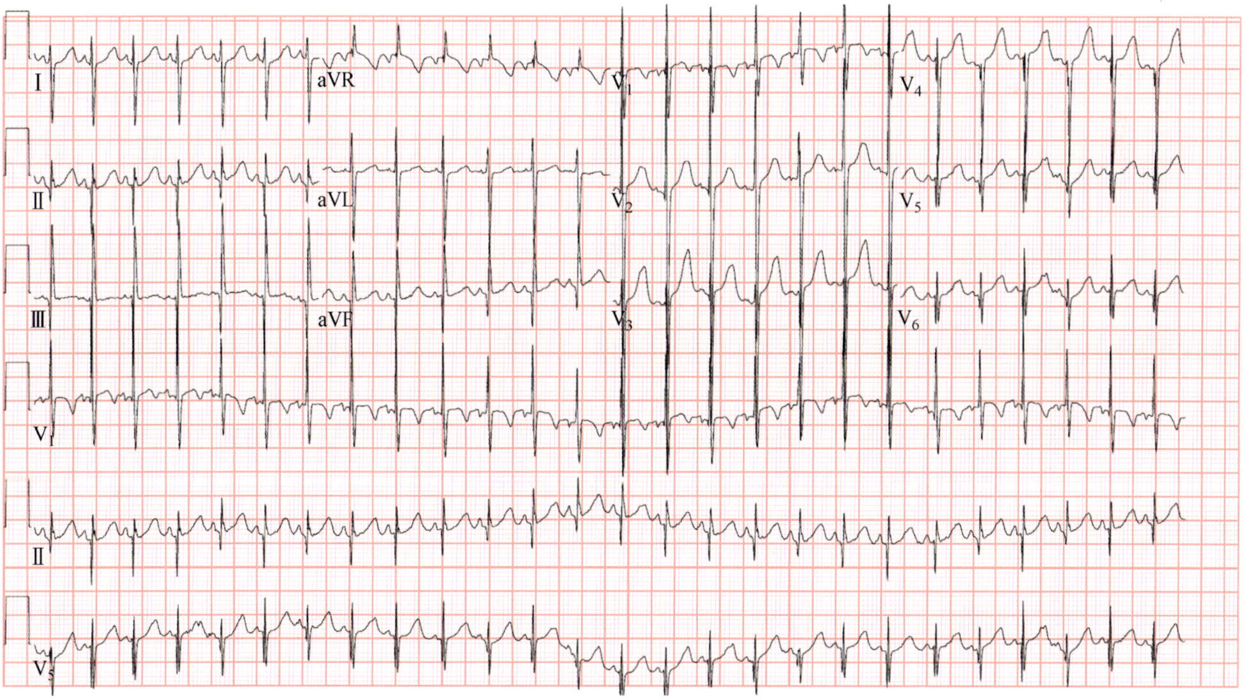

图 8. 27 ■ 上述患者在患心肌炎近 1 年前做的心电图，存在窦性心动过速

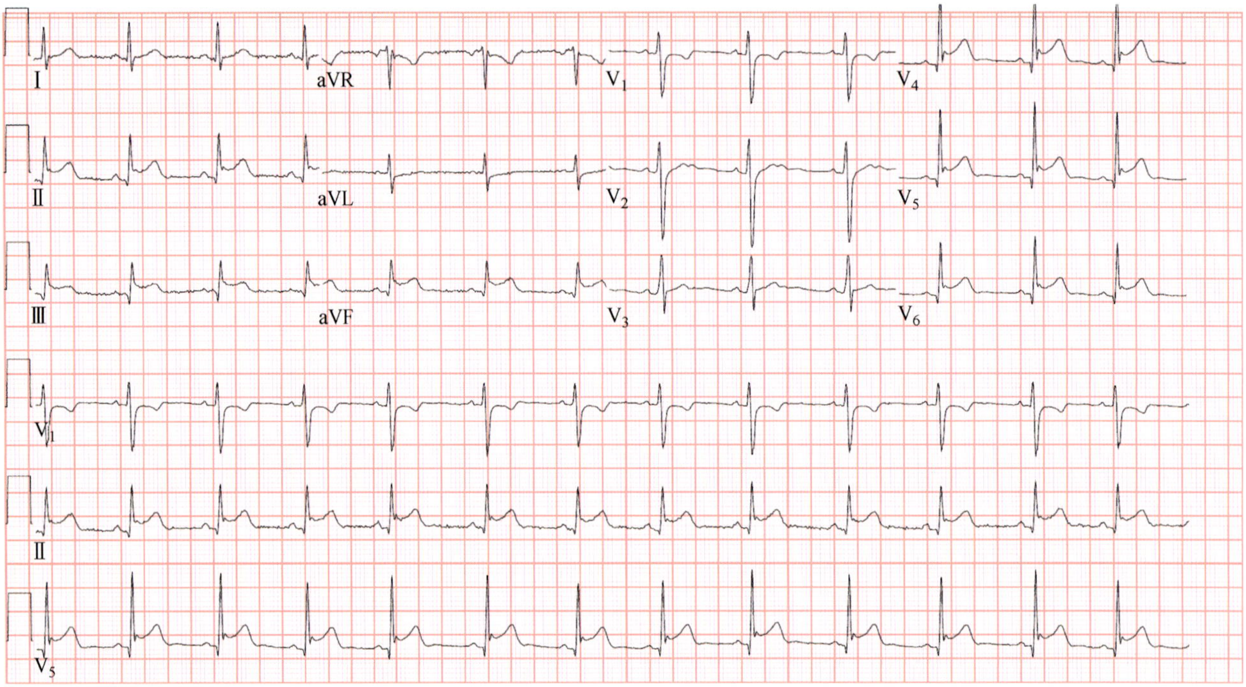

图 8.28 ■ 心包炎患者的心电图，需注意到广泛的 ST 段抬高，为诊断心包炎的典型心电图表现

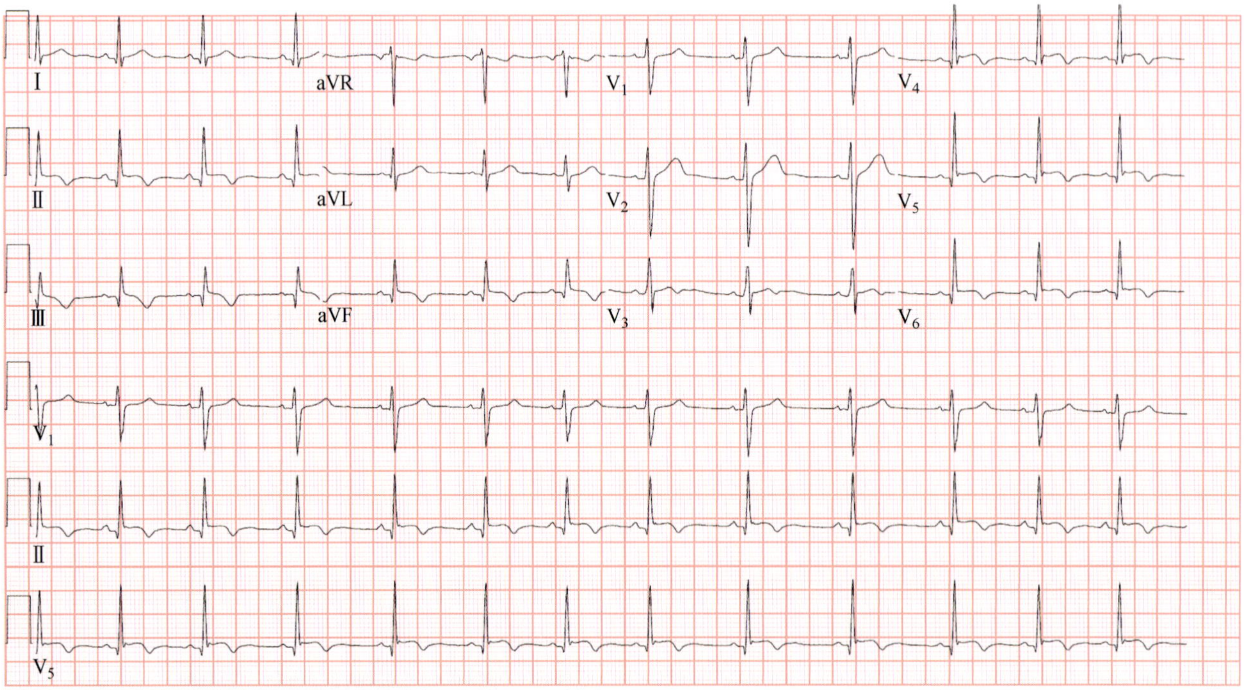

图 8.29 ■ 图 8.28 患者随后的心电图，下侧壁导联的 ST 段抬高已经演变成 T 波倒置

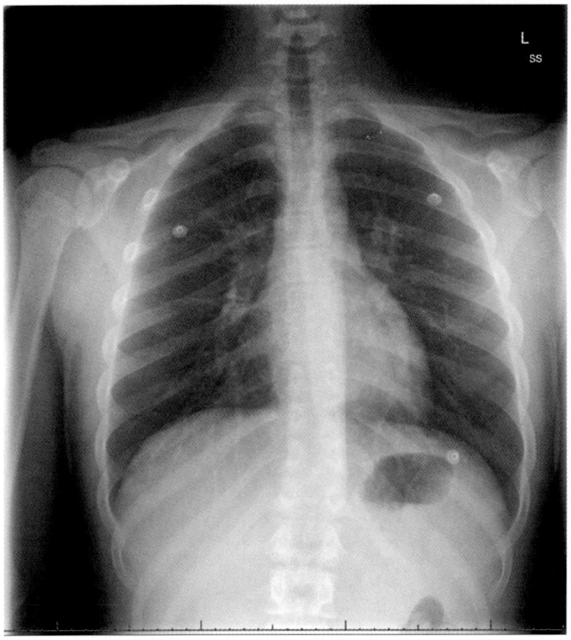

图 8.30 ■ 上述心包炎患者的胸部 X 线检查大致正常

经验与教训

- 30%～40%的心包炎患儿都伴随有心肌炎。
- 对于症状明显的心包炎患儿，应该考虑行床旁超声心动图明确是否有心包积液。

川崎病
KAWASAKI DISEASE

Michael S. Mitchell

苏 文　李卫萍　译

临床要点

川崎病是一种发生在小儿人群中的疾病，好发于幼儿，大部分病例都在 5 岁以下。尽管川崎病的确切病因不清楚，却有独特的临床特征可以帮助明确诊断。典型症状是持续发热超过 5 天后出现一系列其他症状。当出现以下临床症状中的至少 4 项时，可以做出诊断：①非化脓性双侧球结膜炎；②颈部淋巴结肿大，通常是单侧；③口咽部黏膜改变，包括咽部、口唇充血，嘴唇干裂，杨梅舌；④四肢改变，包括手足水肿或红斑或指尖脱屑；⑤多形红疹，好发于躯干部。目前尚没有能够确诊川崎病的实验室检查，但是发病时可见炎症标志物如红细胞沉降率（血沉）、C 反应蛋白（CRP）升高，有时可见无菌脓尿。

川崎病有显著心脏并发症，所以，对于持续发热超过 5 天的儿童，应尽早明确诊断。川崎病可并发冠状动脉瘤（见于 20％未治疗的患儿），使患者有早发心肌缺血和心肌梗死的风险。

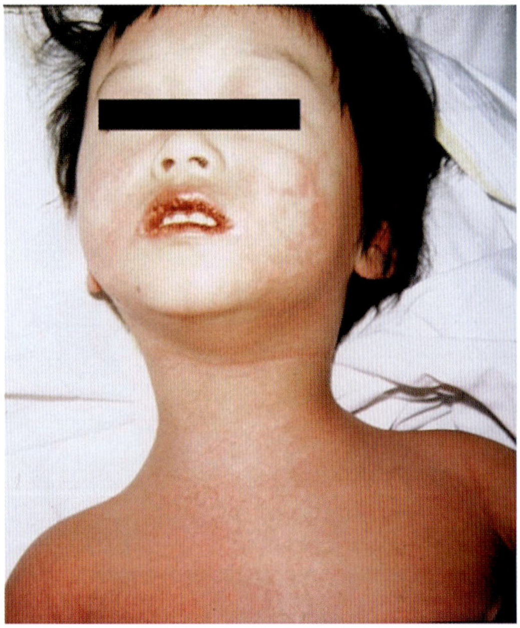

图 8.31 ■ 川崎病幼儿患者，可见明显嘴唇干裂、多形红疹。此图发表经 Stephen E. Gellis 博士许可，再次发表经 Harrison 网络许可

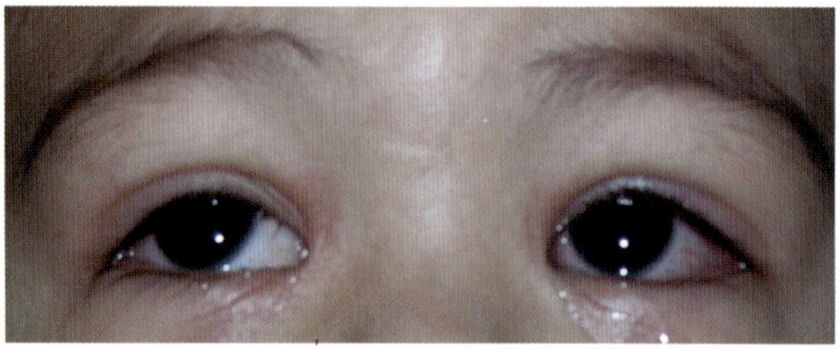

图 8.32 ■ 川崎病的结膜充血边缘留白。经允许引自 Chapter 167. Rowley AH. Kawasaki disease. In：Goldsmith LA，Katz SI，Gilchrest BA，Paller AS，Leffell DJ，Wolff K，eds. Fitzpatrick's Dermatology in General Medicine. 8th ed. New York，NY：McGraw-Hill；2012

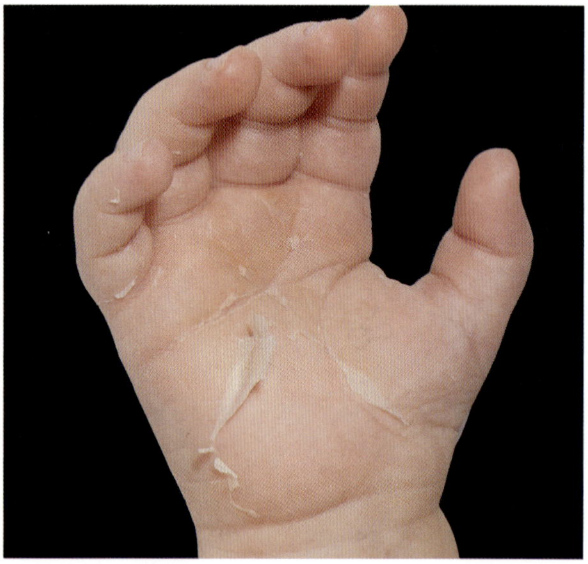

图 8.33 ■ 表皮脱屑，通常在急性川崎病的末期出现，需注意到该病急性进展时可见的手掌水肿。经允许引自 Section 14. The skin in immune，autoimmune，and rheumatic disorders. In：Wolff K，Johnson R，Saavedra AP，eds. Fitzpatrick's Color Atlas and Synopsis of Clinical Dermatology. 7th ed. New York，NY：McGraw-Hill；2013

急诊处理

根据典型临床表现，尽快明确诊断是最重要的。为了最大程度减少冠状动脉瘤的风险，医生需要在病程的前 10 天内开始治疗。所有诊断为川崎病的患儿，都需要收入合适的医疗机构开启治疗，主要的治疗药物是静脉注射丙种球蛋白和服用大剂量阿司匹林；一旦用药，临床症状会很快好转。所有川崎病患儿均需进行超声心动图检查，以评估是否合并冠状动脉瘤。

经验与教训

- 5 岁以下儿童持续发热超过 5 天，须考虑到川崎病的可能性。
- 川崎病儿童非常易怒。
- 如果在川崎病病程的 10 天之内开始治疗，心脏并发症的发生率会大大降低。如果患儿没有典型临床表现，诊断不明确的情况下，只要还在发病 10 天的时间窗内，就需进行密切随诊，观察患儿临床症状是否有进展。
- 如果诊断不明确，应在病程 10 天内收住院，并安排进一步会诊。
- 无菌脓尿源自尿道，应尽早在插尿管前留取尿样进行此项尿液检查。

风湿性心脏病

RHEUMATIC HEART DISEASE

Christopher Watkins

苏 文　李卫萍　译

临床要点

风湿性心脏病是风湿热的最严重表现，是对 A 型 β 溶血性链球菌引起咽部感染的迟发自身免疫反应，最终引起心脏瓣膜受损，常累及二尖瓣。风湿热原本高发于发展中国家，医疗条件差、抗生素使用受限的地区，但是随着医疗资源的全球化，工业化国家仍有风湿热的存在。风湿热好发于儿童和青年，表现为多种临床症状，包括发热、关节痛、舞蹈样动作、心肌炎、红疹、皮下结节。风湿热可以在咽部感染的 10 天内发病。接近 50％风湿热患者会累及心脏，包括心肌炎、心包炎、心脏瓣膜炎。患者可能诉胸痛、心悸、气短。累及瓣膜后最常见的是二尖瓣反流，听诊为心尖部全收缩期杂音，可以向腋下放射。慢性风湿性心脏病可以进展为二尖瓣狭窄，听诊有响亮的 S1（开瓣音），随后是舒张期隆隆样杂音。对于病情严重的患者，胸部 X 线检查可以有心脏扩大和肺水肿表现。

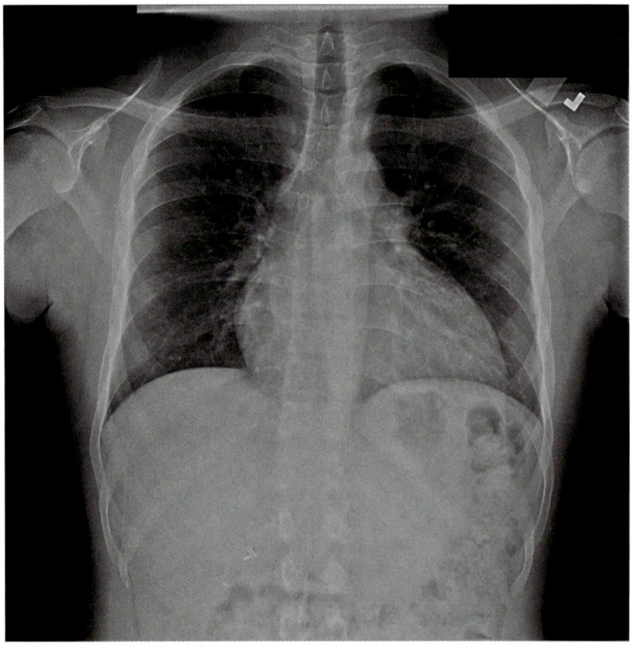

图 8.34 ■ 正位胸部 X 线片显示心脏中度扩大

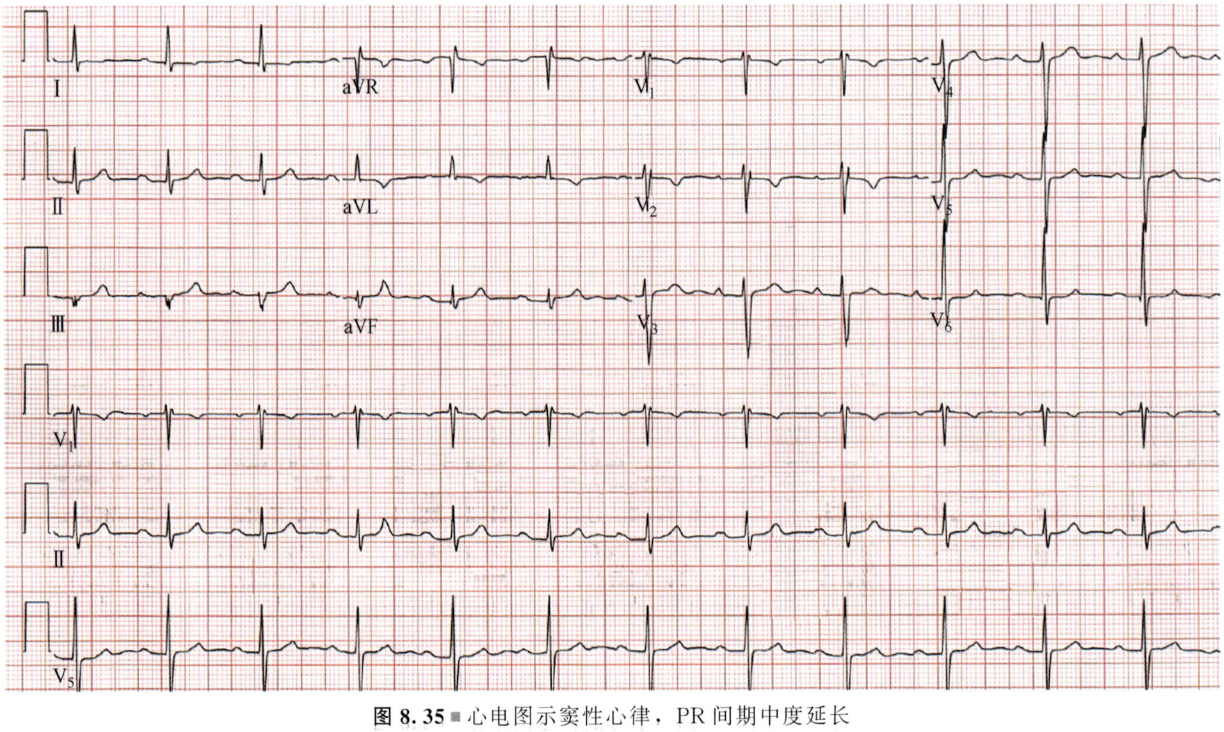

图 8.35 ■ 心电图示窦性心律，PR 间期中度延长

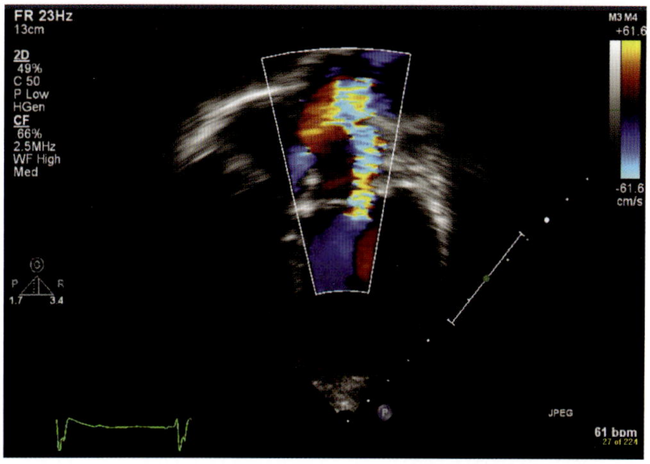

图 8.36 ■ 二尖瓣反流的彩色多普勒图像

视频 8.5 ■ 风湿性心脏病患者的心尖四腔心图，显示二尖瓣反流。网址在 http://mhprofessional.com/sites/lefebvre

风湿性心脏病的心电图表现通常不特异，常见为 PR 间期延长，大于 0.20 s。

最重要的诊断手段是超声心动图，可以评估瓣膜受损程度。

急诊处理

风湿性心脏病没有特异的治疗方法，主要是对症支持和针对并发症（如充血性心力衰竭和心房颤动）的预防和治疗。青霉素仍然是治疗急性风湿热以及预防链球菌感染复发的主要药物。水杨酸类药物对于控制发热和缓解心肌炎、关节炎引起的疼痛是有效的，但是对脏器并没有保护作用。类固醇对于治疗风湿性心脏病则没有任何获益。患者因急性瓣膜损害出现严重充血性心力衰竭症状时，需要住院和更积极的外科手术治疗。而症状轻微的患者可以不予干预，但需安排好定期心脏科随诊，以做进一步的病情评估和门诊复查超声心动图。

经验与教训

- 近 50%风湿热和风湿性心脏病（风心病）患者无前期咽部感染病史。
- 儿童和青年有任何新出现的心脏杂音，都需考虑风心病的可能。
- 风湿热患者即使没有任何心脏症状和体征，也应该完善超声心动图检查，以评估亚临床情况下的心脏受损。

阻塞性休克
心脏压塞
Obstructive Shock
CARDIAC TAMPONADE

Alan T. Chiem
Kevin Rooney
Elizabeth Turner

苏 文　李卫萍　译

临床要点

心脏压塞是梗阻性休克的一种类型，由于心包大量液体产生高压，引起静脉系统向右心房回流受阻所引起。当胸部穿透伤或升主动脉夹层时，心包内液体可以快速累积引起心脏压塞。心包内液体也可以在数周到数月的时间里缓慢增长，渗液缓慢扩张心包脏层和壁层之间的间隙，直至达到最大容量，引起心包内压力突然增加，最后的压力上升是心包缓慢渗液进展到心脏压塞的主要原因。急性心脏压塞时，100～200 ml心包积液即可引起临床症状，而亚急性心脏压塞常需要1 L以上心包积液才会引起明显症状。

胸部穿透伤患者有低血压表现时，需要考虑到心肌或大血管损伤引起的心脏压塞。对于非创伤患者，升主动脉夹层是急性心脏压塞时需要首先考虑到的原因。最常见的非创伤性心包积液，原因分别是肿瘤性（约40%），特发性（约20%），尿毒症性（10%～15%），病毒性和细菌性心包炎（10%）。

心脏压塞患者常有明显不适，可能会诉胸痛、因肝充血引起的右上腹疼痛、呼吸困难和（或）恶心。体格检查可有低血压、颈静脉怒张、心音低钝或心包摩擦音。奇脉和Kussmaul征虽是心包积液的经典表现，但是在急性心脏压塞患者身上比较少见。心脏压塞患者心电图通常可见低电压和电交替，电交替现象是由于心尖在心包积液里摆动引起的。胸部X线检查可以看到心脏扩大，尤其是“烧瓶心”样表现，通常没有肺淤血表现。

急诊处理

对于创伤患者，心脏压塞可以通过腹部超声经心包或胸骨旁窗口进行评估。一旦有心脏压塞生理学证据，须与创伤外科团队一起制定策略，决定是否行急诊开胸探查术。

对于怀疑心脏压塞的非创伤患者，需要尽快完成超声检查，以评估是心包积液还是右心衰竭。如果超声提示心脏压塞，需要请心脏科会诊，行经食管超声以评估是否存在主动脉夹层，此外，也要请心胸外科会诊，以备急诊行夹层修补手术。低血压状态时，可以给予生理盐水等以维持静脉回流和心脏前负荷；如果效果欠佳，可以给予血管活性药物如去甲肾上腺素。

经验与教训

- 对于严重呼吸困难、胸痛和（或）低血压的患者，应完善床旁心脏、心包、胸膜超声检查。
- 如果怀疑心脏压塞的原因是升主动脉夹层，应尽早请心胸外科和心脏科会诊。
- 在除外主动脉夹层引起的心脏压塞之前，禁忌使用强心药物，以减少主动脉夹层扩大。

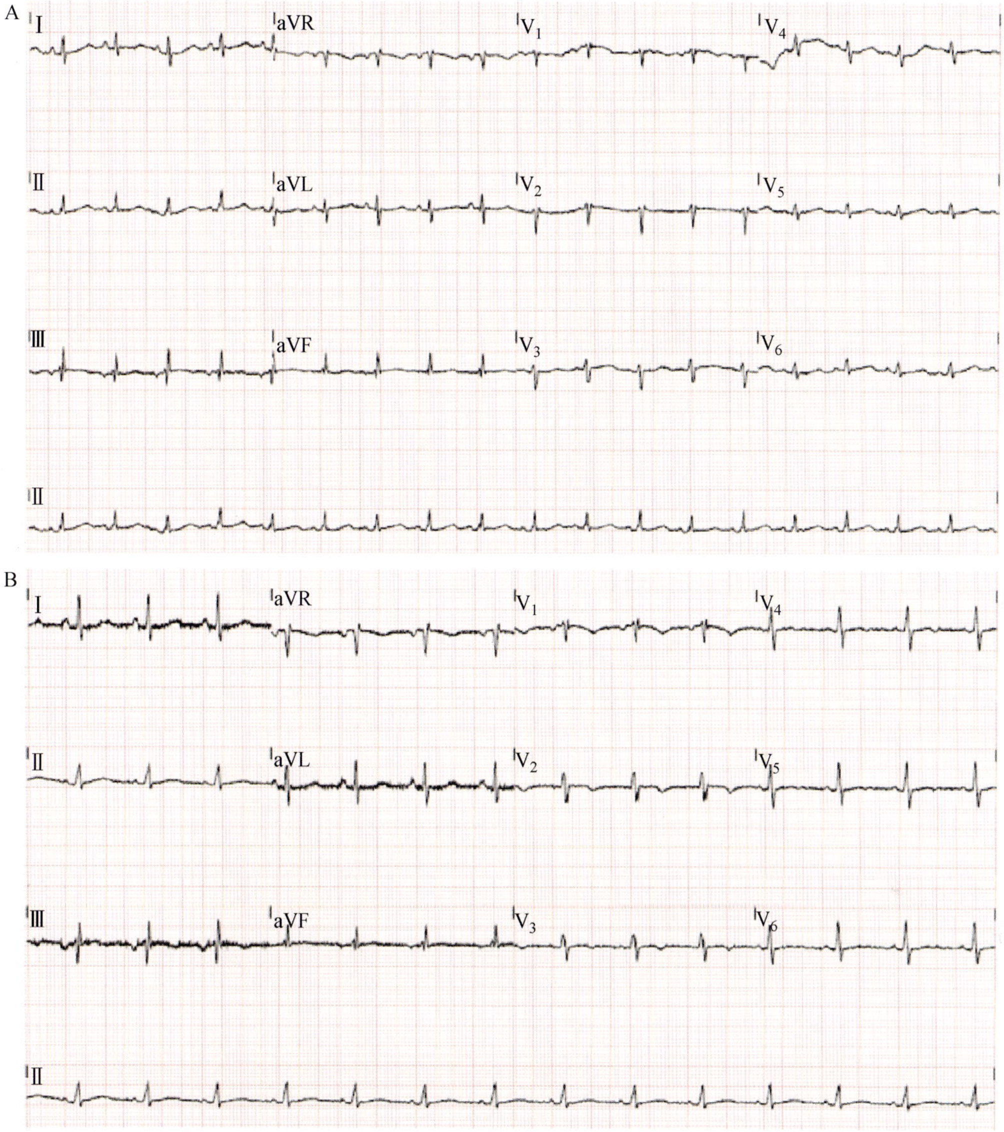

图 8.37 ■ 心电图示：（**A**）心包穿刺术之前，胸前导联低电压。（**B**）心包穿刺术之后，电压增高

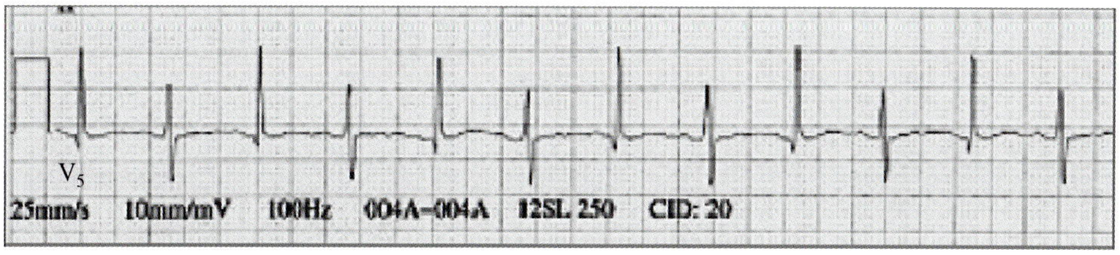

图 8.38 ■ 心电图显示电交替，这是由于心脏在充满液体的心包腔里收缩时，心尖摆动引起 QRS 电轴随节律改变。经允许引自 Tintinalli JE，Stapczynski JS，Ma OJ，Cline DM，Cydulka RK，Meckler GD. Tintinalli's Emergency Medicine：A Comprehensive Study Guide. 7th ed. New York，NY：McGraw-Hill；2011

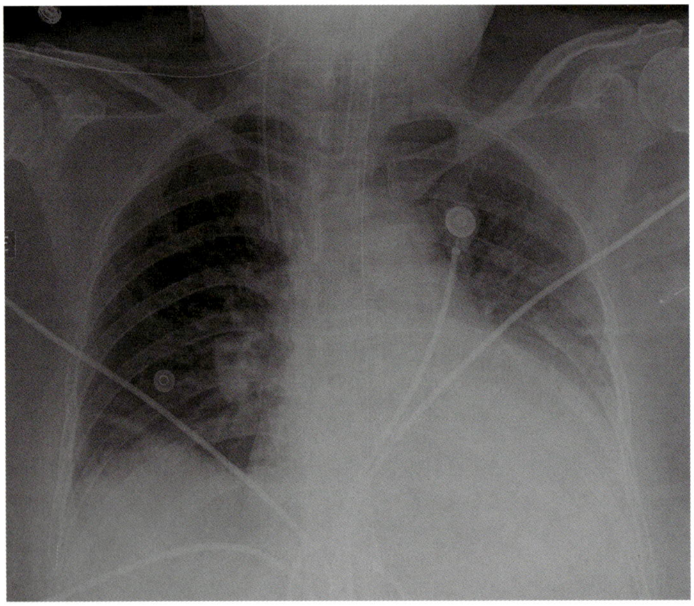

图 8.39 ■ 前后位胸部 X 线片示“烧瓶心”样表现，该患者由于心脏肿瘤引起亚急性心脏压塞，胸部 X 线片上可见肺间质改变征象

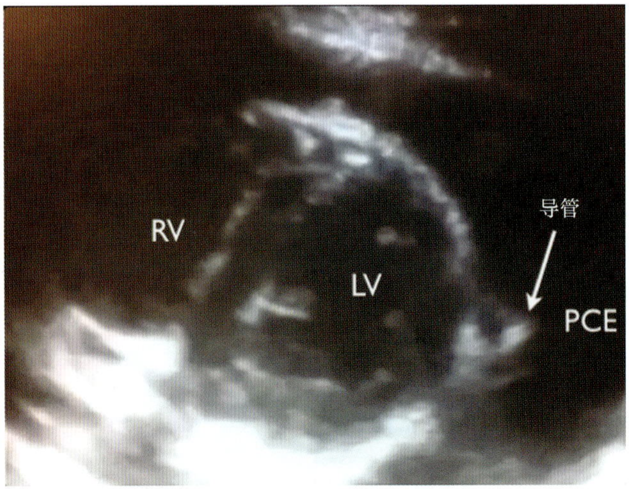

图 8.40 ■ 因大量心包积液置入心包穿刺导管（箭头所指）后的胸骨旁短轴超声图像。PCE，心包积液；LV，左心室；RV，右心室

小儿室上性心动过速

SUPRAVENTRICULAR TACHYCARDIA IN CHILDREN

James C. O'Neill

苏 文 译

临床要点

室上性心动过速（SVT）从定义上代表了所有起源于希氏束以上的快速性心律失常，但大多数学者仍用 SVT 特指规律的窄 QRS 波心动过速。阵发性室上性心动过速涉及的主要类型有两种，分别是房室结折返性心动过速（折返环位于房室结中）和房室折返性心动过速（折返环涉及房室旁路）。这两种均为窄 QRS 波的心动过速。在儿科患者中，SVT 是最常见的能够引发临床症状的心律失常。SVT 在新生儿中的患病率为 1/1700，因很多患儿无法主观表述其症状，故 SVT 发作时风险度增加。

急诊处理

年长儿童在 SVT 发作时，通常有不适主诉，父母会带其就诊。但婴幼儿 SVT 发作时，可能仅表现为精神差、进食差或行为改变。当临床医师高度怀疑 SVT 发作时，应当仔细检查患儿的生命体征及心率变化，对于诊断 SVT 至关重要。婴幼儿 SVT 发作时常无严重表现，其心室率在 220～300 次/分之间，远高于成人或年长儿童所能承受的范围。在快速心室率情况下，区别 SVT 与窦性心动过速相对困难，有时可通过刺激迷走神经或使用腺苷来鉴别。若心动过速终止，则提示为 SVT。治疗上需减慢房室结的传导而恢复窦性心律。如果患儿能够听从指令，首先尝试迷走神经刺激的方法，包括颈动脉窦按摩、按压眼球、valsalva 动作（深吸气后屏气再用力做呼气动作）等，其中最有效的办法是将冰袋置于患儿面部以刺激潜水反射，从而兴奋迷走神经，终止心动过速。SVT 的首选治疗药物为腺苷，是一种阻断房室结的超短效药

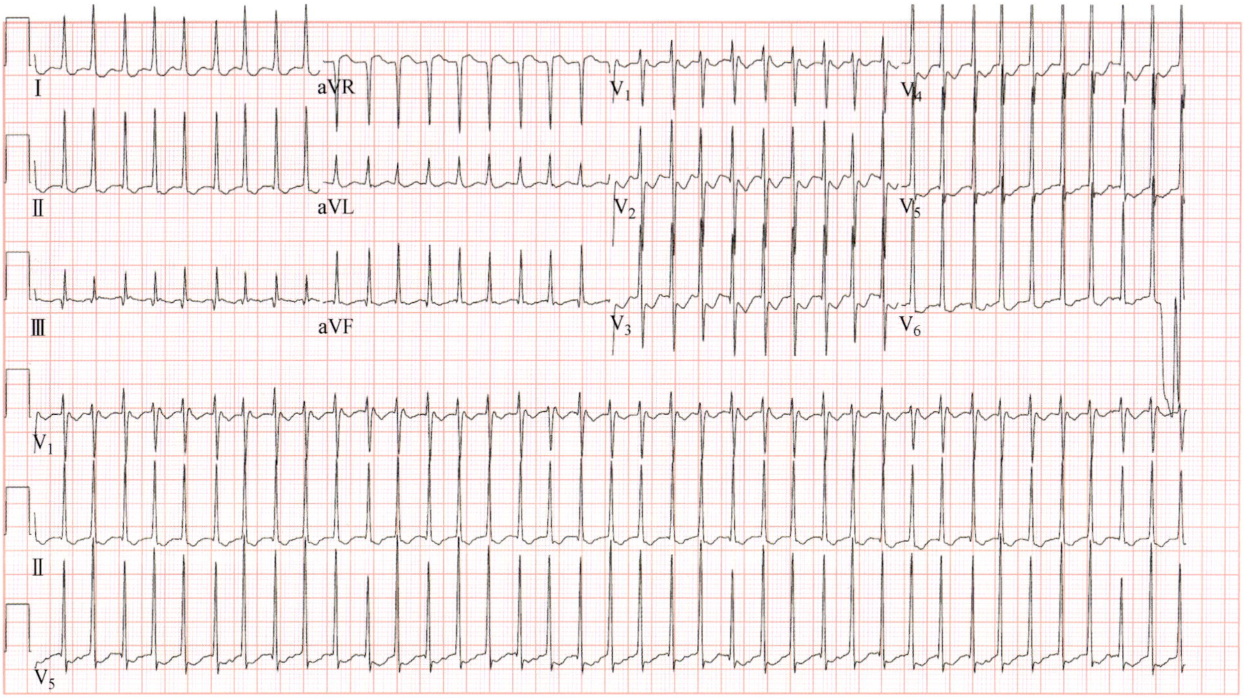

图 8.41 ■ 4 岁患儿 SVT 发作，心室率 228 次/分

物，使用剂量为 0.1 mg/kg，可额外加至 0.2 mg/kg。二线治疗药物包括钙通道阻滞剂（1 岁以上儿童使用）、β 受体阻滞剂、普鲁卡因胺和胺碘酮，在儿童中相对少用。一旦患儿具有低血压、神志状态改变或组织低灌注等休克表现时，应考虑血流动力学不稳定，可直接行同步电复律治疗。当 SVT 与严重的窦性心动过速难以鉴别，且患儿有发热、脱水等表现时，应立即采取退热、补液等对症治疗。

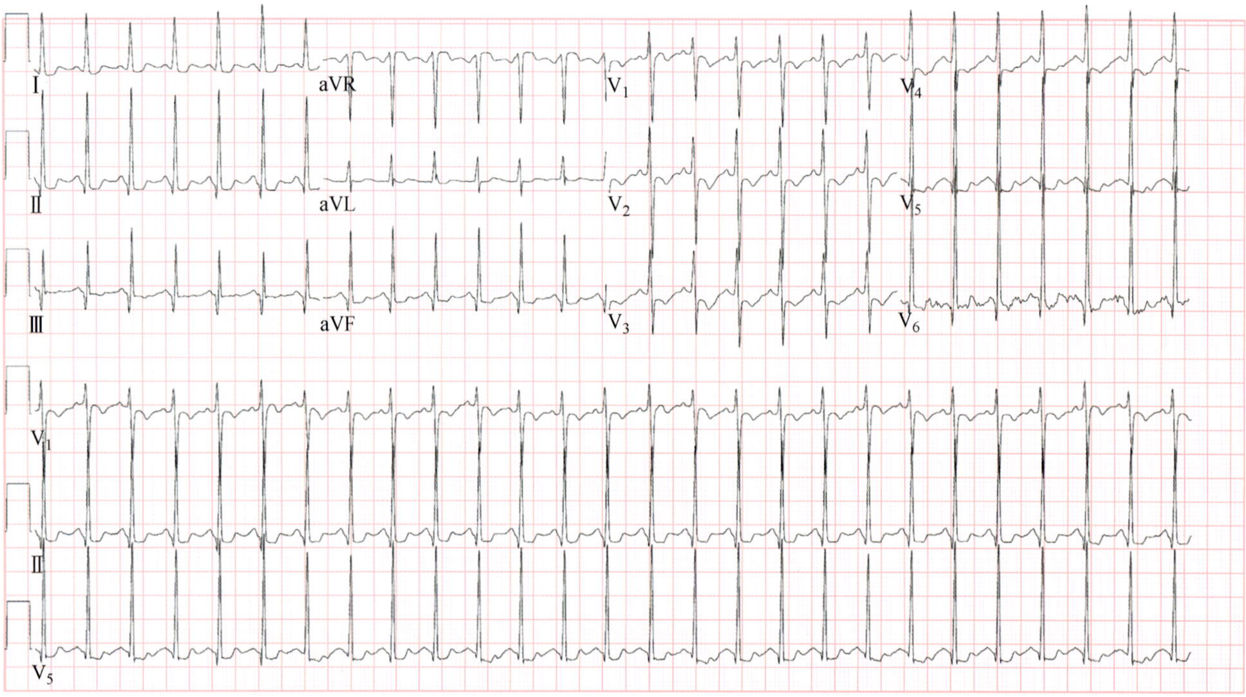

图 8.42 ■ 上述 4 岁患儿 SVT 发作，使用腺苷后转复为窦性心律

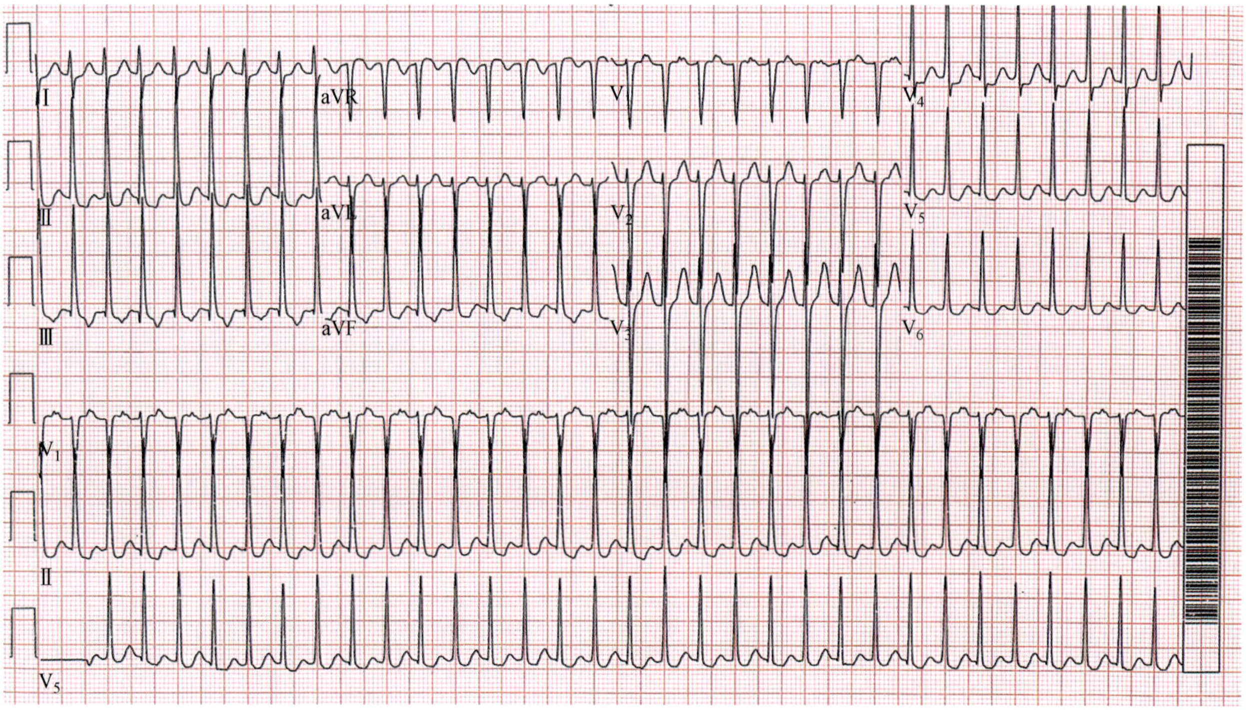

图 8.43 ■ 14 岁患儿 SVT 发作，心室率 198 次/分，下壁Ⅱ、Ⅲ、aVF 导联 T 波倒置

经验与教训

- 将冰袋放于患儿的整个面部（包括眼、鼻和嘴）可有效刺激迷走神经，并终止心动过速，成功率较高。
- 儿童的心脏电复律应从 0.25～0.5 J/kg 起，最多可加至 2 J/kg。

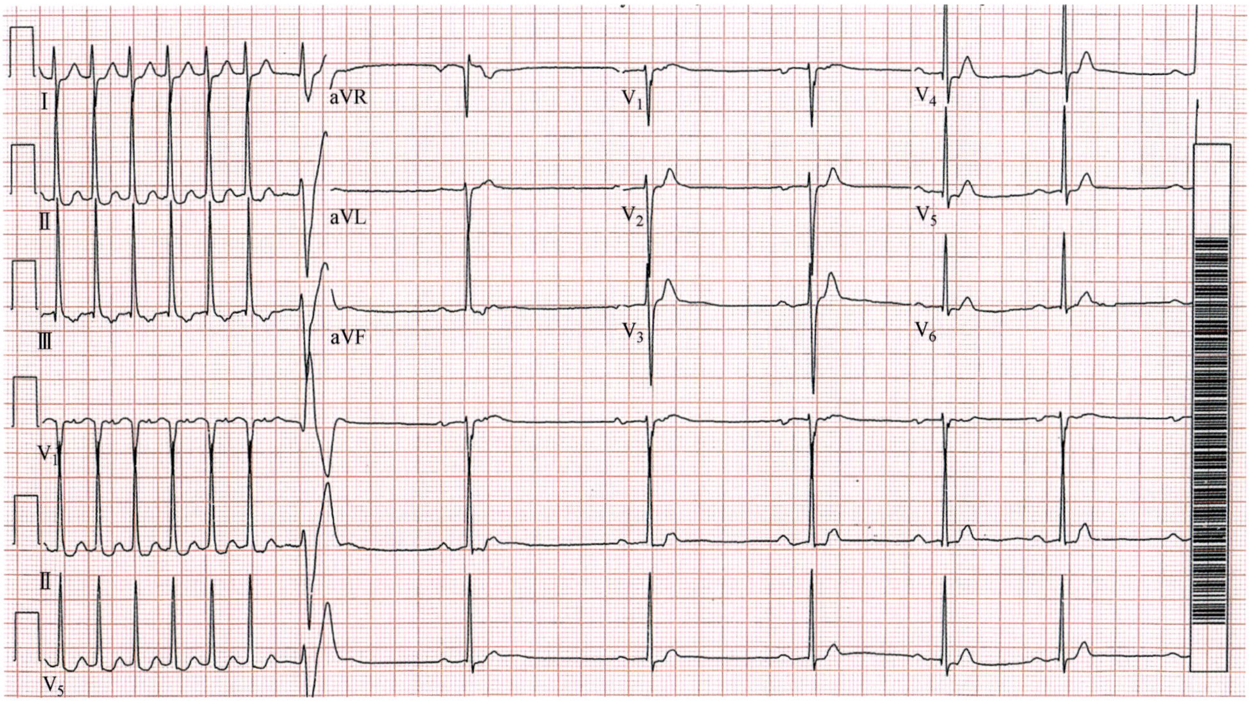

图 8.44 ■ 上述 14 岁患儿，发作 SVT 终止，出现一次室性期前收缩后转为窦性心动过缓

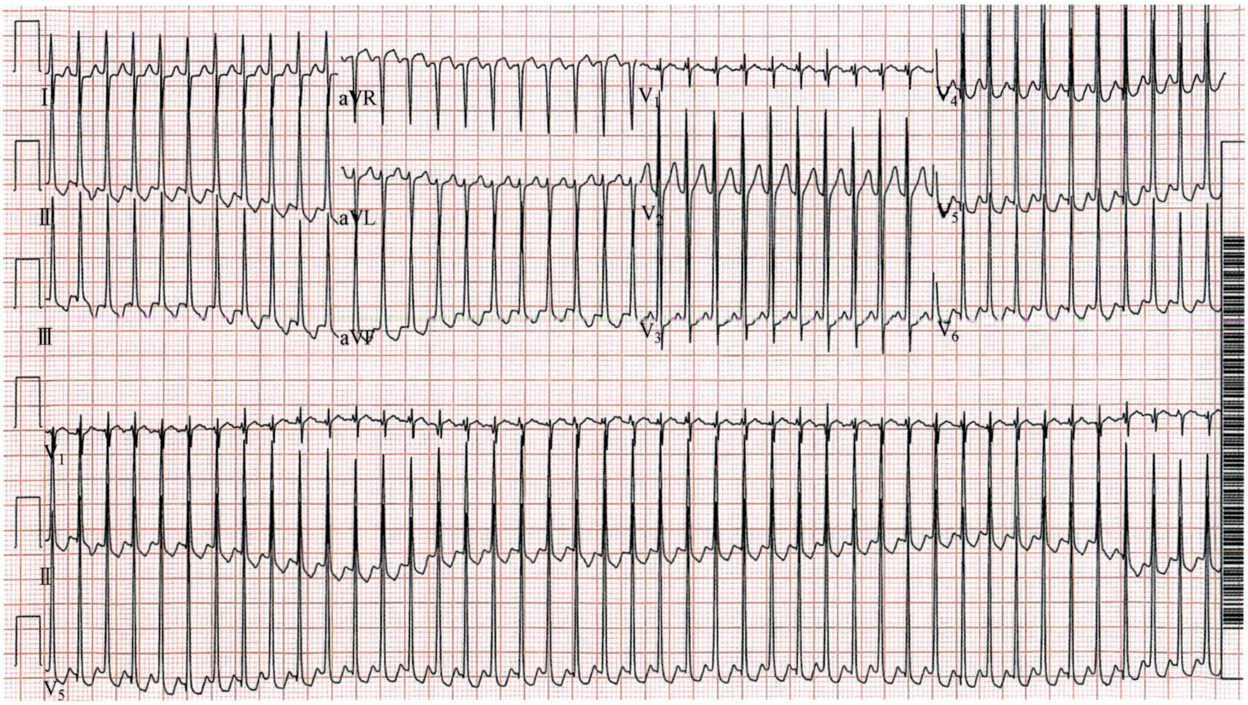

图 8.45 ■ 7 岁患儿 SVT 发作，心室率 258 次/分

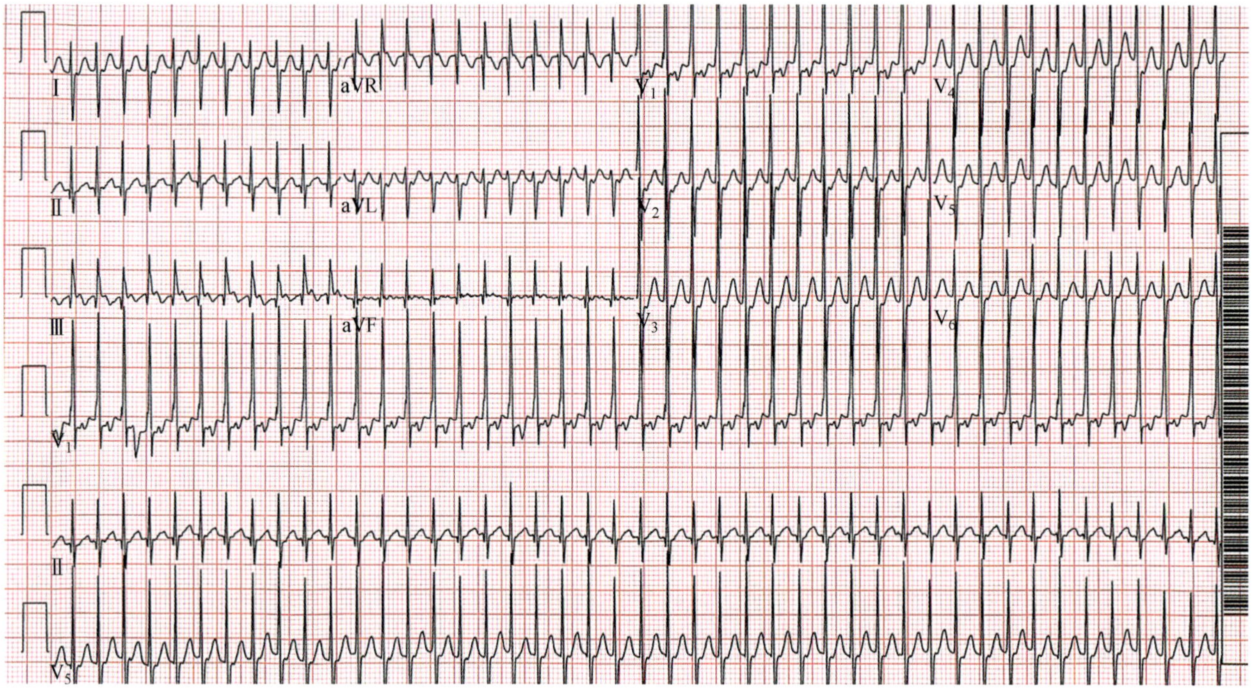

图 8.46 ■ 2 周新生儿 SVT 发作，心室率 271 次/分

小儿心脏传导阻滞

HEART BLOCK IN CHILDREN

Chad McCalla

苏 文 李卫萍 译

临床要点

虽然小儿心动过缓的发病率远低于成人，但在急诊中并不少见，其患病率及病死率不容忽视。小儿心动过缓最常见的类型是窦性心动过缓和房室传导阻滞。窦性心动过缓是指心率低于同龄儿童正常心率的下限，常由生理因素导致，在健康爱运动的小儿中多见。由房室传导阻滞引起的心动过缓，见于房室结阻滞或传导延迟。按阻滞程度可分为：

一度AVB：传导延迟但无QRS波脱落，PR间期延长；

二度AVB：间断的冲动传导中断，有QRS波脱落，分为莫氏Ⅰ型/文氏（PR间期逐渐延长，直至P波无法下传）和莫氏Ⅱ型（PR间期不变，P波突然不能下传）；

三度/完全性AVB：心房冲动完全不能下传至心室。

AVB分为先天性AVB和继发性AVB，先天性AVB的常见病因包括：潜在的先天性心脏缺损、先天性心脏病的外科矫正手术导致的传导系统的损伤、自身免疫性疾病（多为新生儿狼疮，由母亲分泌的抗体穿过胎盘并对胎儿心脏的传导组织造成损伤）、家族性AVB（一种罕见的基因获得性缺陷）。继发性AVB的病因则包括心肌炎、急性风湿性疾病、莱姆病（螺旋体感染性心肌炎）、风疹、腮腺炎等。

年长儿童心动过缓发作，可有眩晕、晕厥、疲乏或运动耐力减低等不适。婴幼儿心动过缓可能有进食差、精神差等非特异性症状。AVB心电图表现如下：PR间期延长，超出同龄儿童PR间期的正常上限（一度）；PR间期进行性延长直至P波受阻不能下传心室（莫氏Ⅰ型）；PR间期固定，P波传导突然受阻（莫氏Ⅱ型）；或房室完全分离（三度）。

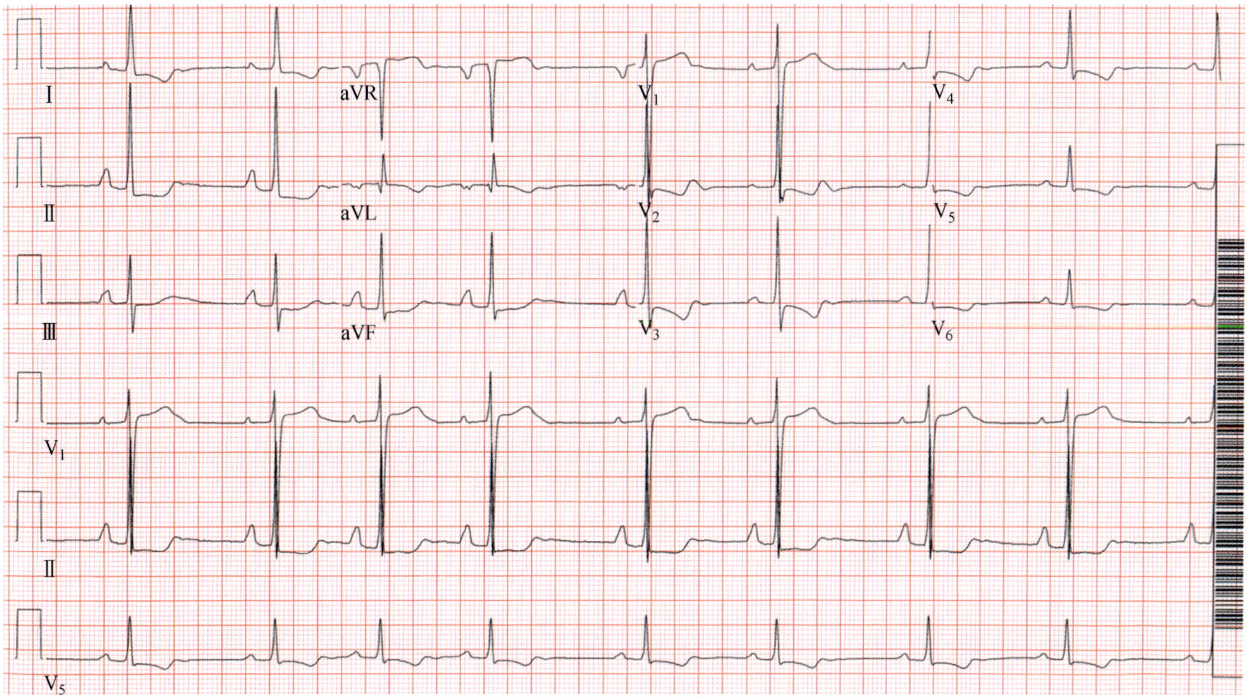

图8.47 ■ 12岁患儿一度AVB，心率减慢，PR间期延长，无QRS波脱漏

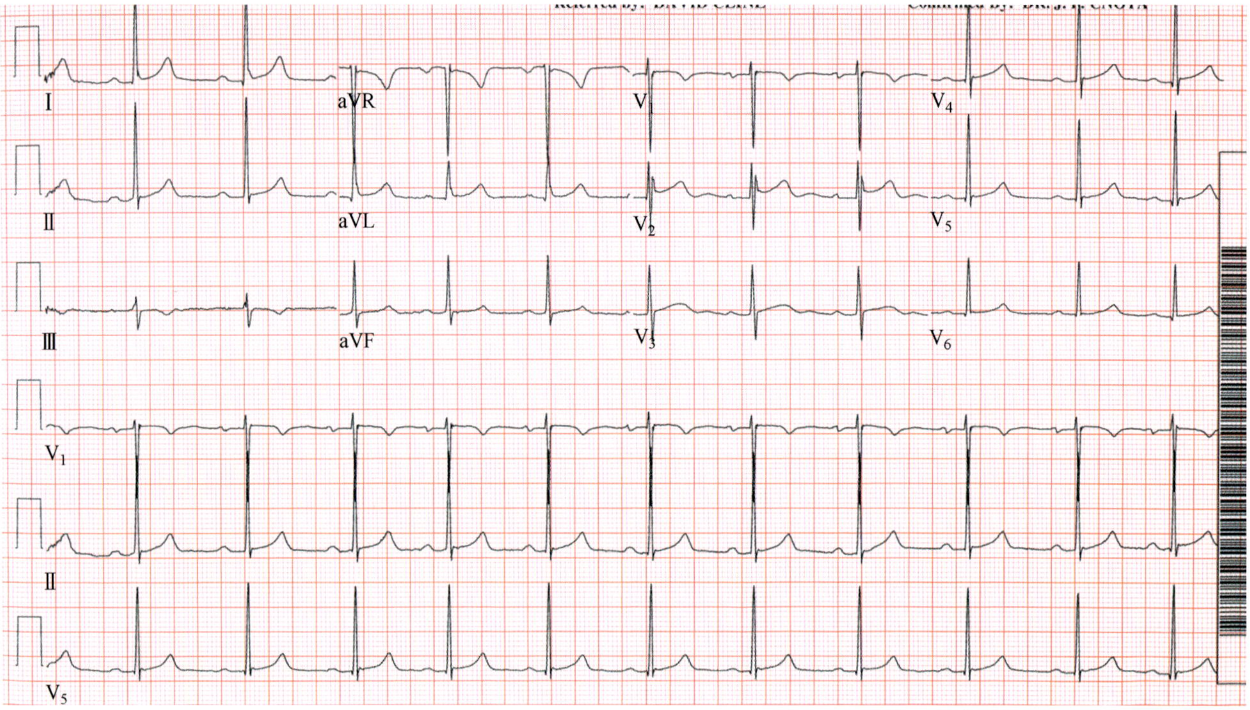

图 8. 48 ■ 14 岁患儿一度 AVB，合并心动过缓

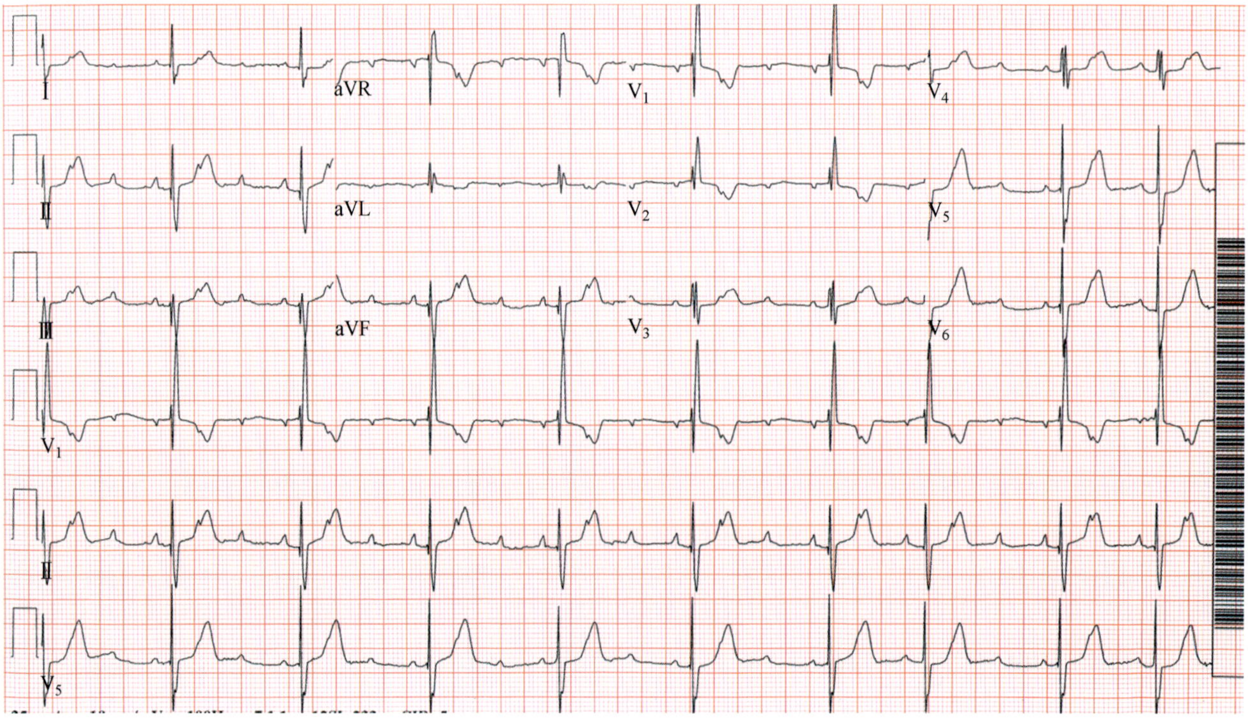

图 8. 49 ■ 3 个月患儿二度莫氏Ⅱ型 AVB，严重心动过缓，PR 间期延长，部分 P 波后 QRS 波间歇性脱漏

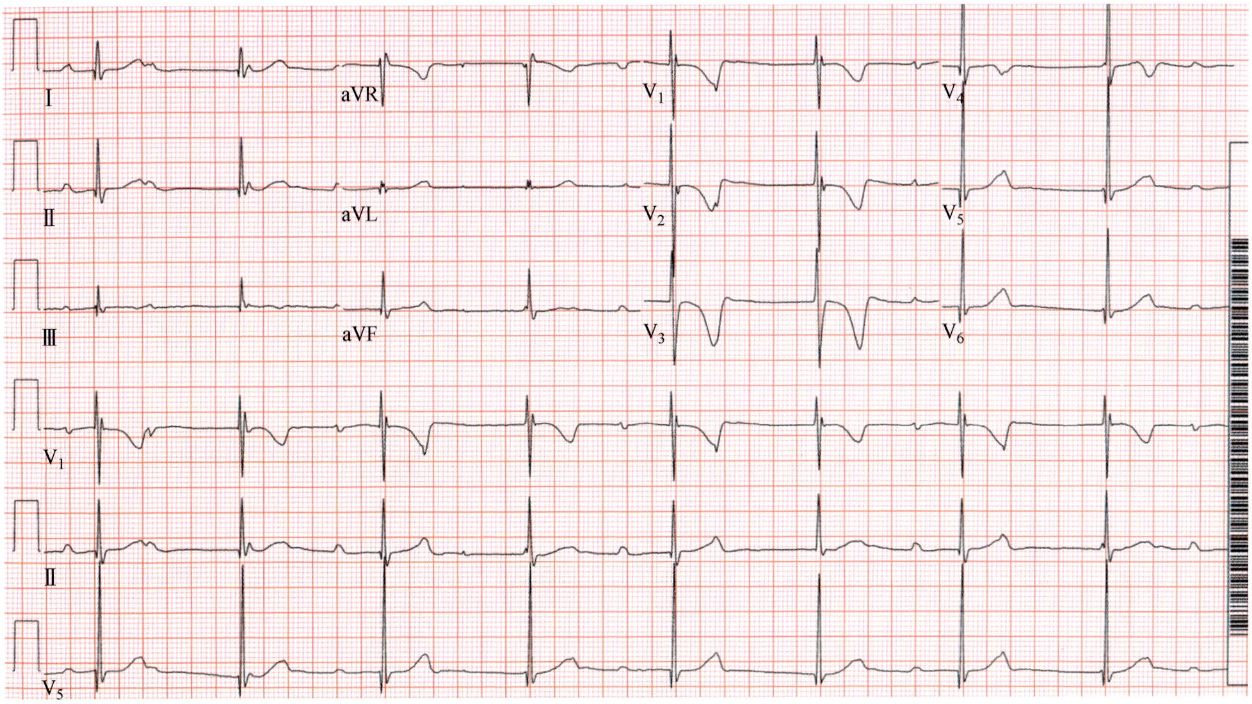

图 8.50 ■ 3 岁患儿三度 AVB，交界性逸搏心律，房室分离，P 波与 QRS 波互不相关

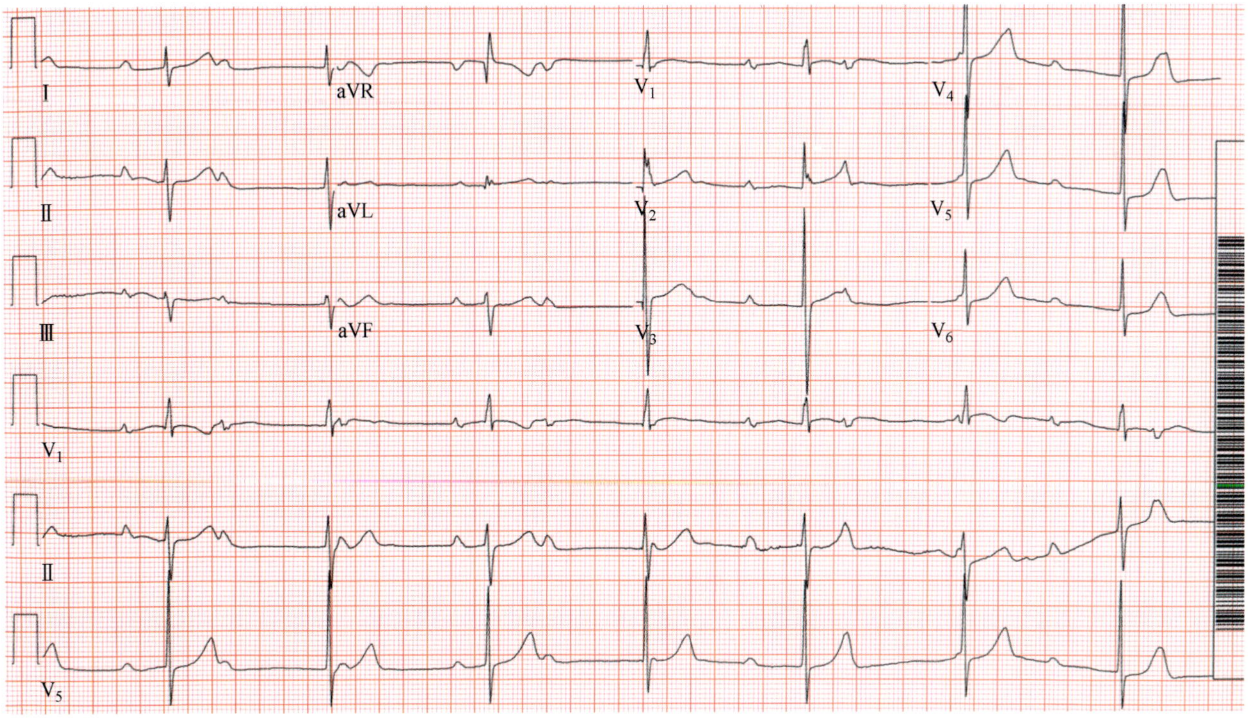

图 8.51 ■ 9 岁患儿三度 AVB，交界性逸搏心律，P 波与 QRS 波互不相关

急诊处理

心动过缓的紧急处理取决于患儿的临床表现。对于既往体健且无明显症状，尤其是窦性心动过缓的儿童，经心内科医师评估后可不予干预回家。但对于有症状的儿童，特别是合并低灌注及休克表现者，应立即开启儿科高级生命支持。初步评估患儿的气道和循环情况，予吸氧及气管插管，行机械通气，若心率仍小于 60 次/分，即刻开启心肺复苏，同时经静脉或骨髓输注肾上腺素（0.01 mg/kg；1∶10 000；0.1 ml/kg，最大剂量 1 mg），每 3～5 min 可重复给药。如果没有建立静脉或骨髓通道，可经气管插管给予较高剂量的肾上腺素（0.1 mg/kg；1∶1000；0.1 ml/kg）。若患儿病情仍未改善，可使用阿托品（0.02 mg/kg，最小剂量 0.1 mg）提高心室率，必要时重复给药。难治性心动过缓的患儿，尤其怀疑心脏传导系统缺陷者，应考虑置入心脏起搏器治疗。

经验与教训

- 不同年龄的患儿，其正常心电图的间期也不同。在小儿心脏病学和急诊医学的资源中可以检索到标准的数据列表。
- 因心脏传导阻滞多由继发性因素导致，急诊医师应当仔细全面地获取患者的病史，包括既往史、现病史、旅游史和免疫接种史。
- 婴幼儿合并三度 AVB 时，应考虑新生儿狼疮的可能，尽管母亲没有相关的诊断。
- 小儿心动过缓的治疗重点在于尽快给予药物和（或）心脏临时起搏治疗，同时，急诊医师应尽力寻找潜在的可逆转的致病因素。

小儿 WPW 综合征

WOLFF-PARKINSON-WHITE IN CHILDREN

Chad McCalla

苏 文 李卫萍 译

临床要点

Wolff-Parkinson-White 综合征（WPW 综合征）又称预激综合征，是一种先天性心脏发育异常，由心房和心室之间存在的异常传导束形成房室旁路，引起心室预激和室性期前收缩。预激综合征并发的心动过速即为房室折返性心动过速。WPW 综合征在儿童中相对少见，患病率仅为 0.1%～0.3%，大部分患儿常无明显症状。有症状者多因 SVT 发作就诊于急诊。婴幼儿 SVT 发作可表现为易激惹、进食差，严重者可有充血性心力衰竭的表现。年长儿童 SVT 发作可有心悸、胸部不适、呼吸困难、晕厥甚至心搏骤停等表现。患儿查体除了 SVT 的表现外，没有用于诊断 WPW 的阳性体征。发作心动过速时，查体可发现心室率极快且节律规整（年长儿童频率＞180 次/分，婴幼儿频率 200～250 次/分）、大汗、焦虑。患儿除了心动过速相关的特异性心脏表现外，不伴有心脏杂音、心包摩擦音或奔马律。严重情况下，患儿可出现心源性休克，临床表现为低血压、低灌注、肝脾肿大和双肺湿啰音等。

WPW 综合征的典型心电图表现为：

- PR 间期缩短（小于 0.12 s），
- QRS 波增宽（大于 0.12 s），起始部粗钝或有挫折，称为预激波（又称 delta 波）。这是 WPW 综合征的典型表现，却不是普遍可见。

当 WPW 患儿发作 SVT 时，快速心室率往往将 delta 波掩盖以致 WPW 综合征难以识别，直至心动过速转为窦性心律。

急诊处理

WPW 综合征患儿常因并发 SVT 而去急诊就诊，因此初始治疗应包括 SVT 的转复。既往体健的患儿若无休克表现，可由急诊医师刺激迷走神经以终止心动过速，常用的方法包括将冰块置于面部或做 valsalva 动作（让患儿用力吹吸管或吹泡泡）。若刺激迷走神经无效，可在血流动力学稳定的前提下使用腺苷。

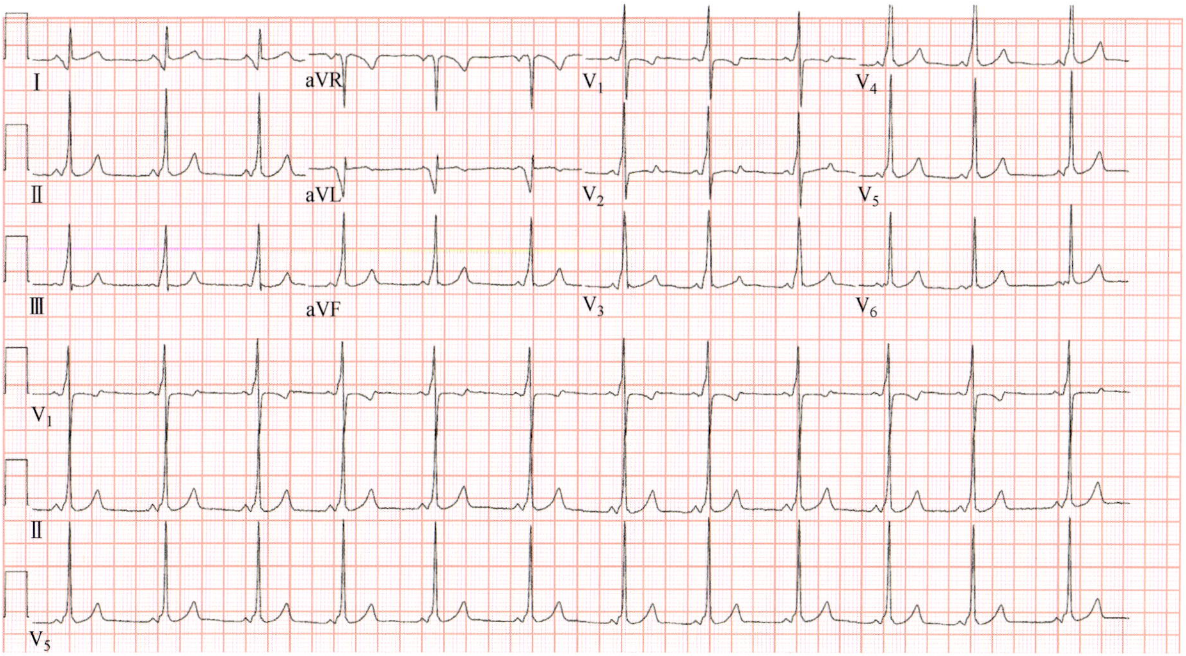

图 8.52 ■ 13 岁患儿 WPW 综合征，PR 间期缩短（0.094 s），QRS 波起始部粗钝（delta 波）

腺苷起效快，半衰期短，为及时发挥疗效，应在近心端静脉处注射，首次剂量为 0.1 mg/kg，若无效，第二次注射剂量可加倍至 0.2 mg/kg。如果腺苷无效，可静脉选用其他抗心律失常药物或行体外同步电复律。血流动力学不稳定的患儿有休克表现时，应直接进行电复律。

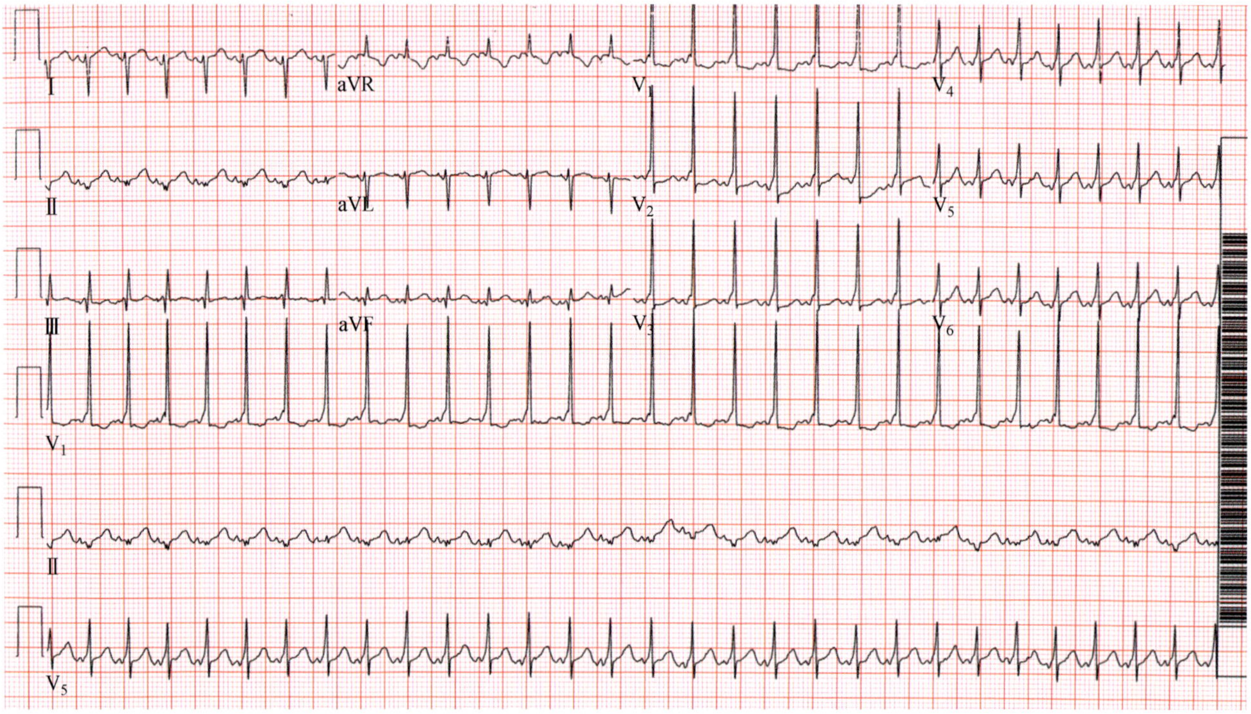

图 8.53 ■ 3 周新生儿 WPW 综合征，可见典型 delta 波及 PR 间期改变

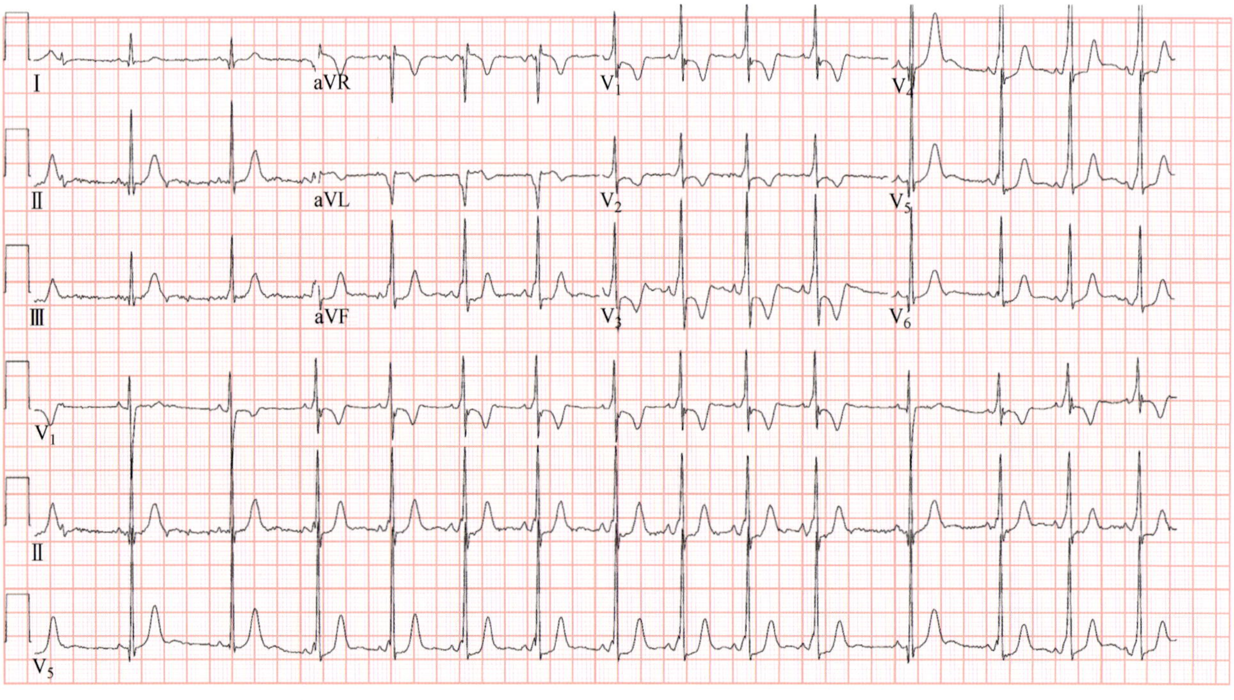

图 8.54 ■ 6 岁患儿 WPW 综合征

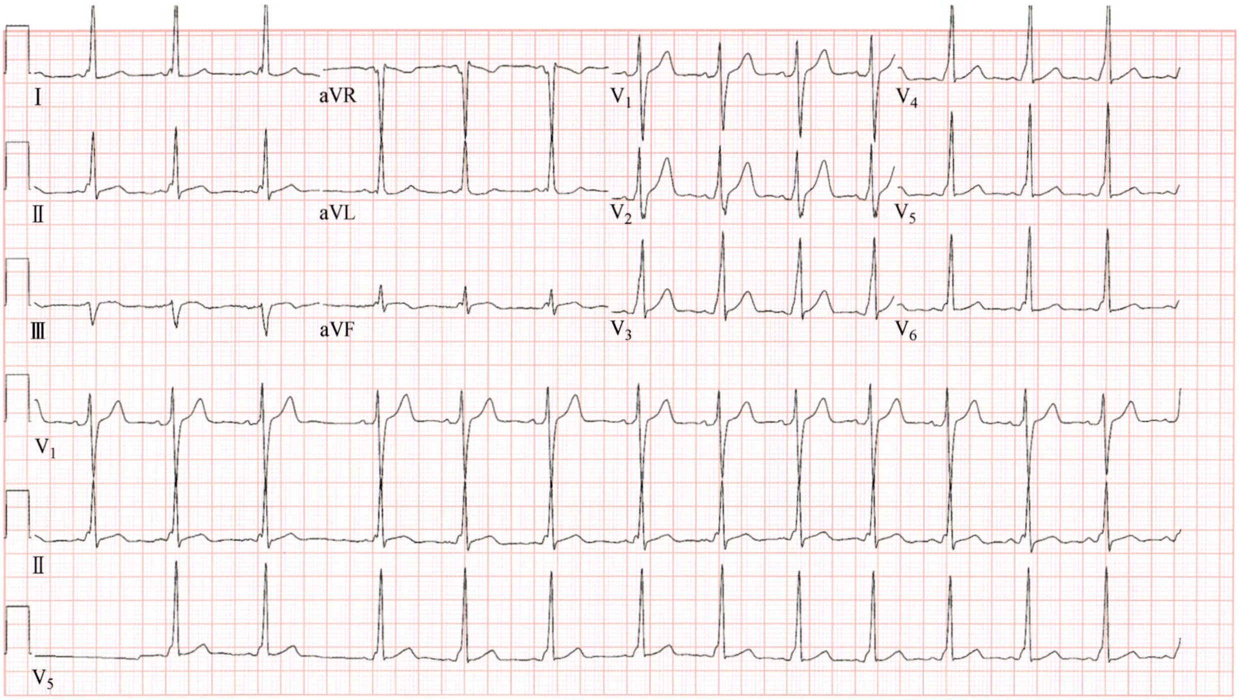

图 8.55 ■ 17 岁患儿 WPW 综合征，可见典型 delta 波及 PR 间期改变

长期治疗通常包括电生理标测和旁路消融，或长期使用抗心律失常药物。

经验与教训

- WPW 综合征患儿常因 SVT 发作就诊，治疗应包括终止心动过速。
- 心电图常有典型的预激波，但部分患者的心电图可完全正常。
- 当婴幼儿有进食差、易激惹或充血性心力衰竭的表现时，应考虑有预激合并 SVT 的可能。
- 使用腺苷时，应于近心端静脉处快速推注。
- 当患儿新诊断或高度怀疑有 WPW 综合征时，需心内科密切随诊或者在急诊科等待处理。

小儿长 QT 综合征
LONG QT SYNDROME IN CHILDREN

Shad Baab

苏 文　李卫萍　译

临床要点

长 QT 综合征（LQTS）由心脏异常复极化导致，心电图表现为 QT 间期延长。LQTS 分遗传性和继发性，临床也有二者重叠的类型。

遗传性 LQTS 已发现有 7 种不同的致病基因，其中 LQT1、LQT2 及 LQT3 最为常见。负责编码心肌细胞离子通道的基因突变后，引起心脏复极化异常，QT 间期由此延长。LQTS 常独立存在，但也可伴发其他疾病，如 Romano-Ward 综合和 Jervell-Lange Nielsen 综合征。继发性 LQTS 常由电解质紊乱或使用特殊药物导致，也可继发于低体温、甲状腺功能减退、HIV 感染或颅内病变。

LQTS 临床表现多样，除心电图异常外，多数患者无特殊症状。有症状的患者可表现为心悸、晕厥（或晕厥先兆）、惊厥（或惊厥样发作）、室性心动过速或突发心搏骤停。这些症状常于运动或情绪激动后诱发，LQT3 多发于睡眠或刚睡醒状态。其他的诱发因素包括：游泳、潜水或受到惊吓。即便无症状，患者心电图亦可能有尖端扭转型室性心动过速、室性期前收缩（早搏）、单源性室性心动过速、心动过缓或心脏传导阻滞的表现。

急诊处理

根据患儿临床表现采取相应的处理。如果患者有心搏骤停、室性心动过速、心室颤动等表现，应立即按照当前的 PALS 或 ACLS 指南行心肺复苏。无论 LQTS 患者有无症状，应努力寻找遗传性或继发性致病因素。详尽采集病史，包括患者症状发作前的活动情况、用药史以及 LQTS 或心脏性猝死的家族史，有助于识别正确的病因。如果怀疑继发性 LQTS，应当查血清钾、镁及钙离子浓度，以除外有无电解质紊乱。怀疑 LQTS 者应常规做 12 导联心电图。QT 间期受心率影响大，推荐用校正的 QT 间期（QTc），通

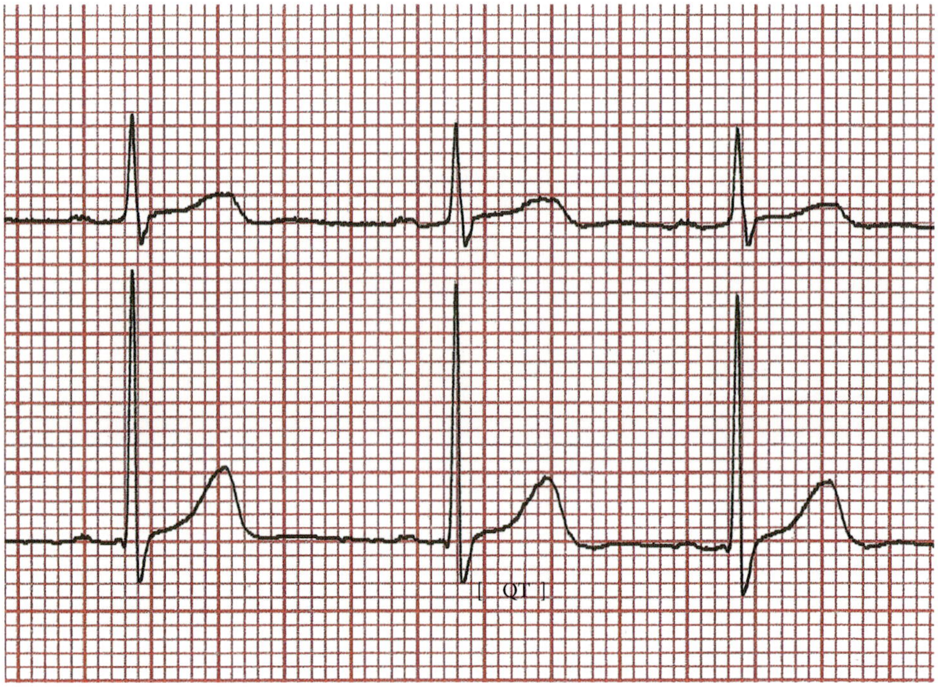

图 8.56 ■ QT 间期从 QRS 波起点测量至 T 波终点

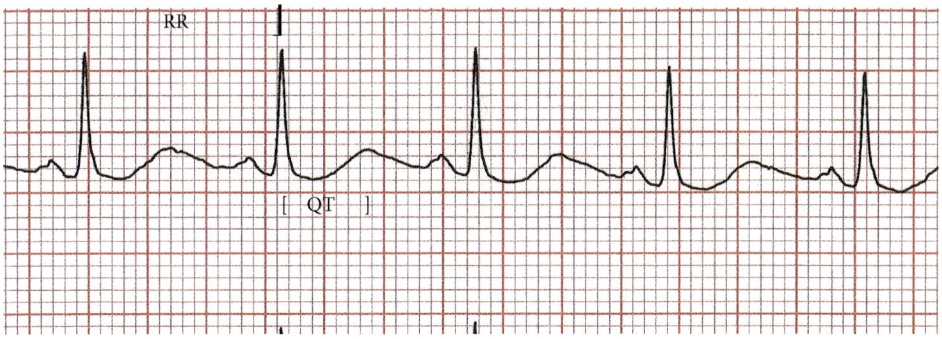

图 8.57 ■ QT 间期延长，QTc 582 ms

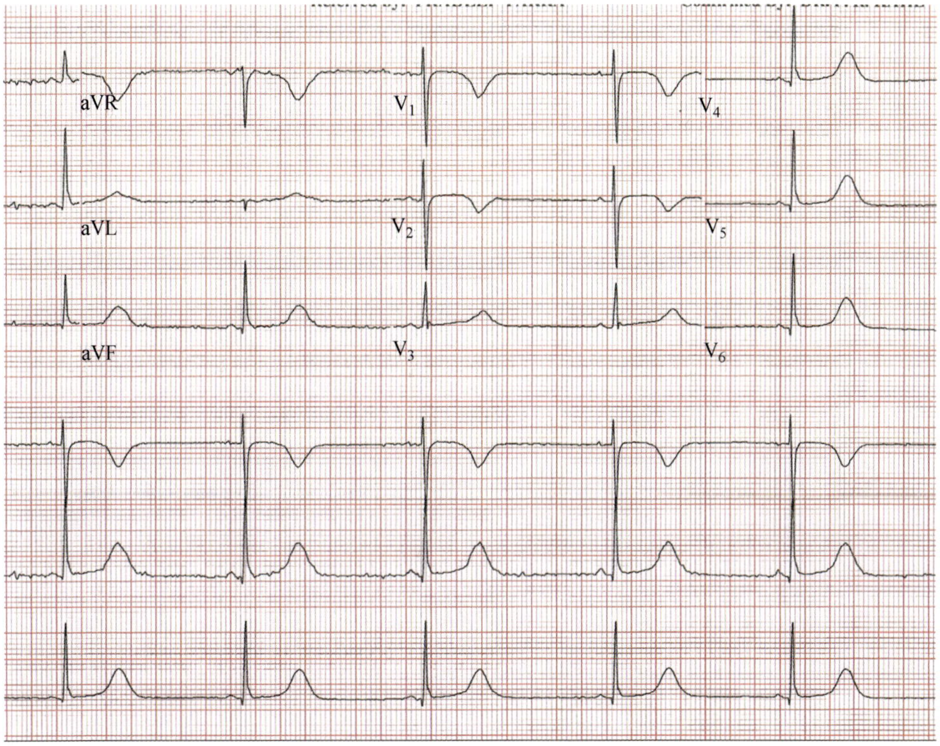

图 8.58 ■ QT 间期延长表现不明显，可见心动过缓及其他异常心律

常采用 Bazett 公式计算：$QTc = QT/\sqrt{RR}$的平方根。QTc 应当与不同年龄段的正常值相比较。小儿 QTc 小于 440 ms 为正常，440～460 ms 为边缘升高，QTc 大于 460 ms 即认为 QT 间期延长。此外，心电图常伴有 T 波改变，包括 T 波宽大、低电压、T 波切迹及 T 波电交替。

除非并发紧急情况，LQTS 患者很少有住院指征，具体处置方案应与心内科医师共同决定。LQTS 在急诊科很少被诊断出，也很少使用 β 受体阻滞剂（主要治疗药物）。多数患者需限制活动，这对 LQT1 和 LQT2 有效，但对 LQT3 没有帮助。随后患者应转诊于心内科，进行下一步全面的评估和诊治。

经验与教训

- QT 间期受多种因素影响，部分 LQTS 患者 QT 间期并不延长，一份心电图不足以诊断 LQTS。
- 所有非热性惊厥的患儿，应第一时间行心电图检查，评估有无 QT 间期延长。
- 心脏性猝死的危险因素包括既往晕厥史、男性及 QTc 大于 500 ms。

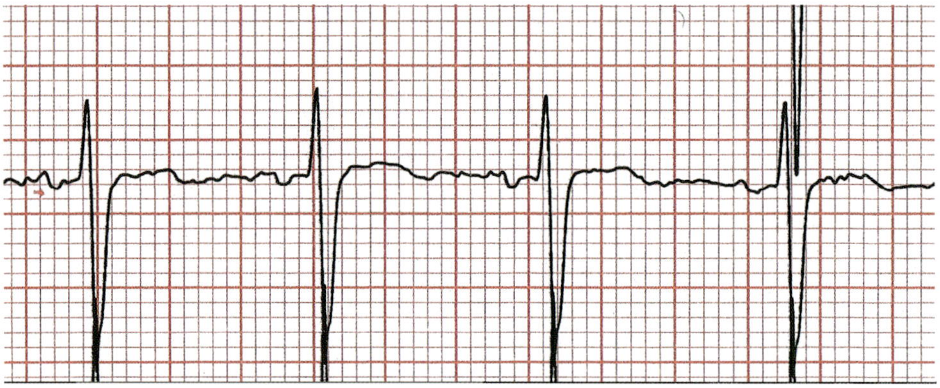

图 8.59 ■ QT 间期延长，可见 T 波切迹

第九章

操作

Chapter 9　PROCEDURES

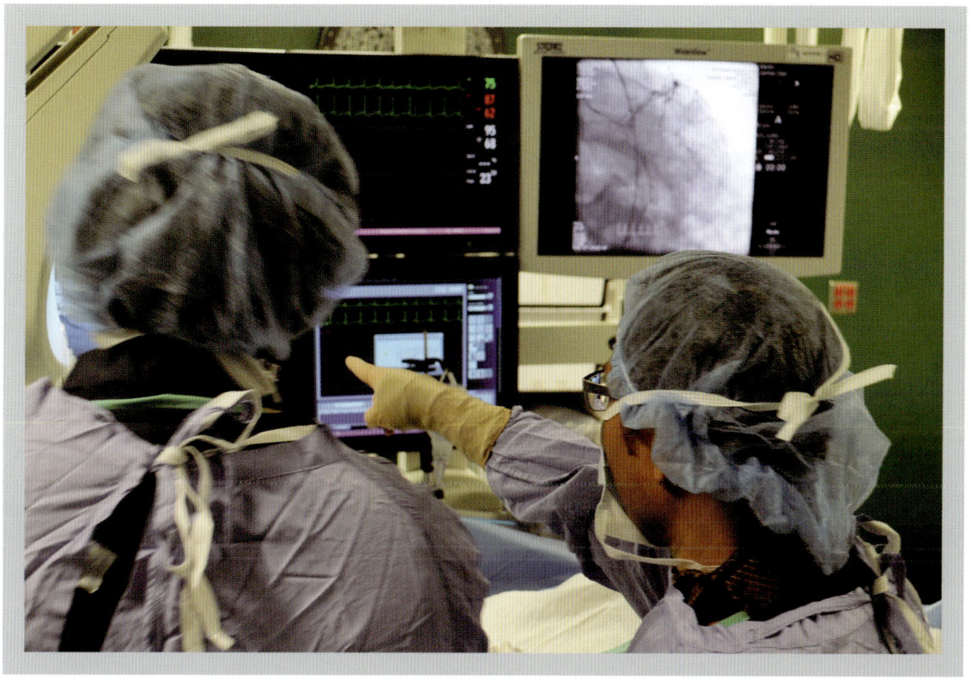

射频消融术

RADIOFREQUENCY ABLATION

Michael Schinlever

刘青波　陈晖　译

适应证

心脏射频（RF）消融术是通过使用能量破坏特定的心脏组织，从而抑制病理性传导起源点或传导束。很多心律失常可以通过射频消融来治疗。射频消融术的成功率和并发症发生率高度依赖于心律失常的病因以及病灶的解剖位置。有明确及可定位的病灶或传导束的心律失常，射频消融治疗成功率最高，这些心律失常包括 Wolff-Parkinson-White 综合征（WPW 预激综合征）、阵发性室上性心动过速（AVNRT、局灶性房性心动过速以及旁路介导的心动过速）、I型心房扑动、特发性室性心动过速（心脏结构正常的室性心动过速）以及束支折返性心动过速。通常，这些心律失常的心脏射频消融术成功率可以达到 80%～95%，且复发率低（<10%）。

消融术适用于药物治疗失败、临床症状明显进展或者渴望根治的患者。心脏射频消融术亦可用于治疗不典型心房扑动、不适当的窦性心动过速以及交界性心动过速，然而，射频消融治疗这些心律失常的成功率低，因此通常用于那些药物难治的患者。尽管存在争议，有潜在突发恶性心律失常倾向的无症状患者，可能从消融术中获益。

技术

心脏消融术最初发展的时候，应用直流电（DC）消融。随着时间的推移，已经开发出采用不同形式能量（射频、冷冻、激光和声波）的技术，从而使成功率更高且并发症发生率更低。心脏消融术最常使用的能量形式为射频。射频是一种低电压、高频率的能量，可引起导管尖端电阻加热，进而破坏心脏组织的病灶区，损伤的宽度和深度通常为 3 mm 到 9 mm。通过不同入径（如股静脉、股动脉、颈内静脉或者剑突

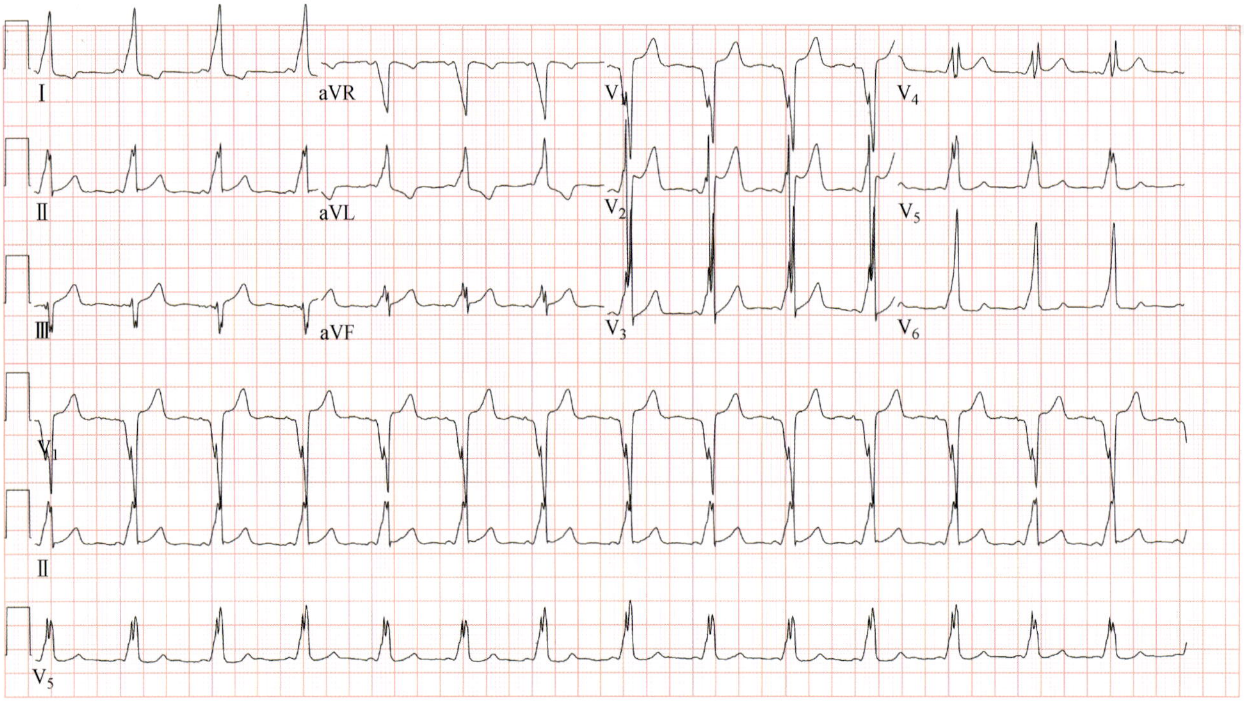

图 9.1 ■ 这份消融术前心电图显示短 PR 间期（82 ms）和 delta 波，与 WPW 综合征一致

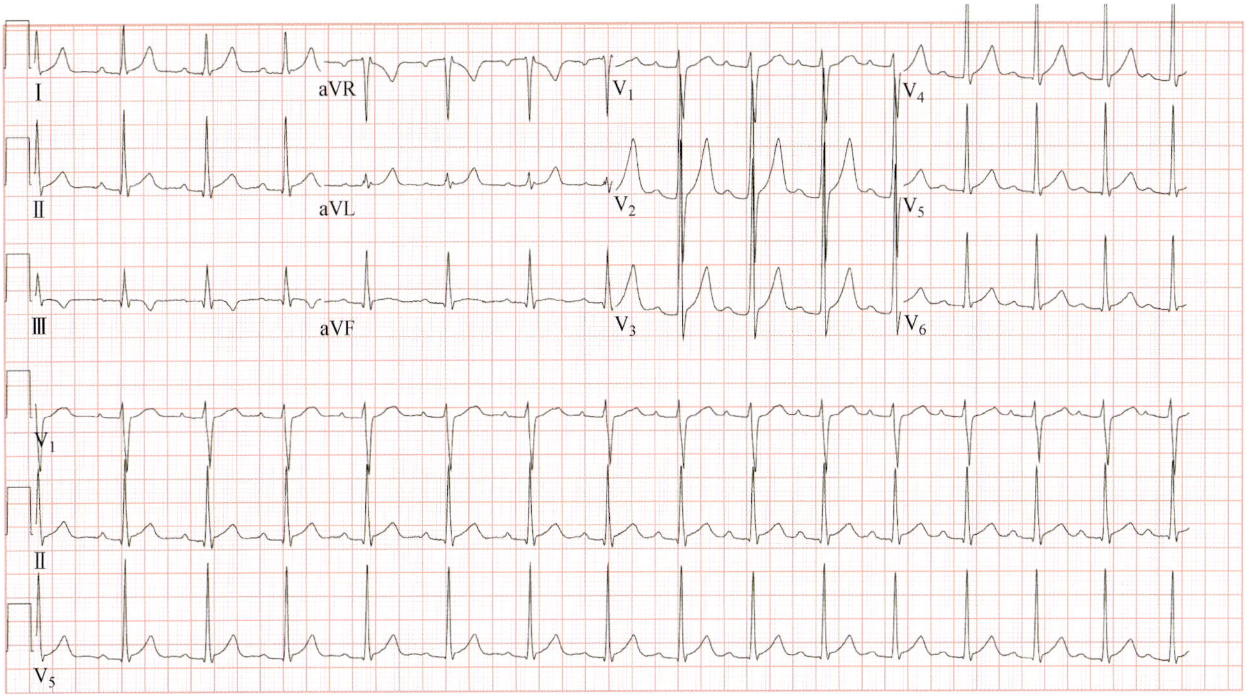

图 9.2 ■ 同一个患者消融术后心电图显示一度房室传导阻滞，但是先前的预激波消失了

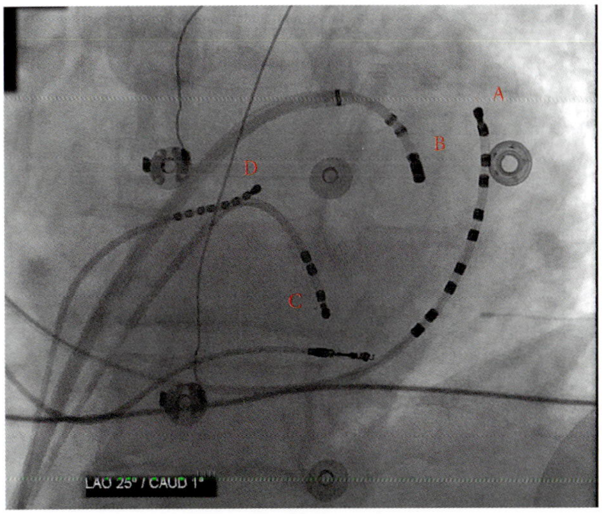

图 9.3 ■ 心脏射频消融术中多根导管在不同位置的 X 线影像图（左前斜位）；A 为冠状窦电极，B 为心内膜消融导管，电极 C 在希氏束处，电极 D 在右心房。LAO，左前斜位；CAUD，足位

下），可以到达各种靶病灶进行消融。

精细标测心脏传导是导管消融术的关键部分。在X线透视指引下，将多根导管通过一个主要血管送入并放置在左心或右心，电生理专家使用这些导管描记心腔内心电图，刺激心腔内不同位置从而诱发心律失常，或查找经典的异常病灶。实时 X 线透视和心电图数据也可以与先前的 CT 或磁共振成像合并，并导入标测软件，这个软件可以创建心脏传导的三维模型，从而进一步确定消融靶点。

并发症

心脏消融术是比较安全的，典型病变的介入中，严重并发症发生率大约为 1%。血管并发症（如血肿或假性动脉瘤）与主要血管入路相关，可能会发生。破坏心脏原来的传导束可能会导致心脏传导阻滞或产生新的心律失常。其他并发症包括肺静脉狭窄、心房食管瘘以及心脏穿孔所致心脏压塞。

经验与教训

- 对于既往有心脏消融术病史的患者，需要考虑到复发/新发心律失常或者上述罕见的并发症。

踝臂指数
ANKLE BRACHIAL INDEX

Justin B. Joines
Cedric Lefebvre
刘青波　陈晖　译

检查技术

外周动脉疾病（PAD）是指外周血管系统的动脉狭窄和阻塞。PAD 发生的危险因素包括吸烟、高脂血症以及糖尿病。PAD 的发生率随年龄增加。PAD 可引起跛行（腿部肌肉痛性挛缩）、皮肤颜色及温度改变、脱毛及肢端软组织伤口愈合延迟。

无论有无外周动脉搏动减弱或杂音，有症状的患者都需要筛查 PAD。踝臂指数（ABI）是一个可以发现 PAD 证据的简易检测，且在急诊室或门诊都可以轻易完成。ABI 是指足踝/腿部相对于手臂收缩压的比值。完成 ABI 检测，首先需要把血压计袖带放置在足踝上方，接着使用多普勒仪器听诊足背动脉（DP）或胫后动脉（PT），将血压计袖带充气到多普勒血流声刚好消失，让袖带内压力缓慢释放直到肢端血流声恢复并记录下这个收缩压，用对侧肢体的同一血管（如 DP 或 PT）重复测量。接下来，把血压计袖带放置在肘部上面，用同样的方法获得双侧肱动脉收缩压。

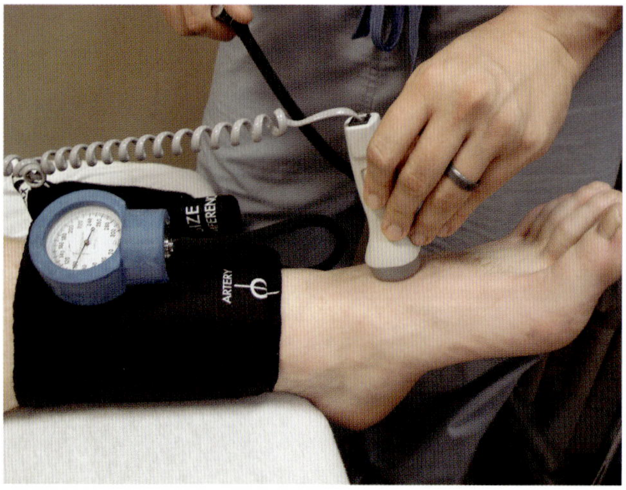

图 9.4 ■ 用多普勒仪器读取足背动脉收缩压

解读

ABI 的计算是以较高的踝部收缩压（DP 或 PT）除以较高一侧的肱动脉收缩压（见表 9.1 算法示例），计算结果的数字即为这一侧腿部动脉的 ABI 值。ABI 在 0.9 到 1.3 之间考虑是正常的，而 ABI 小于 0.9 可诊断 PAD（表 9.2）。应该建议 ABI 测量值异常的患者咨询血管科专家，行进一步的评估和治疗。ABI 异常的患者也应该适当进行其他类型粥样硬化性疾病的检查和治疗。就诊的时机，依赖于 ABI 异常的程度、症状的严重程度以及其他的临床因素。

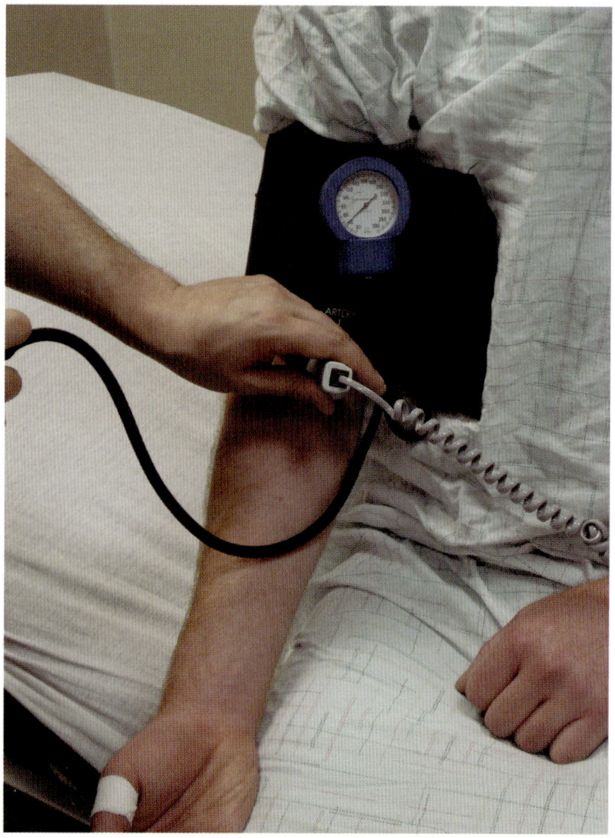

图 9.5 ■ 用多普勒仪器读取肱动脉收缩压

表 9.1 ■ 一例伴有左腿跛行症状患者的 ABI 算法示例

	血压（mmHg）	
左肱动脉	175/99	
右肱动脉	178/98	最高的肱动脉压
左足背动脉	134/87	
左胫后动脉	136/85	最高的踝部血压
ABI 计算	136÷178=0.76	判读-PAD

表 9.2 ■ ABI 值判读

计算的 ABI	值判读
0.00～0.40	严重 PAD
0.41～0.90	PAD
0.91～1.30	正常
＞1.30	动脉僵硬，动脉钙化

经验与教训

- ABI 异常与冠状动脉疾病（CAD）、脑卒中、短暂性脑缺血发作、肾脏疾病以及全因死亡率风险升高相关。
- 推荐为伴有下肢损伤的外伤患者测量 ABI 值。
- ABI 值大于 1.3 提示钙化的血管不易压缩，导致结果假性升高，建议进一步检查。

心导管术

CARDIAC CATHETERIZATION

P. Matthew Belford
Sanjay K. Gandhi
刘青波　陈晖　译

适应证

心导管术是一种经由皮肤进入心脏和血管的侵入性操作。它可以用来完成诊断性冠状动脉造影，从而明确心腔、大血管及冠状动脉的结构和血流动力学特点。心导管术也可以用来完成经皮冠状动脉介入治疗(PCI)。诊断性心导管术的适应证包括急性冠脉综合征、心脏瓣膜疾病、充血性心力衰竭以及肺动脉高压（见表 9.3 适用标准）。心导管术最常见的适应证是评估、诊断和治疗 CAD。右心导管术（后面描述）的适应证包括心肺功能的血流动力学评价，或者心脏瓣膜疾病的评估。心导管术的禁忌证包括急性肾衰竭、造影剂过敏以及严重的活动性出血（表 9.4）。

表 9.3 ■ 诊断性心导管术的适用标准[a]

适应证	适用评分
STEMI/可疑 STEMI	A
ACS 致心源性休克	A
UA/NSTEMI	A
未行负荷检查、症状可疑的 CAD	I＝如果症状预测发生率低 A＝如果症状预测发生率高
新近的 LV 收缩功能异常 (EF＜40%)	U＝如果无症状 A＝如果有症状
任意的冠状动脉钙化积分	I＝如果无症状 未提及如果有症状的情况
经非侵入性检查已知 CAD 中危	U＝如果无症状或稳定 A＝如果症状恶化或者局限
VF 后或无症状持续性 VT	A
心搏骤停伴 ROSC	A
NSVT 后伴有正常的 LV 功能	U
非心脏手术前的评估	I＝低危手术 I＝＞4 METS 的无症状者 U＝先于实体器官移植
新发 LBBB	U

A，适用；I，不适用；U，不确定；ACS，急性冠脉综合征；UA，不稳定型心绞痛；NSTEMI，非 ST 段抬高型心肌梗死；STEMI，ST 段抬高型心肌梗死；LV，左心室；EF，射血分数；ROSC，自主循环恢复；NSVT，非持续性 VT；METS，代谢当量；LBBB，左束支传导阻滞；VT，室性心动过速；VF，心室颤动；CAD，冠心病

[a] Patel MR, Bailey SR, Bonow RO, et al. ACCF/SCAI/AATS/AHA/ASE/ASNC/HFSA/HRS/SCCM/SCCT/SCMR/STS 2012 Appropriate Use Criteria for Diagnostic Catheterization. J Am Coll Cardiol. 2012; 59: 1995-2027

经皮冠状动脉介入治疗已经成为急性冠脉综合征早期侵入性治疗和血运重建策略的基石，尤其是 ST 段抬高型心肌梗死（STEMI）。对急性冠脉综合征的快速识别和治疗的需求，已经促进局部和地区保健系统的发展，从而促进导管室资源的快速调动。这些网络系统有一个制定好的计划体系，包括立即在当地行导管术、转运到地区行导管术，或者经过医疗处理后转运至三级医疗中心。PCI 已逐步发展呈现多种介入治疗策略，包括经皮腔内斑块旋切术和置入金属支架、药物洗脱支架（DES），以及最新的置入药物洗脱的生物可吸收支架。如果不能及时行 PCI 或不适合行 PCI，其他的血运重建方法如溶栓和冠状动脉旁路移植术（CABG）也是有效的。

表 9.4 ■ 心导管术的禁忌证[a]

不配合的患者或者患者拒绝
未控制的严重高血压
失代偿性充血性心力衰竭或肺水肿
急性创伤、出血（包括 GI 出血）或严重贫血
急性脑卒中
严重的电解质紊乱（特别是低钾血症）
药物中毒或服药过量
正在接受抗凝伴 INR＞1.8，严重凝血功能障碍，中-重度血小板减少症
造影剂过敏反应或有造影剂过敏的病史
急性肾衰竭或严重肾脏疾病（非持续透析患者）
活动性感染或不明原因发热
外周静脉通路有限或没有

GI，胃肠道；INR，国际标准化比值

[a] 除了患者拒绝（绝对禁忌证），以上所列禁忌证通常经过调整、控制或治疗后可以安全地进行操作

技术

心导管术是由符合管理和专业要求的人员在专用设备的导管室内完成的。

导管操作因适应证而异，但是可以简单地分为左心和右心操作。大多数导管操作为左心或者动脉系统，以明确左心室压力、梯度以及冠状动脉解剖。Seldinger 技术是用来穿刺股动脉或桡动脉的，当有搏动感的鲜红色血液回喷后，将柔韧的指引导丝［通常为 0.89 mm（0.035 英寸）J 型尖端］通过穿刺针送入血管，用手术刀片扩开穿刺口皮肤，撤出穿刺针，沿导丝送入带扩张管的血管鞘，随后撤出扩张管，将血管鞘保留在血管内。

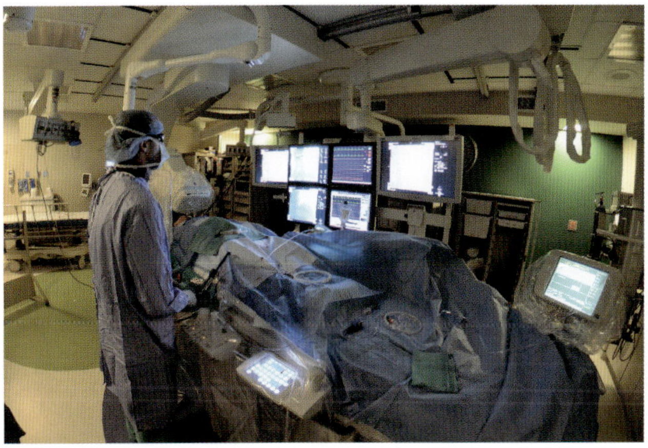

图 9.6 ■ 导管室完成操作需要如下设备：监视器、X 线摄影设备、无菌用品、急救车以及其他的必要设备。完成操作的团队由内科医生、护士以及放射技术人员组成

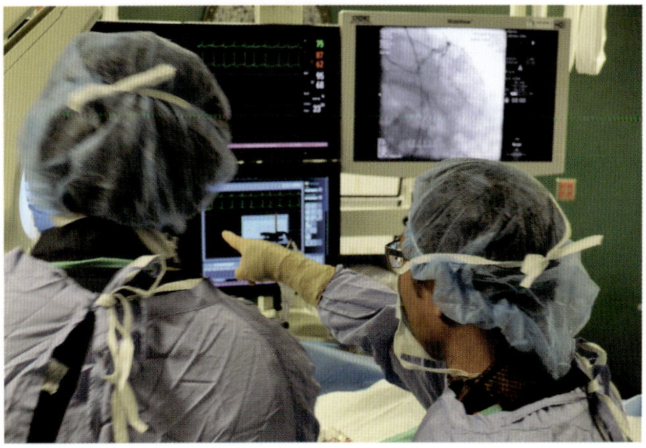

图 9.7 ■ 团队完成心导管术需要高分辨率 X 线摄影（数字血管造影）设备，生理监测系统，压力注射器以及计算机存档和报告系统

血管鞘放置好并用肝素盐水冲洗后，沿动脉逆行送入一根导丝到主动脉，接下来，沿导丝将一根诊断性的导管送达主动脉根部，这根导管经过冲洗排气并与血流动力学监测系统连接。然后撤出指引导丝，将导管定位在冠状动脉的开口（左冠或右冠）后，就可以开始血管造影了。将造影剂注射入冠状动脉后，X 线影像呈现在显示器上，术者确定导管在冠状动脉合适的位置后，注射更多的造影剂，以获取每一支血管的多幅影像。左冠和右冠系统分别独立成像，然后将造影剂注入心室行心室造影。描记压力曲线并密切监视整个操作过程。

在导管术中发现了有意义的冠状动脉狭窄，如一个 STEMI 患者的急性罪犯病变，为了恢复冠状动脉血流应当考虑行紧急 PCI。可用多种方法量化主要心外膜下血管的狭窄程度，且≥70％的狭窄通常认为是阻塞性病变。考虑进行 PCI 时，应该同时考虑多种因素，包括对病变长度、血管直径以及病变构成的评估。

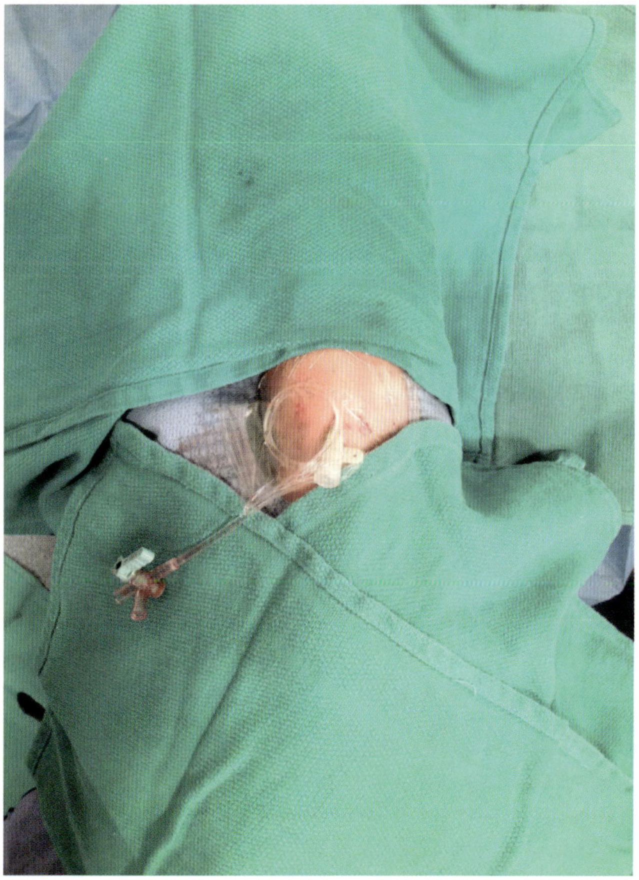

图 9.8 ■ 将 5-F 鞘管放置在右桡动脉准备行心导管术。鞘管上有允许导管和导丝进入的止血阀门

一旦决定行 PCI，置入药物洗脱支架（DES）还是裸金属支架（BMS），取决于临床因素和血管解剖因素的影响。DES 的特点是长期通畅率高和支架内再狭窄率低。支架内血栓形成是一个潜在的灾难性、致死性的并发症，使用双联抗血小板治疗使其风险最小化是必要的。对于三支血管阻塞性病变和其他的临床情况，通过 CABG 血运重建可能优于 PCI 的选择。

右心导管术用来从右心获取诊断性信息，如肺动脉压、肺毛细血管楔压、心排血量和心脏指数，这些信息有助于肺动脉高压、血流动力学不稳定和瓣膜性疾病的治疗。通过经皮静脉通路置入的导管，可以保留多日以获取连续的测量值。进入右心时可选择的入路包括股静脉、颈内静脉、贵要静脉和肘静脉。Seldinger 技术可用于静脉穿刺，将尖端带有球囊的压力敏感导管经上腔静脉或下腔静脉送入右心房、右心室，最终送入肺动脉。Swan-Ganz 导管可用来测量血氧饱和度、腔内压力以及估测血流。

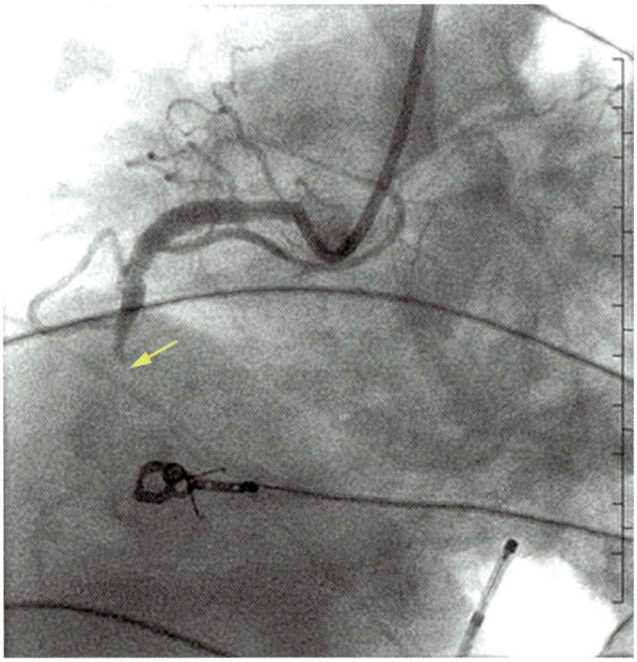

图 9.9 ■ 心电图 ST 段抬高的患者，心导管术中获得的血管造影影像，显示罪犯病变在右冠状动脉（箭头处）

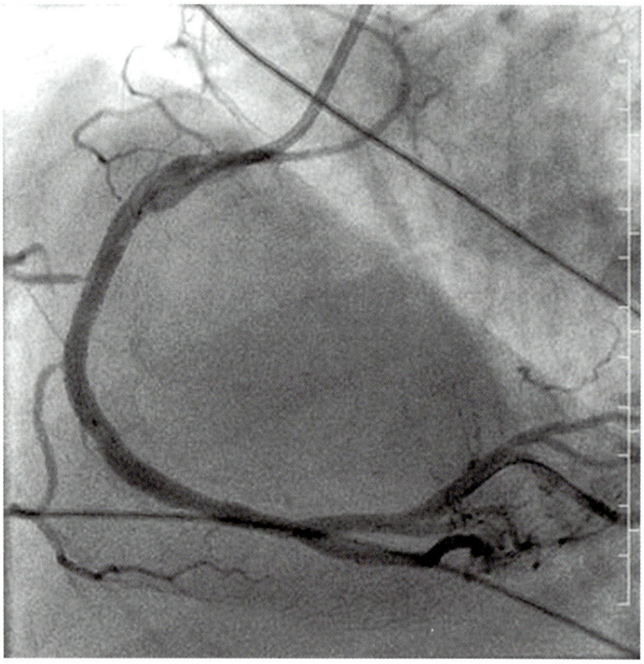

图 9.10 ■ 置入冠状动脉支架后，血管造影显示不透 X 射线的造影剂充满整个血管，表明血流恢复

并发症

因为所有的导管操作都是侵入性检查，知情同意过程应该与患者讨论风险及并发症（表 9.5），并使其理解。这些操作通常是安全的，但是并发症会增加其风险。最常见的并发症是出血，如微小渗血、血肿形成，以及非穿刺部位（包括胃肠道）出血。

表 9.5 ■ 心导管术的潜在并发症

严重的心律失常和（或）死亡
心肌梗死
局部血管损伤，包括夹层、穿孔和假性动脉瘤形成
脑血管意外/脑卒中
需要紧急冠状动脉旁路移植术
心脏或主要的大血管穿孔
出血和（或）需要输血
造影剂肾病和（或）肾衰竭
过敏反应，包括全身过敏反应
血流动力学并发症

经验与教训

- 各种各样的心电紊乱和心律失常不仅与急性冠脉综合征有关，还可能与导管操作和血运重建后心肌再灌注有关。应该识别并纠正包括电解质紊乱在内的危险因素，为高危患者准备好快速除颤。
- 经桡动脉入路行心导管术逐渐流行，优势包括出血并发症发生率低和患者可尽早下床活动。在选择桡动脉作为穿刺入路之前，需确定存在完整的掌动脉弓，以保证手部的双重动脉供血是很重要的。

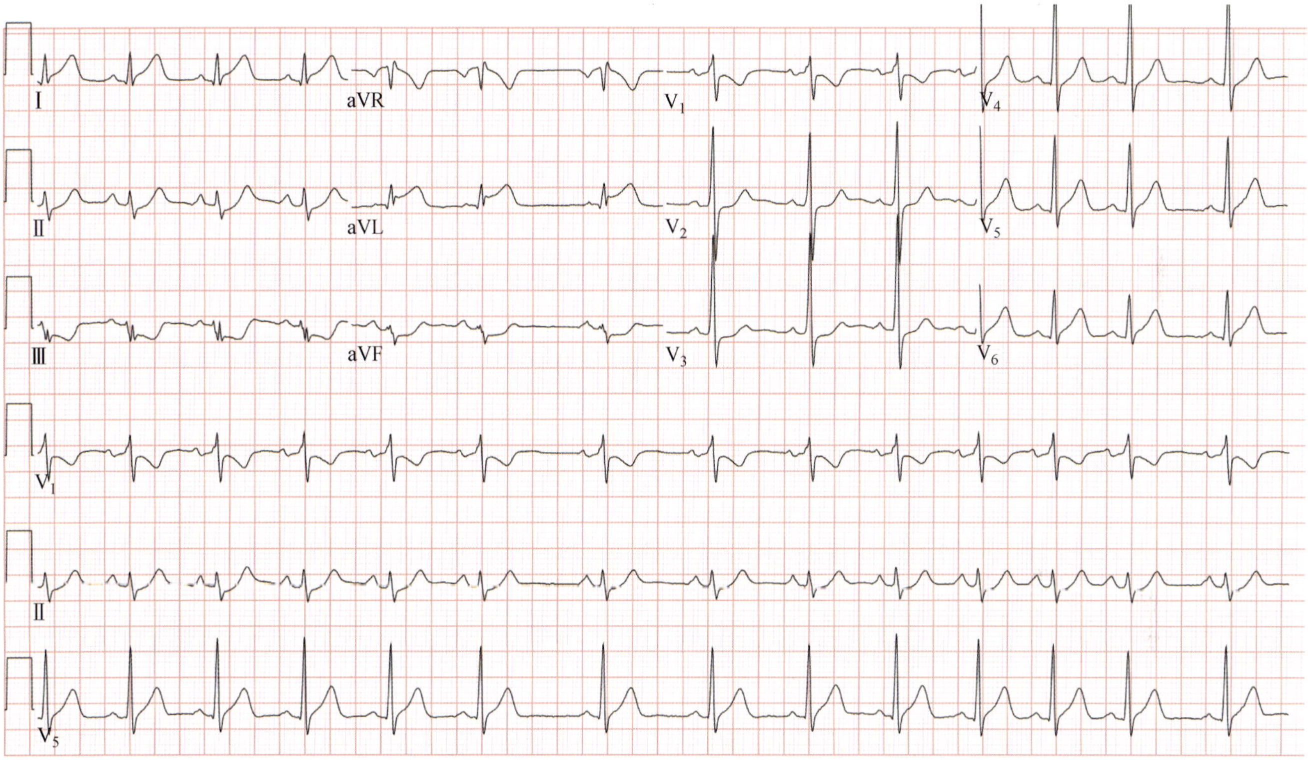

图 9.11 ■ 准备行心导管检查和 PCI 的患者，心电图证明为 STEMI

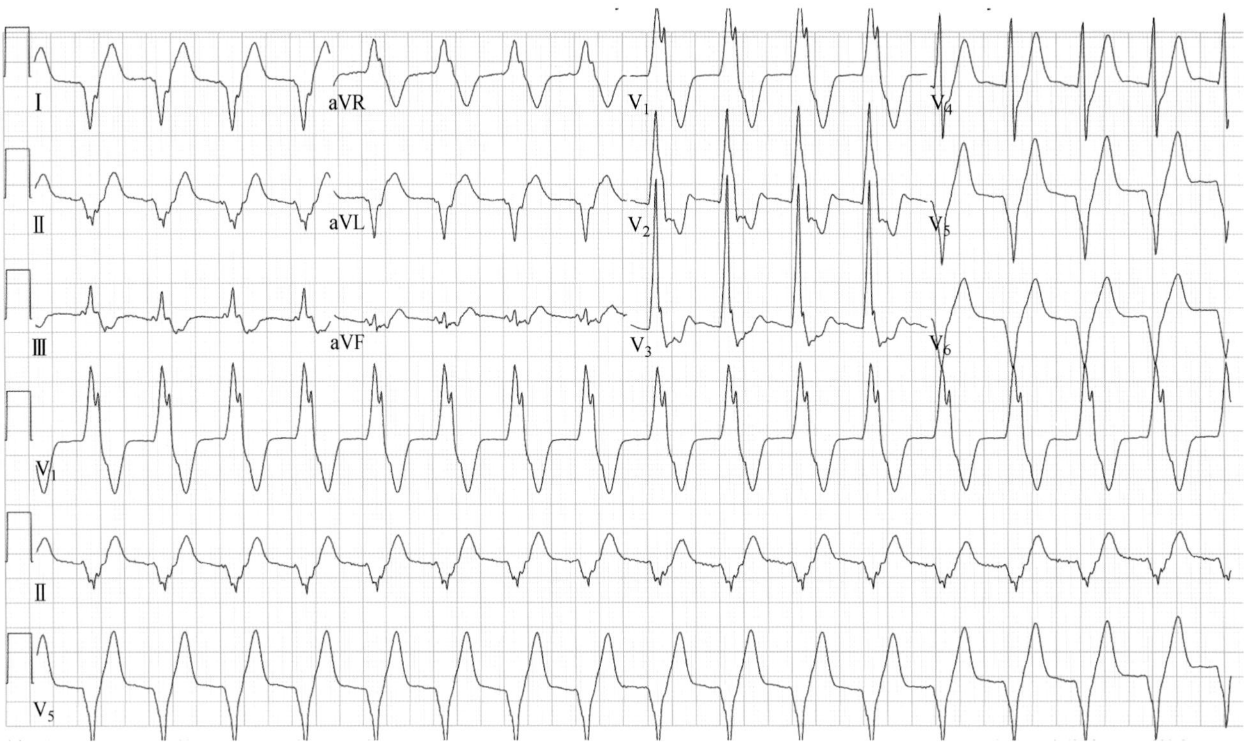

图 9.12 ■ 同一患者 PCI 术后即刻心电图，显示加速性室性自主节律，常常与再灌注有关

心包穿刺术
PERICARDIOCENTESIS

Casey Jae Davis
Cedric Lefebvre
刘青波　陈晖　译

适应证

心包穿刺术是通过穿刺心包抽取积液，从而达到诊断或治疗的目的。心包腔内通常含有 10～50 ml 液体，起到缓冲和润滑心脏的作用，心包腔内液体量的异常聚积构成了心包积液。外伤、心包炎、感染、恶性肿瘤、心肌梗死、充血性心力衰竭、肾衰竭、药物以及纵隔放射均可引起心包积液。当心包积液压迫心脏、减少心脏充盈并降低心排血量时，出现心脏压塞。心脏压塞的体格检查异常包括颈静脉怒张、心音遥远、奇脉和低血压。心脏压塞的心电图可表现为 QRS 波群低电压或电交替。胸部 X 线检查显示心脏轮廓扩大也提示心包积液。此外应该使用床旁超声确诊心包积液，并探查心脏压塞的征象如心室塌陷。心脏压塞是一种威胁生命的急症，通常需要立即行心包穿刺引流以恢复心脏功能。

技术

准备紧急心包穿刺术时，复苏设备应该放在床旁备用，且应该对患者行心电监护。医生戴上眼镜防护、戴无菌手套并穿长手术衣，暴露患者前胸，消毒局部皮肤并铺无菌孔巾。紧急心包穿刺术通常是针对已经显示临床情况恶化的患者，或者正在积极复苏的患者，因此镇静和麻醉通常不是必需的。如果患者是有意识的，可以用利多卡因局部浸润麻醉。用 18 G 的穿刺针连接上三通开关和一个 20 ml 或 60 ml 的注射器。心包穿刺术有几个途径可以选择，剑突下途径由剑突下开始进行操作，且通常在盲穿时使用，穿刺针由剑突下刺入，与皮肤成 45°角，向左肩方向，边进针边持续回抽。推荐超声引导下心包穿刺，可直视心包积液同时指引穿刺针进入正确的位置抽吸。在超声引导下直到穿刺针进入心包腔内都是可视的。可选择的进针点包括左侧第 5 或第 6 肋间隙，左侧或右侧胸骨旁间隙以及左侧或右侧胸肋角。

一旦穿刺针进入正确位置，回抽液体直到生命体征恢复正常且无液体抽出为止。操作完成后行胸部 X 线检查，评估并发症（如气胸或胸腔积液）。

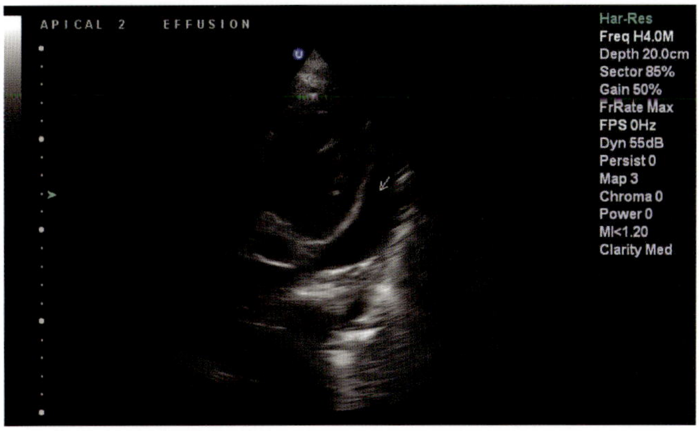

图 9.13 ■ 心脏超声下可见心包积液（箭头处）。实时超声影像可识别心脏压塞的生理学征象，如右心房和右心室转位、间隔反常运动，以及下腔静脉扩张，直径随着呼吸运动没有变化

并发症

心包穿刺术后应对患者密切监护，注意积液复发和操作相关并发症的体征。并发症包括心律失常，心脏穿孔，气胸，冠状动脉和胸廓内动脉损伤，肝、胃

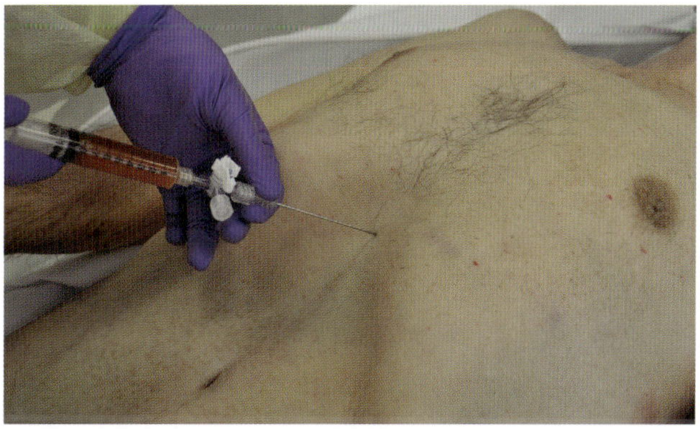

图 9.14 ■ 紧急心包穿刺时，最常用的穿刺位置是左侧胸肋角或者直接剑突下途径。保持穿刺针与前腹壁成 45°角

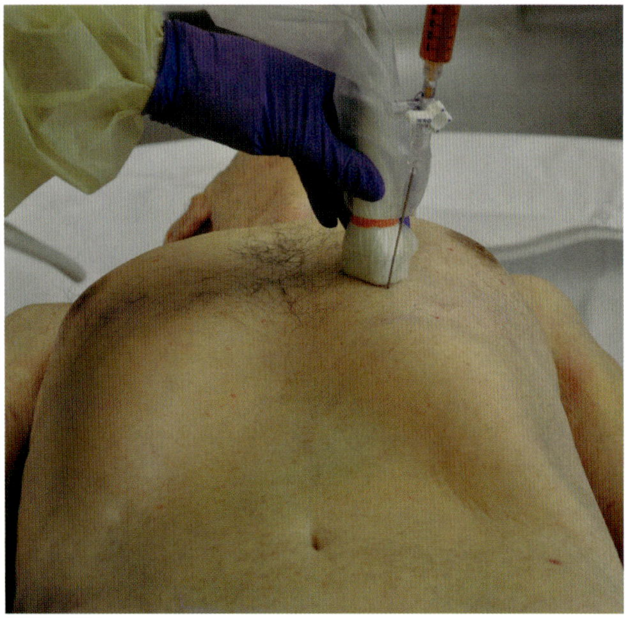

图 9.15 ■ 实时超声引导下心包穿刺是最可靠的方式。床旁超声可以用来引导穿刺针，从距离心包积液最近的进针点开始进入最大的积液区，同时避开重要结构

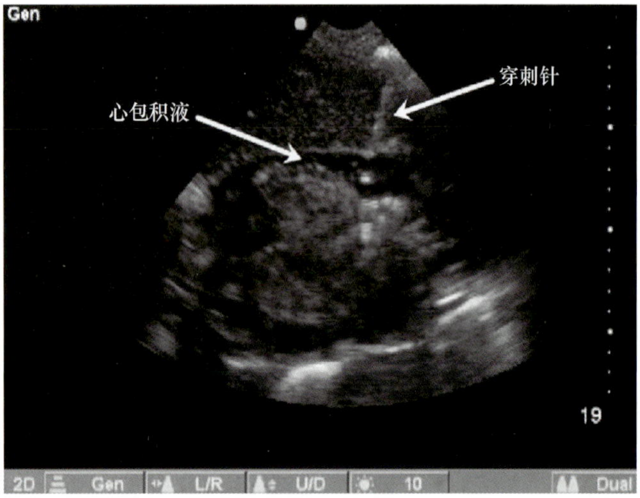

图 9.16 ■ 心包穿刺术中，可以看见穿刺针（强回声结构）在超声引导下进入心包积液区域

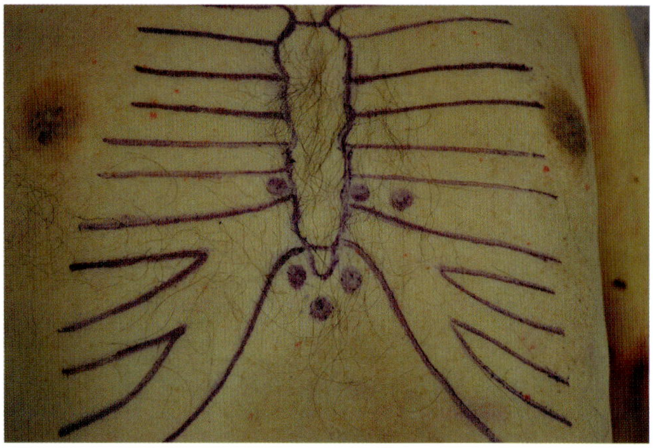

图 9.17 ■ 几个解剖上的进针点可供心包穿刺术选用。床旁超声可用来确定进针位置，以提供进入心包积液最直接的途径

或膈肌损伤，以及死亡。放置引流管或行心包开窗术，对于持续引流来说可能是必要。外伤性心包积液，液体可能很快再次积聚，临时的心包穿刺术后应进行开胸术。

经验与教训

- 紧急心包穿刺术没有绝对禁忌证。
- 可以进行盲穿，但是出现并发症的风险较高。
- 观察研究显示，在进入最大的积液区方面，胸骨旁或心尖途径要优于传统的剑突下途径。
- 穿刺前注射器内抽取少量无菌生理盐水，在心包穿刺过程中可用来冲洗淤血，避免堵塞针孔。
- 持续心电图监测 V_1 导联——穿刺针尾部以弹簧夹连接，用来辅助盲穿，心电图监测显示 ST 段抬高表明接触到心肌，且应该立即重新定位或者回撤穿刺针。

视频 9.1 ■ 超声视频（剑突下切面）显示右心室塌陷，表明心包积液伴有血流动力学受损。访问 *http://mhprofessional.com/sites/lefebvre*

心包开窗术
PERICARDIAL WINDOW

Casey Jae Davis

刘青波　陈晖　译

适应证

心包开窗术或称心包造口术用于治疗心包积液，通过引流压迫心包的积液，心包开窗术可解除心脏压塞并防止心血管系统衰竭。心包开窗术是一项外科操作技术，在心包上切一个窗口把心包积液引流到胸腔或腹腔。心包开窗术对于引流脓性心包积液和心包穿刺术后复发的已知良性积液是有用的。心包开窗术也可用来减轻心包积血以及其他的心脏手术后心包积液，这个操作对于伴有未知来源心包积液的无症状患者有诊断价值。

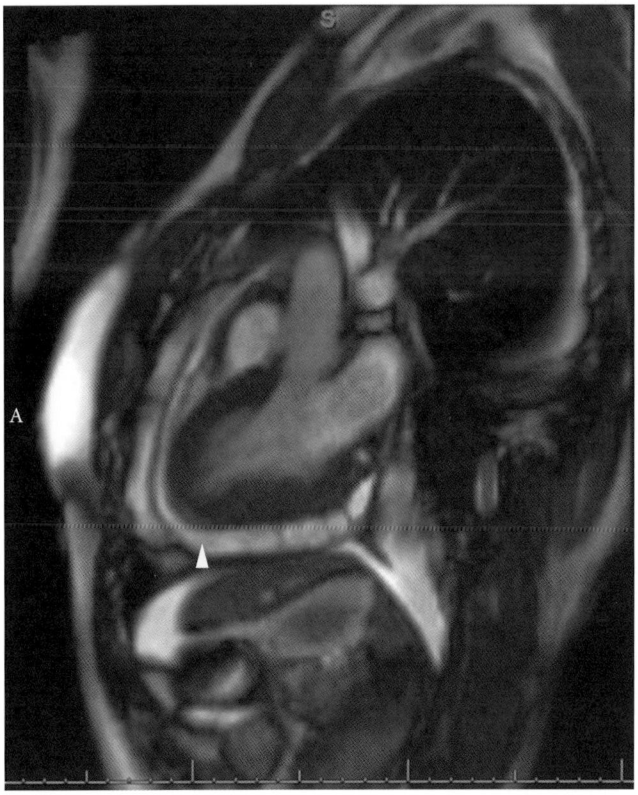

图 9.18 ■ 反复心包炎患者的增强 MRI，显示中量心包积液（白色三角箭头处）环绕心包，且包含多个纤维分隔的小腔

技术

超声心动图检查用来评估心包积液对心脏的影响、确定生理情况稳定性以及确定最佳手术方法。其他的成像手段，如 CT 或者 MRI，可能提供更详细的解剖信息，比如积液的量和位置（如后侧壁）或者是否形成小腔。

心包开窗术是通过剑突下切口、开胸手术或者胸腔镜途径完成的。如果患者血流动力学不稳定，可以选用剑突下途径。从剑突到腹中线开一个 5 cm 长的切口，用手指钝性分离胸骨后空间，暴露心包，然后切开心包，置入引流管。胸腔镜途径适用于血流动力学稳定，以及伴有单侧或后侧积液分隔的患者。需要诊断和治疗的合并心包和肺部病变的患者，也可能从胸腔镜途径获益，此种方法需要通过在第 4 和第 6 肋间水平的 2～3 个胸部切口引入套管，以便直视下完成心包开窗术。经胸廓途径是通过暴露前部胸廓第 4 或第 5 肋间来完成的，然后切开心包，将引流管经胸廓开口置入胸腔。

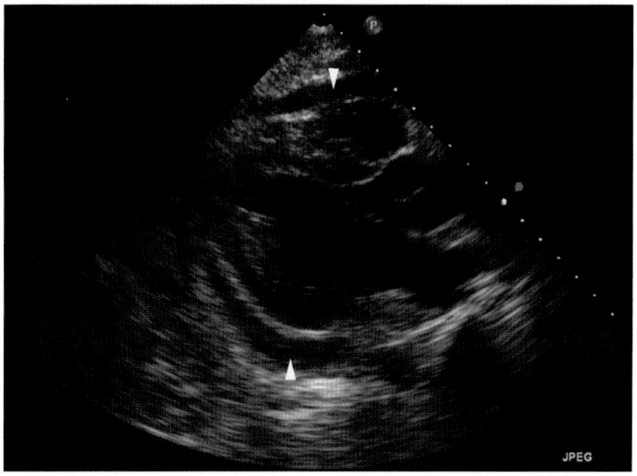

图 9.19 ■ 二维经胸超声心动图，心脏胸骨旁长轴切面显示中量心包积液（白色三角箭头处）。此切面最易辨别心包积液与胸腔积液

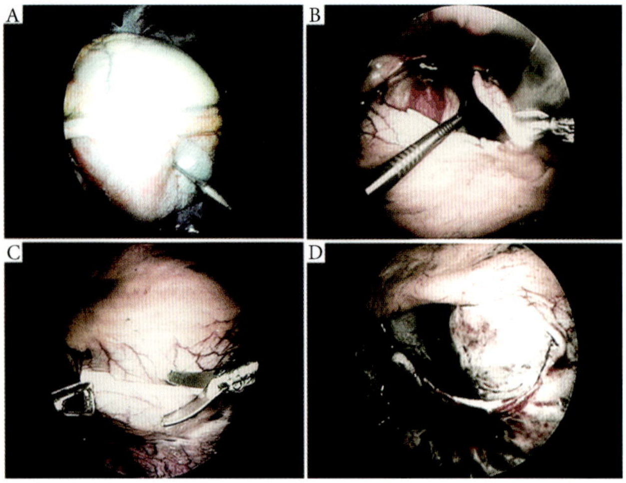

图 9.20 ■ 视频辅助的胸腔镜下心包开窗术。（**A**）可以看见膈神经及直视下行心包穿刺术。（**B**）切开心包。（**C**）破坏纤维分隔和小腔，心脏恢复自由跳动。（**D**）心包开窗术完成。经允许引自 Muhammad MI. The pericardial window: is a video-assisted thoracoscopy approach better than a surgical approach? Interact Cardiovasc Thorac Surg. 2011 Feb; 12 (2): 174-178

并发症

心包开窗术的并发症罕见，但包括出血、感染、切口疝、气胸和心脏损伤。

经验与教训

- 临床上急性心包积液造成的血流动力学不稳定，通常首选即刻心包穿刺以避免心血管系统衰竭，而不是外科心包开窗术。
- 经胸腔镜途径的心包开窗术，与剑突下手术引流相比，可以更好地长期控制心包积液。
- CT 引导的经皮穿刺引流术，因其微创以及对手术后心包积液的治疗有着更好的成本效益管理，近期已经引起注意。

心脏电复律/体外除颤
CARDIOVERSION/EXTERNAL DEFIBRILLATION

Jeffrey W. Hinshaw
Cedric Lefebvre
刘青波　陈　晖　译

适应证

除颤和心脏电复律是用来治疗心室颤动（VF）、室性心动过速（VT）以及其他异常心脏节律的电击疗法；用于终止心律失常所造成的心搏骤停或血流动力学不稳定状态，进而恢复正常的心脏功能。在美国，心搏骤停是主要死因，每年院外发生的心搏骤停人数超过 300 000。虽然统计存活率范围较宽（从 3% 到 50%）且受多个关键因素影响，但是已经显示早期电除颤可以改善生存率。

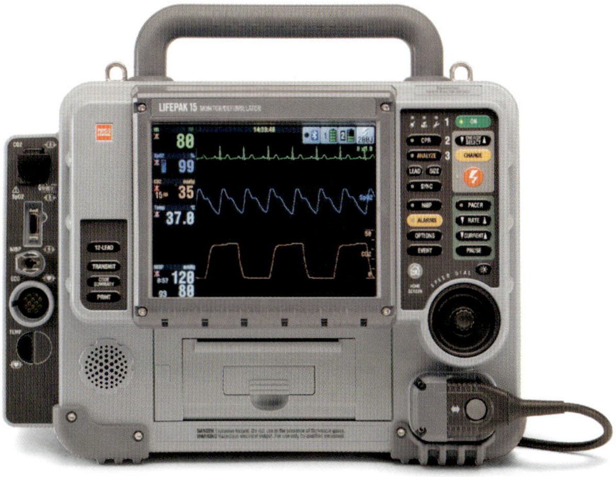

图 9.21 ■ LifePak 15 多功能心脏监护/除颤仪有多种操作模式，包括 AED 和手动模式（PhysioControl 公司提供）

技术

紧急治疗快速心律失常，使用直流电击（DC）疗法有两种形式。除颤（非同步电复律）一般用来治疗 VF 和无脉性 VT。同步电复律用来转复快速、异常但整齐的心律失常。

单相波除颤仪释放单相波能量穿过心肌，双相波除颤仪在电击的前半段向一个方向释放电流，而后半段向相反方向释放电流。释放相同的能量，双相波比单相波需要的能量更少。手动除颤仪需要操作者在仪器上选择功能（如开机、导联选择、充电和放电）。半自动除颤仪需要操作者打开设备，同时把电极放置在患者身上，仪器分析心脏的节律后，指导操作者释放预选的能量。与手动除颤仪相比，需要操作者的输入和决策更少。自动体外除颤仪（AED）仅需操作者打开设备，把电极放置在患者身上，仪器分析心脏节律后自动完成电击，这种仪器可能有语音提示，指导操作者进行复苏。AED 是为非专业人士设计的，通常安放在大型公共场所，如机场、大型商场和体育馆。

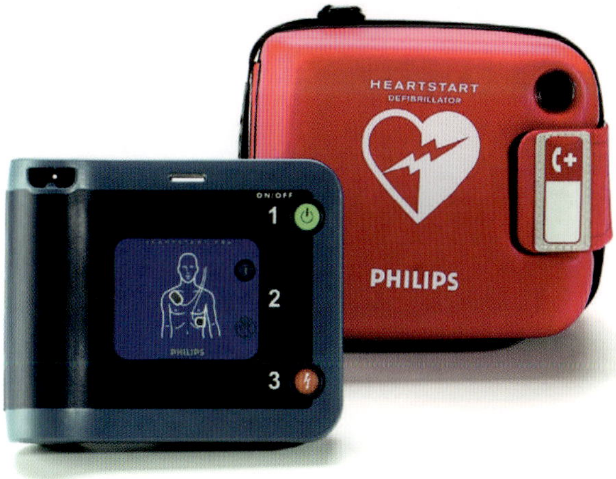

图 9.22 ■ 飞利浦 Heartstart FRx 除颤仪是一种体积小内置电池的 AED，是公共场所见到的多种类型 AED 中的一种（Philips 公司提供）

有些除颤仪使用电极板紧压在患者胸壁上释放能量，电极板是金属材料，因此需要使用导电糊保证电传导。新型除颤仪设计有黏附电极，可以进行心电监护、电击治疗以及经皮起搏，这种电极比电极板更安全，因为操作者在放电时可以与患者保持距离。放置除颤仪的电极板和（或）AED 电极，有几个可供选择的位置：前-后位、前-外侧位、前-左肩胛下位，以及前-右肩胛下位。前-后位电极放置在左心前区以及背部肩胛骨之间，如果需要长期放置电极和（或）预期的经皮起搏，选择前-后位是比较好的。当患者不易翻身或者必须迅速放置电极的时候，前-外侧位是一个合理的选择。

放电有两种模式：同步与非同步。除颤是在心电周期的任意时期非同步放电，且通常释放高水平的能量，通过短暂中断心脏所有的电活动，允许心脏固有起搏点重新控制心律，从而使心脏电活动协调而终止VT。非同步心脏电复律的功能与除颤相似，可用于任何无脉的室性心动过速（如无脉VT）、不稳定的多形性VT，或者波形不确定的不稳定VT。另一方面，同步电复律恰好在QRS波群的R波上释放能量电击。同步电复律在紧急情况下用于不稳定的室上性心动过速、心房颤动/心房扑动，以及整齐的单一形态宽QRS波心动过速，如需释放同步电脉冲，需要按下除颤仪上的“SYNC”按钮；一旦被激活，每一个QRS波群将会被内部计算机标记，选择合适的能量。操作者按下放电按钮直到放电结束。因为仪器感知后才放电，所以放电之前会有一个短暂的延迟。

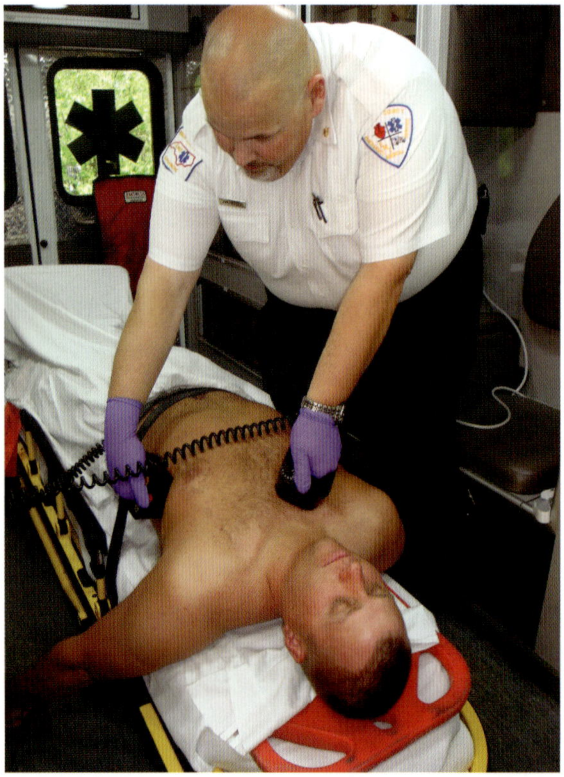

图 9.23 ■ 此图电极放置采用的是前-侧位，一个电极板或电极放在胸骨右侧锁骨下，另一个放在患者左侧胸肌的下面

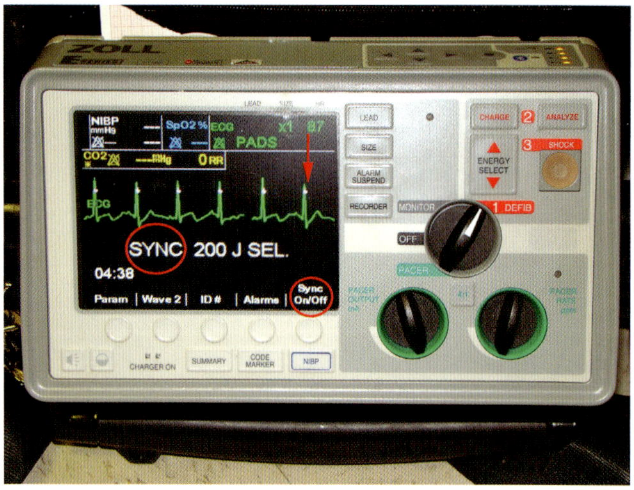

图 9.24 ■ 除颤仪设置为“SYNC”模式，注意指向每一个QRS波上的箭头

并发症

放电与R波不同步，会在心脏复极期间释放电流从而导致VF。高能量电击会造成心肌坏死。未给予合适抗凝的患者，心房颤动转复后可能发生血栓栓塞。电复律后也可能造成皮肤灼伤和疼痛。

经验与教训

- 早期除颤与除颤成功率以及高存活率相关。
- 双相波除颤仪允许在除颤期间同时进行持续胸外按压（提供手部屏障，比如戴乳胶手套）。
- 当试图进行同步电复律时，一定要确定手动除颤仪的模式为“SYNC”。
- 如果快速性心律失常的R波无法辨认或振幅太低，除颤仪不能有效同步以致不能放电。

索引

INDEX

Y

Z

（邢云利）